W0258952

Matthias C. Angermeyer

Holger Steinberg (Hrsg.)

200 Jahre Psychiatrie an der Universität Leipzig

Personen und Konzepte

Matthias C. Angermeyer
Holger Steinberg (Hrsg.)

200 Jahre Psychiatrie an der Universität Leipzig

Personen und Konzepte

Mit 42 Abbildungen

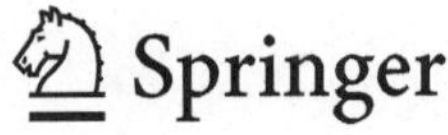

Professor Dr. med. Matthias C. Angermeyer
Klinik und Poliklinik für Psychiatrie, Universität Leipzig,
Johannisallee 20, 04317 Leipzig
E-Mail: krausem@medizin.uni-leipzig.de

Dr. rer. medic. Holger Steinberg
Archiv für Leipziger Psychiatriegeschichte
an der Klinik und Poliklinik für Psychiatrie, Universität Leipzig,
Johannisallee 20, 04317 Leipzig
E-Mail: steinbh@medizin.uni-leipzig.de

ISBN-10 3-540-25075-1 Springer Medizin Verlag Heidelberg
ISBN-13 978-3-25075-1 Springer Medizin Verlag Heidelberg

Bibliografische Information der Deutschen Bibliothek
Die Deutsche Bibliothek verzeichnet diese Publikation in der Deutschen Nationalbibliografie;
detaillierte bibliografische Daten sind im Internet über http://dnb.ddb.de abrufbar.

Springer Medizin Verlag.
Ein Unternehmen von Springer Science+Business Media

springer.de

Printed in Germany

Planung: Renate Scheddin
Projektmanagement: Renate Schulz
Lektorat: Dr. Christiane Grosser, Viernheim

Design: deblik Berlin
SPIN 11379997
Satz: medio Technologies AG, Berlin
Druck: Stürz GmbH, Würzburg

Gedruckt auf säurefreiem Papier 2126 – 5 4 3 2 1 0

Geleitwort

Früh um 7 Uhr am 20. Mai 1806 trat Johann Christian August Heinroth in einem feuchten, dunklen und nicht beheizbaren Gelass im Keller der Leipziger Pleißenburg, aus dem kurz zuvor aus einer Speisewirtschaft ein chemisches Laboratorium hergerichtet worden war, zu seiner ersten Vorlesung vor die Studenten. Mit diesem Kolleg des fünfeinhalb Jahre später hier zum weltweit ersten akademisch bestellten Professor für ein seelenheilkundliches Fach Berufenen beginnen die Herausgeber des vorliegenden Buches ihre 200 Jahre Psychiatrie an der Universität Leipzig. Nun lassen sich zwar bereits für die zweite Hälfte des 18. Jahrhunderts psychiatrische und nervenheilkundliche Lehrangebote an der Alma Mater Lipsienis nachweisen, doch bürgt Heinroth jahrzehntelang für die Kontinuität eines solchen Unterrichts und legt damit den wahren Grundstein für eine in diesem Fach einzigartige akademische Tradition. Denn auch nach seinem Tode 1843 trägt die Medizinische Fakultät Sorge um die Fortsetzung des psychiatrischen Unterrichts, wenngleich sie aber seinen von den ministeriellen Behörden errichteten Lehrstuhl federführend unter ihrem berühmten Dekan, dem Anatomen und Physiologen Ernst Heinrich Weber, stiefmütterlich behandelt, kurzsichtig und aufgrund persönlicher Motive agierend peu à peu sogar einzieht. Dieser wird 1878 erst wieder aufgebaut, damit der Hirnforscher Paul Flechsig, von dem Physiologen Carl Ludwig protegiert, mangels anderer vakanter Lehrkanzeln zu einer Professur kommen kann. Die Geschichte dieses merkwürdig ambivalenten Patronats der Fakultät über ihr seelenheilkundliches Departement ließe sich noch fortsetzen. So wird der später zum Grandseigneur der internationalen Psychiatrie aufsteigende Emil Kraepelin aus Flechsigs 1882 eröffneter Irrenklinik im hohen Bogen gefeuert, darf aber gegen den Widerstand seines vormaligen Chefs trotzdem habilitieren und wird andererseits wenig später dem unzweifelhaft beachtenswerten Nervenarzt Paul Julius Möbius eine akademische Karriere kleinkariert verweigert. Eine Vielzahl solcher psychiatrie- und fakultätsgeschichtlicher Episoden fördert das Buch erstmals zutage, vornehmlich seines Schwerpunktes wegen aus dem 19. Jahrhundert.

Aber es schließt den Bogen über das letzte Säkulum bis zum Heute. Und hier wird deutlich, dass die Psychiatrie sich mittlerweile nicht nur emanzipierte, sondern die Geschicke unserer Fakultät und unseres Klinikums vollkommen gleichberechtigt mitbestimmt. Ja, in mancher Hinsicht gehen für beider zukünftige Entfaltung von ihr wichtige Impulse aus. So initialisierte die Klinik und Poliklinik für Psychiatrie ein Zentrum für Prävention und Rehabilitation am Zentrum für Höhere Studien der Universität Leipzig oder eine Stiftungsprofessur für Gesundheitsökonomie, die an der Klinik assoziiert ist. Dies alles ist schon Ausdruck dessen, dass die Fakultät die psychosoziale Medizin/Public Health zu einem ihrer Forschungsschwerpunkte der nächsten Jahre erklärt hatte. Außerdem darf man von der regen Forschungsarbeit der Psychiatrischen Klinik weitere Ausstrahlung erwarten. An Kontinuität fehlt es ihr jedenfalls nicht, dies zeigt ein Blick auf die fakultätsinternen Bewertungen der Forschungsleistungen pro Mitarbeiter des Gesamtklinikums der letzten Jahre. Alles das bezeugt, in der 200-jährigen gemeinsamen Historie hat die Beziehung zwischen Medizinischer Fakultät und psychiatrischer Disziplin eine vollkommen neue Qualität erreicht.

Neben den rein psychiatrisch-fachwissenschaftlichen oder biografischen Aspekten ist es eben auch dieses vonseiten der Fakultät nicht stets zum Wohle der Seelenheilkunde gestaltete Verhältnis, die dieses Buch völlig zu Recht hinterfragt und so zum Innehalten und Bedenken Anlass gibt. Es wird augenscheinlich, wie grundlegend wichtig für das eigene Selbstverständnis der Umgang mit Geschichte ist: Diese also in den seelen- und nervenheilkundlichen Fächern einmalige Tradition der Universität Leipzig, derer sie sich auch rühmt und die ja hier nicht geschmälert wird, gewinnt durch eine genaue, quellengestützte Forschung eine weitere, vertiefende Dimension. Das macht die historische Aufarbeitung gerade an unserer Universität selbst so wichtig. Es kann demnach nicht nur als erfreulich für die noch junge Psychiatriegeschichte gelten, dass sie auch in der Forschungslandschaft unserer Klinik und Poliklinik für Psychiatrie eine Heimstatt gefunden hat.

Wieland Kiess
Dekan der Medizinischen Fakultät der Universität Leipzig

Vorwort

Dem einen oder anderen mag die im Titel des Buches angezeigte Zeitspanne von 200 Jahren, für die von einer Existenz des Faches Psychiatrie an der Universität Leipzig gesprochen wird, etwas willkürlich erscheinen. Sicher, Buchtitel sind immer so eine Sache: Sie sollen beim potenziellen Interessenten Neugierde wecken und ihn zum Kauf animieren. Der Titel hat also griffig zu sein und Wichtigkeit zu postulieren, sollte natürlich adäquat den Inhalt des Buches widerspiegeln und somit die Erwartungen des Lesers nicht täuschen. Dass er wissenschaftlich exakt sein muss, will denn das Buch einen solchen Anspruch erheben, versteht sich, aber deswegen darf er eben auch wieder nicht zu verklausuliert und kompliziert daherkommen, was das Griffig eigentlich schon sagt, doch soll dieses auch wieder nicht zum Plakativen verführen und damit am Ende sogar noch die Gefahr des Falschseins in sich bergen. Wir glauben, unser Titel ist angemessen und berücksichtigt alles in Maßen. Dies trifft auch für die Wahl des Anfangspunktes für die Leipziger Universitätspsychiatrie zu: Heinroth hielt 1806 seine erste Lehrveranstaltung ab, das ist ein sichtbarer und sinnstiftender Vorgang. Dieser taugt genauso gut dazu einen Beginn zu bezeichnen wie ein halbes Dutzend anderer, die uns eingefallen sind und die allesamt in den Jahren um 1800 liegen. Es handelt sich also um einen fließenden Prozess und die runde Zahl 200 soll auch das andeuten. Dieser zehn, zwanzig Jahre währende Zeitraum des institutionellen Aufbaus endete aber eindeutig 1811, in dem Jahr, in dem Heinroth als erster Lehrer für ein seelenheilkundliches Fach an einer Universität berufen worden ist. Damit beginnt nichts weniger als die Geschichte der akademischen Psychiatrie des Abendlandes. Vielleicht sogar der Welt, doch kann es gut sein, dass man unter Hinzuziehung der islamischen Bildungsanstalten in Definitionsprobleme hinsichtlich dessen gerät, was man unter einem Lehrstuhl und was man alles unter zielgerichteter und wissenschaftlicher Seelenheilkunde verstehen will.

Der Ursprung der zwei Jahrhunderte umfassenden Entwicklung der akademischen Psychiatrie liegt also nicht etwa in Paris – wie so oft als selbstverständlich angenommen wird –, nicht in London oder etwa in Edinburgh, wie auch schon zu lesen war, und auch nicht in Florenz oder einer oberitalienischen Hochschule. Auch nicht an der Berliner Charité, was man, sollte man an Deutschland gedacht haben, fast hätte annehmen können, sondern in dem zu romantischen Zeiten eher noch als etwas verschlafen zu bezeichnenden Leipzig. Nun war die Alma Mater Lipsiensis zwar Sächsische Landesuniversität und den Sachsen sagt man eine gewisse temperamentgegebene Findigkeit nach, doch zu erwarten war das doch wohl nicht? Zumindest bekennen wir – zwei Nichtsachsen – unser Erstaunen. Aber bei näherem Hinsehen lassen sich auch dafür Erklärungen finden und einige versucht der Aufsatz über Heinroth zu geben.

Indes sollte es mit der Verschlafenheit in Leipzig auch bald vorbei sein, denn mit der industriellen Vorreiterrolle Sachsens unter den deutschen Ländern des 19. Jahrhunderts kehrte auch in die Stadt und die Universität das Leben ein. Mehr noch: Durch eine das Gedeihen der Hochschule fördernde Politik des Dresdner Hofes und eine die gegebenen Möglichkeiten mit Augenmaß klug auslotende Diplomatie der Alma Mater, Raum schaffende Reformen und weitsichtige Berufungsentscheidungen stieg die Landesuniversität auf zu einer führenden deutschen und europäischen Bildungsanstalt. Auch deren psychiatrisches Fach steht dafür prototypisch: Im Frühjahr 1882 kann für sie die zweite, für ihren speziellen Zweck eigens neu errichtete Universitätsklinik in Deutschland eröffnet werden, nachdem schon vier Jahre zuvor, 1878, der Lehrstuhl wieder besetzt wurde. Flechsig jedoch sollte sich weniger als Seelenheilkundler, denn als wegweisender Organforscher erweisen. So schwang denn in Leipzig über 40 Jahre die Hirnpsychiatrie, die monopolartig Ton angebende psychische Richtung der Bismarck'schen Ära, die aber therapeutisch wenig fruchtbar blieb, nahezu schulbuchmäßig das Szepter. Wie schon zu Heinroths Zeiten, der Lenker der psychagogisch und psychologischen Richtung seiner Zeit war und sein psychiatrisches Gesundheits- und Krankheitskonzept an moraltheologische Dogmen band, spiegelt sich auch zu Ende des 19. Jahrhunderts die Leipziger in der allgemeinen ideengeschichtlichen und erkenntnistheoretischen Entwicklung der Psychiatrieentwicklung wider und fungiert gleichzeitig als einer ihrer Wortführer.

Doch verdeutlichen die vorgelegten Beiträge sowohl über Kraepelin als auch über Möbius, dass hier oppositionelle, die Zukunft ganz wesentlich prägende Schulen keimten und emporschossen: Kraepelins empirisch-klinische Psychiatrie, die ohne den Einfluss des Leipziger Psychologen und Psychophysiologen Wundt als kaum denkbar erscheint, und Möbius' Grundgedanken über psychopathogenetische Prozesse, die die Lehre von den funktionellen Erkrankungen mit aufstellen half und die er vor und neben Freud äußerte. Beides sind diejenigen Richtungen, die die Nerven- und Seelenheilkunde des 20. Jahrhunderts vor allem prägten. Dass wie die deutsche auch die Leipziger Neurowissenschaft während zweier selbst verschuldeter internationaler Isolierungen und Weltkriege dramatisch an Substanz und damit Ausstrahlung verliert, ist ebenfalls Widerhall einer Gesamtentwicklung – auch der Disziplin selbst.

Dass die Leipziger Universitätspsychiatrie in der zweiten Hälfte des Jahrhunderts dennoch einmal mehr an der Spitze einer Entwicklung stand und diese wesentlich mitgestaltete, gemeint ist die Sozialpsychiatrie in ihrer theoretischen Ausformulierung und ihrer praktisch-klinischen Umsetzung, soll aber ebenso erwähnt sein wie die schwierige und nicht bruchlose Begründung einer DDR-eigenen Psychotherapie. Beides gehört freilich schon zur jüngeren Geschichte der DDR- und deutschen Psychiatrie, die vielleicht einmal in einem Folgeband im Mittelpunkt stehen soll, für den die Reichhaltigkeit der Leipziger Universitätspsychiatrie Gott sei Dank mühelos genügend reizvolles Material böte. Schwerpunktmäßig wollen wir hier Personen und Konzepte des 19. Jahrhunderts in ihrer konkreten lebens- und wissenschaftsgeschichtlichen Verortung in Zeit und Ort darstellen: biografische, Lokal- und Disziplingeschichte. So entstehen Porträts ganz eigener Art: eines Menschen, einer Stadt und ihrer Universität, eines Faches in bestimmten historischen Epochenabschnitten.

Doch wir wollen Leipzig nicht nur als Seismograf einer Entwicklung von 200 Jahren vorführen, wir wollen deutlich machen, dass vom ältesten psychiatrischen Universitätslehrstuhl des Abendlandes im heute geografischen Osten Deutschlands zugleich der

Motor für manch wesentliche Entwicklung des Faches Psychiatrie zu suchen ist. Denn immer wieder erleben wir es, dass in den heute führenden Wissenszentren des Westens daran erinnert werden muss.

Matthias C. Angermeyer, Holger Steinberg
Leipzig, im Januar 2005

Inhaltsverzeichnis

Autorenverzeichnis

Angermeyer, Matthias C., Prof. Dr. med.
Klinik und Poliklinik für Psychiatrie,
Universität Leipzig,
Johannisallee 20,
D-04317 Leipzig,
E-Mail: krausem@medizin.uni-leipzig.de

Geyer, Michael, Prof. Dr. med.
Klinik und Poliklinik für Psychotherapie
und Psychosomatische Medizin,
Universität Leipzig,
Karl-Tauchnitz-Str. 25,
D-04107 Leipzig,
E-Mail: michael.geyer@medizin.uni-leipzig.de

Müller, Ulrich, Priv.-Doz. Dr. med. habil.
University of Cambridge,
Departments of Experimental Psychology & Psychiatry,
Downing Site,
Cambridge CB2 3EB,
Großbritannien,
E-Mail: um207@cam.ac.uk

Steinberg, Holger, Dr. rer. medic.
Archiv für Leipziger Psychiatriegeschichte
an der Klinik und Poliklinik für Psychiatrie,
Universität Leipzig,
Johannisallee 20,
D-04317 Leipzig,
E-Mail: steinbh@medizin.uni-leipzig.de

Über die Autoren

Matthias C. Angermeyer, geboren 1941, Psychiater, 1972 wissenschaftlicher Assistent an der Medizinischen Hochschule Hannover, 1984 Professur an der Psychiatrischen Klinik der Universität Hamburg, 1987 Professur an der Universität Heidelberg, Leiter der Abteilung Psychiatrische Soziologie am Zentralinstitut für Seelische Gesundheit in Mannheim, seit 1995 Direktor der Klinik und Poliklinik für Psychiatrie der Universität Leipzig

Michael Geyer, geboren 1943, Facharzt für Psychotherapeutische Medizin, Neurologie und Psychiatrie, Psychoanalytiker, bis 1983 Dozent an der Medizinischen Akademie Erfurt, 1983 Professor für Psychiatrie an der Universität Leipzig und Leiter der Klinik für Psychotherapie, seit 1990 Lehrstuhlinhaber für Psychosomatische Medizin und Direktor der Klinik und Poliklinik für Psychotherapie und Psychosomatische Medizin an der Universität Leipzig

Ulrich Müller, geboren 1964, Facharzt für Psychiatrie und Psychotherapie, als Arzt und Wissenschaftler 1990 an der Psychiatrischen Klinik der Universität Würzburg, 1992 an der Abteilung für Neuropsychologie am Städtischen Krankenhaus München-Bogenhausen, 1994 am Max-Planck-Institut für Neuropsychologische Forschung Leipzig, 1999 an der Klinik und Poliklinik für Psychiatrie der Universität Leipzig, 2002 Habilitation, seit 2003 Humboldt Research Fellow an den Departments of Experimental Psychology & Psychiatry, University of Cambridge (Großbritannien)

Holger Steinberg, geboren 1967, Historiker und Germanist, seit 1997 Historiker im Archiv für Leipziger Psychiatriegeschichte an der Klinik und Poliklinik für Psychiatrie der Universität Leipzig; 2001 Promotion zum Dr. rer. medic. an der Charité der Humboldt-Universität zu Berlin

Johann Christian August Heinroth (1773–1843) – der erste Lehrstuhlinhaber für Psychiatrie und sein Krankheitskonzept

H. Steinberg

1.1 Zur Biografie und akademischen Karriere

Die wenigen von den zahlreichen hier aufgeführten Arbeiten, die sich nicht nur dem Werk Heinroths anzunähern versuchen, sondern darüber hinaus einen etwas weiter ausholenden Blick auf seine Biografie werfen, basieren im Grunde auf der kurzen von der Witwe Heinroths erbetenen Lebensbeschreibung[1] seines Schwagers, des in Leipzig als Geburtshelfer und praktischer Arzt niedergelassenen Ferdinand Moritz August Querl (?– ca. 1852/53). Seinem ursprünglichen Text in den »Annalen der deutschen und ausländischen Criminal-Rechtspflege« sind einige eigene Bemerkungen Henriette Heinroths (?– ca. 1862/64) über ihren verstorbenen Mann nachgestellt.[2] Nur Josef Kesting unternahm in seiner 1987 abgeschlossenen Dissertationsschrift[3] den ernsthaften Versuch, weitere Quellen zu erschließen. Er beschränkte seine Suche zwar auf Materialien im Universitätsarchiv Leipzig, aber immerhin ließen seine Funde erste quellenfundierte Aussagen über Heinroths akademische Karriere zu. Schon damit wird deutlich, dass sich zwar über Heinroths Werk mittlerweile eine breite, auch viele Einzelaspekte beleuchtende Forschungsliteratur angesammelt hat, zu seiner Person und seinem Lebenskreis indes erstaunlich wenig gesicherte Erkenntnisse vorliegen. Diese zusammenzutragen hat sich die vorliegende Studie zum Ziel gesetzt, der Autor ist sich jedoch bewusst, dass einige Lücken bleiben und es der weiteren Forschung überlassen werden muss, sie zu schließen. Es ist zu vermuten, dass es gerade mit einem Ansatz wie dem »New Historicism« hier besonders gut möglich sein wird, die klaffenden Löcher nach und nach zu stopfen.

Johann Christian August Heinroth wurde am 17. Januar 1773 in Leipzig als Sohn des Militär- und dann frei praktizierenden Chirurgen Johann Christian August Heinroth (?–1803 oder 1804) und der Christina Dorothea Heinroth (?– ca. 1803/05, geb. Nicolai) geboren.[4] Der Vater, *»ein strenger, ernster Mann, sorgte zwar nach Kräften für die Erziehung seines Sohnes, hielt ihn aber immer in einer gewissen Entfernung von sich.«* Die Mutter *»suchte … die Härte des Vaters auszugleichen.«*[5] *»Ihr religiöser Sinn prägte sich tief in das weiche Gemüth des sehr lebhaften Knaben ein, in dem sich zeitig die ganze Gewalt des sanguinischen Temperaments entwickelte.«*[6] Heinroth schrieb später in seiner »Psychologie als Selbsterkenntnislehre« einmal, die Mutter war es, *»die ihn beten*

---

1. Querl 1844, von Heinrich Damerow (1798–1866) eingeführt und leicht verändert nochmals im ersten Band der wesentlich von ihm begründeten »Allgemeinen Zeitschrift für Psychiatrie« (1844; 1: 707–711) wiedergegeben sowie ebenfalls davon ausgehend, doch etwas weiter ausholend Querl 1847.
2. Heinroth H 1844.
3. Kesting 1987. Allerdings muss man einschränken, dass die Arbeit unter falschen Zitierungen und Quellenangaben leidet.
4. Für die Grundlegung der wesentlichsten Daten und Aussagen bis zum Beginn der akademischen Karriere greift auch die vorliegende Betrachtung v. a. auf Querls Arbeiten (1844, 1847) zurück. Querl verklärt seinen Schwager zu einem stets freundlichen, mit sich und der Welt vollkommen harmonischen, bescheidenen, christlich-ethisch denkenden und handelnden Menschen. Von daher ist diesen Skizzen nur ein stark eingeschränkter historischer Wert zuzuschreiben, sie bringen jedoch manches Detail v. a. zum Familienleben in die Gesamtbetrachtung ein. Merkwürdigerweise gibt Querl 1844, S. 346 für die Mutter abweichende Vornamen (Johanna Elisabeth) an. Die Namen Christina Dorothea finden Bestätigung in Heinroths curriculum vitae (Platner 1805, S. XII), der vor allem über seinen Studiengang viele bisher in der Forschungsliteratur unbekannte Informationen enthält. Ebenfalls erstmals werden in der hier vorliegenden Arbeit Heinroth betreffende Originalakten aus dem Sächsischen Hauptstaatsarchiv Dresden beigebracht.
5. Beide Zitate Querl 1844, S. 346.
6. Querl 1847, S. V.

lehrte: Christi Blut macht uns rein von unseren Sünden«.[7] Vor diesem Hintergrund beginnt man zu ahnen, welch entscheidende Grundlage sie für das ganze spätere Gedankengebäude der Lehren ihres Sohnes legte. Von dem 6-jährigen Knaben wird denn auch berichtet, dass er »*lieber die Einbildungskraft als den Verstand beschäftigte*« und er »*mochte lieber … predigen, als seine Schularbeiten besorgen.*«[8] Von seinen beiden Geschwistern – der jüngere Bruder wurde Ökonom – fühlte er sich vor allem zur Schwester hingezogen. Von 1782 bis 1791 lernte der Junge an der bekannten Nikolaischule, zuvor war ein Lehrer ins Haus gekommen. Er wird als ein außerordentlich begabter, oft mit Prämien und Stipendien ausgezeichneter Schüler beschrieben, dem darüber hinaus noch besonderes Talent für die neueren Sprachen – Französisch und Englisch habe er bald so perfekt beherrscht, dass er selbst darin Privatunterricht erteilten konnte – zu Eigen gewesen sei. Nachdem seine Person zunächst nach künstlerischen Ausdrucksmitteln gesucht hatte – es fallen in diese Zeit erste dichterische Versuche und das Erlernen des Violinespielens – neigte er in den höheren Klassen schließlich »*besonders zu philosophisch-religiöser Speculation.*«[9] So war denn offensichtlich allenthalben erwartet worden, er werde sich in seinem Studium – er hatte sich am 21. April 1791[10] an der Universität Leipzig immatrikuliert – der Theologie zuwenden. Doch begann er ein Medizinstudium und ging dieses mit dem obligatorischen Philosophikum an, für das er unter anderem philosophische Vorlesungen bei Ernst Platner (1744–1818) hörte – der Professor der Physiologie wird als Begleiter von Heinroths akademischer Karriere noch des Öfteren auftreten – sowie physikalische, chemische, botanische und Lehrveranstaltungen zur Naturgeschichte bei Johann Hedwig d. Ä. (1730–1799), dem berühmten Botaniker des 18. Jahrhunderts, Karl Friedrich Hindenburg (1741–1808), Christian Gotthold Eschenbach (1753–1831) und Christian Friedrich Ludwig (1751–1823)[11]. Querl – und ihm schließen sich viele spätere Autoren an – meinte, »*er verkannte seinen Beruf*«[12] damit. Und in der Tat muss sich Heinroth mehrere Jahre nicht völlig schlüssig über seinen beruflichen Werdegang gewesen sein, denn fast 15 Jahre später, im Herbst 1805, versucht er in Erlangen[13] ein Theologiestudium aufzunehmen, das er allerdings »*von allen Unterstützungsmitteln entblößt*« und im Bewusstsein, bereits im 32. Lebensjahr zu stehen[14], schnell wieder aufgibt. Paul Julius Möbius (1853–1907) stellte in seiner Denkschrift fest, Heinroth habe »*sich dadurch mit seinem Berufe ausgesöhnt*«, indem er »*die Theologie in die Medicin hineintrug*«.[15] Auch Roback sieht Heinroth seinen Zwiespalt so auflösen, dass er zur Medizin zurückgekehrt sei und

---

7. Heinroth 1827a, S. 359. Auch Schmogrow 1967, Kurzbiografie ohne Seite wies schon auf die Bedeutung der Mutter hin.
8. Beide Zitate Querl 1847, S. V.
9. Zitat Querl 1847, S. V.
10. Erler 1909.
11. Platner 1805, S. XII.
12. Querl 1847, S. VI. Verleitet durch seinen ausgeprägt christlich-ideellen und familiären Hintergrund meinte Leibbrand 1937, S. 162 sogar, Heinroth sei ursprünglich Theologe gewesen.
13. Schomerus 1965, S. 13; Hahn 1976, S. 939; Wunderlich 1981, S. 34; Hilken/Lewandowski 1988, S. 9 und Benzenhöfer 1993, S. 75 sprechen von Querl 1847, S. VII abweichend davon, Heinroth habe in Göttingen Theologie studiert – jedoch ohne einen Beleg dafür beizubringen. Offensichtlich falsch ist die Angabe bei Wyrsch 1976, S. 984 Heinroth habe zunächst Theologie studiert.
14. Querl 1847, S. VII (dort auch Zitat). Gerlach 1965, S. 2 stellt die interessante und berechtigt erscheinende These auf, Heinroth habe sein Erlanger Studium aus Enttäuschung über eine allzu wissenschaftlich-methodische Theologie aufgegeben, vor der seine naiv verklärte religiöse Vorstellungswelt zurückwich.
15. Möbius 1898, S. 2.

sich eben auf solche Krankheiten spezialisierte, die seiner Meinung nach mit der Seele in Verbindung stünden; damit konnte er trotzdem sein ganzes Leben ein »*Seelsorger*« sein.[16] Eine Sichtweise, der man sich kaum entgegenstellen kann, zumal auch viele Äußerungen Heinroths selbst in dieser Richtung interpretiert werden können. So besann er sich wohl schon kurz nach seiner Entscheidung Arzt zu werden – die wohl in Beziehung zum Vater steht[17] – wieder auf die Religion. Schließlich lässt sich sogar eine dahin gehende Aussage finden, die sich genau auf die Zeit seines Medizinstudiums bezieht: »*Ist doch der Schreiber dieses durch Fichte zur Bibel zurückgeführt worden und noch dazu in der Wissenschaftslehre.*«[18] Heinroth stellte sich also durchaus von früh an in irgendeiner Form eine nutzbringende Symbiose beider Disziplinen vor.

Mit einem zunächst wohl noch recht unfertigen diesbezüglichen Entwurf brachte er sein Medizinstudium voran. Er besuchte unter anderem Lehrveranstaltungen über Anatomie bei Ludwig und Johann Gottlob Haase (1739–1801), der 1785 Sezierübungen für die Studenten eingeführt hatte[19], über Physiologie bei Platner und Ernst Benjamin Gottlob Hebenstreit (1758–1803), von dem er sich auch in materia medica, Pathologie, Therapie und forensischer Medizin unterweisen ließ, und über Pharmakologie und Arzneimittellehre bei dem ordentlichen Professor für Chemie Eschenbach, dessen Lehrstuhl damals noch zur Medizinischen Fakultät gehörte.[20] Am 25. Oktober 1794 unterzog sich Heinroth erfolgreich der Prüfung zum Bakkalaureus[21] und erwarb am 11. März 1797 den philosophischen Doktorgrad sowie den Titel des Magisters der freien Künste[22]. Die allermeisten medizinischen Veranstaltungen trugen den Charakter theoretischer Vorlesungen, ein praktischer klinischer Unterricht fand nur in privat von den Professoren abgehaltenen Unterweisungen statt. Erst ab dem 29. April 1799 gab es reguläre klinische Demonstrationen für die Medizinstudenten der Universität – im städtischen Krankenhaus St. Jakob, das sich durch das damalige Übereinkommen zwischen dem Dekan der Medizinischen Fakultät Platner und dem evangelischen kursächsischen Ober-Consistorium unter Heinrich Ferdinand von Zedtwitz (1746–1812) fortan zum Universitätsklinikum entwickeln sollte.[23] Um die nächsthöhere akademische Prüfung, das Lizenziat, ablegen zu können[24], und womöglich auch, um überhaupt erste Erfahrungen mit Kranken sammeln zu können, trat Heinroth für ein Jahr ab Ende September

---

16. Roback 1970, S. 219. Auch Gerlach 1965, S. 3/4 sieht in Heinroths »*psychischer Medizin*« eine »*Mittelstellung*«, den »*Ausdruck seiner mangelnden Entscheidungskraft*«.Er habe die Seele interpretiert als Mittler – und damit Forschungsbereich – zwischen der »körperlichen« Medizin und der »geistigen« Theologie.
17. So auch Querl 1847, S. VI.
18. Heinroth 1829, S. 354.
19. Rabl 1909, S. 65.
20. Platner 1805. Shorter 1999, S. 56 spricht davon, Heinroth habe auch in Wien Medizin studiert, es erscheint zweifelhaft, ob er sich damit auf dessen späteren Aufenthalt bei Johann Peter Frank (1745–1821) bezieht.
21. UAL Med. Fak., A VI 40, Bd. 2, Bl. 33b.
22. UAL Phil. Fak., B 128a, Bl. 68 (Pro Cancellar Buch).
23. Zum St. Jakob s. Sachs 1837, S. 99/100; Clarus 1846 (Wenngleich hier über eine spätere Zeit berichtet wird, lässt sich doch ein guter Gesamteindruck gewinnen); Odin 1914; Kästner 1990a, hier v. a. S. 22. Zu der Übereinkunft und einigen Formalien auch Gretschel 1830, S. 158–160. Lt. Flaschendräger 1984, S. 134 waren praktische Übungen für die Studenten im St. Jakob bereits seit 1797 obligatorisch. Er spricht auch (S. 133/134) ein »*Unvermögen*« der sächsischen Staatsbürokratie an, die Leipziger Landesuniversität angemessen zu fördern und somit auch für klinisch-praktischen Lehrunterricht Sorge zu tragen.

1799 in eine Art Lehrlingsverhältnis in dieses »Kuhrfürstlich klinische Institut« ein[25]. Hier kam er in Berührung mit Johann Gottlob Eckholdt (1746–1809), einem seiner klinischen Lehrer[26], der damals als hervorragender Demonstrator galt[27].

Vielleicht einige Zeit parallel dazu, jedenfalls bis Oktober 1801, famulierte er bei dem 1797 in Leipzig promovierten Arzt Friedrich Gottlob Schirmer (1760-nach 1811). »*Der berühmteste Arzt Leipzigs in jener Zeit*«, Dr. Christian Erhard Kapp (1739–1824), mit dem Heinroth also ganz offensichtlich ebenfalls in Verbindung stand, vermittelte ihn als Reisearzt an den russischen Grafen Kiril Grigorevič Razumovskij (1728–1803). Den an Schwindsucht leidenden Razumovskij, russischer Feldmarschall und ehemals langjähriger Präsident der Petersburger Akademie der Wissenschaften[28], begleitet er schließlich nach Italien, wo dieser jedoch stirbt. Die Reise sollte ein Höhepunkt in Heinroths dichterischem Schaffen werden; viele der während dieses Aufenthaltes gesammelten Eindrücke lassen sich in den Gedichten innerhalb der »Gesammelten Blätter« wiederfinden, die er später unter dem Pseudonym Treumund Wellentreter veröffentlichte.[29] Auf seinem Rückweg nach Leipzig machte er ein Semester Station in Wien, um sich Vorlesungen anzuhören und praktisch-klinische Kurse zu absolvieren, bei Behr[30] und vor allem bei Johann Peter Frank.[31] Frank, einer der bedeutendsten Ärzte um 1800, leitete zwischen 1795 und 1804 das Wiener Allgemeine Krankenhaus und vermochte u. a. Besserungen für die Unterbringung der Geisteskranken im berühmten Narrenturm durchzusetzen. Auch in seinen Schriften äußerte er sich – wenngleich nicht vorrangig – zu psychiatrischen Themen, nach dem Organiker Theodor Kirchhoff (1853–1922) durchaus im Sinne der somatischen Schule.[32]

---

24. Einzelheiten zu den drei akademischen Prüfungen (Bakkalaureat, Lizenziat, Doktor) in der Medizinischen Fakultät erfährt man bei Gretschel 1830, S. 134/135: »*Diejenigen, welche nach beendigtem akademischen Cursus die vollständige Ausübung der Heilkunde zu betreiben gedenken, erlangen nach jenen Prüfungen gewöhnlich zugleich die akademischen Grade. Auch hier wurden und werden noch die bekannten 3 Würden eines Baccalaurei, Licentiaten und Doctor's ertheilt. Nachdem dem Candidaten einige Thesen aus den Schriften älterer Aerzte zur Auslegung mitgetheilt worden sind, knüpft sich daran das, in der Wohnung des jedesmaligen Dechanten angestellte Examen (besonders über rein theoretische Gegenstände) nach dessen glücklichem Bestehen der Geprüfte zum Baccalaureus ernannt wird. Ehe sich dieser zum zweiten Examen (pro licentia) melden kann, muß er vorher ein Jahr lang die klinische Anstalt besuchen, um praktische Erfahrungen an den Krankenbetten zu sammeln. Alsdann erhält er abermals einige Thesen zur Interpretation und, nach glücklich vollbrachter Prüfung, die Erlaubniß, die höchsten Würden in der Medicin zu erlangen. Zu diesem Behufe hat er eine Dissertation zu schreiben und mit oder ohne Präses zu vertheidigen. Alsdann wird er nach einer Rede des Procanzlers, welcher auch das Programm zu schreiben hat, öffentlich zum Licentiaten ernannt, und kurz darauf (gewöhnl. beim folgenden Schmause) vom Dechanten durch ein Diplom zum Doctor der Medicin und Chirurgie promovirt.*« Die Kosten für alle Prüfungen hatte der Kandidat selbst zu tragen.
25. UAL Med. Fak., A IIIe 7, Bl. 22.
26. Platner 1805, S. XIII.
27. Kästner 1990a, S. 22.
28. Querl 1847, S. VII (Zitat); Leipziger Adreßkalender, 1800–1819; Trenckmann 1977, S. 121 und 1982, S. 116.
29. Heinroth 1818–27. Heinroths Poesie besteht im Wesentlichen aus Gedichten über Liebe, Natur, Religion (eine Messiade in Hexametern), Liedern an seine Frau und Gelegenheitsgedichten. Daneben verfasste Heinroth auch Geschichten. Die dichterisch verarbeiteten Impressionen des Italien-Aufenthaltes lassen sich v. a. im ersten Band der »Gesammelten Blätter« (1818–27), »Poesien«, wiederfinden. Siehe die Original-Publikationsnachweise für diese Texte in »Grundriß zur Geschichte der deutschen Dichtung« 1913, S. 115/116. Siehe ferner Heinroth H 1844, S. 353.
30. Vermutlich ist der Augenarzt Georg Joseph Beer (1763–1818 oder 1821) gemeint.
31. Platner 1805, S. XIII.
32. Kirchhoff 1921.

Im März 1803 trifft Heinroth wieder in Leipzig ein. Vermutlich findet er auch wieder Anschluss an einen Kreis gleichaltriger junger Intellektueller, dem er schon vor und während seines Studiums angehörte und von dem bis heute einige Mitglieder in ihren Wissenschaften oder in der Umgebung Leipzigs bekannt geblieben sind: der Jurist, Literaturwissenschaftler und Dichter Johann August Apel (1771–1816), der Hirnanatom und Physiologe Karl Friedrich Burdach (1776–1847), der Astronom Johann Karl Burckhardt (1773–1825), der Philosoph und Literaturwissenschaftler Christian August Heinrich Clodius (1772–1836), der klassische Philologe und Philosoph Johann Gottfried Hermann (1772–1848), der übrigens auf Bitten der Heinroth-Witwe als *»ältester seiner Freunde«*[33] die Vorrede zu dessen postum veröffentlichten Lebensstudien schreiben sollte, der Dichter und Literatur- wie Theaterkritiker Adolph Müllner (1774–1829), der als Wunderkind geltende junge Eduard Platner (1786–1860), Sohn des Mediziners und späterer Jurist, der Anatom Johann Christian Rosenmüller (1771–1820), der Botaniker und Naturgeschichtler Christian Friedrich Schwägrichen (1775–1853) oder ganz zu Beginn noch der Jurist Karl Salomo Zachariae (1769–1843; 1842 in den Adelsstand von Lingenthal erhoben). Man kam zwanglos im Bose'schen Garten (nachher Reimer'scher genannt) zusammen, um über Poesie, bildende Kunst oder Politik zu diskutieren.[34] Gerade zu Letzterem wird die Französische Revolution zweifelsohne genügend Anlass gegeben haben. Auch in der von seinem ehemaligen Professor Christian Friedrich Ludwig zur Beförderung der naturgeschichtlichen Forschung begründeten »Linneischen Gesellschaft« arbeitete Heinroth um 1800 einige Zeit mit.[35]

Über seine berufliche Zukunft schien er sich zunächst noch klar zu sein: Er ging daran, sich eine eigene praktisch-ärztliche Stellung aufzubauen, und gelangte in eine Sekundararztstelle an dem ihm schon gut bekannten Krankenhaus St. Jakob.[36] Im Sommer 1805 erwarb er zudem das medizinische Lizenziat, also die Lehrberechtigung an der Medizinischen Fakultät.[37] Demnach scheinbar am Beginn eines ärztlichen Berufsweges stehend flackert dennoch wieder der Entschluss auf, sich der Theologie widmen zu wollen. Dass kurz nacheinander Mutter, Vater und die geliebte Schwester gestorben sind, wird wesentlich zu der schon angesprochenen Erlangener Episode beigetragen haben. Jedoch ist sie nicht von Dauer und noch vor Jahresende ist er in Leipzig zurück und erwirbt hier am 1. November auch den medizinischen Doktorgrad[38], womit unter Umständen nun sogar die Verpflichtung verbunden gewesen sein kann Vorlesungen abzuhalten[39].

So wird die Verbindung zur Universität über die Tätigkeit am St. Jakob hinaus noch enger. Sein erstes Kolleg innerhalb des akademischen Lehrbetriebes bietet er im Sommersemester 1806 an, am 20. Mai beginnend. Diese Vorlesung »Ueber das Bedürfnis des Studiums der medizinischen Anthropologie und über den Begriff dieser Wissenschaft« weist schon auf sein vordergrün-

---

33. Hermann in: Heinroth 1845/46, S. III.
34. Querl 1847, S. VI. Hermann in: Heinroth 1845/46, S. III. Die aufgeführten Namen sind zumeist zusammengetragen aus den genannten Biografien.
35. u. a. Leipziger Adreßkalender 1800, S. 58 und 1801, S. 59.
36. UAL HN 14; Querl 1844, S. 348; Querl 1847, S. VII. In UAL Med. Fak., A IIIe 7, Bl. 63 von 1804 wird ausdrücklich vermerkt, dass Heinroth hier eine Stelle seit Ostern 1803 innehat, die allerdings mehr der eines Gehilfen zu entsprechen scheint.
37. UAL Med. Fak., A VI 40, Bd. 2, Bl. 98b (= 15.07.1805). Für das Lizenziat betreffende Hinweise danke ich Frau Professor Ingrid Kästner (Leipzig) herzlich.
38. Heinroth 1805 und Platner 1805. Eigentlich damals entsprechend Dr. med. et chirur.
39. Eulenburg 1909, S. 94.

diges Interesse an dieser »medizinischen Anthropologie« hin, ihrer Anwendung auf die Seelenheilkunde.[40] Diese Lehrveranstaltung sollte daher bereits als eine im weiteren Sinne psychiatrische betrachtet werden. Sie war offenbar an vier aufeinander folgenden Tagen, jeweils um 7 Uhr früh beginnend angesetzt und wurde im Auditorium des Professors für Chemie Eschenbach abgehalten. Was tatsächlich heißt: in dem zwei Jahre zuvor im Keller der Pleißenburg aus Räumen einer Speisewirtschaft hergerichteten, feuchten, dunklen und meist nicht zu beheizenden chemischen Laboratorium.[41] Ob Heinroth lebenslang alle seine Lehrveranstaltungen tatsächlich kostenlos gehalten hat, wie Querl meint, unterliegt einem gewissen Zweifel.[42] Es kann angenommen werden, dass auch die für das Sommerhalbjahr 1807 angekündigte Vorlesung »Einleitung in die Heilung des Gemüths«[43] trotz des Einmarschs der napoleonischen Truppen 1806 in Leipzig zu Stande kam, denn einerseits äußert Heinroth dies selbst und andererseits weisen das »Leipziger gelehrte Tagebuch« und die Vorlesungsverzeichnisse der Universität für die Zeit der Besatzung ungebrochen Lehrveranstaltungen nach, sodass von einer größeren Einschränkung des akademischen Betriebes eigentlich nicht auszugehen ist.[44] Wenngleich die ungünstigen äußeren Umstände seiner Karriere sicherlich nicht förderlich gewesen sind. Einige sichere Belege hingegen sind

---

40. So auch Querl 1844, S. 348 und 1847, S. VII. S. Heinroth 1806. Als Quelle für die Vorlesung auch Leipziger gelehrtes Tagebuch 1806, S. 30. Mitnichten handelt es sich bei Heinroths Vorlesungen um die ersten psychiatrischen bzw. nervenheilkundlichen Lehrveranstaltungen an der Universität Leipzig: Nachdem schon in den vorhergehenden Semestern immer wieder Lehrveranstaltungen über »Nerven«, die Struktur der Nervenzellen, über die »Sittenlehre der Vernunft« oder die »Krankheiten von Gelehrten« abgehalten wurden, beginnen regelmäßige Lehrveranstaltungen über psychiatrische oder neurologische Themen etwa mit Christian Friedrich Ludwig und Ernst Gottlob Bose (1723–1788). Ersterer bietet z. B. im Wintersemester 1784/85 »Die Lehre von den nervösen Krankheitszuständen nach Cullen (ius)«, zweiter im Sommersemester 1786 die »Therapie der die Nerven angreifenden Krankheiten« an. In den folgenden Semestern lesen vor allem Johannes Gottlob Haase neurologische und Karl Friedrich Burdach mit »Psychische Diätetik«, »Über Geisteskrankheiten« oder »Zur Pathologie der menschlichen Seele« immer wieder psychiatrische Themen. Auch wenn in der verdienstvollen Arbeit Eulner 1970, S. 273 sowie in den kurzen Hinweisen auf den Beginn psychiatrischer Lehrveranstaltungen bei Jetter 1981, S. 45 und 1992, S. 341/342 diese frühen Leipziger Vorlesungen übersehen wurden, ergibt es sich aus einem Vergleich mit den bei Eulner angegebenen, dass die Leipziger mit zu den ersten psychiatrisch-nervenheilkundlichen Lehrveranstaltungen überhaupt im deutschsprachigen Raum zählen. Trenckmann 1977, S. 120 meint mit Blick auf das 1807 von Heinroth angebotene Kolleg, dass diese Veranstaltung der erste regelmäßige Vorlesungszyklus zu Fragen psychischer Krankheiten europaweit gewesen sei.
41. Friedberg 1898, S. 43; Hantzsch 1909, S. 70. Auch Flaschendräger 1984, S. 137 spricht davon, dass Eschenbach sein chemisches Laboratorium *»nach jahrelangem Ringen mit Universitäts- und Staatsbürokraten 1804 in einer Remise der verfallenden Pleißenburg, wo das Wasser von den Wänden lief«*, eröffnete.
42. Querl 1844, S. 349. Die Durchsicht der VV ergibt, dass Heinroth ab den 1810er Jahren in der Regel immer eine Lehrveranstaltung »privatim« anbot. Gewöhnlich handelt es sich bei diesen im Gegensatz zu den »publice« angebotenen Veranstaltungen um durch die Studenten extra zu bezahlende.
43. Leipziger gelehrtes Tagebuch 1807, S. 33 – im deutschsprachigen Teil unter den Lehrveranstaltungen für »Therapie« angekündigt. Im lateinischen Teil ist die Veranstaltung nicht enthalten, übrigens auch nicht in den offiziellen VV der Universität. Hier finden sich nur für das Wintersemester 1806/07 die Vorlesung »physiologiam organismi humani« (auch in Leipziger gelehrtes Tagebuch 1806, S. 67) und für das Sommersemester 1809 »Über Geisteskrankheiten (nach seinem Buch Beyträge zur Krankheitslehre)«. Letztere bildet in diesem Nachweis den Auftakt zu den semesterweise regelmäßig wiederkehrenden psychiatrischen Vorlesungen Heinroths.
44. UAL Med. Fak., A IV 2 Bd 1, Bl. 47; Leipziger gelehrtes Tagebuch 1806–13; VV ab SS 1809. Obgleich Querl 1847, S. VIII äußert, 1810 habe Heinroth seine Vorlesungen wieder aufgenommen. Wohl davon ausgehend nimmt auch Schmogrow 1967, S. 69 eine Unterbrechung des Lehrbetriebes von 1806 bis 1810 an.

dafür überliefert, dass er 1806/07 und 1813 als Arzt, zuletzt beim Einmarsch der Verbündeten als Oberarzt, in französischen Militärlazaretten in Leipzig Dienst tat.[45]

1809 heiratet er Henriette Querl, die Tochter eines Königlich Preußischen Regimentsarztes aus Königsberg.[46] Im darauf folgenden Jahr, am 5. Oktober 1810, richtet er an den sächsischen König ein Gesuch auf Erteilung einer außerordentlichen Professur für Medizin:

Allerdurchlauchtigster p: p:

Ew p: p: geruhen sich in höchsten Gnaden vortragen zu lassen, daß ich, nach vollbrachtem medizinischen Studium auf der Universität zu Leipzig, und nach einer Reise durch Deutschland und Italien, auf welcher ich die merkwürdigsten Akademien kennen gelernt, eine Zeit lang Unterlehrer an Allerhöchstdero klinischem Institute allhier gewesen bin. Hierauf habe ich mich, nach erhaltenem Doctor-Grade, theils mit der Privat-Praxis beschäftiget und zugleich dem französischem Militair-Hospitale als Arzt vorgestanden, theils meine Zeit der Ausfertigung ganzer Werke über Physiologie und Pathologie gewidmet, welche mit Beyfall im Publicum aufgenommen worden, ferner habe ich in den letzten Jahren die Redaction der beliebten medizinischen Zeitschrift: Journal der Erfindungen, Therapien und Widersprüche in der gesamten Medizin, besorgt, endlich aber, und hauptsächlich, mich seit vier Jahren mit öffentlichen Vorträgen über medizinische Gegenstände gratis beschäftiget.
Da ich nun auch in Zukunft mit der Universität in näherer Verbindung zu bleiben und meine Kräfte der studirenden Jugend zu widmen wünsche : so ergeht an Ew. p: mein unterthänigstes Gesuch, Allerhöchstdieselben wollen eine ausserordentliche Professur der Medizin mir zu ertheilen, huldreichst geruhen.

Diese höchste Gnade p: p: Ew: König. Maj:
Leipzig, den fünfzehnten October 1810.
Johann Christian August Heinroth
Doctor der Philosophie und Medizin.[47]

Am 19. November ersucht der Kirchenrat die Medizinische Fakultät um ein Gutachten.[48] Der Dekan der Fakultät Christian Friedrich Ludwig, Professor für Therapie und Materia medica, erbittet daraufhin eine Stellungnahme der Kollegen, lässt aber selbst keinen Zweifel daran, dass er erwartet, das Gesuch sei positiv zu beantworten. In Ihren Stellungnahmen stimmen denn Platner, der Senior

45. Querl 1847, S. VIII nach zu urteilen war Heinroth von 1806 bis 1813 hier ununterbrochen tätig. UAL Med. Fak., A IV 2 Bd.1, Bl. 47 und SächsHStA Landesregierung, Geheime Kanzlei 6111, vol. V, Bl. 216, die im Januar bzw. Februar 1811 verfertigt wurden, vermitteln eindeutig den Eindruck, es handele sich um eine beendete, 1806 und 1807 durchgeführte Beschäftigung. Vermutlich also trat Heinroth von 1811 bis 1813 ein zweites Mal eine solche Stellung an. Ferner Kesting 1987, S. 10. Shorters (1999, S. 57) Bemerkung, Heinroth sei gegen Napoleon in den Krieg gezogen, erscheint als jeder Grundlage entbehrend.
46. Querl 1847, S. VIII.
47. UAL Med. Fak., A IV 2 Bd. 1, Bl. 47.
48. UAL Med. Fak., A IV 2 Bd. 1, Bl. 48. Man unterscheidet in der sächsischen Verwaltungshierarchie dieser Zeit die Ebenen des Kirchenrates und des Ober-Consistoriums als im Auftrage des Königs in geistlichen und weltlichen Angelegenheiten wirkende, beratende Gremien, die auch die Aufsicht über die Universitäten führen. Diesem überstellt ist der Geheime Rat, i. e. S. vergleichbar einem internen Zirkel des den König unmittelbar umgebenden Ministerkabinetts. 1830 wurde das Ministerium für Cultus und öffentlichen Unterricht gebildet und der Universität in der sächsischen Verwaltungshierarchie vorgesetzt (Kästner 1990b, S. 30).

der Fakultät Adam Michael Birkholz (1746–1818), Karl Gottlob Kühn (1754–1840), Professor für Chirurgie, Heinroths Jugendfreund und nunmehr Professor für Anatomie Johann Christian Rosenmüller und der Chemiker Eschenbach einmütig zu, wobei nur nebenbei und nicht als generelles Bedenken diskutiert wird, dass Heinroth sich nicht habilitiert habe.[49] Das an den Kirchenrat abgehende Gutachten der Fakultät vom 17. Dezember beurteilt denn auch, dass »*Dr. Heinroths Kenntniße und Talente nicht anders, als sehr rühmlich bekannt sind*«, wobei zuerst seine Sprachkenntnisse nicht nur im Deutschen, sondern auch im Lateinischen, Griechischen, Französischen, Italienischen und Englischen hervorgehoben werden. Daran schließt sich der Hinweis:

> *In seinen academischen Jahren und nachher hat er für immer das Studium der Philosophie und der Psychologie zumal vorzugsweise zu seinem Lieblingsberufe gemacht und in seinem Fache daher am meisten die theoretischen Disciplinen der Physiologie oder Naturlehre des menschlichen Organismus und die Pathologie bearbeitet, über welche Gegenstände er auch am gewöhnlichsten Recensionen von Büchern in litterarische Journale gefertigt hat.*

Auch Heinroths Reise nach Italien und Wien sowie die dort geschlossenen Bekanntschaften mit dem Chirurgen Giuseppe Flaiani (1741 oder 1739–1808), Cottunnio[50] und Frank werden erwähnt. Der letzte Hinweis gilt seinen praktischen Erfahrungen und seiner Vorlesungstätigkeit.[51] Der Kirchenrat schließt sich am 7. Januar 1811 in seiner Vorlage an den König der positiven Empfehlung des Gutachtens der Fakultät an.[52] Auf dieser Grundlage wird Heinroth zum außerordentlichen Professor der Medizin ernannt, der Geheime Rat teilt dies dem Ober-Consistorium am 31. Januar mit.[53] Ein entsprechender Bescheid des Ober-Consistoriums an die Medizinische Fakultät, mit der Weisung, Heinroth davon in Kenntnis zu setzten, ergeht am 6. Februar.[54] Die Medizinische Fakultät veranlasst die Umsetzung dieser Weisung auf ihrer Sitzung am 23. Februar[55] und er tritt durch Antrittsvorlesung am 10. April[56] und Diensteid am 20. April[57] seine neue Stellung an (◻ **Abb. 1.1**).

Nachdem Heinroth bereits 1810 mit seinen »Beyträgen zur Krankheitslehre« auch in seinen Schriften das Gebiet der Seelenheilkunde betreten hatte, legte er sich in seiner Antrittsvorlesung wiederum ein psychiatrisches Thema vor. Und bereits hier verweist er exogene geistige Defekte – so etwa psychische Affektionen bei körperlichen Krankheiten – aus seinem System der eigentlichen Geistesstörungen, denn Erstere würden durch äußere Reize geweckt, Letztere würden aus der Seele selbst entstehen.[58] Damit bringt er seine lebenslang unrevidierte Grundüberzeugung hinsichtlich der Ätiologie bereits hier zum Ausdruck. Doch besitzt diese Vorlesung »De morborum animi et pathematum animi differentia« nicht nur für seine Lehre damit eine Grundbedeutung, sondern sogar für die Institutionsgeschichte der gesamten Psychiatrie. Denn mit ihr hatte sich Heinroth zugleich

---

49. UAL Med. Fak., A IV 2 Bd. 1, Bl. 49/50.
50. Vermutlich ist der Anatom und Physiologe Domenico Cotugno (1736–1822) gemeint.
51. UAL Med. Fak., A IV 2 Bd. 1, Bl. 51/52.
52. SächsHStA Landesregierung, Geheime Kanzlei 6111, vol. V, Bl. 215/216.
53. SächsHStA Landesregierung, Geheime Kanzlei 6111, vol. V, Bl. 217.
54. UAL Med. Fak., A IV 2 Bd. 1, Bl. 53.
55. UAL Med. Fak., A I 80 Bd. 3, Bl. 4b.
56. Heinroth 1811.
57. UAL Med. Fak., A IV 6, Bd. 2, Bl. 12; Vollzugsmeldung der Fakultät an die vorgesetzte Behörde vom 22.04.1811 (UAL Med. Fak., A IV 6 Bd. 2, Bl. 13).
58. Heinroth 1811.

Sperate, et vosmet rebus servate secundis
Virg.
D. Heinroth
Professor der Universität Leipzig

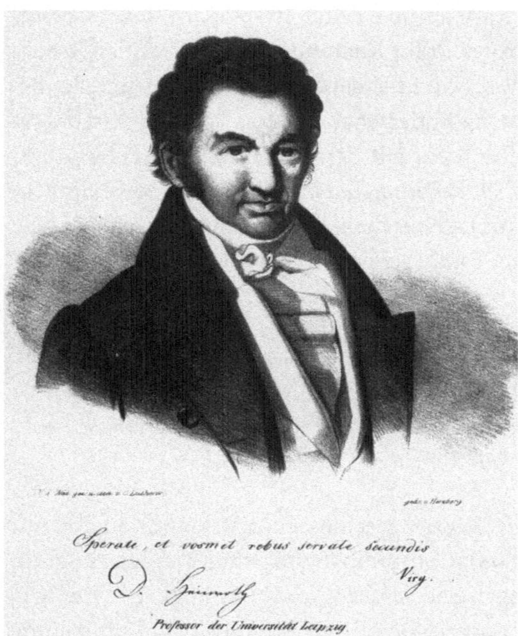

Abb. 1.1. Johann Christian August Heinroth (Universitätsbibliothek Leipzig – Sondersammlung/Handschriftenabteilung, Nachlass Heinroth)

auf das Gebiet der Psychiatrie festgelegt und wohl letztendlich selbst den Anlass gegeben, ihm die neu zu begründende außerordentliche Professur für psychische Therapie zu übertragen. War es doch die Bestimmung der außerordentlichen Professoren ohne Lehramt bei Bedarf und Befähigung entsprechend eingesetzt zu werden.[59] Indes kann die letztendlich ausschlaggebende Motivation, einen Lehrstuhl für psychische Therapie einzurichten und Heinroth damit zu betrauen anhand von Verwaltungsakten scheinbar[60] leider nicht mehr nachvollzogen werden. Es ist lediglich das Extrakt eines Reskripts des Geheimen Rates an das Ober-Consistorium vom 21. September 1811 auffindbar, worin von einem am 27. Juni 1811 gefertigten Bericht einer zur Revision der Universität – einschließlich der Medizinischen Fakultät – eingesetzten Kommission die Rede ist. Hierin werden Vorschläge zur künftigen Einrichtung der Fakultät gemacht. So heißt es unter anderem:

> *Ausserdem wollen Wir aber noch*
> *3.) als ausserordentliche, stehende, und je nachdem sich dazu geschickte Subjecte finden, mit solchen zu besetzende Nominal-Professuren errichten*
> *a.) …*
> *b.) eine Professur der psÿchischen Therapie*
> …
> *Die Professur der psÿchischen Heilkunde übertragen Wir dem Uns mehrmals angerühmten, ausserordentlichen Professor der Medicin, D. Heinroth zu Leipzig*[61]

---

59. Eulenburg 1909, S. 95. Dass sein 1810 erschienenes Buch zur Berufung auf diesen Lehrstuhl beitrug, meinen auch Anonymus 1845, S. 937; Querl 1847, S. VIII; Schielle 1911, S. 3; Trenckmann 1977, S. 121.

60. In dem anschließend angeführten Extrakt findet sich an der Stelle, die Heinroth und die für ihn einzurichtende Professur betrifft, eine mit Bleistift versehene Randglosse eines Sachbearbeiters auf einen anderen Aktenband. Leider konnte der entsprechende Verweis selbst mit Hilfe der Archivarinnen des Sächsischen Hauptstaatsarchivs einem der erhaltenen Aktenbände nicht zugeordnet werden.

Im September 1808 hatte eine dreiköpfige »Commission zur Revision und Reformation der Leipziger Universität« ihre jahrelang anhaltende Arbeit aufgenommen. Will man den leider nur knappen Ausführungen von Flaschendräger[62] über diese Universitätsreform folgen, wurde dieses Gremium gebildet, nachdem sich junge Professoren[63] mit einem umfangreichen Reformplan an das Dresdener Ober-Consistorium gewandt hatten – gegen den Widerstand von Inhabern privilegierter und alt eingesessener Lehrstühle (»Alte Stiftungen«). Schon lange hatte die Realität die zum Teil noch aus dem Jahre 1580 gültigen Verfassungsbestimmungen überholt, die dem Wandel der Universität hin zu einer modernen Forschungs- und Ausbildungsanstalt entgegenstanden. Die Kritik häufte sich, zuletzt sogar angebracht anlässlich des offiziellen 400-jährigen Universitätsjubiläums 1809. Gottlob Adolph Ernst von Nostitz und Jänckendorf (1765–1836) stand aufgrund seiner Funktion als Präsident des Ober-Consistoriums der dreiköpfigen Kommission zur Reformierung der Gesamtuniversität vor.[64] So arbeitete er an der neuen Verfassung der Universität entscheidend mit. Sehr wahrscheinlich handelt es sich bei dieser »Commission« um die gleiche, die die Vorschläge für die Umgestaltungen innerhalb der Medizinischen Fakultät erarbeiten sollte. Vermutlich gehen auch die Pläne, die nun insbesondere die Medizinische Fakultät betrafen, sehr weitgehend auf Nostiz und Jänckendorf zurück. Wenngleich bisher noch nicht ermittelt werden konnte, auf wessen Initiative nun an eine Professur für psychische Therapie in Verbindung mit Heinroth gedacht wurde, ist es doch so, dass immerhin er als führender Kopf einer sozialkonservativ-philanthropischen Bewegung in Sachsen gilt, deren Bestandteil die Reform der Irrenversorgung in diesem ökonomisch vorangehenden Königreich war.[65] So informierte sich Nostitz und Jänckendorf selbst umfassend über die Psychiatrie seiner Zeit[66], es werden ihm neben Heinroths Schriften und Vorlesungen auch Immanuel Kants (1724–1804) und Johann Christian Reils (1759–1813) Werke nicht unbekannt geblieben sein[67]. Nachdem er 1806 als Ober-Consistorialpräsident nach Dresden berufen worden war, trat er 1809 als Konferenzminister in den Geheimen Rat ein. Hier zeichnete er für Straf- und Versorgungsanstalten und die Landesarmenkommission verantwortlich. Nostitz und Jänckendorf unterstanden somit sämtliche landeseigene Anstalten und der

61. SächsHStA Landesregierung, Geheime Kanzlei 6111, vol. V, Bl. 230–233 (Zitat 231). Trenckmanns (1977, S. 91 und 1982, S. 116) Angaben, der zum Teil die gleichen Quellen angibt, stimmen offensichtlich nicht. Er meint, am 07.01.1811 habe die Fakultät um die Einrichtung der Professur gebeten, woraufhin Nostitz und Jänckendorf am 27.06.1811 im Geheimen Rat die Notwendigkeit dieser Professur angemahnt habe und Heinroth am 11.09.1811 die außerordentliche Professur übertragen bekam. Über eine grundlegende Reform der Fakultät in den Jahren 1810–1811, die die Abschaffung des Dekanats auf Lebenszeit und die Umstrukturierung der Professuren beinhaltete, berichtet kurz Kästner 1990a, S. 22/23.
62. Flaschendräger 1984, v. a. S. 127/128, 134.
63. Allen voran der Philosoph und Staatswissenschaftler Wilhelm Traugott Krug (1770–1842) und der Altphilologe Johann Gottfried Hermann.
64. Zumindest in den ersten beiden Jahren, vermutlich aber auch während ihres gesamten Wirkens.
65. Trenckmann 1982, S. 116.
66. Trenckmann 1977, S. 106.
67. Cauwenbergh 1991, S. 373 stellt die These auf, Kants »Kritik der theoretischen Vernunft« und »Kritik der praktischen Vernunft« könne einen solchen Eindruck auf Nostitz und Jänckendorf gemacht haben, dass er den Leipziger Lehrstuhl einrichten ließ. Doch noch wahrscheinlicher könnte die Idee einer Adaptierung von Reils (1803, S. 25, 27) Forderung nach psychiatrischen Universitätslehrstühlen auf die sächsischen Verhältnisse sein. Dass die Leipziger Ereignisse sogar direkt auf einen Vorschlag Reils zurückgehen sollen ist in der Sekundärliteratur nicht neu (erstmals vielleicht bei Roller 1874, S. 187; übrigens so auch Eulner 1970, S. 273; Kaufmann 1995, S. 172), jedoch konnte dafür bisher kein eindeutiger Beweis vorgelegt werden.

Aufbau der mustergültigen Anstalt für Geisteskranke auf dem Sonnenstein ist zweifelsohne sein besonderes Verdienst. Auch das Selbstverständnis der Sonnensteiner Ärzte, dass ihre Anstalt der Aus- und Weiterbildung von Irrenärzten zu dienen habe, soll auf den Einfluss Nostitz und Jänckendorfs zurückgehen.[68] Der oberste Beamte für das sächsische Anstalts- und Gesundheitswesen wird es sich nicht nehmen haben lassen, bei der Umgestaltung der Medizinischen Fakultät der Landesuniversität aktiv teilzunehmen, und warum soll ihn da nicht auch die Idee getrieben haben, eine zielgerichtete theoretische Ausbildung der zukünftigen Irrenärzte an einem psychiatrischen Universitätslehrstuhl wäre den wachsenden Bedürfnissen des in der Entstehung begriffenen sächsischen Irrenversorgungssystems besonders nützlich? Zumal auch berichtet wird[69], Nostitz und Jänckendorf habe durchaus erwogen, an den Universitäten klinische Institute zu errichten – also dort auch eine praktische Ausbildung möglich zu machen. Allerdings konnte die Umsetzung inmitten der Besatzungs- und Kriegswirren, unter denen Sachsen besonders schwer zu tragen hatte, kaum ernsthaft angegangen werden bzw. sie wurde durch den Abtritt der Wittenberger Universität an Preußen (1815) hier sogar ganz unmöglich gemacht. Interessanterweise ist nirgendwo ein Hinweis dafür zu finden, dass vor diesem Verlust an die Errichtung einer psychiatrischen Professur an dieser Universität gedacht worden wäre, was sicherlich einerseits an den besonderen Erschwernissen der Wittenberger Alma Mater unter der napoleonischen Besatzung liegt, aber andereseits fand sich dort keine, für Psychiatrie besonders avanciert erscheinende Person. So wurde dieser psychiatriehistorisch bedeutsame Vorgang wohl tatsächlich erst möglich durch das deutlich erkennbare seelenheilkundliche Interesse Heinroths selbst und das besonders in Sachsen zu Tage getretene Bedürfnis nach irrenärztlicher Ausbildung. Mag sein, dass innerhalb der Revisionskommission – der vielleicht auch Mitglieder der Fakultät angehörten und die von sich aus schon einem solchen Projekt positiv gegenüberstand – die Idee durch den persönlichen Eindruck von Heinroth und seinen Vorlesungen in Leipzig zur Durchführung gebracht wurde. Vor dem Hintergrund einer grundsätzlichen Reformierung der Medizinischen Fakultät waren Neuerungen zweifelsohne zusätzlich erleichtert.

Und dieser Lehrstuhl an der Universität Leipzig sollte dann tatsächlich der erste, eigens für ein psychiatrisches Lehrgebiet eingerichtete sein und Heinroth sollte als erster akademischer Lehrer eigens für ein psychiatrisches Lehrgebiet berufen werden.[70] Dieser Akt geht auf folgende Weisung des Kirchenrates und des Ober-Consistoriums vom 21. Oktober 1811 zurück (**◻ Abb. 1.2**):

Von GOTTES Gnaden Friedrich August
König von Sachsen etc., etc., etc..

Hochgelahrte, liebe getreue. Wir sind gemeinet, die, vermöge eines unter dem heutigen Tage an euch eingehenden besonderen Rescripts, auf Unserer Universität zu Leipzig neuerrichtete außerordentliche Profeßur der psychischen Therapie dem Uns mehrmals angerühmten außerordentlichen Profeßor der Medizin daselbst, Dr: Johann Christian August Heinroth, aufzutragen.
Es ergehet daher Unser Begehren an euch, ihr wollet genannten Profeßor Dr: Heinroth solches bekannt machen, und ihm besagte außerordentliche Profeßur der psychischen Therapie, zu welcher Wir ihn zugleich Kraft dieses confirmiren, unter Verweisung auf die von ihm bereits geleistete

68. Trenckmann 1977, S. 91.
69. Trenckmann 1977, S. 91, 133; Uhle/Trenckmann 1982, S. 94.

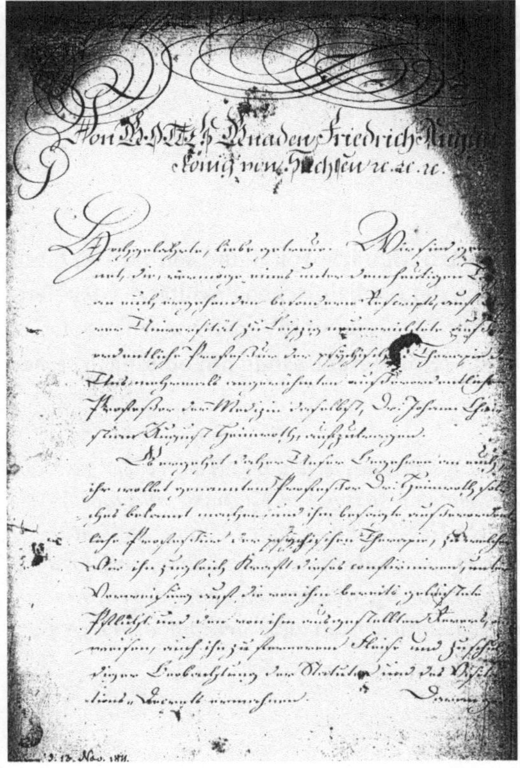

Abb. 1.2. Bekanntmachung der Ernennung Heinroths zum außerordentlichen Professor für psychische Therapie vom 21.10.1811 (UAL Med. Fak., A IV 14 Bd. 2, Bl. 1a/b)

---

70. Ein Fakt, den man für verschiedene Geltungsbereiche, sei es für den deutschsprachigen Raum, Europa oder die Welt, immer wieder bestätigt und über den in der Psychiatriegeschichte allgemein Konsensz herrscht, so u. a. bei: Anonymus 1845, S. 937; Querl 1847, S. VIII; Roller 1874, S. 187; Flechsig 1882, S. 3; Möbius 1898, S. 1; Schielle 1911, S. 3; Bürger-Prinz 1932, S. 1; Creutz/Steudel 1948, S. 257; Haisch 1959, S. 3148; Sänger 1963, S. 17, 20; Kittler 1965, S. 149; Schmogrow 1967, S. 66; Trenckmann/Ortmann 1980, S. 333; Jetter 1981, S. 44; Lidl 1981, S. 13; Sadlon 1981, S. 76, 82; Feudell 1982, S. 131; Trenckmann 1982, S. 116 und 1988, S. 53 und 2001, S. 450; Benzenhöfer 1993, S. 70 und 1998, S. 7; H. S. 1998; Hilken/Lewandowski 1988, S. 10; Cauwenbergh 1991, S. 365; Schott 1990, S. 20 und 2001, S. 34; Shorter 1999, S. 117; Peters 1999, S. 241; davon abweichend wird gelegentlich noch Vincenzo Chiarugi (1759–1820) in Florenz angeführt, so bei Kraepelin 1918, S. 78; Spoerri 1955, S. 244. Man sehe auch Heinroth (UAL Med. Fak., A IV 12, Bl. 2, vom 07.10.1815) selbst: *»Die Weisheit E. M.* [Eurer Majestät – des sächsischen Königs] *… hat durch die Errichtung eines Lehrstuhls der psychischen Heilkunde auf der Universität zu Leipzig, einen Schritt gethan, vermöge dessen sie alle übrigen Universitäten mit einem glänzenden Beyspiele voran gegangen ist, und welcher den Nahmem unserer Academie in den Annalen der Universitäten hervorheben wird.«* Völliges Durcheinander herrschte bisher in der Sekundärliteratur indes hinsichtlich des Datums der Einrichtung des Lehrstuhls, über die Frage, ob er jemals zu einem ordentlichen umgewandelt wurde, und über seine Bezeichnung. Diese fast schon regelhaften Mängel basieren auf der Nichtberücksichtigung der Originalquellen und dem unkontrollierten Übernehmen von Material aus vorliegender Sekundärliteratur. Aufgrund dieser Berufung wird Heinroth des Öfteren als *»Urahn«* (Tölle 1999, S. 173) oder *»Begründer der Psychiatrie als eigenständiger wissenschaftlicher Disziplin«* (Schrappe 1985, S. 63; ähnlich Fischer 1984a, S. 433; H.S. 1998) bezeichnet, der *»gleichsam als Gegengewicht zu der sich entwickelnden Anstaltspsychiatrie, den Anstoß zur universitätsgebundenen Lehr- und Forschungstätigkeit auf psychiatrischem Gebiet«* (Kittler 1965, S. 149) gegeben habe. Man muss aber doch sehen, dass der Leipziger Lehrstuhl in dieser frühen Zeit ein singuläres Ereignis blieb und es ohne Weiteres möglich war, ihn Schritt für Schritt wieder einzuziehen.

Pflicht und den von ihm ausgestellten Revers, erweisen, auch ihn zu fernerem Fleiße und zu schuldiger Beobachtung der Statuten und des Visitations-Decrets ermahnen.

Darum geschiehet Unsre Meinung, und Wir sind auch mit Gnaden gewogen.
Gegeben zu Dresden; am 21sten October 1811.
Hanns Ernst von Globig
Heinrich Victor August Feppern Ferber[71]

Nachdem Heinroth nun bereits Oberarzt am französischen Militärhospital und seit 1810 Arzt am Arbeitshaus für Freiwillige[72] in Leipzig war, wurde er von der Medizinischen Fakultät bei der Neubesetzung der Stelle des Hausarztes am städtischen Zucht-, Waisen- und Versorgungshaus St. Georg beim Rat der Stadt ins Spiel gebracht – vielleicht auf seine Veranlassung hin oder nach seiner Zustimmung:

Hochedelgeborne, Veste, Hochgelahrte, Hochgeehrteste Herren, Ew. Hochedelgeb. haben uns angezeigt, daß der jetzige, durch sein Alter, seine medicinischen Keñtnisse und moralischen Eigenschaften gleich ehrwürdige Arzt am hiesigen St. Georgenhause, Herr D. Immanuel Christian Geÿer sich Alters wegen bewogen gefunden habe, um einen Substituten anzuhalten, und dazu sich besonders den Herrn D. Friedrich Christian Adam Döring, welcher seit zehn Jahren, wie Ew. Hochedelgeb. selbst bezeugen, zu Ihrer völligen Zufriedenheit diese Stelle mit dem Herrn D. Geÿer und für ihn versehen hat, zu erbitten.

Da aber der Fakultät

die Pflicht obliegt, dreÿ hiesige Aerzte zu diesem Amte vorzuschlagen, so ermangeln wir nicht derselben nach zukommen, und denominiren Herrn D. Johann Christian August Heinroth, der psÿchischen Medicin ausserordentlichen Professor, Herrn D. Wilhelm Andreas Haase, der Arzneÿwissenschaft außerordentlicher Professor und Herrn D. Friedrich Christian Adam Döring,

---

71. UAL Med. Fak., A IV 14 Bd. 2, Bl. 1. Man sehe, dass diese Verfügung Teil einer gesamten Umstrukturierung der Lehrstühle an der Fakultät ist. Am gleichen Tage ergingen die Anordnungen, nun sieben Ordinariate (Anatomie, Chirurgie, Therapie und Materia medica, Physiologie und Pathologie, klinische Medizin, Entbindungskunst, Chemie) und drei Extraordinariate (gerichtliche Arzneikunde und medizinische Polizei, psychische Therapie, Geschichte und Literatur der medizinischen Wissenschaften) zu bilden (UAL Med. Fak., A I 28, ab Bl. 6; Kästner 1990a, S. 22). Hans Ernst von Globig (1755–1826), Geheimer Rat und 1806–1826 Konferenzminister sowie Direktor der Gesetzeskommission des sächsischen Königs, galt als international bekanner Jurist und Kriminalist. Ferber (Namenbestandteil »Feppern« kann nur unsicher gelesen werden; ?–1821), bekleidete seit 1810 die Funktion des Präsidenten des Ober-Consistoriums.
72. StaL, Stift III A 25, Bl. 20. Das Arbeitshaus für Freiwillige und Heinroths dortige Tätigkeit als Hausarzt können anhand von überkommenen Akten nur unbefriedigend dargestellt werden. In StaL, Stift V 16, ab Bl. 14 findet sich eine gedruckte »Vorschrift – Was die in dem Arbeits-Hause fuer Freywillige, aufgenommene erwachsene Personen, auch Kinder und deren Eltern zu beobachten haben«. Darin werden unter Artikel 12 die Aufgaben der Anstalt definiert: »*Weil die obrigkeitliche Absicht bey dieser Anstalt nur dahin gerichtet ist, erwachsene Personen vom Betteln, und faulen, liederlichen Lebenswandel abzuhalten, die daselbst aufgenommene Kinder aber an Fleiß und Thätigkeit zu gewoehnen, vornehmlich aber denselben richtige Begriffe christlicher Religion und Tugend zu lehren, um aus ihnen nuetzliche und gute Menschen zu erziehen, so wird die etwa folgende gerechte Strafe auf die Widersetzlichkeit, sodann keinen befremden; vielmehr sollte jederfuer diese wohltaetige Anstalt, der Obrigkeit, durch Beobachtung dieser Vorschriften seine Dankbarkeit beweisen.*« 1792 befanden sich 82 Personen in der Anstalt (Bl. 86); im Jahre 1807 wurden 21 Mädchen und 4 Jungen aufgenommen. Die Insassen des Arbeitshauses produzierten und verkauften verschiedene Strick-, Weber-, Bordir- und Lichtgarne, Baumwolle und Lampendochte (Bl. 87).

verpflichteten Allmosen- und Armenarzt des Ranstädter und Hällischen Stadtviertels, welche alle dreÿ sich durch ihre nicht gemeinen practischen Kenntniße, und durch ihre seit mehrern Jahren bewiesene Geschicklichkeit in Ausübung der Heilkunde zu dieser Stelle vorzüglich empfehlen, unter denen aber Herr D. Heinroth noch besonders dieses, daß er zeither einem hiesigen Militairhospitale mit allem Eifer vorgestanden, und als öffentlicher Lehrer der psÿchischen Heilkunde in der gesuchten Stelle eine vortreffliche Gelegenheit zu erhalten hofft, seine Lieblings-Wissenschaft, die Erforschung und ärztliche Behandlung der Seelenkrankheiten, zu cultiviren.[73]

Dieses Schreiben vom 28. April 1813 führt zwar anschließend die Verdienste Dörings noch aus, doch immerhin wurde Heinroth »primo loco« genannt, was ohne Zweifel eine besondere Gewichtung ausdrücken sollte. So entsteht der Eindruck, die Stadt könne zwischen zwei gleichrangigen Kandidaten wählen, jedoch würden die Universitätsmediziner Heinroth diese Praxismöglichkeit sehr gern einräumen. Dieses Ansinnen fällt auf fruchtbaren Boden und Heinroths Bewerbungsschreiben durfte mit besonderer Aufmerksamkeit rechnen:

Magnifici! Wohl- und Hochedelgebohrne Hochweise Hochzuverehrende Herren Ew. Magnifizenzen, Wohl- und Hochedelgebohrne, haben mir, nachdem ich von einer löbl. Medizinischen Facultät allhier zurder [sic! – zu der] *Stelle des Arztes am Georgenhause p r i m o l o c o denominirt worden bin, huldreich vergönnt um diese Stelle gebührend anzuhalten. Ich bediene mich dieser Erlaubniß und ersuche Hochdieselben, wenn Sie mich dieses Amtes für würdig halten, mir dasselbe geneigt angedeihen zu lassen, da ich auf alle Weise dem Staate und der Stadt nützlich zu seÿn wünsche. Für diese hohe Gewogenheit werde ich mich durch Treue und Diensteifer lebenslänglich dankbar zu seÿn bemühen.*
Der ich mit der tiefsten Ergebenheit beharre

Ew. Magnifizenzen Wohl- und Hoch-Edelgebohrne untertheniger Diener Dr. Johann Christian August Heinroth
Professor der psÿchischen Heilkunde, Arzt am Arbeitshause für Freÿwillige allhier, und dermalen Médécin en chef beÿ dem Militär Hospital zu place de repos.[74]

Am 6. April des folgenden Jahres ergeht schließlich folgender Beschluss: »*D. Heinroth soll Arzt beÿ dem Georgenhause und beÿ den Gefangenen auf dem Rathause werden, dagegen aber die Stelle des Arztes am Arbeitshause für Freÿwillige abgeben.*«[75] Indes sollte diese neu angetretene Stelle finanziell nicht ausnehmend einträglich sein. In einer Kostenaufstellung vom 27.03.1817 findet man unter der Rubrik »*Für Medicin und ärztliche Behandlung*« den Eintrag: »*62. rth. dem Hausarzte H. Dr. Heynroth, nämlich: 50. rth. -,-, einjährige Besoldung 12. rth. -,-, Kuchengeld, zu Ostern Pfingsten und Weihnachten*«[76] (**Abb. 1.3**).

73. StaL, Stift III A 25, Bl. 25–27.
74. StaL, Stift III A 25, Bl. 20 (22.05.1813).
75. StaL, Stift III A 25, Bl. 28.
76. StaL, Stift III A 32, Gutachten die Wiederaufnahme von Züchtlingen im Georgenhause betreffend – Anhang ab Bl. 42. Der folgende Rechnungsposten lautet: »*159 rth. -,-, dem Amanuensi des H. Dr. Heinroths, und zwar 16 rth. -,-, einjährige Besoldung, 4 rth. -,-, Kuchengeld zu Ostern und Pfingsten, 91rth. 6 gr. -, für die vollständige Kost, auch Kaffee mit Milch, täglich, 2. mal, auf 365. Tage a 6 gr., 8 rth. -,-, für 1 Klafter birken Holz, zur Heizung, 9 rth. 18 gr. für 39 St. gegoßene Lichte a 6 gr., als: 26 St. für das Winter- 13 St. für das Sommerhalbjahr, etc., 30 rth. -,-, für dessen Wohnung.*« rth. = Reichstaler.

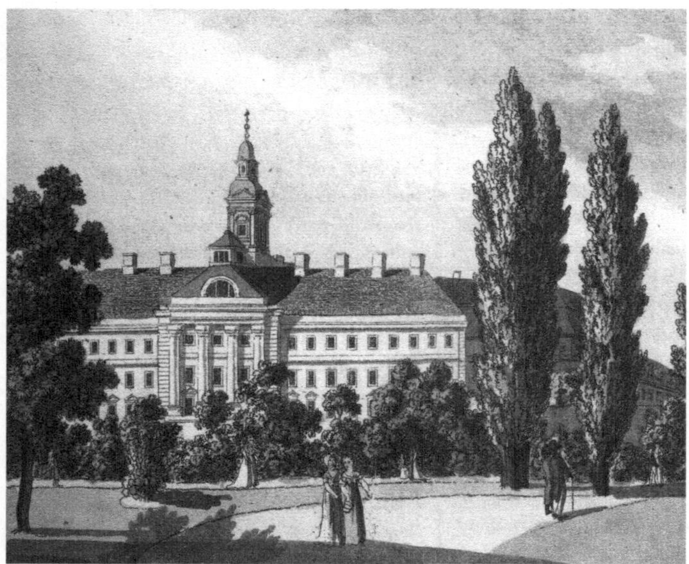

Abb. 1.3. St.-Georg-Hospital, Aussicht vom Schneckenberg, heute Schwanenteich an der Oper (Romantische Gemählde von Leipzig ... von Karl Benjamin Schwarz. Leipzig, 1804)

Bereits im Herbst 1812 hatte der Syndikus der Stadt einen ausführlichen Bericht an den königlichen Konferenzminister von Nostitz und Jänckendorf abzufassen, worin eine Reihe von Anträgen und Vorschlägen zur Fortsetzung des Betriebes des Georgenhauses gemacht wurden. Er konnte noch nicht wissen, dass ein Jahr später, im Oktober 1813, vor den Toren Leipzigs die Völkerschlacht toben sollte und dass das Haus für die Unterbringung eines Lazaretts zu räumen sein sollte. Dieses Schriftstück ist zugleich das erste in dem in der Leipziger Ratsstube 1816 sogar eigens begonnenen Aktenband »die allerhoechsten Orts verlangte Wiedereinrichtung des hiesigen Georgenhauses zu einem Zuchthause, und den wegen Aufnahme fremder Züchtlinge beabsichtigten Contract«[77]. Er gibt einen ausführlichen Einblick in die Verhandlungen zwischen dem Magistrat, dem Land und der Verwaltung des Georgenhauses über die Wiedereinrichtung einer Strafanstalt, über Zuständigkeitsfragen und über die Aufnahme von Sträflingen. An vielen Stellen findet man herausgestellt, dass die Einrichtung einer Strafanstalt im Leipziger Georgenhaus, in einer Stadt, in der Güter aller Art weit überdurchschnittlich teuer seien, wegen der zu erwartenden hohen Einrichtungs- und Unterhaltungskosten an und für sich nicht zu empfehlen sei. Und doch wurden in das St. Georg etwa zu dieser Zeit wieder Sträftlinge eingewiesen, und zwar sogenannte *»Korrektioner«*, zur Besserung Hoffnung Gebende.[78] Ab dem Frühjahr 1815 war insofern der Vorkriegszustand wiederhergestellt, als mit dem dann erfolgten Auszug des russischen Militärlazaretts wieder undifferenziert Sieche, Waisen, Obdachlose, Haut- und Geschlechtskranke und eben auch wieder Geisteskranke untergebracht wurden.[79] Heinroth als nicht einmal hauptamtlich im Hause tätiger und ausschließlich für medizinische Fragen zuständiger untergeordneter städtischer Bediensteter hatte wohl nahezu keinerlei Möglichkeit, wirklich Einfluss auf die Zusammensetzung der zu Versorgenden zu nehmen.[80] Doch ungeachtet dieses Missstands eröffnete sich Heinroth nun überhaupt erst die Möglichkeit psychisch Kranke anhaltend zu beobachten, zu behandeln und im klinischen Unterricht zu demonstrieren, doch auch persönlich konnte sich »*glücklicher ... für ihn*

77. StaL, Stift III A 32.
78. Odin 1914, S. 42.

nichts ereignen, um den langen Widerspruch und Streit seines inneren und äußeren Lebens zu schlichten, und seine Gemüths-, Geistes- und Thatkraft in Einklang zu bringen.«[81] Dass er sich in diesem Wirrwarr der Geisteskranken »*vorzugsweise*«[82] oder mit besonderem Interesse annahm, kann angenommen werden, es anhand der vorgefundenen Aktenstücke wirklich zu beweisen, ist nicht möglich.

Indes arbeitet Heinroth zunächst an seinem akademischen Fortkommen weiter, am 7. Oktober 1815 ersucht er um eine Umwandlung seiner außerordentlichen Professur der psychischen Therapie in eine ordentliche. Wohl nicht zuletzt weil ein ordentlicher Lehrstuhl mit einer wesentlich höheren Entlohung verknüpft war. In seiner Begründung schießt er aber zunächst weit über das Ziel hinaus, denn er erklärt, die »*Wissenschaft und Kunst diese Zustände* [aus] *dem großen Gebiet der unfreÿen und vernunftlosen Zustände* [zu] *behandeln ist der Schlußstein und die höchste Stufe der Medizin.*« Realistischer fügt er hinzu »*Nicht blos das praktische, sondern auch das gerichtliche und polizeyliche Geschäft des Arztes bedarf dieser Disciplin.*« Doch äußerliche und organisatorische Gründe führt er am weitesten aus:

> *Allein Eure Majestät wolle mir allergnädigst vergönnen zu bemerken: daß die Wichtigkeit jener Wissenschaft und ihres Lehrstuhls nur dadurch zur allgemeinen Kenntniß und Anerkennung gelangen kann, daß die Professur der psÿchischen Heilkunde, diese nur Springfeder nützlicher Thätigkeit, durch kräftige höchste Unterstützung in volle Wirksamkeit gesetzt werde, indem der Lehrer dieser Disciplin in den Stand gesetzt wird sein ganzes Augenmerk auf sie zu richten, sich ausschlüßlich mit ihr zu beschäftigen und seine ganze Zeit und Kraft auf sie zu verwenden. Denn die psÿchische Heilkunde verlangt nicht weniger als die Phÿsik und Botanik einen Mann der ihr sein ganzes Leben widme, um so mehr, je mehr noch in ihr zu läutern und zu vervollständigen ist. Soll demnach der Zweck dieser neuen Lehranstalt erreicht, soll etwas in diesem Zweige der Medizin geleistet, soll dem Staate durch die Bemühung des Lehrers wahrhaft genutzt werden: so genehmige Eure Majestät allergnädigst die Bemerkung, daß diesem Lehrer vergönnt seÿn müsse, seinem Amte ohne fremdartige Beschäftigung und ohne Zerstückelung seiner Zeit und Kraft, zum Behuf eines anderweitigen Unterhalt-Erwerbs, vorzustehen, und daß die Arbeit den Arbeiter er-*

---

79. Seyfarth 1938, S. 170. Unter französischer Besatzung war es gelungen, die Umwandlung des Hauses in ein Lazarett zu verhindern, jedoch mit dem Einzug der Verbündeten in die Stadt musste es am 29.11.1813 geräumt werden und diente bis April 1815 den russischen Truppen als Lazarett. Während dieser eineinhalb Jahre waren die Kranken in Anstalten und Krankenhäuser nach Colditz, Waldheim und ferner nach Sorau und Bautzen verbracht worden. Seit 1794 und ab 1797 als alleiniger Wundarzt war Dr. Johann August Ehrlich (1760–1833) für 100 Taler Gehalt, »*wofür er jedoch auch das Rasiren besorgen lassen musste*«, verantwortlich. 1820 übernahm der Leipziger Arzt Johann Gottlob Oetzmann (1767–1828) diese Stellung. Siehe Radius 1851, S. 11, 13; Odin 1914, S. 42; Seyfarth 1938, S. 158. Schmogrows (1967, S. 8) Angabe, Johann Gottfried Langermann (1768–1832), der große preußische Irrenreformer, sei vor Heinroth ärztlicher Direktor des St. Georg gewesen, stimmt nicht, Langermann war kurze Zeit im nahe liegenden Torgau tätig.
80. Trenckmann 1977, S. 40, 122 und Uhle/Trenckmann 1982, S. 93 weisen dennoch kritisch darauf hin, dass Initiativen Heinroths für eine differenzierende Krankenunterbringung nicht auszumachen sind. Andererseits wurde vom Vorsteher des Hauses eine Trennung wenigstens der Waisen von den Gefangenen und Kranken gefordert. Aus Kostengründen blieb der Vorschlag jedoch unausgeführt (s. Kesting 1987, S. 11).
81. So sein Schwager Querl 1847, S. VIII. Dörners (1975, S. 273) Bemerkung, Heinroth konnte als Militärarzt im französischen Dienst von 1806 bis 1813 Erfahrungen mit Irren im St. Georg sammeln, beinhaltet gleich eine ganze Fülle von Fehlern. Jedoch soll ausdrücklich nicht ausgeschlossen werden, dass er im französischen Militärhospital psychisch Kriegsgeschädigte behandelte.
82. Querl 1844, S. 349.

halte. Die erste Frucht einer solchen ungehemmten und auf Einem Punkt concentrirten Thätigkeit, würde ein Lehrbuch der unfreÿen Zustände und ihrer Behandlung, mit Rücksicht auf das gerichtliche und policeÿliche Geschäft des Arztes seÿn; ein dringendes Bedürfniß für Academie und Staat, welches noch nicht befriedigt ist.
Seit dreÿ Jahren, wo durch die Gnade Seiner Majestät des Königs das Lehr-Amt der psÿchischen Heilkunde mir übertragen worden, hat die Existenz dieser Anstalt noch im Dunkeln bleiben müssen, weil ich noch nicht mit ungetheiltem Streben auf die Erfüllung meines Wirkungskreises habe hinarbeiten können. Die Wissenschaft hat durch mich noch nicht den Gewinn, die Lehrstelle noch nicht den Ruf erhalten, die allezeit die Folge zweckmäßiger und nützlicher, aber auch nur unterstützter und aufgeräumter Thätigkeit ist. Innern Gewinn und diesen Ruf kann ich nur in so weit befördern, als es mir durch die Gande Eurer Majestät vergönnt ist meinem Amte ausschlüßlich, und mit einzig darauf hinrichtenden Streben, vorzustehen.
Ich flehe, diesem allem zu Folge, die Gnade Eurer Majestät an, die Lehrstelle der psÿchischen Heilkunde, deren Gegenstand, wegen seines unmittelbaren und großen Einflusses auf die bürgerliche und Staats- Arzneÿkunde, mit den übrigen Facultäts-Disciplinen in gleichem Range zu stehen verdient, ja das Haupt derselben zu seÿn geneiget ist, zu einer ordentlichen Professur zu erheben und sie Allergnädigst mit einem Gehalte zu dotieren, beÿ welchem der Lehrer, von Nahrungssorgen freÿ, seinem Amte gewissenhaft und mit Nutzen für den Staat vorstehen kann; gerade so, wie dieß dem psÿchischen Praktiker vergönnt ist, den die Huld Eurer Majestät der Heilanstalt auf dem Sonnenstein vorgesetzt hat, und aus dem Grunde, weil jener zu lehren hat, was dieser ausüben soll.
Ich lege dabeÿ das feÿerliche Versprechen in die Hände Seiner Majestät, meines Königs, nicht eher zu ruhen noch zu rasten, bis ich meiner Wissenschaft und meinem Lehrstuhle zu der ihnen gebührenden öffentlichen Anerkennung verholfen habe[83] (**◘ Abb. 1.4**).

Am 23. Oktober erbittet man aus Dresden »*damit wir uns auf das … angebrachte Gesuch … desto sicherer entschliessen mögen*« ein Gutachten der Medizinischen Fakultät.[84] Darin erweist es sich, dass den Kollegen der somatischen Medizin der Heinroth'sche Führungsanspruch der Psychiatrie besonders sauer aufgestoßen ist:

Ziehen wir die Gründe, womit D. Heinroth sein unterthänigstes Gesuch unterstützt hat, in sorgfältige und unparteiische Betrachtung, so finden wir uns genöthiget, zu bekennen, daß wir denselben unsren ungetheilten Beyfall zu geben nicht im Stande sind. Denn wir erkennen zwar einerseits die Wichtigkeit der psychischen Medizin in vollem Maase an, sind aber dennoch auch mit Recht weit davon entfernt, diese Doctrin für den Schlußstein und die höchste Stufe der Medizin zu halten, andererseits gestehen wir der psychischen Heilkunde einen nicht unbedeutenden Einfluß auf die Staatsarzneykunde zu, allein wir glauben auch, daß daraus noch immer nicht folge, daß sie mit den übrigen Facultäts-Disciplinen, welche sich mit der Heilung aller Krankheiten unseres Körpers beschäftigen, und zur Erreichung dieses Zweckes unentberlich sind, im gleichen Rang zu stehen, ja das Haupt derselben zu seyn geeignet seyn sollte. Vielleicht dürfte auch der Umstand gegen das Heinrothsche unterthänigste Gesuch streiten, daß es der Verfassung der hiesigen Universität, mit Ausschluß der Juristen-Fakultät, durchaus entgegen ist, mit einer ordentlichen Professur bekleidet zu werden, wenn man sich nicht durch eine Habilitation auf dem

---

83. SächsHStA Landesregierung, Geheime Kanzlei 6111, vol. V, Bl. 282/283; UAL Med. Fak., A IV 12, Bl. 2–4 (Abschrift).
84. UAL Med. Fak., A IV 12, Bl. 1, das Schriftstück stammt offenbar vom Kirchenrat. Zuvor, am 20.10., hatte der Geheime Rat das Ober-Consistorium um ein Gutachten gebeten.

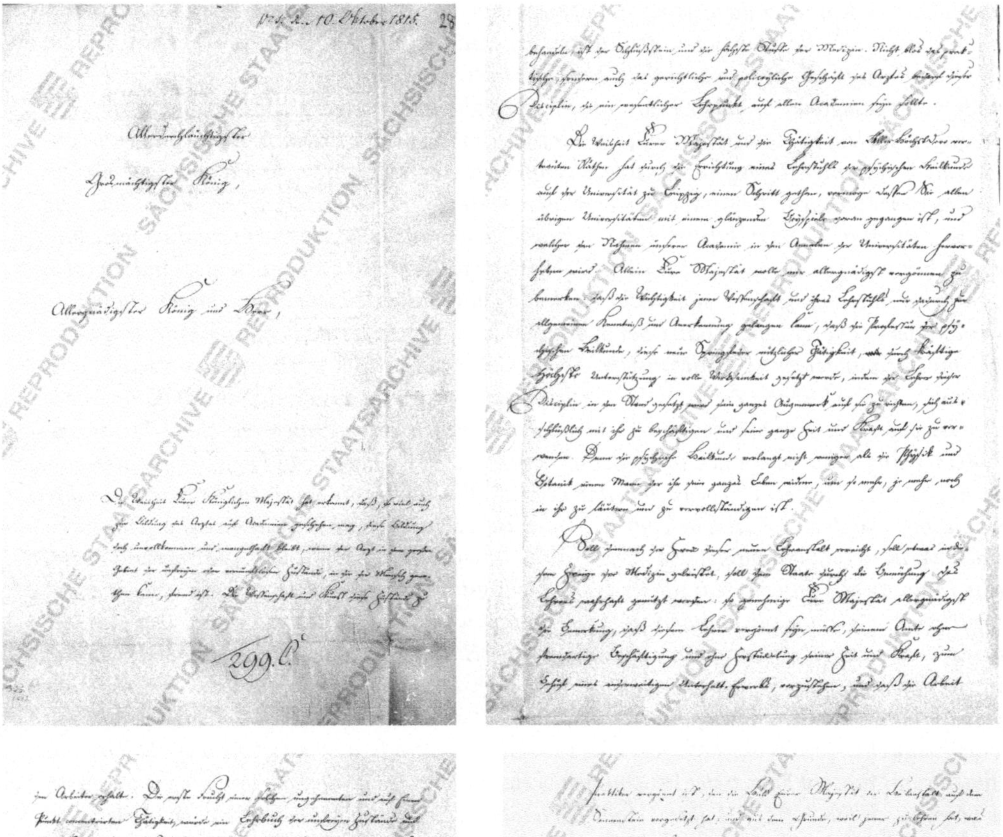

Abb. 1.4. Heinroths Gesuch die außerordentliche Professur für psychische Therapie in eine ordentliche umzuwandeln, 7.10.1815 (SächsHStA Landesregierung, Geheime Kanzlei 6111, vol. V., Bl. 282/283)

philosophischen Katheder dazu gemacht hat … Wir wollen endlich davon nichts erwähnen, daß der sonst so ehrenvolle Titel eines öffentlichen ordentlichen Professors um so mehr von seinem Werthe verlihrt, je häufiger er verbreitet wird … Aber wenn Großmächtigster König und Herr, wir über den gesagten Punkt der Heinrothschen Supplik unsre unvorgreifliche Meinung zu äußern wagen dürfen, so können und müssen wir pflichtmäsig den Professor D. Heinroth der besondern Huld Ew. König. Majest. auf das angelegentlichste empfehlen. Denn es hat derselbe, seitdem er die ausserordentliche Lehrstelle der psychischen Heilkunde übertragen bekommen hat, wie uns aus den eingesehenen Subscribtions-Verzeichnissen und aus sichern Erkundigungen hinlänglich bekannt geworden ist, über diese Doctrin nicht allein mit großem Fleiße, sondern auch mit ausgezeichnetem Beyfalle öffentliche Vorlesungen gehalten, indem er im vorigen Halbjahre gegen hundert Zuhörer gehabt hat. Über dem hat er auch bey Gelegenheit, als ihm eine neue Ausgabe von Danz allgemeiner medicinischer Zeichenlehre übertragen worden war, derselben eine Anleitung zur psychischen Zeichenlehre beygegeben, welche eine bis dahin sehr fühlbare Lücke in der allgemeinen, dem praktischen Arzte ausserordentlich nothwendigen Zeichenlehre auszufüllen angefangen hat und eine Menge der scharfsinnigsten Gedanken und neuer Ansichten enthält. Es ist daher mit Recht zu erwarten, daß das Handbuch über die Seelenkrankheiten und ihre Behandlung, womit er sich jetzt beschäftiget, ein ausgezeichnetes Product literarischer Thätigkeit werden werde, wenn er hinlängliche Muse bekommt, seine Geisteskräfte der Ausarbeitung dieses Buchs vorzugsweise zu widmen. Allein, Großmächtigster König und Herr, dieß ist in seiner gegenwärtigen Lage unmöglich, indem er, ausser seiner wenig einträglichen Stelle als Arzt im hiesigen St. Georgenhause, nur 250 Thr. Pension von der Huld Ew König. Majest. genießt. Da er nun kein eigenes Vermögen besitzt, so ist es ihm unmöglich, auch bey der kümmerlichsten Einschränkung mit seiner Familie zu leben, und er muß sich entweder zum Nachtheil seines Lehramts mit der medizinischen Praxis beschäftigen, oder er sinkt mit jedem Jahr, wie dieß hiro der Fall ist, aus Enthusiasmus für sein Fach tiefer in Schulden, welche seinen Geist lähmen, und ihn zu der Stelle, welche er durch Ew. König. Majest. Gnade bekleidet, untüchtigt machen müsste. Diese Betrachtungen bestimmen uns, unsere ehrfurchtvollste Bitte … dahin zu vereinigen, daß Ew. König. Majest. geruhen mögen, die Professur der psychischen Heilkunde mit einem Gehalt zu dotiren, bey welcher der Lehrer, frey von Nahrungssorgen, seinem Amte gewissenhaft und mit Nutzen für den Staat vorstehen könne.[85]

Im Namen König Friedrich Augusts I. (1750–1827), dem die Geschichtsschreiber gewöhnlich das Attribut »der Gerechte« beifügen, ergeht am 4. März 1816 der sich an das Gesuch anlehnende Beschluss, von einer Aufwertung des psychiatrischen Lehrstuhls zu einem ordentlichen abzusehen, Heinroth aber eine Verbesserung seines Einkommens sowie eine Gratifikation von 60 Talern zu genehmigen.[86]

Der Antragsteller scheint nicht über Gebühr lange unter diesem abschlägigen Bescheid gelitten zu haben. Er arbeitet weiter an dem schon lobend und hoffnungsvoll erwähnten Buch über die Seelenkrankheiten und ihre Behandlung – dessen Erscheinen sich allerdings um ein Jahr verspätet zu haben scheint[87] – und habilitiert zum September/Oktober 1817 an der Juristischen Fa-

85. Korrigierter Entwurf vom 25.11.1815 in UAL Med. Fak., A IV 12, Bl. 5/6. Die Angabe 250 Taler muss richtig heißen 150 Taler, so berichtigt seinerseits auch das auf diesem Gutachten basierende Schreiben des Kirchenrates an den König (SächsHStA Landesregierung, Geheime Kanzlei 6111, vol. V, Bl. 276–280 = 06.12.1815).
86. UAL Med. Fak., A IV 12, Bl. 7.
87. In UAL Med. Fak., A I 66 Bd. 2, Bl. 15 findet sich der Hinweis, dass das Buch (Heinroth 1818) bereits zu Ostern 1817 angekündigt war. Es wird schließlich 1818 erscheinen.

kultät[88], um für ein erneut einzureichendes Gesuch den Makel, nicht philosophisch qualifiziert zu sein, auszuschließen.

Wohl vor allem aufgrund seiner nach wie vor angespannten finanziellen Situation lässt sich Heinroth am 4. Januar 1819[89] mit auf die Liste für die Neubesetzung des einträglichen ordentlichen physiologischen Lehrstuhls setzen, der durch den Tod von Ernst Platner vakant geworden war. Es fehlt nicht an Bewerbern[90], letztendlich wird zum Jahr 1820 der bisherige Ordinarius für Chirurgie Karl Gottlob Kühn für Physiologie und Pathologie berufen[91].

Doch noch im Jahr zuvor, am 26. April 1819, hatten sich auch Heinroths Verhältnisse gebessert: Als Ausgleich für seine Ablehnung eines Rufes als ordentlicher Professor für Pathologie und Physiologie an die Universität Dorpat fordert er zum ordentlichen Professor der Medizin ernannt zu werden und eine jährliche Zulage von 350 Talern zu erhalten. Beides wird ihm genehmigt

> *in der Voraussetzung, daß nicht andere um die Universität verdiente ältere Lehrer sich dadurch gekränkt u. zurückgesetzt fühlen mögen, auch in der Erwartung, daß D.Heinroth beÿ dem Vortrage der Natur-Wißenschaften die studirende Jugend von der fast in Misticismus übergehenden speculativen Philosophie entfernt halten werde.*[92]

Sein Gehalt beträgt somit insgesamt 612 Taler.[93] Damit wird Heinroth als Lehrer aufgewertet, sein Fach Psychiatrie jedoch nicht, es bleibt ein außerordentlicher Lehrstuhl. Damit folgt der König exakt dem am 22. März niedergeschriebenen Vorschlag des Kirchenrates, der eben auch dafür plädiert hatte, dass, »*da die ihm zugetheilte specielle ausserordentliche Professur ihres wenn schon wichtigen, aber doch nicht einen hauptsächlichen Theil der Arzneikunde betreffenden Gegenstandes willen, nicht füglich in eine ordentliche Professur zu erheben seyn möchte*«. Diesem Schriftstück ist der dringende Wunsch anzumerken, Heinroth für die Ausbildung der Medizinstudenten in Leipzig zu erhalten.[94] Fortan nennt sich Heinroth ordentlicher Professor der Medizin und außerordentlicher Professor der psychischen Therapie und unterschreibt auch so.[95] Dass die Psychiatrie nicht zu einem ordentlichen Lehrfach erhoben werden würde, damit hatte sich Heinroth, indem er eine ordentliche Professur der Medizin gefordert hatte, nunmehr offenkundig abgefunden.

---

88. UAL PA 4332, Bl. 1/2. Kesting 1987, S. 11 sah in diesem Aktenstück fälschlicherweise eine Habilitationsbestätigung für Heinroth aus dem Jahre 1811 in der Medizinischen Fakultät. Schmogrow 1967, Kurzbiografie o. S. geht überhaupt erst von einer Promotion zum Dr. phil. aus. Heinroths veröffentlichte Habilitationsdisputation: Heinroth 1817.
89. UAL Med. Fak., A IV 1 Bd. 4, Bl. 74.
90. So finden sich in UAL Med. Fak., A IV 1 Bd. 4, nach Bl. 74 noch Bewerbungen, so auch von Ernst Heinrich Weber (1795–1878), einem der bedeutendsten Physiologen des 19. Jahrhunderts (Sinnesphysiologie, Psychophysik). Er erhält 1820 den Lehrstuhl für Anatomie (bis 1871) und wird 1840 zusätzlich Nachfolger Kühns als Professor der Physiologie (bis 1865).
91. Becker 1990, S. 316.
92. UAL Med. Fak., A IV 12, Bl. 8; SächsHStA Landesregierung, Geheime Kanzlei 6111, vol. VI, Bl. 61/62 (Zitat Bl. 61) sowie VII, Bl. 193/194, hier auch: 1812 = 150, 1816 = 250 Taler jährliches Einkommen.
93. Med. Fak., A II 2, Bd. 3, o. Bl. (Foto 376), dort auch Vergleichsmöglichkeit: Kühn = 1577, Clarus = 1534, Eschenbach = 681, Weber = 462, Haase = 439 Taler (Einigen werden noch Naturalien, z. B. Schnittholz zugestanden) Die Höhe des Einkommens hängt wesentlich vom Stand der Professur ab, also ob alter oder neuer Stiftung, ob Ordinariat oder Extraordinariat. Heinroth nimmt eine mittlere Stellung ein.
94. SächsHStA Landesregierung, Geheime Kanzlei 6111, vol. VI, Bl. 58–60 (Zitat 59).

Von August bis Oktober 1820 unternimmt er mit dem Musikverleger, Klavierfabrikanten und Buchhändler Gottfried Christoph Härtel (1763–1827) eine Reise nach Paris, nachdem dieses Vorhaben schon im Jahr zuvor angegangen worden war, aber im Harz wegen der Krankheit eines Begleiters[96] abgebrochen werden musste. In seinen Tagebüchern berichtet Heinroth kurz über den Aufenthalt im Hospital zum Heiligen Geist in Frankfurt am Main, dem Johann Conrad Varrentrapp (1779–1860) vorsteht und in dem er eine *»gute Irrenanstalt, mit ihrer Hauseinrichtung, ihren Kranken, Trillmaschine, Bädern, Räumen«* sieht, und über einen Besuch bei dem gerade an die Universität Bonn berufenen Christian Friedrich Nasse (1778–1851). Es sei in dem Dörfchen Godesberg gewesen, wo dieser *»über ein großes Quartier gebieten konnte, und wo wir höchst freundlich aufgenommen wurden.«*[97] Entgegen der Einschätzung Kestings lässt sich sehr wohl auch ein Eintrag über den Besuch Pariser Irrenanstalten finden. Desgleichen berichtet der Reisende in einem Brief an seine Frau, der sich ebenfalls im Heinroth-Nachlass des Leipziger Universitätsarchivs befindet, kurz über diesbezügliche Begebenheiten. Wenngleich beide Male weiter ausholende Ausführungen darüber fehlen, kann doch das wissenschaftlich-ärztliche Besuchsprogramm einigermaßen nachgestellt werden: So besichtigte Heinroth am 14. September mit Sicherheit die berühmte Anstalt Salpêtrière und ganz offensichtlich auch das Bicêtre, weiterhin noch das Cabinet des Crânes & de Plâtres, und traf mit Philippe Pinel (1745–1826), dem vermeintlichen Befreier der Irren von ihren Ketten, und erstmals mit Jean Étienne Dominique Esquirol (1772–1840) zusammen. Mit Esquirol, einem Schüler Pinels und nur ein Jahr älter als er selbst, mag sich Heinroth recht gut verstanden haben, denn dieser lud ihn zum übernächsten Morgen nochmals ein, die Salpêtrière zu besichtigen: An diesem 16. September machte Heinroth

> *mit ihm den Krankenbesuch durch das ganze Haus, besah dann, in Gesellschaft von noch ein paar Aerzten die übrigen Anstalten des Hauses, dann das Local der Privatanstalten des Herrn Esquirol, und endlich nahmen wir sämtlich auf seinem Zimmer gegen 1 Uhr ein solennes Frühstück ein.*

---

95. So auch Kesting 1987, S. 12. Von dem genauen deutschen Ausdruck des Lehrstuhls ausgehend bezeichnet Marx 1990/91, S. 370 ihn als *»chair of psychotherapy«*. Allerdings ist in der Sekundärliteratur verbreitet die irrige Auffassung anzutreffen, Heinroth wäre mit diesem Vorgang zum ordentlichen Professor für psychische Therapie bzw. psychische Heilkunde ernannt worden, so u. a. bei: Gerlach 1965, S. 131, der das Jahr 1817 dafür ansetzt; Schmidt-Degenhard 1985, S. 13 (hier für 1818); sowie für 1819: Gretschel 1830, S. 132; Schomerus 1965, S. II, 13; Wunderlich 1981, S. 34; Lidl 1981, S. 14; Hilken/Lewandowski 1988, S. 11; Benzenhöfer 1993, S. 70, 75 und 1998, S. 7. Hahn 1976, S. 939 meint sogar, Heinroth sei 1819 als Nachfolger Reils auf den Lehrstuhl berufen worden. Auch eine 1827 erfolgte Erhebung der Psychiatrie zum ordentlichen Lehrstuhl kann nach Einsicht der Verwaltungsakten im Sächsischen Hauptstaatsarchiv Dresden und Universitätsarchiv Leipzig definitiv nicht bestätigt werden, wenngleich auch diese Angabe verbreitet ist, so u. a. bei Bandorf 1880, S. 649, wobei hier für 1811 das psychische/psychiatrische Extraordinariat übersehen wird; Leibbrand/Wettley 1961, S. 492; Busch 1965, S. 193; Kittler 1965, S. 149; Becker 1990, S. 310; Pauleikhoff 1983, S. 84; Shorter 1999, S. 57; Steinberg 2001, S. 22. Querl 1844, S. 349 erwähnt weder für 1811 noch für 1827 eine psychische/psychiatrische Bestimmung des Lehrstuhls; Anonymus 1847, S. 938; Möbius 1898, S. 2; Schielle 1911, S. 4; Sänger 1963, S. 17, 49; Dörner 1975, S. 273; Jetter 1981, S. 44; Sadlon 1981, S. 82; Trenckmann 1982, S. 116; Kästner 1990a, S. 24; Marx 1990/91, S. 370 sehen Heinroth 1827 eine ordentliche Professur erhalten, was gleichfalls durch Aktenfunde nicht belegt werden kann. Vermutlich basiert dieser Irrtum darauf, dass Heinroth formal erst am 17.01.1827 seine Antrittsvorlesung zum Ordinariat hielt. Veröffentlicht: Heinroth 1827c. Kesting 1987, S. 12 interpretiert dies als medizinische Promotion. Erschwert wird die Durchsichtigkeit um die wirklichen oder vermeintlichen Ernennungen von Heinroths Professur durch eine selbst in der Medizinischen Fakultät gehandhabte Laxheit, so siehe SächsHStA 10202/6, Bl. 337; UAL Med. Fak., A IV 13a, Bd. 2, Bl. 336 (s. Fußnote 364, S. 68).
96. Vermutlich Härtels Sohn Hermann (1803–1875).
97. UAL HN 10, Bl. 2/3.

Am 23. September wählte der Leipziger Professor nochmals Esquirols Anstalt als Wanderziel, machte dort offenbar nochmals die Visite mit und verabschiedete sich dann endgültig von ihm.[98] Auf dem Rückweg betrachtete Heinroth das große Pariser Krankenhaus Hôtel-Dieu. Hiermit kann also die Vermutung[99] zur Gewissheit erhoben werden: Heinroth und Esquirol sind sich persönlich begegnet!

Am 22. November 1828 informiert Heinroth die vorgesetzten Verwaltungsgremien in Dresden, dass er

> *von neuem aus Rußland eine Veranlassung erhalten habe meine bisherige Stellung zu verändern, welche mich seit einer Reihe von Jahren zu einer übermäßigen geistigen Anstrengung nöthigte, um mich durch literarische Einkünfte in meinen drückenden Familien-Verhältnissen aufrecht zu erhalten.*

Der Minister der Aufklärung in den Russischen Staaten habe in Leipzig beim Kaiserlich Russischen Staatsrat und General-Consul für das Königreich Sachsen Herrn Wilhelm von Freygang (1783–1849)[100] förmlich um ihn für den Lehrstuhl für Philosophie im Kaiserlichen pädagogischen Institut in St. Petersburg geworben. »*Seine Worte sind zu schmeichelhaft für mich, als daß ich Sie ohne Erröten Ew. Excellenz vor Augen bringen könnte.*« Doch

> *Wenn nun eine Verbesserung meiner Stellung für mich höchst wünschenswerth, ja dringendes Bedürfniß ist, so ist dagegen meine Anhänglichkeit an König und Vaterland so stark, daß ich mich nur mit Mühe von dem alten und theuren Lande würde losreißen können. Ich kann jedoch diesen Ruf ins Ausland nicht zurückweisen, bis ich versichert bin, daß auch im Vaterlande eine reelle Verbesserung meiner Verhältnisse möglich ist. Eine solche finde ich aber nur in der Verdoppelung meines bisherigen Gehalts von 600 Thl.*

sowie in der Verleihung des Hofrat-Titels.[101]

Es ging Heinroth also eindeutig um eine Verbesserung seiner Einkünfte. Da kam ihm nichts gelegener als dieser Ruf. Ein wenig provoziert die Geheimniskrämerei und die Vermittlung eines Bekannten sogar den Eindruck, das Begehren des Russen sei eine Gefälligkeit.[102] In einer gemeinsamen Beratung am 26. November zeigen sich Consistorium und Geheimer Rat – auch von Nostitz

98. Alles in UAL HN 10 (»Mein Tagebuch auf der Reise nach Paris; i. J. 1820 – ein Fragment derselben projectierten aber verunglückten Reise im Jahre 1819« und fünfter von sechs erhaltenen Briefen an Henriette Heinroth – von hier auch Zitat). Tagebuch Seite 1 zur abgebrochenen Reise von 1819 mit *»H.«* (vermutlich Härtel) und dessen Sohn, der erkrankte. Am 31. August 1819 Besuch seines *»alten Famulus D. Herzog«* in Merseburg. Tagebuch Seite 2/3 zum Besuch in Frankfurt am Main am 19. und in Godesberg vom 23. bis 26.08.1820. Tagebuch Seite 11 zum Aufenthalt in Paris; hier erwähnt der Tagebuchschreiber noch weitere Begegnungen, davon können u. a. eine Hospitation am 18.09. bei dem Pathologen und Zoologen André Marie Constant Duméril (1774–1860) und ein Abschiedsbesuch am 24.09. bei Christoph Bonifacius Zang (1772–1835) mit ziemlicher Sicherheit zugeordnet werden. Am 22.09. besuchte Heinroth u. a. die Ecole de Medicine und das Cabinet d'Anatomie. Ich danke den Herren Sebastian Schmideler (Leipzig) und Ulrich Rottleb (Wenigensömmern/Leipzig) für die genaue Durchsicht des Heinroth-Nachlasses im UAL. Kesting 1987, S. 12.
99. Ey 1970, S. 90; Pauleikhoff 1983, S. 84. Shorter 1999, S. 56 hatte, sich ausschließlich auf die Vermutung Eys beziehend und ohne eine weitere Quelle zu bieten, zwischen beiden gleich eine gute Bekanntschaft sehen wollen.
100. Russischer Name Vasilij Ivanovič. Freygang vertrat das Russische Kaiserreich in verschiedenen diplomatischen Missionen, so ab 1820 in Sachsen (»Russkij biografičeskij slovar«. Polovcov AA (Hg). 21. Bd. St. Peterburg: Skorochodov, 1901, 222–223).

und Jänckendorf ist anwesend – dem Ansinnen gegenüber nicht völlig abgeneigt: Man will dem König vorschlagen, Heinroths Gehalt von derzeit jährlich 350 Talern um 300–400 Taler zu erhöhen, wenn er auf die jährlichen Gratifikationen – zuletzt 200 Taler – verzichtet. In ihrem empfehlenden Schreiben heißt es zur Begründung, Heinroth habe 1819 die ordentliche Professur der Medizin erhalten

> *auch mit der Erwartung, daß derselbe bey dem Vortrage der Naturwissenschaften die studierende Jugend von der fast in Mysticismus übergehenden speculativen Philosophie entfernt halten werde ... Dr. Heinroth, welcher den von ihm* [sic!] *gehegten Erwartungen zeither vollkommen entsprochen hat und in seinen herausgegebenen und in Publico mit Beyfall aufgenommenen Schriften eben so wohl, als in seinen Vorlesungen mit tiefem philosophischen Scharfsinn einen christlich religiösen Sinn verbindet, hiernächst bey diesen Vorlesungen, dem sicheren Vernehmen nach, durch einen sehr guten Vortrag sich auszeichnet ...*[103]

Der Geheime Rat befindet am 29. November, dass Heinroths

> *Leistungen als akademischer Lehrer und Schriftsteller der Universität Leipzig zum wahren Nutzen gereichen und zugleich den Ruf dieser Lehranstalt befördern, auch das auf anderen Universitäten vorher wenig beachtete und doch sehr wichtige Studium der psychischen Therapie durch die Forschungen des Professors D. Heinroth ungemein gewonnen und seinen wohlthätigen Einfluß auf die praktischen Aertze die seine Vorlesungen und Schriften besitzen, mehrseitig erprobt hat.*[104]

König Anton (1755–1836) verfügt schließlich, nachdem der Antragsteller seine Enttäuschung darüber ausgedrückt hat, dass die vorgeschlagene Gehaltserhöhung – rechne man die Gratifikation hinzu – ja keine Verdoppelung sei, Heinroth eine Gehaltszulage von 400 Talern zu gewähren sowie einer eventuell hinterbleibenden Witwe eine Rente von 200 Talern zu zahlen. Außerdem verleiht er dem Professor den Titel Hofrat vierter Klasse der Hofordnung.[105]

Am 8. April 1830 wird Heinroth in die Medizinische Fakultät aufgenommen. Entsprechend der Tradition hatte er zuvor einen Eid geleistet, eigens eine wissenschaftliche Abhandlung verfasst und diese in einer öffentlichen Disputation verteidigt.[106] Dieser Akt – zeitgleich traten auch die Ordinarien für Klinik, Johann Christian August Clarus (1774–1854), für Geburtshilfe, Johann Christian Gottlieb Jörg (1779–1856), und für Staatsarzneikunde, Christian Adolph Wendler (1783–1862), ein – geht auf die Abschaffung des Unterschiedes der Professuren alter und neuer Stiftung

---

101. SächsHStA Landesregierung, Geheime Kanzlei 6111, vol. VII, Bl. 191/192. In UAL Med. Fak., A II 2, Bd. 3, o. Bl. (Foto 388) findet sich eine Art Gehaltsabrechnung Heinroths vom 17.11.1828: Er erhalte von der Universität 600+25 (als Ordinarius), vom Leipziger Magistrat als Arzt des Georgenhauses und des Polizeiamtes 120 sowie als Mitarbeiter der Leipziger Literaturzeitung 70 Taler. Da er von 1812 bis 1819 keine oder nur sehr geringe Einkommen erhielt, habe sich eine derzeit noch nicht abgetragene Schuldenlast angehäuft, erschwerend komme hinzu, er habe *»von Hause aus kein Vermögen, wohl aber noch manche Familien-Pflichten«* zu erfüllen.
102. Eine Abschrift eines Auszuges aus dem Schreiben des russischen Ministers an Freygang findet sich in SächsHStA Landesregierung, Geheime Kanzlei 6111, vol. VII, Bl. 195.
103. SächsHStA Landesregierung, Geheime Kanzlei 6111, vol. VII, Bl. 196–199 (Zitat: 197b).
104. SächsHStA Landesregierung, Geheime Kanzlei 6111, vol. VII, Bl. 203.
105. SächsHStA Landesregierung, Geheime Kanzlei 6111, vol. VII, Bl. 231 (24.01.1829).
106. UAL Med. Fak., A IV 6 Bd. 2, Bl. 22; Göttingische gelehrte Anzeigen, o. S. Dissertation veröffentlicht: Heinroth 1830.

zurück mit der Folge, dass alle ordentlichen Professoren nun in die Fakultät gezogen wurden. Damit besaßen alle dem Zeitpunkt der Anstellung nach das Recht die Ämter des Dekans und des Prokanzlers zu bekleiden[107], Entscheidungen mit zu treffen und erhielten Zugang zu den Fakultätseinkünften[108]. Jedoch beschwert sich Heinroth bei diesem Gremium fast zwei Jahre später, am 28. Januar 1832, dass die realen Pflichtleistungen bei den Einkommen keine Berücksichtigung fänden und er es so auslege, dass *»ich ohne, ja wider meinem Willen, zu einem rechtlosen Pflichtverhältnisse in die hochlöbl. medizinische Facultät gezogen worden«* bin.[109] Auch gegenüber dem seit 1830 für die Universität zuständigen Minister für Cultus und öffentlichen Unterricht bringt er seinen Unmut an, er weist darauf hin, dass er der Fakultät nur *»auf allerhöchsten Befehl … einverleibt wurde«*, er *»aus eigener Wahl nie eingetreten wäre«*.Gleichzeitig bittet er für die nun zusätzlich *»auferlegten Pflichten«*, die er *»gewissenhaft, jedoch ohne die geringste Remuneration, erfüllt«* um eine *»einstweilige Gratification«*.[110] Das Ministerium erteilt dem Gesuch eine eindeutige Absage, da eine Gratifikation *»die Folge haben könnte daß auch von anderen Descripten Ansprüche gemacht werden würden, welche Man sodann in Ermangelung ausreichender Mittel hierzu unbefriedigt zu lassen sich genöthigt sehen würde.«*[111] Für die grundsätzliche Rechtfertigung seines Unmuts kann die missliche Stimmung in der Fakultät ein Indikator sein. Formal zählte Heinroth zu den gut verdienenden Professoren der Medizinischen Fakultät[112], doch macht er sich beim Dekan Ernst Heinrich Weber wiederholt zum Wortführer einer, wie sich zeigt unter einigen Kollegen durchaus verbreiteten Unzufriedenheit mit dem Leiter des St.-Jakob-Krankenhauses und dem Professor für medizinische Klinik Johann Christian August Clarus. Dieser behinderte die Einführung neuer Methoden – wie unter anderem der Perkussion und Auskultation – in die medizinisch-physikalische Diagnostik und die praktische Ausbildung der Studenten in Leipzig wohl eher als er sie beförderte.[113] Außerdem versah Clarus zugleich u. a. noch als Stadtphysikus und Kreisamtsphysikus eine ganze Anzahl von weiteren Ämtern. So resümiert denn Kühn in einer Stellungnahme, Clarus habe die Dissertation für den Eintritt in die Fakultät immer noch nicht erarbeitet und gebe so ein schlechtes Beispiel für zukünftige Kandidaten, er verweigere ständig die Beteiligung

107. Göttingische gelehrte Anzeigen, o. S.; UAL Med. Fak., A I 66, Bd. 1, Bl. 21.
108. UAL Med. Fak., A IV 6, Bd. 2, Bl. 22.
109. UAL Med. Fak., A II 3a, Bd. 2, Bl. 18.
110. SächsHStA 10202/6, Bl. 1–3 (alle Zitate 2/3; = 08.08.1832).
111. SächsHStA 10202/6, Bl. 4 (= 01.09.1832).
112. 1834: Heinroth = 1100 Taler Professorengehalt (hinzu kommen noch Einkünfte aus anderen akademischen Ämtern), Clarus = 1700, Kühn = 1220, Haase = 750, Weber = 700, Jörg = 700 (UAL Med. Fak., A II 2, Bd. 3, o.Bl., Foto 446. 1832: Heinroth = 1025 Taler (UAL Med. Fak., A II 3a, Bd. 2, Bl. 25).
113. Kästner 1990b, S. 36/37. Über das St. Jakob-Krankenhaus Sachs 1837, S. 99/100: Der klinische Unterricht wird im *»im Ganzen nur klein zu nennenden städtischen Krankenhause ertheilt, das eine freundliche, wenn auch vielleicht nicht ganz gesunde Lage hat. Es besteht aus vier alten Gebäuden mit 230 Krankenzimmern. Ausser zehn grossen und kleinen Krankenzimmern hat dasselbe einen Sections- und Operationssaal und ein mit Rettungsapparaten versehenes Zimmer für Scheintodte. Die höchste Zahl der bis jetzt an einem Tage verpflegten Personen war 155, die niedrigste 81; im Allgemeinen sind selten mehr als 110 Betten belegt. Im Jahre 1835 wurden 1111 Kranke behandelt. Die Zahl der dabei Angestellten beläuft sich durchschnittlich auf 30. Das Institut war bisher vom Staate aus sehr kläglich bedacht; auf dem letzten Landtage sind ihm jedoch jährlich 720 Thaler … bewilligt worden … Primararzt des Hospitals ist der, als klinischer Lehrer rühmlichst bekannte Hof- u. Medicinalrath Clarus. Secundararzt ist Prof. Wendler, der auch in Abwesenheit des ersten den klinischen Unterricht ertheilt.«* Clarus 1846, S. IV sagt aus, das Krankenhaus sei eine von der Stadt getragene Anstalt, der Primararzt und der Wundarzt müssten vom Stadtrat gewählt und vom Staate als Lehrer der medizinischen und chirurgischen Klinik bestätigt werden.

an den praktischen Examina und bleibe notorisch der Fakultät ohne Anzeige oder Entschuldigung fern. Heinroth sieht in dem bisherigen stillschweigenden Hinnehmen dieses »*pflichtwidrigen Betragens*« gegenüber der Fakultät eine »*unwürdige Unterwerfung eines würdigen Ganzen unter einen anmaßenden Einzelnen, der diese Unterwerfung für einen Tribut annimmt, der ihm gebührt*«, der meine, »*die Facultät, das bin Ich*«.Und dabei sei Clarus nur ein »*Mann, dessen größter Verdienst wohl nur die sorgfältigste und ausgedachteste Benutzung eines mäßigen Capitals ist*«. Heinroth fordert eine persönliche Entschuldigung und die künftige Vermeidung der Nachlässigkeiten. »*Im Weigerungsfalle von seiner Seite wird ja wohl die höchste Behörde uns Recht verschaffen, wenn Herr Hofrath Clarus nicht eine fascinierende Kraft besitzt; was noch zu erweisen wäre.*« Die Affäre endet unspektakulär, Clarus versichert nach Abgabe anderer Ämter sich wieder mehr in der Fakultät zu engagieren.[114]

Auch Heinroth wird bald, in seinem 61. Lebensjahr stehend, einige im Laufe der Zeit übernommene städtische Ämter zurückgeben. Wie aus dem folgenden Schreiben an den Rat der Stadt deutlich wird, vor allem weil sie sich als wenig einträglich erweisen:

Einem Edlen und Hochweisen Rathe beehre ich mich gehorsamst vorzustellen, daß, da mir meine übrigen Geschäfte fernerhin nicht verstatten den ärztlichen Functionen auf dem Stockhause und bei der Gerichts- und Sicherheits-Dienerschaft mit gehöriger Sorgfalt obzuliegen, es mein Wunsch ist, zu nächsten Ostern dieser Function enthoben zu werden. Zugleich aber erlaube ich mir in geziemender Ehrerbietung den zweiten Wunsch auszudrücken, daß es E. E. u. Hochweisen Rathe gefallen möge, mich am St. Georgenhause, welchem ich seit neunzehn Jahren, als verpflichteter Arzt daselbst, keine geringe Tätigkeit gewidmet habe, und an welchem ich noch jetzt mit möglichstem Eifer thätig bin, auf eine, der Mühe und Arbeit bei einer solchen Anstalt angemessene Weise, zu fixiren. Für den Fall, daß dieser Wunsch nicht das Glück haben sollte von E. E. u. Hochw. Rathe geneigtest erfüllt zu werden, würde ich gehorsamst ansuchen daß mir erlaubt würde, zu gleicher Zeit, mit den Functionen auf dem Stockhause u. s. w., auch die Stelle eines Arztes am Georgenhause niederzulegen, der ich in höchster Ehrerbietung verharre Eines Edlen und Hochweisen Rathes gehorsamster

Dr. Johann Christian August Heinroth
Leipzig am 4ten Februar, 1833.[115]

Tatsächlich wird Heinroth die Stelle als Hausarzt im St. Georg noch zu Weihnachten 1833 aufgeben[116] und zwar nachdem sich zeigt, dass die Stadtverwaltung mit der Versehung seines Amtes im Georgenhaus erheblich unzufrieden ist, deshalb eine reguläre Gehaltserhöhung verweigert und »*vielmehr die Erklärung seines Abganges angenommen werde*«.[117]

Damit fehlte dem Lehrer für Psychiatrie nicht nur jeglicher eigene praktische Umgang mit Patienten, sondern auch die Möglichkeit klinischen Unterricht am Krankenbett durchzuführen. So wird denn die von ihm abzuhaltende »Psychische Heilkunde«, die als obligatorische Lehrveran-

---

114. UAL Med. Fak., A I 66, Bd. 1, Bl. 18–23 (Zitate: Bl. 21). Auch in UAL Med. Fak., A I 80 Bde. 1 und 2 (= Sitzungsprotokolle der Fakultät) findet sich kein Eintrag zu einer öffentlichen Entschuldigung.
115. StaL, Stift III A 25, Bl. 42.
116. So Heinroth am 01.10.1833 in StaL, Stift III A 25, Bl. 63. Schmogrows (1967, Kurzbiografie o. S.) Angabe 26.06.1833 kann also nicht stimmen.
117. Zu diesem Sachverhalt siehe Schmideler/Steinberg 2004 bzw. StaL, Stift III A 25, v. a. Bl. 42, 48–51, 59, 63 (Zitat Bl. 59).

staltung im 10-semestrigen Studienplan der Fakultät im 6. Semester zu besuchen war, eine rein theoretische »*Lection*« gewesen sein müssen.[118] Die Anzahl der von Heinroth angebotenen Kollegien pro Semester schwankt, oft sind es zwei, manchmal drei oder eine. Die Themen variieren ebenfalls, meist werden zwei verschiedene Wissenschaftsbereiche abgehandelt.[119] In seinem akademischen Werdegang bekleidete Heinroth ein Mal das Amt des Dekans der Medizinischen Fakultät, und zwar nachdem durch die schon kurz angesprochene Reform Anfang der 1830er Jahre das einjährig wechselnde Dekanat einführt worden war. Letztendlich wird Heinroth diese Funktion am 31. Oktober 1842 von Jörg aufgrund einer turnusmäßigen Abfolge übernommen haben, wenngleich dem Akt der Ernennung wohl eine formale Wahl voranging.[120]

In den letzten Lebensjahren litt Heinroth an einem Nierenleiden, das ihn im September 1843 vollständig in seinen Tätigkeiten einschränkte und an dem er am frühen Morgen des 26. Oktober desselben Jahres verstarb.[121] In seine Familie – die Ehe blieb kinderlos – und sein Privatleben gewähren nur die wenigen Tagebuchaufzeichnungen und die zum Teil sehr persönlichen Würdigungen der Witwe und des Schwagers einige sorgfältig ausgewählte Einblicke. Hier wird auch das Bild eines literarisch und musikalisch gebildeten und dichterisch selbst talentierten, durchaus die zurückgezogene Ruhe liebenden Menschen gezeichnet, der sich aber auch im regen geistigen Austausch mit Freunden auszuzeichnen wusste.[122] Dieser Bekanntenkreis setzte sich vor allem aus hier bereits erwähnten Medizinerkollegen zusammen, besondere Beziehungen pflegte man auch zu Wilhelm Andreas Haase (1784–1838) und dessen Familie[123]. Haase war seit 1820 Ordinarius für Therapie und Arzneimittellehre sowie wiederholt Dekan der Medizinischen Fakultät.[124] Für des-

118. Studienplan für Medizin von 1842 bei Clarus 1846, S. 31/32. Hier auch: im 2. und 4. Semester Neurologie, im 3. Semester Psychologie vorgeschrieben.
119. z. B. SS 1810: Über Geisteskrankheiten (nach seinem Buch »Beyträge zur Krankheitslehre«), Semiotik, Physiologie – nach seinem eigenen Compendium; WS 1812/13: Pathologie und Therapie der Geisteskrankheiten, Medizinische Anthropologie, Ausgewählte Kapitel der psychischen Medizin; WS 1814/15: Forensische und politische psychische Medizin, Theorie und Praxis der psychischen Medizin, Vorlesungen zur Anthropologie; WS 1816/17: Ausgewählte Fragen der Biologie, Theorie und Praxis der psychischen Medizin; SS 1817: Einführung in die psychische Medizin nach seinem noch nicht veröffentlichten Kompendium, Psychische Hygiene, Grundbegriffe der theoretischen und angewandten Psychiatrie nach seinem Kompendium; WS 1832/33: Anthropologie (202 Hörer), Criminal-Psychologie (110 Hörer); SS 1833: Psychische Heilkunde (12 Hörer); WS 1835/36: Anthropologie (161 Hörer), Psychische Heilkunde (45 Hörer); SS 1836: Criminalpsychologie (61 Hörer), Orthobiotik (39 Hörer); WS 1834/35: Psychische Heilkunde (66 Hörer), Anthropologie (166 Hörer) – alles nach VV; UAL Med. Fak., A I 66, Bd. 2, Bl. 30–55 (von hier Hörerzahlen). Die Bemerkung von Kittler 1965, S. 149, Heinroth habe seine Vorlesungen noch im Rahmen der Inneren Medizin abgehalten, ist unverständlich, so wurde auch in den Vorlesungsverzeichnissen eine solche Einteilung überhaupt nicht vorgenommen. Anzahl der Medizinstudenten insgesamt: SS 1830: 124; SS 1832: 105; WS 1834/35: 133; WS 1838/39: 143; WS 1839/40: 206; WS 1842/43: 207 – nach Eulenburg 1909, S. 191.
120. UAL HN 14; UAL AS, 1835–43; Becker 1990, S. 316.
121. UAL Med. Fak., A IV 13a, Bd. 2, Bl. 92; Querl 1844, S. 349 und 1847, S. XIII; Heinroth H 1844, S. 355.
122. UAL HN; Heinroth 1844; Querl 1844 und 1847, hier S. X. Dort zudem: In den Sommern der späten Jahre bezog Heinroth kleine Wohnungen in den nahebei liegenden Dörfern Plagwitz und Lindenau bzw. ein Gartenhäuschen im Gelbke'schen Garten unweit der Promenade. In Leipzig wohnten die Heinroths später in der wohlsituierten, von Kaufmannshäusern geprägten Katharinenstraße Nr. 17, nach alter Nummerierung Haus Nr. 366 (u. a. Leipziger Adreßkalender 1818, S. 30 und weiter bis 1843; PV; UAL AS 1835–43). Das Haus gehörte der Familie Querl (u. a. Leipziger Adreßkalender 1814, II, S. 118) Vordem finden sich die Adressen: Neuer Kirchhof, Haus Nr. 257; Klostergasse, Haus Nr. 165 (Leipziger Adreßkalender 1811, S. 49; 1814, S. 32).
123. Siegel 1907, S. 216.
124. Becker 1990, S. 316.

sen Enkel Daniel Gustav Schreber (1839–1877), Sohn des Orthopäden und Gesundheitspädagogen Daniel Gottlob Moritz Schreber (1808–1861) und Bruder des berühmten Psychiatriepatienten Daniel Paul Schreber (1842–1911), übernahm Heinroth die Taufpatenschaft.[125] Als wirklicher Freund ist zuletzt wohl auch der Altenburger Arzt und Herausgeber der »Annalen der deutschen und ausländischen Criminal-Rechtspflege« Wilhelm Ludwig Demme (1801–1878) zu nennen, der nach dem Tode Heinroths laut Damerow, der sich seinerseits auf Hermann bezieht, mit der Zusammenstellung einer Heinroth-Gesamtausgabe beschäftigt gewesen sein soll. Indes kam dieser Plan so wie hier angedeutet nie zur Ausführung. Aber es könnte sein, dass Demme an den Vorbereitungen der Herausgabe der »Lebens-Studien« und der »Gerichtsärztlichen und Privat-Gutachten« beteiligt war.[126]

Als persönliche Zeugnisse Johann Christian August Heinroths sind erstere, vor allem die von Januar 1841 bis August 1843 geführten tagebuchartigen Aufzeichnungen, und die »Gesammelten Blätter« wertvoll.[127]

1.2 Zum publizistischen Werk

Fast Niemand liest seine Werke mehr und wenn sein Name genannt wird, so geschieht es nur, um an seinen Irrthum zu erinnern.[128]

Diese die Heinroth-Rezeption betreffende Einschätzung aus dem Jahre 1898 von Paul Julius Möbius verlor im Grunde etwa 100 Jahre später immer noch wenig an Gültigkeit. Die bekannten Vorwürfe über die mangelnde Praktikabilität und die offensichtlichen Zweifel an dem gesamten

125. Busse 1991, S. 108.
126. Heinroth 1845/46 und 1847. Damerow 1844, S. 156. Siehe ferner die Einführung von Demme zu den Nachrufen von Querl und der Heinroth-Witwe in den Annalen der deutschen und ausländischen Criminal-Rechtspflege 1844; 27: 345346.
127. Heinroth 1845/46 und 1818/27 – kurze Besprechung beider durch Gregor 1921, S. 70/71.
128. Möbius 1898, S. 1. Schomerus 1965, S. 9/10; Lidl 1981, S. 80 machen in der naturwissenschaftlichen Heinroth-Kritik eine weitgehende Unkenntnis seiner Schriften aus sowie von vornherein mangelnde Objektivität. Hirschfeld 1930, S. 2 über die – fast schon – Unmöglichkeit, romantische Ideen in die naturwissenschaftlich-klinische Medizin einzubringen und erstere durch letztere zu würdigen: »*Was schon war in der Medizin der klinischen Klassiker romantisch? – nichts und nirgendwas.*« Die »*neue Medizin*« erinnerte sich der Vergangenheit nur »*um sie als Popanz aus der geschichtlichen Rumpelkammer hervorzuholen.*« Es soll genügen noch stellvertretend einen der wichtigsten »Psychiatriehistoriker« dieser »neuen Medizin«, Theodor Kirchhoff, und Paul Flechsig (1847–1929), mit den nahezu ersten Worten seiner Rede zum Antritt des Heinroth'schen Erbes – also des Leipziger psychiatrischen Lehramtes 1882, zu zitieren: Der »*mystische Aberglaube*« in der Psychiatrie, »*der wie eine chinesische Mauer den Ausblick in das Land der freien Diagnose und Therapie hemmte … Der wichtigste Vertreter jener Richtung wurde Heinroth … Durch diese Richtung würden wir bald wieder in den Urzustand der Medicin gerathen sein und hätten schamanistische Medicinmänner sich auch unter uns wieder eingestellt.*« (Kirchhoff 1890, S. 83); »*Es kann und darf indess nicht meine Absicht sein, einen inneren genetischen Zusammenhang nachzuweisen zwischen der Psychiatrie dieses einst so gefeierten Moralphilosophen und der unsrer Tage. Denn zwischen Heinroth's Grundanschauungen und den unseren gähnt eine Kluft, nicht minder tief und weit als die Kluft zwischen der Medicin des Mittelalters und jener des ausgehenden 19. Jahrhunderts.*« (Flechsig 1882, S. 3). Genauso wenig wie die naturwissenschaftlich-somatozistische kann im Übrigen diejenige medizinhistorische Richtung Heinroth nicht gerecht werden, die in der Irrenheilkunde nur eine staatlich sanktionierte Repressionsmaßnahme gegen Ungehorsame und Kranke sieht, da sie schon im Ansatz von einer inhumanen Einstellung der Psychiater ausgeht (so auch Wunderlich 1981, S. 16).

Lehrgebäude – so auch Cauwenbergh[129] – gelten bis heute als Entschuldigung, Heinroth nicht lesen zu müssen. Da nutzten einige ernsthafte Versuche wenig, ihn insofern zu rehabilitieren, als dass man ihn in seine Zeit gestellt und weniger aus dem Blickwinkel nachfolgender Psychiatergenerationen betrachtet wissen wollte – vor allem was sein geistiges Weltbild und seine seelenheilkundlichen Theoreme betrifft. Möbius' Heinroth-Würdigung anlässlich dessen 55. Todestages ist umso bemerkenswerter. Ist sie doch eine der ersten und kommt mitten in der Hochphase der biologistisch-hirnpsychiatrischen Ära am Ende des 19. Jahrhunderts zu dem Schluss, »*man thue dem Manne doch Unrecht, wenn man immer nur von seiner Schwäche, d. h. seiner Neigung, zu theologisiren, spricht ... In Wirklichkeit aber ist Heinroth gar nicht so schlimm.*«[130] Von solch gut gemeinten Beiträgen einmal abgesehen wählten das Werk Heinroths gerade noch Doktoranden als Stoff für eine Dissertationsschrift. Hierfür war Heinroth denn aber tatsächlich außergewöhlich beliebt, es liegt inzwischen eine vergleichsweise beachtliche Anzahl solcher Arbeiten vor, die sich dem Werk des Leipziger Psychiatrieprofessors von verschiedenen Fragestellungen her anzunähern versuchen.[131]

Heinroth war ein ausgesprochener Vielschreiber. Ab ca. 1817 bis in die Mitte der 30er Jahre legte er fast jedes Jahr eine umfänglichere Schrift oder ein Buch vor. Nach der Lektüre einer erheblichen Anzahl kann man kaum umhin Schielle und einigen anderen wenigstens teilweise darin beizupflichten, »*daß bei dieser ausgedehnten und rastlosen Schriftstellerrei ... eine gewisse Weitschweifigkeit und Eintönigkeit Platz greift.*«[132] Heinroth stellte seine Grundideen – und Schielle meint es seien ja im Grunde nur einige neue[133] – oftmals sehr detailliert und aus mehreren Perspektiven dar. Umständlichen Ausführungen und Beispielen, die sofort eingängig sind, folgen Darlegungen, die auch nach langwierigster Abhandlung kaum an Beweiskraft gewinnen, die letztendlich nur auf einer Behauptung beruhen. Sprache und Stil könnten den heutigen Gepflogenheiten in medizinischen Lehrwerken, Monografien oder Zeitschriften kaum entgegengesetzter sein, sie mögen im Empfinden mancher bereits literarische Kunstwerke sein. Ackerknecht muss man so in seiner Einschätzung der Heinroth'schen Rhetorik beipflichten, dass es »*beinah übermenschlicher Anstrengungen, denen wohl nur wenige gewachsen sind*«, bedarf, um die »*gelegentlich fruchtbaren und sogar genialen Ideen im Gestrüpp der romantischen Vorstellungen*« aufzufinden.[134]

---

129. Cauwenbergh 1991, S. 366.
130. Möbius 1898, S. 1, 2. Sogar einer der schärfsten Heinroth-Kritiker, Emil Kraepelin (1856–1926), ringt sich angesichts des Aufsatz seines Freundes Möbius zu einem etwas milderen Urteil über Heinroth durch: »*Eine durchaus unabhängige, rücksichtslos wahrheitsliebende, der Geschichte des Geisteslebens zugeneigte Denkweise veranlaßte Möbius mehrfach, die Ehrenrettung anscheinend verkannter Männer vorzunehmen. So schrieb er einen Aufsatz über Heinroth, der das Bild dieses für die Psychiatrie so wichtigen Arztes wieder in das rechte Licht rücken sollte.*« (1924, S. 278).
131. Schielle 1911; Wieland 1948; Schomerus 1965; Gerlach 1965; Schmogrow 1967; Lidl 1981; Noch 1984; Kesting 1987; ferner Siebenthal 1949; Sänger 1963.
132. Schielle 1911, S. II. Bürger-Prinz 1932, S. 2 spricht sogar von »*eloquenter Langweiligkeit*«, ähnlich auch Gregor 1921, S. 63 und Gerlach 1965, S. 130, der vor allem auch darin einen Grund sieht, dass sich kaum auf Heinroth rückbezogen worden ist. Siehe auch den fast schon berühmten Nachruf Damerows (1844, v. a. S. 158), worin er über Heinroths Werke als »*freie Ergüsse eines von dem Gegenstande überfüllten und damit herausmüssenden schöpferischen Geistes*« spricht.
133. Schielle 1911, S. II. Auch Damerow 1844, S. 158 spricht von »*Variationen und Metamorphosen dieses einen Grundthemas*«.
134. Beide Zitate Ackerknecht 1985, S. 59.

Als inhaltliche Grundlage aller Schriften Heinroths muss sein religiös-ethisches Lebensverständnis gesehen werden. Demzufolge fußen auch seine beiden zusammengehörigen Konzepte von psychischer Gesundheit und psychischer Krankheit in erster Linie darauf. Mag in der Fülle seines publizistischen Schaffens das »*Pathos priesterlichen Sendungsbewußtseins*«[135] hier und da auch von der Oberfläche zurücktreten, begreift er seine irrenärztliche Tätigkeit letzten Endes als Begleiter des menschlichen Läuterungsprozesses, ergibt eine Interpretation seines theoretisch entworfenes Gesamtsystems wahrhaft wohl nur dann Sinn, wenn es vor den Hintergrund der christlichen Moraltheologie gehalten wird. Fest ist er genauso überzeugt von der empirischen Grundlage seiner Forschungsresultate – wenngleich hier das empirische Verständnis ein mit dem Subjekt sowohl des zu Beforschenden als des Forschers selbst verbundenes ist[136] – wie von der darauf beruhenden Kausalität seines ärztliches Wirkens. Heinroths Überlegungen etwa zur Ätiologie oder Therapie als spekulativ oder metaphysisch zu bezeichnen entspricht nicht nur späterem Denken, sondern trägt auch überhaupt nichts zu ihrem Verstehen bei. Deswegen erscheinen beide urteilende Attribute als doppelt ungeeignet. Könnte man dann nicht mit gleichem Recht die heute »herumgeisternden«, aber im Grunde kaum wirklich hinreichend bewiesenen hirnorganischen ätiologischen Thesen als Spekulation und Metaphysik abtun? Ohne in Wortklauberei ver-

---

135. Odin 1914, S. 248. Ähnlich spricht Gerlach S. 1965, S. 4 von Heinroths »*Seelenheilkunde als die Lehre vom Wege zum Paradies*«.

136. So sehe man z. B. Heinroth 1823/24, I, S. 61–65: Die Erfahrung bedarf der Ergänzung durch die Empfindung. »*Nach gemeiner Ansicht führt man alle Erkenntniß auf Erfahrung zurück, die Erfahrung selbst aber läßt man uns durch Wahrnehmung und Beobachtung zukommen. Es gibt aber keine Wahrnehmung und Beobachtung, als die des in der Empfindung Gegebenen. Die Empfindung ist also der Träger aller Erkenntniß ... und diejenigen haben Unrecht, welche die Erkenntniß aus der Erfahrung allein auszumitteln bemüht sind.*« (hier S. 61) Element oder »*Gewand*« der Erkenntnis ist hinzukommend noch der »*Gedanke*« (S. 64). Heinroth 1828b, S. 223: »*Baco* [von Verulam; auch Francis Bacon Baron Verulam, Viscount St. Albans, »Doctor mirabilis«; 1561–1626; »*Stifter der beobachtenden und prüfenden Natur- und Menschen-Erforschung*« S. 209] ... *gab die deutlichsten Fingerzeige zum richtigen Gang der Forschung. Beobachtung und Experiment, dieß waren die beiden engverbundenen Wege, auf welche er die Mit- und Nachwelt hinwieß.*« Wobei es nach Heinroth 1827a, S. VI wegen des göttlichen Ursprungs der Seele unmöglich sei, sie nur mit Hilfe naturwissenschaftlicher Methoden erkennen zu wollen: »*In dem Gebiete des Geistes nimmt die Beobachtung wie der Gedanke, d. h. die Basis wie das Princip der Erkenntniß, einen Charakter an, der sich vom blos wissenschaftlichen unterscheidet.*« Heinroth 1828b, S. 158/159: »*Wäre es dem menschlichen Geiste wirklich gegeben, das, was wir ... mit dem stolzen Namen Wissenschaft oder des universellen Wissens bezeichnet haben, zu erringen, so hat der ... Materialismus, vermöge der Einseitigkeit ... eine richtige Ansicht der Natur von ihm aus unmöglich gemacht ... Aber nicht blos eine Wissenschaft der Natur an sich, sondern auch eine Wissenschaft der Natur in ihrem Verhältniß zum Geiste macht der Materialismus unmöglich; denn er erkennt keinen Geist an. Gleichwohl ist die Natur, wenn sie überhaupt erklärbar wäre, nur als durch den Geist erklärbar zu denken.*« Engelhardt (1972, S. 180) lehnt Heinroth nicht an eine »*metaphysische*«, sondern an eine »*transzendentale Naturphilosophie*« an, was meint, er ordne das gewonnene Erfahrungsmaterial unter Vernunftbegriffe (s. auch Kesting 1987, S. 81). Es ist zu beachten, dass es in der Naturphilosophie von Friedrich Wilhelm Josef Schelling (1775–1854) keine absolute Identität zwischen Natur und Geist gibt. Man könne die Natur konstruieren (s. Diepgen 1922 z. n. Schmogrow 1967, S. 11). Auch Roelcke 2000, S. 218 schätzt ein, »*die anthropologische Fundierung*« hatte zu jener Zeit »*Vorrang vor Daten empirischer Beobachtung und Forschung*«. Von selbst ergibt es sich, dass unter solchen Prämissen dem Einfluss der Religion auf die Empirie Tür und Tor offen stand, beurteilte Heinroth doch letztendlich alle Fragen mit deren Hilfe. Was das Überzeugen an die Stelle der logischen Ableitung bringt. Siehe ferner Bürger-Prinz 1932, S. 2; Sänger 1963, S. 62/63; Trenckmann/Ortmann 1980, S. 332; Lidl 1981, S. 18 oder andererseits Kroedels (1940, S. 7) Hymnus: Heinroth hat etwas zu verkünden, »*das auf diskursives Denken nicht angewiesen ist und keine Beweise braucht, sich vor der Wahrheit des Empfindens zu erhärten. In diesem Sinne können wir Bücher dieser Art als heilige Bücher bezeichnen, die den Himmel mit der Erdenwelt zu verbinden imstande sind.*«

fallen zu wollen könnte die Beschreibung, Heinroth arbeitete zwar als empirischer Naturwissenschaftler, wertete und interpretierte aber anschließend als Geisteswissenschaftler, sinnfälliger sein.

Konzeptionell kann in vielen Schriften ein durchgehendes gedankliches System, welches im Laufe der Jahrzehnte erstaunlich unverändert blieb[137] und welches er auch mit Hilfe seiner drei Hauptschriften offenlegt und befestigt, erkannt werden. Diese drei Abhandlungen, die er etwa zwischen dem 45. und 50. Lebensjahr schuf, legt er seinem pädagogischen Sendungsbewusstsein verpflichtet in Form von Lehrbüchern an: »Das Lehrbuch der Anthropologie« (1. Auflage 1822) definiert die Norm des Menschen und betrachtet ihn als Einzelwesen sowie innerhalb des ihn umgebenden Bezugssystems, das in zwei Bänden erschienene »Lehrbuch der Seelengesundheitskunde« (1823/24) widmet er den Maßnahmen zur Vorbeugung psychischer Krankheiten[138], während das »Lehrbuch der Störungen des Seelenlebens oder der Seelenstörungen« (1818) in erster Linie deren Behandlung beschreibt. Dieses ebenfalls in zwei Bänden erschienene Buch dürfte sein bedeutendstes psychiatrisches sein[139], heute kann man es gleichfalls als fast einmalige Sammlung der damaligen Auffassungen über Erscheinungsformen psychischer Störungen und ihrer Therapiemöglichkeiten werten. Dem letzten Bereich widmete er nochmals speziell die »Anweisung für angehende Irrenärzte zu richtiger Behandlung ihrer Kranken« (1825a). Über diese irrenheilkundlichen Fragen hinaus beschäftige sich Heinroth anhaltend intensiv mit psychiatrischer Forensik, so beteiligte er sich an der zeitgenössischen Diskussion über die Frage der Zurechnungsfähigkeit (1825, 1825b, 1830, 1832, 1847). Erstmals hatte er ausschließlich in der 1810 erschienenen Schrift »Beyträge zur Krankheitslehre« eine psychiatrische Thematik bearbeitet, nachdem bereits die »Grundzüge der Naturlehre des menschlichen Organismus« (1807) von einer philosophischen Grundlage aus Implikationen auf die Psychiatrie boten. Und dieses – im heutigen Sinne fachübergreifende – Herangehen sollte tatsächlich die meisten folgenden größeren Schriften kennzeichnen und weist nochmals nachdrücklich darauf hin, dass Heinroth sein Fach nie als starr abgegrenzt von anderen verstand, nie als nur medizinisches, sondern ebenfalls als theologisches, psychologisches, anthropologisches, pädagogisches oder philosophisches. Folglich fühlte auch er als Irrenarzt sich wie selbstverständlich als kompetent und berechtigt, nicht nur mit diesen Gebieten die Psychiatrie zu verknüpfen, sondern sogar selbst hineinzuarbeiten. So äußerte er sich zu verschiedensten Themen, unter anderem sehr eingehend zur Pädagogik (1828a,1837)[140],

137. So auch Bürger-Prinz 1932, S. 2; Lidl 1981, S. 13 und Cauwenbergh 1991 der sogar das gesamte Lebenswerk einer bis ins Einzelne gehenden stringenten Dreiteilung unterwirft.

138. Auch die »Orthobiotik oder die Lehre vom richtigen Leben« (1839) ist ein Buch zur prophylaktischen Seelenheilkunde, offenbart aber noch mehr den Charakter einer sittlich-religiösen Programmschrift zur Lebensorientierung.

139. So u. a. auch Bandorf 1880, S. 649; Trenckmann 1982, S. 116; Hilken/Lewandowski 1988, S. 10; Benzenhöfer 1993, S. 80 (*»Heinroths psychiatrisches Opus magnum«*).

140. Siehe dazu speziell v. a. Schielle 1911.

oder nahm an Streitgesprächen wie über Samuel Hahnemanns (1750–1832) Homöopathie[141] oder den Mystizismus teil (1825c, 1830a).

Selbst die entschiedensten Kritiker billigen Heinroth ein Verdienst zu, nämlich als Übersetzer die deutsche Psychiatrie mit der französischen und englischen bekannt gemacht zu haben[142], ja und vielleicht sogar der erste Deutsche gewesen zu sein, der diese ausführlich studiert hat.[143] Sicherlich kann diese Beschäftigung als Ausdruck einer Wissbegier – vielleicht sogar Hoffnung – gewertet werten, sich über die Irrenbehandlung in den damals auf diesem Gebiet führenden Ländern zu informieren. So hatten ihn vornehmlich die praxisrelevanten Ausführungen in »De la folie« von Étienne-Jean Georget (1795–1828) bewogen, diese Schrift des Arztes der Geisteskrankenabteilung der Pariser Salpêtrière ins Deutsche (»Über die Verrücktheit«) zu übertragen.[144]

Neben der Tätigkeit als Redakteur des »Neuen Journals der Erfindungen, Theorien und Widersprüche in der gesammten Medicin«, das 1810/11 und 1811/12 mit zwei Bänden als »Neuestes Journal der Erfindungen, Theorien und Widersprüche in der gesammten Medicin« sein Erscheinen einstellte und von *»Freunden der Wahrheit und Freimüthigkeit«* herausgegeben worden war, beteiligte sich Heinroth ab 1818 als Gründungsmitherausgeber der »Zeitschrift für psychische Aerzte«. Allerdings beschränkte sich seine Mitarbeit an dieser für die Formierung des ärztlich geleiteten psychiatrischen Zeitschriftenwesens wichtigen Druckschrift nach 1820 mehr im *»Herleihen«* seines Namens für das Titelblatt.[145] Übrigens befand dieser sich dort in guter Gesellschaft: Friedrich Nasse, der die eigentliche Herausgabe besorgte und die Zeitschrift ins Leben rief, hatte sich vor dem Erscheinen des ersten Heftes u. a. auch der Mitwirkung von Alexander Haindorf (1782–1862), Christian August Fürchtegott Hayner (1775–1837), Adolf Christian Heinrich Henke (1775–1843), Johann Christoph Hoffbauer (1766–1827), Ernst Horn (1774–1848) und Ernst Gottlob Pienitz (1777–1853) versichert. Das bis 1822 vierteljährlich im Leipziger Verlag von Carl Cnobloch (1778–1834) erschienene und dann – ohne Beteiligung Heinroths – als »Zeitschrift für Anthropologie« weitergeführte Periodikum erwies sich zunächst tatsächlich als Diskussionsgrundlage unterschiedlicher Ansichten, vor allem zum Leib-Seele-Problem. So legte auch Heinroth seine ätiologischen Ansichten hierin dar.[146] Doch mehr und mehr machte sich Nasse zum Stimmführer der sogenannten Somatiker, wofür er vor allem dieses Blatt nutzte.

Für die »Leipziger Literaturzeitung« und die »Jenaische allgemeine Literatur-Zeitung« war Heinroth jahrelang vornehmlich als Rezensent sehr aktiv. Er kündigte belletristische oder fach-

---

141. Nach Noch 1984, S. 68, 125, dessen Arbeit allerdings erheblich unter dem Mangel an Quellen und unter außergewöhnlich großen methodischen Unzulänglichkeiten leidet, war Heinroth einer der Wenigen, der sich wirklich fachwissenschaftlich begründet kritisch über die Hahnemannsche Lehre geäußert habe. Wesentlich ist der Dissens auf unterschiedliche Gewichtung des Krankheitssymptoms zurückzuführen. Heinroth bezeichnete Hahnemann als einen *»Symptomenjäger«* (Heinroth 1827b, S. 544), da dieser lediglich Symptome behandle, während sie doch eigentlich nur Zeichen der Krankheit seien. Gleichfalls wiedersprach Heinroth, dass bei psychischen Störungen die Seele als Folge somatischer Krankheiten nur mitschwinge.

142. Trenckmann 1977, S. 122, 125 resümiert allerdings einen geringen Einfluss der französischen Psychiatrie auf Heinroths Werk selbst. Ferner Kesting 1987, S. 75, 78.

143. Dörner 1975, S. 277 andererseits – vielleicht von Leibbrand/Wettley 1961, S. 494 ausgehend – Heinroth habe die Franzosen nicht gemocht.

144. Heinroth 1821, S. IV.

145. Angst 1975, S. 42 könnte neben anderen Mitherausgebern wohl auch Heinroth damit gemeint haben. Zur »Zeitschrift für psychische Aerzte« siehe dort die Seiten 40–51.

146. Heinroth 1819.

wissenschaftliche Neuerscheinungen an, besprach diese oder auch schon länger vorliegende Werke in kürzeren Beiträgen. Auch für wissenschaftliche Wortwechsel und die Vorstellung eigener Werke nutzte er diese Plattform.

1.3 Das Heinroth'sche Krankheitskonzept

Um 1800 und in den Jahrzehnten danach beanspruchte nicht nur die Medizin, sondern besonders auch die Philosophie Zuständigkeit für das Gebiet seelischer Störungen. Somit musste der Irrenarzt schon vom Selbstverständnis her, um sein Fach vollwertig vertreten zu können, eine weitreichend und vielseitig gebildete Person sein, insbesondere was philosophisches Denken anging. Denn das psychiatrische Symptom an sich wurde nur als Phänomen interpretiert, das über den gesamten Menschen Auskunft zu geben hatte. Schon von daher zeigt sich ein ausschließlich empirisches Herangehen als nicht ausreichend, um die gesamte Dimension der Krankheit zu verstehen. Diese Krankheitssignale bedurften einer weiter reichenden, einer philosophischen Einordnung durch den Irrenarzt. Hirschfeld meinte: »*Die medizinische Theorie philosophiert an allen Ecken und Enden*« und zitiert Heinroths Jenenser Kollegen Dietrich Georg von Kieser (1779–1862) mit dem Ausspruch: »*Die Medicin in höherem Sinne ist nur Anwendung der Philosophie zur Erklärung der Erscheinungen des gesunden und kranken menschlichen Lebens.*«[147] Und es mag tatsächlich sein, dass die Loslösung der Psychiatrie in Deutschland von dieser Art philosophischem Überbau besonders mühsam vor sich ging.[148] Und es mag weiterhin sein, dass in dieser »*Vergeistigung der Naturgesetzte*«[149] eine wesentliche Ursache für das Lavieren der deutschen Psychiatrie zwischen Theorie und empirischer Praxis liegt. Auf alle Fälle aber trifft dies auf Heinroth zu. Der sah diesen Umstand und sah ihn wieder nicht: Wie schon Gregor meinte, durchzieht Heinroths gesamte, schon vom Titel her beredte Schrift »Pisteodicee oder Resultate freier Forschung über Geschichte, Philosophie und Glauben« die Ansicht, die Philosophie passe nicht auf das Leben und sei daher entbehrlich. An ihre Stelle müsse die Erfahrung treten und zu dieser gehöre die religiöse Offenbarung.[150] Heinroth ersetzt also die Philosophie durch die Theologie! Was nicht heißen soll, dass er nicht einen vollständigen Überblick über die Philosophie seiner Zeit gehabt hätte[151] und viele Gedanken seiner Werke uns heute eben deshalb so schwer verständlich sind, weil wir die einzelnen Diskurse detailliert wohl kaum noch zu rekapitulieren vermögen. Am meisten trifft dies wohl auf seine Anthropologie zu, die, so brachte es Benzenhöfer treffend auf den Punkt, ein »*Amalgam*« ist:

> *Mit Kant hatte Heinroth die Wende der Anthropologie zur moralischen Weltwissenschaft vollzogen … Mit Herder setzte er auf die bildende und erziehende Kraft der geistigen Kultur. Mit Fichte betonte er die Macht des Selbstbewußtseins. Mit Schelling unterschied er zwischen Natur und Geist, wobei er wie dieser dem Geist den Primat zusprach.*[152]

147. Beide Zitate Hirschfeld 1930, S. 27.
148. Kesting 1987, S. 1.
149. Hirschfeld 1930, S. 8.
150. Gregor 1921, S. 74/75; Heinroth 1829, zu beachten sind allein schon die Überschriften der Unterabschnitte.
151. So auch Gregor 1921, S. 73; Marx 1990/91, S. 375; Benzenhöfer 1993, S. 78.
152. Benzenhöfer 1993, S. 78, der übrigens erstmals auf die Bedeutung von Heinroth 1806 hinwies für dessen »medizinische Anthropologie«.

Doch tritt ebenso auf jeder Seite seiner ärztlichen Schriften die Bemühung hervor, für sein psychiatrisches Konzept Schlussfolgerungen daraus zu ziehen. Diese korrespondieren letztendlich wiederum mit seiner theologischen Neigung.[153] Das Ergebnis ist seine medizinische bzw. psychiatrische Anthropologie. Auf Heinroths gesamte philosophisch-anthropologisch-religiöse Prägung einzugehen, soll hier nicht Ziel sein, denn andernorts wurde diese Thematik breit dargestellt und es wäre dem nichts Neues hinzuzufügen. Natürlich wird die Bedeutung der Naturphilosophie Friedrich Schellings hervorgehoben diskutiert, berechtigterweise möchte man zunächst meinen, doch deuten einige Forscher deren Einfluss als gering.[154]

Vielmehr sollen hier einige Konstituenten, auf denen das originäre Heinroth'sche psychiatrische Konzept basiert, dargestellt werden. Im Wesentlichen kann dies mit der spezifischen Bedeutung, die er Begriffen beimisst, geschehen.

Da ist zunächst der Begriff der »Person«. Zu diesem gelangt Heinroth über die Methodik des Anschauens, die ihn übrigens in Verbindung mit Johann Wolfgang von Goethe (1749–1832) brachte. Denn Heinroths Anschauen meint nicht bloßes visuelles Registrieren, sondern ist dem Sehen des Künstlers vergleichbar, der im Anschauen das Wesen erfasst, also viel mehr als nur die äußere Form, nämlich auch das Innere, die Vielschichtigkeit, die Hintergründe. All dies meint Heinroths Begriff von der Person.[155] *»Die Person ist mehr als der bloße Körper, auch mehr als die bloße Seele: sie ist der g a n z e Mensch.«*[156] Er schaut sein Gegenüber, den kranken Menschen an: Er erfasst ihn als komplexe, individuelle Besonderheit, sowohl sozial-biografisch als auch körperlich und seelisch. Es ist eben die Betrachtung des ganzen Menschen, eine anthropologische. Daran orientiert sich auch seine Therapie, es gibt keine rein somatische, sie umfasst in jedem Falle auch eine psychologische. Sei doch nicht bloß eine Krankheit zu heilen, sondern der ganze Mensch. Heinroths »Personen-Begriff« ging während der Hochphase der somatischen Psychiatrie – der Hirnpsychiatrie – in der zweiten Hälfte des 19. Jahrunderts vollständig verloren. Die Person wurde reduziert auf ihre Funktion als Träger einer Krankheit.[157]

---

153. So sieht z. B. Dörner 1975, S. 273 in Heinroth 1818 vor allem eine *»religiöse Synthese«* philosophischer Theoreme.
154. Heinroth 1807 (u. a. S. IX/X) versucht schon früh die auf ihn wirkenden Einflüsse selbst einzuschätzen, macht aber genauso deutlich, dass die Formung seines Weltbildes noch längst nicht beendigt ist. Siehe ferner Schielle 1911; Gregor 1921; Hirschfeld 1930; Leibbrand 1937 und 1956; Wieland 1948; Schmogrow 1967, u. a. S. 11–14; Lidl 1981, u. a. S. 81–83; Wunderlich 1981; Fischer 1983; Kesting 1987; Cauwenbergh 1991. Völlig davon abweichend erklärt Trenckmann 1977, S. 120 Heinroths Schaffensprägung gesellschaftlich: *»Die enge Verflechtung konservativer Irrenreform mit Kirche und Theologie findet ihren extremen Ausdruck in der Übernahme christlich-ethischer Normen in die Psychopathologie bei J.C.A. Heinroth.«*
155. Goethe war einer seiner Lieblingsdichter (Heinroth 1844, S. 354). Dessen »Anschauen« bezeichnete er als *»gegenständliches Denken«* (Heinroth 1831, S. 453). Siehe auch Heinroth 1818, I, S. 51–55. Einzelne Hinweise bei Goethe – der für die Psychiatrie durchaus einiges Interesse zeigte (so eindrücklich Reuchlein 1983; ferner Schrenk 1967, S. 481) – machen deutlich, dass er zu Heinroth einen vermutlich eher sporadischen und oberflächlichen Kontakt hatte (so einmal Tagebucheintrag vom 15.09.1827, er habe u. a. mit Professor H. aus Leipzig bei Tisch gegessen und ein anderes Mal Heinroth habe ihm seine »Anthropologie« geschickt, woraus er Aufschlüsse über seine eigene Verfahrensart der Naturbetrachtung gewonnen habe, jedoch kritisiert er an gleicher Stelle Heinroths religiöse Dogmatik und die daraus abgeleitete Überschreitung dessen ärztlichen Handelns). Siehe Schmogrow 1967, S. 63 und zu den Quellen bei Goethe Grundriß zur Geschichte der deutschen Dichtung 1913, S. 115/116.
156. Heinroth 1825a, S. 4, siehe dort S. 12/13 auch sein Unbehagen, dass unter dem Menschen und unter der Krankheit immer nur eine *»Totalität von Organen«* gesehen würde, nicht das Wesen aus Leib und Seele.
157. Zu Heinroths »Personen-Begriff« v. a. Schomerus 1965, u. a. S. 25–27, 31–43; ferner Degkwitz 1952, S. 418; Leibbrand 1956, S. 301; Lidl 1981, S. 75/76; Kesting 1987, S. 66.

Diese Heinroth'sche personalistische Sichtweise auf den Menschen führt zu seinem Begriff der »Freiheit«. Nach seiner Auffassung ist der Mensch *»der erste und einzige Freygelassene der Schöpfung auf der Erde«*[158], d. h. er verfügt über eine Freiheit. Entsprechend der protestantischen Glaubenslehre stellt Heinroth den Menschen in die eigene Verantwortung bzw. in die »Freiheit« des eigenen Gewissens. Seine Freiheit ist also eine Wahl dem Gewissen zu folgen oder nicht, zwischen »gut sein«, was bedeutet, die ihm von Gott auferlegte Aufgabe zu erfüllen, *»dem Gesetz der Heiligkeit nachzukommen«*[159], *»die Hingabe seines Willens an den höchsten Willen«*[160] und ein den christlich-ethischen Geboten gemäßes Leben zu führen, oder »nicht gut sein«, was bedeutet *»für sich etwas seyn«*[161] wollen, also gegen diese Gebote verstoßend ein zum eigenen Nutzen und zur eigenen Befriedigung dienendes Leben zu führen. *»Diese ihm gelassene Freyheit der Wahl zwischen dem Leben im Aeußern und Irdischen, und dem Leben im Innern und Ueberirdischen«* lässt dem Menschen die Möglichkeit *»aus seinem irdischen Daseyn zu einem ewigen Seyn in Kraft und Licht, und Liebe und Seligkeit zu gelangen«*. Doch nur wenn er »gut ist«, in einem *»göttlichen Leben kann er der göttlichen Natur theilhaftig werden«*[162]. Verzichtet er darauf, so *»nicht durch die Schuld des Schöpfers … sondern durch die des Menschen«* selbst. Und genau jene freiwillige Entscheidung ist die *»Klippe«*, an der sich psychische Gesundheit und Krankheit scheiden, denn Gesundheit bedeutet anhaltende Freiheit, Krankheit dagegen Einschränkung oder Verlust der Freiheit. Hier geht *»das Gefühl reiner Befriedigung und Seligkeit«* verloren und es wird *»eine Beute der Leidenschaften, des Wahns und der Laster«*[163]. Die Lebenskräfte werden gebunden und bei der Erfüllung der göttlichen Aufgabe, der Selbstwerdung, gehemmt. Wie überhaupt der krankhafte Zustand ein passiver ist, während die Gesundheit ein stets aktives Element besitzt, immer wieder neu erlangt werden muss und damit eigentlich den nicht von der Natur gegebenen Zustand repräsentiert. Man beachte, Heinroth beginnt sein Lehrbuch der Seelengesundheitskunde mit dem Satz *»Des Menschen Leben ist seine That«*[164] (**◘ Abb. 1.5**). Diese heilkräftige Tat ist die während seines gesamten irdischen Lebens anhaltende Aufgabe »gut zu sein«. Im zweiten Teil dieses Kompendi-

---

158. Heinroth 1818, I, S. 33.
159. Heinroth 1824, S. 211: *»Nun will aber das Gebot der Heiligkeit nichts anderes, als diese Freiheit; es ist demnach als das Prinzip der Freiheit anzusehen; und so sehr es sich auch als etwas Nothwendiges erweiset, so will es doch in dieser seiner Nothwendigkeit nichts als unsere Freiheit. Wir verlieren daher diese nicht, indem wir diesem Gebote gehorchen, sondern wir gewinnen sie und erweitern sie in dem Maße, als wir gehorchen.«*
160. Heinroth 1823/24, II, S. 19.
161. Heinroth 1818, II, S. 346.
162. Alle drei Zitate Heinroth 1818, I, S. 33. Siehe auch Heinroth 1834, S. 116/117: *»Mittels seiner Vernunft hat der Mensch den Beruf sich für das Reich des Geistes und für das Leben in diesem Reiche vorzubereiten; und sie ist das Pfund, mit dem er, um sich ein unvergängliches Leben zu gewinnen, wuchern soll. Und, siehe da: er wirft das ihm verliehene Pfund hinweg und verschließt sich selbst den Eingang in ein Reich des Daseyns, dessen Wesen unaussprechliche Seligkeit ist.«*
163. Alle vier Zitate Heinroth 1818, I, S. 34.
164. Heinroth 1823/24, I, S. 1. So auch Heinroth an Damerow (in Damerow 1844, S. 159): *»Passivität ist das Krankheitsprincip. Activität das Heilprincip«*. Ein Umstand der in der bisher vorliegenden Sekundärliteratur erstaunlich wenig beachtet wurde! Doch siehe Lidl 1981, S. 15; auch Schomerus 1965, S. 63, 81 der den Heinroth'schen Gesundheitsbegriff als eine Utopie auffasst. Ähnlich definiert Längle 1982, S. 16, 48–50 den Heinroth'schen Gesundheitsbegriff als *»dynamischen Schwebezustand, der ständig bedroht ist«* und Gesundheit sei *»nicht etwas, das man besitzt, sondern sie ist als ständige Aufgabe zu verstehen«* (Zitate S. 16). Heinroth maß dem Entwicklungsgedanken, der Wirkung von Prozessen in der Psychiatrie in vielfältiger Weise eine große Bedeutung bei (so schon Janzarik 1972, S. 593; Wunderlich 1981, S. 52, 55; Fischer 1983, S. 623). So entwickle sich z. B. aus Aktivität Gesundheit, aus Passivität Krankheit, das menschliche Bewusstsein entwickle sich und auch die Störungen selbst unterlägen einem Verlauf.

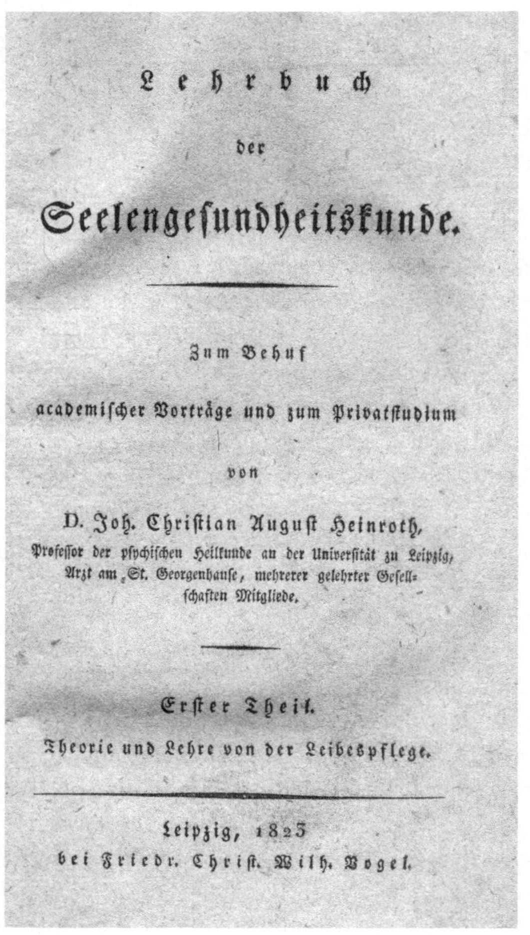
Lehrbuch
der
Seelengesundheitskunde.

Zum Behuf
academischer Vorträge und zum Privatstudium
von
D. Joh. Christian August Heinroth,
Professor der psychischen Heilkunde an der Universität zu Leipzig,
Arzt am St. Georgenhause, mehrerer gelehrter Gesellschaften Mitgliede.

Erster Theil.
Theorie und Lehre von der Leibespflege.

Leipzig, 1823
bei Friedr. Christ. Wilh. Vogel.

Abb. 1.5. Lehrbuch der Seelengesundheitskunde. Erster Theil. Theorie und Lehre von der Leibespflege. Titelblatt. (Heinroth 1823/24)

ums führt er sein Ansinnen, die Verbindung der Aspekte Tat, Gesundheit und Christentum, im »*Ideal der Seelengesundheit*« vor. Denn es wäre doch

> *gewiß von großem Vortheil, in der Kunst des Lebens ein solches Ideal vor Augen zu haben … als Canon und Richtschnur der eigenen Lebensweise … es ist uns für alle Zeiten gegeben und steht in göttlicher Größe und Herrlichkeit vor uns da. Es ist das himmlische Bild des hohen Erlösers der Menschen … Gottessohn … Sein Wille war … stets nur der heilige Wille der Gottheit … Selbstverläugnung und Demuth … Das mußte eine ganz freie, eine ganz gesunde Seele seyn, die dieß konnte. Ja, frei und groß war diese Seele, wie keine … So war denn in ihm Geist und Herz und Wille einig: der Geist gehörte der Wahrheit an, das Herz der Liebe, der Wille der heiligen That. Wer kann noch zweifeln, daß wir hier ein Muster, ein Ideal der Seelengesundheit vor uns sehen?*[165]

So ist denn überhaupt kein Zweifel mehr möglich, »*die Seelengesundheitskunde hat keine andere Aufgabe, als dem Menschen zu zeigen, wie er zu Gott komme, und sich bei ihm erhalte.*« Das Hilfsmittel und therapeutische Ziel der

165. Heinroth 1823/24, II, S. 223–226; siehe auch Heinroth 1818, I, S. 16–22.

echten, ursprünglichen, vollständigen Seelengesundheitskunde ist … in den heiligen Schriften des alten und neuen Bundes enthalten, und die Summe ihrer Lehren ist: der Glaube und die Rechtschaffenheit; jener als die Basis, diese als das Prinzip des wahrhaft gesunden Seelenlebens. Beide Elemente, die zugleich die Universal-Heilmittel aller Seelenkrankheit sind.[166]

Bei aller religiösen Dogmatik und unter Außer-Acht-Lassung der undifferenzierten eindeutigen Schuldzuweisung beinhaltet Heinroths Begriff der »Freiheit« also im Grunde auch eine Komponente, die zum bewussten, eigenverantwortlichen Umgang des Menschen mit seiner psychischen Gesundheit aufruft. Er präsentiert demnach nichts Geringeres als eine sehr frühe prophylaktisch orientierte psychohygienische Konzeption, eine wissenschaftliche Seelengesundheitskunde.

Auch Schelling unterwarf den Menschen einem Dualismus zwischen Eigen- oder Partikularwillen und Universalwillen: Der Mensch habe sich dem Universalwillen unterzuordnen und auch seine »*wahre Freiheit ist im Einklang mit der heiligen Notwendigkeit … freiwillig* [zu] *bejahen, was notwendig ist.*« Auch er sieht in der Krankheit, »*welche … durch den Mißbrauch der Freiheit … das wahre Gegenbild des Bösen oder der Sünde ist*«[167], einen selbst verschuldeten Zustand. Eine Heilung davon wird gleichfalls erst durch die wiederhergestellte Beziehung zu Gott möglich. Man kann sich kaum Wielands schlüssigen und umsichtigen Erörterungen entziehen und schwerlich umhin sehr wohl auch eine Korrespondenz des Schelling'schen theosophischen Systems mit Heinroths theopsychiatrischem Konzept anzuerkennen; wie immer auch im Konkreten diese Gleichartigkeit sich gestaltet haben mag.[168] Heinroths Psychiatrie macht den Eindruck einer mit Hilfe der Schelling'schen Philosophie spezifizierten christlich-protestantischen Morallehre.

Schon Heinroths Zeitgenossen zeigten Widersprüche seiner Konzeption auf, so stellt denn Friedrich Groos (1768–1852) unter anderem die Frage, wie es denn sein könne, dass ein christlich-ethisch Denkender und Handelnder an einer Seelenstörung leide, sittlich Verwerfliche aber gesund blieben? Mögen sich auch die meisten seiner Zweifel theoretisch wegdefinieren oder -interpretieren lassen, bleibt hier doch gleich zu Beginn ein banaler und doch »*schlüpfriger Anfangspunkt*«[169].

Die Freiheit der Wahl »gut zu sein« wird im Konzept Heinroths mit Hilfe der »Vernunft« wahrgenommen. Die »*Klippe*« hin zum Status der Gesundheit kann nur mit Hilfe der »Vernunft« umschifft werden, sie ist »*der Schlüssel zu Himmel* [Gesundheit – H.S.] *und Hölle* [Krankheit – H.S.]

166. Beide Zitate Heinroth 1823/24, I, S. 46.
167. Schelling 1974, S. 110, 80. Ferner Wunderlich 1981, S. 54/55.
168. Wieland 1948, S. 3–5, der sich v. a. auf Schellings »Das Wesen der menschlichen Freiheit« (hier Ausgabe: Philosophische Bibliothek. Bd. 197. Leipzig: Meiner, 1925) bezieht. Es ist sicherlich zu simpel und kaum hinreichend daran zu erinnern, dass der mit Heinroth gleichaltrige Schelling während seines Leipziger Aufenthaltes gezielt an der Universität zwischen 1796 und 1798 seine naturwissenschaftlichen, mathematischen und nicht zuletzt auch medizinischen Studienkenntnisse vertiefte, und so persönliche Begegnungen der beiden nicht von vornherein als eine abwegige Spekulation von der Hand zu weisen sind. Außerdem erregte sein Werk »Ideen zu einer Philosophie der Natur«, das er 1797 der Öffentlichkeit vorlegte und aus dem erste Anstöße zu seiner Naturphilosophie hervorgingen, einiges Aufsehen.
169. Groos 1822, S. 72. Dem würde Heinroth (1823/24, I, S. 44) wohl entgegenhalten: »*Wie der Glaube den Himmel in sich schließt, so der Zweifel die Hölle … Der erste Zweifel ist der erste Schritt zur Verzweiflung.*« Auch Siebenthal 1949, S. 51 weist darauf hin, dass auch im Akt des Glaubens ein Sündigen möglich sei. Zu Heinroths Stellung unter den Psychiatern seiner Zeit siehe Schomerus 1965, S. 1–8; Gerlach 1965, S. 122–130; Schmogrow 1967, S. 30–63; Kesting 1987, S. 64–74; ferner Benzenhöfer 1998 sowie als kurze, aber beredte zeitgenössische Einschätzungen Kilian 1828, S. 137; Buschhorn 1831, S. 8.

im Menschen«, für die er im so betitelten Buch synonym den Begriff der *»moralischen Kraft«* verwendet.[170] Heinroths Vernunft-Begriff ist eine religiöse Überhöhung des von der Aufklärung entlehnten Vernunftgedankens, denn letztendlich besteht sein Ziel in der Harmonie bzw. Vereinigung mit Gott und der *»Anerkennung des Heiligen zugleich in uns selbst«*[171]. Materialistisch gedacht könnte die Vernunft als *»Organ für die Aufnahme des göttlichen Geistes«*[172] betrachtet werden, die davor feit, den eigennützigen irdischen – und somit vorwiegend materiellen – Einwirkungen zu verfallen.[173] Indes stellt die Vernunft die Krone, den *»Keim des höchsten Bewußtseins«*[174] dar, denn Heinroth glaubt an eine teleologische Entwicklung des Menschen, an eine *»Naturnothwendigkeit«*[175] hin zu seiner Bestimmung. Diese Entwicklung des Bewusstseins, die als Attribut oder Zustand der Seele anzusehen ist, sei die eigenverantwortliche Fortsetzung der von Gott unterbrochenen, der den Menschen vor der Vollendung entließ. So beschreibt er sie auch gleich am Beginn seines Lehrbuchs über die »Störungen des Seelenlebens«.[176] Das Bewusstsein, das Schomerus passend mit *»Orientierungsvermögen«*[177] gleichsetzt, kann sich dabei über drei Stufen entwickeln, denen drei Seelen-Bewusstseinsebenen entsprechen. Verblüffend einfach stellt Heinroth fest: *»Das Bewußtsein überhaupt ist das Wissen vom Seyn. Die Art des Seyns aber, wie die des Wissens, ist sehr verschieden«*[178]. Damit wird gleichzeitig ausgesagt, die jeweils erreichte Stufe entspricht nicht zwingend dem Lebensalter. Auf der niedrigsten Bewusstseinsebene, dem *»Weltbewußtseyn«*, dienen die Empfindungen, Gefühle und Triebe der Befriedigung von Genüssen und Lüsten, der Sinnesbefriedigung. Von dieser Ebene aus entwickelt sich das *»Selbstbewusstseyn«*.Hier wird sich der Mensch seiner selbst bewusst, er wird zum Individuum mit Hilfe des Verstandes. Die Seele eines psychisch Erkrankenden verweilt immer auf einer der beiden unteren, den von Gott entfernten Bewusstseinsstufen, da der »vernünftige«, Gott teilhaftig werdende Mensch ja eigentlich nicht erkranken könne. Von der zweiten Ebene, auf der sich die meisten Menschen befinden, erheben sich zur höchsten, zum *»Vernunftbewußtseyn«*, nur diejenigen, bei denen das *»Gewissen«* – die Instanz der Vernunft – einsetzt.

> *Gleich als ob wir uns vorher nur in einem Labyrinth herumgetrieben hätten, zeigt es uns, wie ein Compaß, die gerade und feste Richtung, die wir nehmen sollten, um Ruhe und Frieden für unsere Seelen zu haben und den Hafen des Glücks zu erreichen, nach welchem wir aus allen Kräften steuern.*[179]

Das Gewissen entsteht aus einem *»Ueber uns«*, welches den Gegenpol zum *»Ichsbewußtseyn«*[180] bildet, und weist letztendlich ebenfalls auf göttlichen Ursprung hin. Denn als die vollkommenste Realisierung der Vernunft wird das Christentum angesehen. Man geht nicht sehr fehl, wähnte

---

170. Heinroth 1829a.
171. Kroedel 1940, S. 9.
172. Gregor 1921, S. 74.
173. Siehe hierzu v. a. Heinroths die Frage der Materie abhandelnde Schrift 1828b.
174. Heinroth 1818, I, S. 7.
175. Heinroth 1818, I, S. 256.
176. Heinroth 1818, I, S. 3–16; ferner Heinroth 1831, S. 102–138.
177. Schomerus 1965, S. 37.
178. Heinroth 1818, I, S. 4.
179. Heinroth 1818, I, S. 9.
180. Beide Zitate Heinroth 1818, I, S. 13.

man das Gewissen einem ethischen Verhaltenskodex gleich, der sich maßgeblich aus dem Christentum ableitet und sich zu einem anderen Teil auf gesellschaftlich-sittlich verbriefte Normen des menschlichen Zusammenlebens stützt. Im Grunde fordert die Entwicklung des Bewusstseins und die Entstehung des vernünftigen Gewissens einerseits den weitgehenden Verzicht auf die Befriedigung irdischer Interessen und eine nicht geringe Aufgabe menschlicher Bedürfnisse und andererseits die Hingabe an eine Idee, die *»höher ist als unser Selbst und die Welt«*[181]. Erstere tragen nach Heinroth den Keim der psychischen Krankheit in sich, während die Letztgenannte zur allgemeinen seelischen Harmonie, zur Ausgeglichenheit, Erfüllung, kurz zur psychischen Gesundheit unabdingbar ist. Das Gewissen erfüllt die Funktion eines *»warnenden und strafenden Geistes«*[182], sollte dieser Verhaltenskodex überschritten werden. Gleiches ließe sich pauschal über die Funktion der Psychiatrie in diesem Heinroth'schen Konzept sagen. Doch ob darin sogar auch eine Einordnung mit *»sozialem Bezug«* in *»habsüchtige Geldbürger, selbstbewußte Bildungsbürger und der religiöse Vernunftbürger«* zu verstehen ist?[183]

Darin enthalten ist aber in jedem Fall ein unübersehbarer moralischer und religiöser Sinn, der den Zuständen psychische Gesundheit und psychische Krankheit per se unterlegt wird. So ist denn die Frage: Diente Heinroth die Religion als Begründung für die Psychiatrie oder stellte er die Psychiatrie in den Dienst der Religion? Vermutlich ist innerhalb seines gesamten Systems in letzter Konsequenz beides richtig.

Als *»Urheber der eigentlichen psychischen Medizin«* im deutschsprachigen Raum anerkennt Heinroth Johann Christian Reil, vor allem aufgrund seiner »Rhapsodieen über die Anwendung der psychischen Curmethode auf Geisteszerüttungen«, die er als *»eigentlichen Heerd seiner psychischen Medizin«* bezeichnet.[184] Wenngleich beide praktisch-therapeutisch weitgehend ähnlich dachten – und da liegen sie vollkommen im Mainstream der Psychiater der Zeit – zeigt Heinroths theoretisches Krankheitskonzept doch sehr viel mehr Eigenständiges. Im Übrigen auch, vergleicht man dieses mit Systemen der französischen oder englischen Psychiater.[185] Die psychische Krankheit mache sich nach Heinroth *»innerlich durch Uebelbefinden, äußerlich durch Beschränkung oder Hemmung der Lebensthätigkeit auf mannichfache Weise«* bemerkbar. Wobei er eine ausgeprägte Seelenstörung *»als gänzliche Stockung, reinen Stillstand, ja als ein inneres Streben der zur höchsten Entwickelung bestimmten Schöpferkraft nach dem Gegentheil, nach Selbstvernichtung«* begreife. Dabei trete *»gänzliche Gebundenheit, reine Freyheitslosigkeit, … bleibende Unfreyheit«* ein, *»auch das Vermögen zur Freyheit selbst«* gehe unter.

> *Das Welt- und Selbstbewusstseyn ist … mehr oder weniger getrübt, verworren, oder gar ausgelöscht, und das höhere Vernunftbewußtseyn … findet in diesen Zuständen keinen Platz mehr. Die Individuen demnach … existiren nicht mehr im Gebiete der Menschheit … sie folgen dem Drange innerer und äußerer Naturnothwendigkeit, und sind nicht sowohl Thiere, die ja von einem heilsamen Instinkt geleitet werden, als vielmehr Maschinen.*[186]

---

181. Heinroth 1818, I, S. 12.
182. Heinroth 1834a, S. 71.
183. So sieht es Fischer 1983, S. 624.
184. Heinroth 1818, I, S. 162, 158.
185. So auch Thom 1984, S. 24, der Reil sich sehr eng an ausländisches Schrifttum halten sieht, und Trenckmann 1988, S. 96.
186. Heinroth 1818, I, S. 23, 35/36.

Weiter unten, das Kapitel abschließend, definiert er den »Begriff der Störungen des Seelenlebens, oder der Seelenstörungen«:

> *Dauernde Unfreyheit oder Vernunftlosigkeit, selbstständig und für sich, sogar bey scheinbarer leiblicher Gesundheit, als Krankheit oder krankhafter Zustand bestehend, und das Gebiet der Gemüths-Geistes-und Willens-Krankheiten umfassend, macht den vollständigen Begriff der Seelenstörungen aus.*[187]

Alle weniger ausgeprägten, nicht länger anhaltenden oder sekundär andere Krankheiten begleitenden Erscheinungen schließt er als Kernbereich der Seelenstörungen aus.

Die gesamte zweite Abteilung des ersten Teils seines Lehrbuchs von 1818 dient zur Darstellung seines theoretischen Krankheitskonzeptes. Dabei handelt er nacheinander die »Elementarlehre« (Ätiologie, Pathogenese), die »Formenlehre« (Nosologie) und die »Wesenlehre« (*»Die sich mit dem Bösen als der eigentlichen Grundlage geistiger Störungen befaßt.«*[188]) ab. Die Nosologie folgt grundsätzlich der verbreiteten Dreiteilung in Exaltations-, Depressions- und Mischformen (*»Ordnungen«*) von William Cullen (1710–1790) und John Brown (1735–1788). Die drei Seelenvermögen Gemüt, Geist und Wille werden diesen zugeordnet. So erhält Heinroth neun Krankheits-*»Gattungen«*, die er wiederum in 36 *»Arten«* unterteilt.[189] Diese Arten bestimmt er nicht nur mit Hilfe sichtbarer Symptome – und er sagt, eine eben darauf beruhende Klassifikation, wie sie von Esquirol und vor allem Pinel vorgelegt worden wäre, würde *»einen beklagenswerthen Beitrag liefern«*[190] – sondern auch unter Berücksichtigung ätiologisch-pathogenetischer, diagnostischer sowie Verlaufs- und prognostischer Gesichtspunkte. Heinroths Klassifikation ist der Versuch, eine Übersicht über die vielen Krankheitsformen zu ersinnen, *»welche die Natur selbst begründet«*, die aber so verschieden sich ausprägen wie es die pathogenetischen Bedingungen sind.[191] Wollen wir dem Hymnus von Friedrich Groos glauben, lieferte sie trotz ihrer ausgeklügelten und auf seinen Personen-Begriff hinweisenden Komplexität für die praktische Arbeit sogar eine Orientierung.[192] Dabei gelang ihm

---

187. Heinroth 1818, I, S. 42.
188. Sänger 1963, S. 58.
189. Heinroth 1818, I, S. 27/28 (Zitat): Leidenschaft, Wahn und Laster als krankhafte Zustände des Gemüts, des Geistes und des Willens, die sich in der Regel vermischen. *»Der in Leidenschaft und Wahn Lebende huldigt nur dem guten Princip nicht (ist Gottlos), der im Laster Lebende huldigt dem Bösen (ein Kind des Satans) … Ein am Laster Kranker ist nahe am geistigen Tode.«* Siehe unbedingt zur Übersicht Heinroths eigene nosologische Tabelle in Heinroth 1818, I, zwischen den Seiten 370/371. Heinroth 1841–43, hier 1841/II »De formis amentiae«, bringt zuletzt Änderungen dieses Systems.
190. Heinroth 1827b, S. 545.
191. Heinroth 1818, I, S. 257/258 (Zitat S. 257); siehe auch Heinroth 1810, S. 116 zur Erfassung *»der Krankheiten wahres Wesen in der Natur«*. Unwillkürlich fühlt man sich an die Kraepelin'schen naturgegebenen Krankheitsentitäten erinnert.
192. Groos 1822, S. 85: *»Die Vortrefflichkeit dieses nosographischen Theils des Buches muss Rec. laut und freudig anerkennen, und er gesteht gerne, dass er … nachdem das herrliche Genie des Verf. Licht in die chaotische Nacht der sich tausendfach verschieden darbietenden psychischen Krankheitserscheinungen erschaffen und dieselben unter die Regeln des Systems geordnet hat, – lieber in seinem eigenen schweren Beruf forthin arbeiten wird als bisher geschehen ist und geschehen konnte. Sey auch das neue System mit seinen Ordnungen, Geschlechtern und Arten nicht durchaus das System der Natur selbst, und zum Theil mehr nur subjectiv im Kopfe des Erfinders als objectiv in der kranken Natur selbst gegründet; es schafft doch ein gewisses Licht der Ordnung im Kopfe des psychischen Arztes.«* Trenckmann 1977, S. 124/125 meint, Heinroths Nosologie wurde von der sächsischen Anstaltspsychiatrie übernommen, so auch von Eduard Wilhelm Güntz (1800–1880), der 1836 im heute zu Leipzig gehörenden Möckern eine bekannte Privat-Irrenanstalt begründete (S. 116).

die Darstellung einzelner Krankheitsbilder offensichtlich sogar so bemerkenswert, dass nachfolgende und sogar noch heutige Psychiater sich gelegentlich ausnehmend lobend darüber äußern. Besonders die Passage über die Paranoia (Wahnsinn mit Verrücktheit – ecstasis paranoica).[193] Tatsächlich goss er die vielfältigen Naturerscheinungen in vorher ausgehöhlte Formen. Er selbst nennt sie *»Krankheitsgemählde«*.[194] Der zweite Schritt scheint dann darin bestanden zu haben, Bestätigungen seiner Annahmen anhand von Krankenbeoachtungen aufzufinden.[195] Aus der Klassifikation ergibt sich von selbst, dem Theorem der Einheitspsychose hing Heinroth nicht an.

Ohne im Einzelnen an dieser Stelle auf die vermeintlichen[196] Lager der »Psychiker« und »Somatiker« eingehen zu wollen und auf deren Auseinandersetzungen, sei nur am Rande erwähnt, dass Heinroth sehr wohl auch somatisch bedingte Krankheitsbilder kannte und sie von vornherein von den endogenen abtrennte. Nur fasste er diese Arten von Störungen nicht im engeren Sinne als Geisteskrankheiten auf, sondern Fieber mit Delirien und fieberhafte Krankheiten überhaupt, Nachtwandeln, alle Hirn- und Nervenkrankheiten, Phrenitis, Paraphrenitis, Hundswut, Katalepsie, Apoplexie, soporöse Zustände, Krankheiten der Sinne (namentlich Halluzinationen), Epilepsie, Veitstanz, *»Kriebelkrankheit«*, Alb, Hypochondrie, Hysterie, die Schwächen des Gedächtnisses, der Einbildungskraft, des Verstandes, der Urteilskraft, den Hang zur Zerstreuung und Vertiefung, die Flatterhaftigkeit sowie die Unbesonnenheit galten ihm entweder nur als an eigentlich somatische Krankheiten gebundene oder als nicht lange andauernde, demnach die Freiheit nicht völlig aufhebende Zustände.[197] Deswegen geht er z. B. in seinem großen Lehrbuch auf sie nicht wirklich näher ein, was aus heutiger Sicht natürlich ein Versäumnis ist.

193. Siehe hierzu Möbius 1898, S. 5/6 (zur Formenlehre S. 4–7) und Pauleikhoff 1983, S. 102, der über die von Heinroth beschriebenen Unter- und Spielarten des Wahnsinns meint, diese Einteilung sei im Vergleich zur späteren von Kraepelin differenzierter. In seinen Betrachtungen über die Melancholie stellt Heinroth klar, dass es sich hier um eine Erkrankung des Gemüts und nicht des Verstandes im Sinne einer fixen Idee handelt (Pauleikhoff 1983, S. 103). Siehe zur Melancholie bei Heinroth v. a. Schmidt-Degenhard 1985, der auch meint (S. 17), der Leipziger Professor beschrieb noch vor Jean-Pierre Falret (1794–1870) mit seiner Melancholie mit Narrheit eindeutig das manisch-depressive Irresein (Folie circulaire) als einheitliche Krankheitsform. Über die Formenlehre bzw. einzelne Krankheitsbilder siehe weiter v. a. Wunderlich 1981, S. 41–48; ferner Kesting 1987, S. 40–44.

194. Heinroth 1818, I, S. 250. Siehe den heute völlig üblichen Begriff des »Krankheitsbildes«!

195. So auch schon Groos 1822, S. 87. Roback 1970, S. 220: Heinroth *»zieht scharfsinnige Schlüsse aus seinen klinischen Beobachtungen«*.

196. Mehrere Interpretatoren – und seit der jüngeren Vergangenheit fast einhellig – wenden sich ohnedies von dieser klassischen Trennung ab (so u. a. ganz oder gemeinsame Aspekte betonend: Kirchhoff 1912, S. 41; Boss 1937, S. 371; Bodamer 1953, S. 517; Spoerri 1955, S. 251; Schomerus 1965, S. 78–94; Trenckmann 1977, S. 124; Trenckmann/Ortmann 1980, v. a. S. 335; Längle 1982, S. 43; Thom 1984, S. 25; Ackerknecht 1985, S. 61; Hilken/Lewandowski 1988, S. 21; Schott 1990, S. 21; Cauwenbergh 1991, S. 374, 382; Benzenhöfer 1998, S. 9; Roelcke 2000, S. 218/219; Steinberg 2001, S. 23), was Sinn macht, sieht man die sich ohnehin nicht grundsätzlich unterscheidenden Behandlungsmethoden. Auch konnten mit Hilfe dieses Modells die individuellen Ideensysteme einzelner Psychiater nicht entsprechend berücksichtigt werden (Buschhorn 1831, S. 7 spricht von einer eigenen *»Heinrothschen Schule«*), was jedoch in der Forschung gefordert wurde (Wunderlich 1981, S. 15) und nun endlich in den Vordergrund tritt. Den Gegensatz noch betonend: Kornfeld 1905, S. 675, 681; Kraepelin 1918, S. 26; Birnbaum 1928, S. 26; Schmogrow 1967, S. 7; Dörner 1975, S. 273. Zur Diskussion über den gesamtheitlichen Epochenbegriff »romantische« Psychiatrie siehe u. a.: Wunderlich 1981, S. 15; Trenckmann 1988, S. 65–120; Benzenhöfer 1993 und 1998, S. 8 .

197. Heinroth 1818, I, S. 40–42. Damit schieden aus seiner Betrachtung u. a. auch aus: durch Frauen- und Wochenbettkrankheiten, Drüsenaffektionen oder Suchtkrankheiten verursachte psychische Störungen.

1.4 Die Ätiologie als Sündentheorie

Wie Heinroth selbst sagt, ist seine Elementarlehre, also seine Auslegung von der Ätiologie psychischer Störungen, »*aus der Reflexion erzeugt*«[198]. Er meint damit, sie ist Produkt einer rein theoretischen Denkübung. In diesem Umstand, dass sie eben völlig fernliegend jeglicher objektiver und sich in der Praxis präsentierender Zusammenhänge erdacht worden ist, liegt die Crux dieser Elementarlehre und macht sie zum angreifbarsten Punkt des gesamten Heinroth'schen Lehrgebäudes.[199]

Eine erste zentrale Aussage ist, der psychisch Kranke trage an seinem Zustand selbst Schuld, da dieser religiös gesehen auf Sünde beruhe.[200] Diese Ansicht war nicht neu[201], auch in ihrer Zeit nicht einzigartig[202] und wurde danach noch oft wiederholt, wobei es sich bald einbürgerte, in Verbindung mit ihr auf Heinroth zu verweisen. Dass die deutsche Psychiatrie vor und während des Nationalsozialismus ebenfalls unter Bezugnahme auf die Theorie von der eigenen Schuld ihre Patienten stigmatisierte, von der Gesellschaft entsolidarisierte und ihre Verbrechen gegenüber der »gesunden« Bevölkerung hoffähig zu machen trachtete, ist ein Fakt. Heinroth jedoch an den Beginn dieser Traditionslinie zu stellen, weil er die Schuld- und Sündentheorie – Theodor Kirchhoff benutzt mit Vorliebe den Begriff »*Teufelstheorie*«[203] und stützt seine vernichtende Polemik auf Johannes Baptist Friedreich (1796–1862) – wieder aus der »*Versenkung*« geholt habe[204], ist erstens in dieser Personalisierung nur auf Heinroth falsch und zweitens sehr weit hergeholt, durchaus auch im zeitlichen Sinne.

---

198. Heinroth 1818, I, S. 247.
199. Möbius 1898, S. 14 und Schmogrow 1967, S. 15 sprechen von der »*schwachen Seite*« bzw. dem »*schwächsten Punkt*«.
200. Diese Lesart ist in der Forschung Allgemeingut, siehe z. B. Kraepelin 1918, S. 21 der hier über 5 1/2 Seiten Zitate aus Heinroths Werken einschaltet, die neben »*allerlei Künsteleien*« Heinroths auch einen tieferen Einblick in die »*freiwillige Hingabe an das Böse*« vermitteln sollen; Gregor 1921, S. 71; Leibbrand/Wettley 1961, S. 494; Gerlach 1965, S. 100, 103; Schmogrow 1967, S. 15, 19; Angst 1975, S. 49; Trenckmann 1977, S. 127; Lidl 1981, S. 27; Längle 1982, S. 14; Ackerknecht 1985, S. 60; Kesting 1987, S. 32; Steinberg 2001, S. 22.
201. Kraepelin 1918, S. 34: »*ein uralter, ein Gnosis-Gedanke!*«; Siebenthal 1949, S. 3: schon in ältester Zeit im indischen, hebräischen und christlich-abendländischen Kulturkreis verbreitet, S. 48–55 zur Krankheit als Folge von Sünde im Neuen und Alten Testament. Immanuel Kant: »*Unaufgeklärtheit ist aber schließlich auch beim Irren 'selbstverschuldet' und kommt aus 'Faulheit und Feigheit'.*« (z. n. Schrenk 1971, S. 1982).
202. Siehe z. B. über eigene Schuld des Kranken bei Carl Wilhelm Ideler (1795–1860): Wieland 1948, S. 19–26; nachfolgend überall im Besonderen in Verbindung mit der Sündentheorie bei Schelling: Wieland 1948, S. 3–5; Siebenthal 1949, S. 76; bei Karl Joseph Hieronymus Windischmann (1775–1839): Leibbrand 1937, S. 103; Siebenthal 1949, S. 76–104; Schmogrow 1967, S. 6; bei Johann Nepomuk Ringseis (1785–1880): Leibbrand 1937, S. 103–107; Siebenthal 1949, S. 76–104; bei Karl August von Eschenmayer (1768–1852): Leibbrand 1937, S. 103; allgemein bei den »Somatikern«: Wieland 1948, S. S. 27–29 und diese Idee allgemein in der »romantischen« Medizin: Siebenthal 1949, S. 76–104, der den hier genannten Namen noch weitere hinzufügt und dabei auch Joseph von Görres (1776–1848) aufzählt (S. 76, 79) und feststellt: »*Es gibt keine Epoche, in der diese Behauptung mit solcher Unbedingtheit verkündet wurde, vor allem ist noch nie von so vielen namhaften Ärzten diese Idee – mit Abweichungen – vertreten worden.*« (S. 77). Siehe Längle 1982, S. 80–85 zur mit der Eigenschuld verbundenen und daher vom Kranken empfundenen eigenen Schandhaftigkeit sowie vom Umgang des Psychiaters eben damit. Heinroth 1834, S. 116 bezeichnete Seelenkrankheiten aller Art als »*das höchste Unglück, was über den Menschen hereinbrechen kann*« und seine Haltung als Arzt ist eher geprägt von Verständnislosigkeit über die vermeintlich mangelhafte Vorbeugung, aber schließlich auch von Mitleid, Mildtätigkeit und vom aus seinem beruflichen Ethos abgeleiteten Pflichtgefühl das Leid zu bekämpfen. Ferner Trenckmann/Ortmann 1980, S. 336.
203. Kirchhoff 1890, S. 83/84.

Als besonders verhängnisvoll erwies es sich, dass Heinroth jedem Menschen dank seiner Freiheit sozusagen eine persönliche, »*freiwillige*«[205] Entscheidung unterstellte, ob er psychisch gesund oder krank sein wolle, ob sein Gewissen sich für Gott oder für sich selbst entscheide:

> *Jeder weiß recht gut, was er soll und darf, oder nicht; und er hat an dem Willen eine unüberwindliche, so wie an der Intelligenz (Vernunft) eine unbestechliche Kraft, wenn er beide nur brauchen will.*[206]
> *Der Mensch ist ... der Gottheit geweiht, so wie er die Welt betritt; und das Bewußtseyn, die Vernunft, will ihn zur Gottheit führen. Daß dies so selten geschieht, ist seine Schuld; und aus der Schuld entspringen alle seine Uebel, auch die Störungen des Seelenlebens.*[207]

Interessanterweise macht der Arzt Heinroth jedoch einen Unterschied dahingehend, dass »*der Leib stets ohne seine Schuld*«, »*die Seele nie ohne ihre Schuld*« erkranke, weil ersterer »*nur bewußtloses und dienendes Werkzeug der Seele*«[208] sei. Um die hier unterliegende Logik verständlich zu machen, muss kurz auf sein Leib-Seele-Verständnis eingegangen werden. Heinroth sieht von ihrer Konstitution her zwischen Leib und Seele entgegen der ansonsten verbreiteten Grundannahme[209] der »romantischen« Psychiatrie nicht eine Wechselwirkung in bloßer Form einer gegenseitigen Beeinflussung. Diese sieht er auch als gegeben[210], vielmehr kommt es jedoch darauf an, dass er Leib und Seele als jeweils Unselbstständiges eines Wesensgleichen, als »*Eine individuelle Kraft*«[211] – man muss entsprechend seines »Personen-Begriffes« förmlich sagen einer Person[212] – annimmt, dass er den Leib als materiellen »*Träger, den Erhalter*«[213] oder das »*Organ*«[214] der immateriellen Seele definiert. »*Die Seele hat das Vermögen, den Beruf: sich selbst zu bestimmen. Selbstbestimmung ist die ihr eingeborene Thätigkeit, ihr Charakter, ihr Wesen*«, sie will sich »*gestalten zum selbstständigen Vernunftwesen*«[215]. Was vor allem den Begriff der »Freiheit«, also

204. So im Zusammenhang sich bei Schmogrow 1967, S. 13 ergebend. Übrigens lehnt er sich mit der mystischen Bezeichnung »*Gespenst*« für Heinroths These auch begrifflich sehr an Friedreich (u. a. 1836, S. 24) und Kirchhoff an. Auch Kötscher 1912, S. 19 lässt es in Verbindung mit Heinroth »*spuken*«. Pauleikhoff 1983, S. 106 hat völlig Recht: »*Nachhaltiger als anderen Autoren sind Heinroth einige Fehlleistungen und Einseitigkeiten, die nicht nur bei ihm anzutreffen sind, angelastet worden.*«
205. Siehe z. B. Heinroth 1830a, S. 529: »*Jede Übertretung ihres* [der Seele] *Lebensgesetzes ist eine freiwillige.*«
206. Heinroth 1831, S. 432.
207. Heinroth 1818, I, S. 179.
208. Alle drei Zitate Heinroth 1830a, S. 529. Das Primat der Seele über den Leib (so auch Heinroth 1827a, S. 274–284) könne sich aber unter krankhaften Zuständen umkehren (ebenda, S. 285–302).
209. Trenckmann/Ortmann 1980, S. 333; Lidl 1981, S. 21.
210. Heinroth 1823/24, I, S. 90: »*Die Lebendigkeit des Gemüths, des Denkvermögens und des Willens, ja des Bewußtseyns selbst hängt von dem Maße der Lebenskraft ab, welche durch die organischen Apparate aus der Quelle der allgemeinen Natur geschöpft, umgewandelt und den höchsten Lebensorganen zugeführt wird. Je kräftiger der Herzschlag, je erregbarer das Hirn, desto lebendiger Gefühl und Gedanke, desto energischer die Thatkraft, der Wille, desto heller das Bewußtseyn.*« Siehe auch Heinroth 1827a, S. 271.
211. Heinroth 1827a, S. 271.
212. Heinroth 1818, I, S. 175 spricht in diesem Zusammenhang auch von einem ganzen Menschen, aus teils leiblichem, teils geistigem Ich; an anderer Stelle (S. 4/5) vom Menschen als »*Individuum*«, das sich aus Leib und Seele zusammensetze.
213. Heinroth 1823/24, I, S. 89.
214. Heinroth 1818, I, S. 140.
215. Heinroth 1818, I, S. 174, 175.

eine christlich-moralische Bestimmung meint. Dadurch ist die Seele es nun, die dem Vitalismus des Georg Ernst von Stahl (1660–1734) entsprechend letzte Ursache des Lebens ist, über den Leib ein Primat ausübt und die *»als fühlendes, für Luft und Schmerz empfängliches Wesen … sich nach Befriedigung der ihm eingeborenen Bedürfnisse sehnt«*[216]. Gemüt, Geist und Wille[217] sind ihr als Vermögen dafür gegeben sowie *»bewußtlos gehorchend den Gesetzen der bildenden Schöpferkraft«* der Leib, mit dessen Hilfe sie in der Welt aktiv wird und durch den sie *»für Reize empfänglich und der Reaction auf dieselben fähig wird.«*[218] Zwar ist die Seele *»erregbar durch Reize, aber nicht nothwendig bestimmbar durch sie«*[219]. Sie hat eben im Prinzip die Freiheit der Wahl, sie entscheidet über die Wirkung der Reize auf sie, selbst schädigender, störender. Und eben so erscheint es logisch, dass Heinroth alle Seelenstörungen – man beachte die sorgfältige Wahl genau dieses Begriffes! – als von der Seele ihren Ausgang nehmend betrachtet:

> *so ist es doch bey weitem in den meisten Fällen nicht der Leib, sondern die Seele selbst, von welcher unmittelbar und zunächst, ja ausschließlich die Seelenstörungen hervorgebracht und durch diese erst mittelbar die leiblichen Organe affizirt werden.*[220]
> *Es würde vielleicht bey genauer Aufmerksamkeit auf das vergangene Leben der Kranken, vor ihrer gänzlichen psychischen Zerrüttung, sich finden, daß in diesem Leben selbst und seiner falschen Führung, in Unmäßigkeit und Ausschweifungen aller Art, der Schlüssel zur organischen Ausartung des Hirn- und Gefäßlebens liege, und daß nicht sowohl beyde einander wechselseitig bestimmende Polaritäten die Seele krank machen, als vielmehr, daß die von der Norm abgewichene Seele auch das organische Leben umstimme, demnach, daß dasjenige dennoch zuletzt blos Wirkung sey, was man allgemein als Ursache anzunehmen so sehr geneigt ist.*[221]

So steht Heinroth den Kollegen verständnislos gegenüber, die die Ätiologie der Seelenstörungen

> *lediglich auf den armen Leib … schieben, den man nun, nach seinem Ableben, zerwühlt, um die Ursachen der krankhaften psychischen Zustände herauszufinden … man hätte sich herumwenden und statt des todten Leibes den lebendigen Menschen ins Auge fassen müssen.*[222]

Seine weiteren Gedankengänge legen nahe, dass er fernerhin der Überzeugung war, jede seelische Krankheit sei im Stande auch den Leib krank zu machen. Sozusagen wirke dann die gereizte Seele auf den ursprünglichen Reizempfänger, den Leib, zurück. In diesen Fällen könnten dann durch die Beobachtung des Kranken Rückschlüsse auf seine Störung gezogen werden. Als Mittler zwischen den Teilen Leib und Seele wären das Blut und das Nervensystem tätig. Andererseits könnten sich zwar auch Leibeskrankheiten generell auf die Befindlichkeit der Seele auswirken, Seelenstö-

---

216. Heinroth 1818, I, S. 6.
217. Bereits Johannes Nikolaus Tetens (zumeist angegeben 1736–1807) unterschied die drei Seelenvermögen des Emotionalen (Gemüt), Kognitiven (Geist) und Motivationalen (Wille), worauf Kant sich bezog.
218. Heinroth 1818, I, S. 175, 174/175. Man beachte dass im letzten Fakt die somatische Therapie ihre Begründung findet.
219. Heinroth 1818, I, S. 174.
220. Heinroth 1818, I, S. 40.
221. Heinroth 1818, I, S. 140.
222. Heinroth 1825a, S. 4. Das Zitat geht interessanterweise weiter mit: *»Der Mensch ist keine Maschine, kein Automat, ja nicht einmal ein Naturproduct.«*

rungen könnten sie aber nicht entfachen.[223] Ganz besonders an dieser Stelle seines Konzepts wird offenbar, dass Heinroth tatsächlich Zusammenhänge sah, die als psychosomatische aufgefasst werden können, will man darunter leib-seelische Verknüpfungen mit gegenseitigen Folgeerscheinungen verstehen. Den Begriff »psychosomatisch« benutzte Heinroth auch selbst, soweit zu sehen, einmal. Er ist ihm *»gewissermaßen unterschlüpft«*[224]. Dennoch verwandt er ihn in seinem berühmtesten Lehrbuch durchaus gezielt als er meinte: *»Gewöhnlich sind die Quellen der Schlaflosigkeit psychisch-somatisch, doch kann auch jede Lebenssphäre für sich allein den vollständigen Grund derselben enthalten«*[225] (■ **Abb. 1.6**). Wegen dieser Aussage gilt er für einen Teil der Medizinhistoriker als Schöpfer der Psychosomatik[226], andere würdigen sein Konzept als einen mit ihr in Beziehung stehenden Entwurf, nehmen aber philosophische Einschränkungen vor[227]. Es wäre bei der Erörterung dieses Komplexes angebracht zu erwägen, ob man Heinroth das Verdienst zurechnen sollte, den Grundgedanken der »Ganzheitsmedizin« eingebracht zu haben. Denn mag sich die Bedeutung des Terminus »Psychosomatik« bis heute wohl gewandelt haben, ist doch sein ganzheitlicher Blick auf den kranken Menschen und sein Leiden – der von seiner Vorstellung von der Person und der Wesenseinheit von Leib und Seele herrührt – auch und vielleicht sogar eher das eigentlich von Heinroth unter »psycho-somatisch« Verstandene. Zumindest an der hier zitierten Stelle. Will man denn also Heinroth in die Tradition einer aktuellen psychiatrischen Richtung stellen, so korrespondiert sein Sozialisationsbiografisches, Psychologisches und auch das Somatische mit umfassende Konzept zu einem Gutteil mit der modernen ganzheitlichen oder anthropologischen Psychiatrie. Eine solche Parallele zu ziehen ist denn aber auch nichts Neues und wurde in der Psychiatriegeschichtsforschung schon diskutiert.[228] Bodo Schmogrow entglitt in seiner

---

223. Siehe so z. B. Heinroth 1818, I, S. 181–195, 204–206, 374; 1834, S. 65; ferner Kraepelin 1918, S. 25; Schmogrow 1967, S. 18. Man beachte hier unbedingt nochmals, dass Heinroth als Seelenstörungen nur die endogenen Psychosen betrachtet wissen wollte (so u. a. auch Marx 1990/91, S. 371)! Dem Leib-Seele-Zusammenhang bei Heinroth hat Gerlach (1965) eine ganze Arbeit gewidmet.
224. Hahn 1976, S. 940.
225. Heinroth 1818, II, S. 49.
226. Glatzel 1978, S. 49; Fahrenberg 1979, S. 95; Trenckmann 1977, S. 125 und 1982, S. 117; Eckhardt 1985, S. 501; Marx 1990/91, S. 375.
227. Fischer 1983, S. 625/626 und 1984a, S. 433; Kesting 1987, S. 86. Schmogrow 1967, S. 67 ist vor dem Hintergrund der Idealismus-Materialismus-Debatte sogar der Ansicht, mit dem Begriff »Psychosomatik« habe Heinroth der Medizin ein *»Danaergeschenk«* überreicht, weil das Psychische wieder den Vorrang vor dem Physischen erhalte, und *»bei Uneingeweihten wird noch dazu der Eindruck erweckt, als handele es sich um ein neues, besonderes Fachgebiet in der Medizin.«* Siehe Bräutigam/Christian/v. Rad 1992, v. a. S. 6, 10: Der englische Dichter Samuel Taylor Coleridge (1722–1834) benutzte den Begriff *»Psycho-Somatic Ology (or science)«* um 1811 in einem *»modernen Sinne«*. In der »romantischen« Medizin sei der Begriff »psychosomatisch« in der öffentlichen Sprache auf gekommen, erstmals 1818 bei Heinroth. *»Es wurden viele körperliche Krankheiten psychogenetisch interpretiert, allerdings unter ethischen Aspekten.«* Heinroth als Urheber des bloßen Begriffes »psychosomatisch« anzusehen, stellt Konsens in der Forschung dar (siehe außer den Genannten u. a. noch Margetts 1950; Schomerus 1965, S. 91; Bauersfeld 1976, S. 92; Hahn 1976, S. 940 mit weiteren Belegen; Trenckmann/Ortmann 1980, S. 336; Noch 1984, S. 124; Ackerknecht 1985, S. 60; Trenckmann 1988, S. 87; Hawkins 1991, S. 246; Shorter 1992, S. 234; Peters 1999, S. 241), als Begründer des psychosomatischen Gedankens könnten aber genauso mit Berechtigung angesehen werden Friedrich Schiller (1759–1805) aufgrund seiner 1779 vorgelegten, aber vom Landesherrn abgelehnten medizinischen Dissertation »Philosophie der Physiologie« oder Ernst von Feuchtersleben (1806–1849) mit seinem »Lehrbuch der ärztlichen Seelenkunde« (Wien: Gerold, 1845).
228. Spoerri 1955, S. 243, 249; Alexander/Selesnick 1969, S. 187; Trenckmann/Ortmann 1980, S. 336; Fischer 1984a, S. 433; Kesting 1987, S. 73; Benzenhöfer 1993, S. 173 und 1998, S. 11; H. S. 1998.

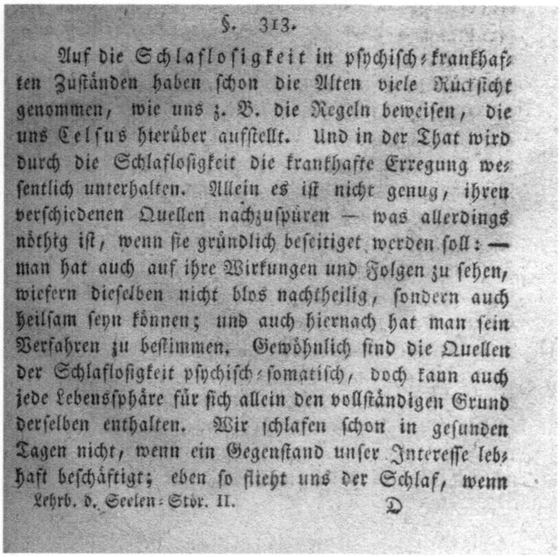

§. 313.

Auf die Schlaflosigkeit in psychisch-krankhaften Zuständen haben schon die Alten viele Rücksicht genommen, wie uns z. B. die Regeln beweisen, die uns Celsus hierüber aufstellt. Und in der That wird durch die Schlaflosigkeit die krankhafte Erregung wesentlich unterhalten. Allein es ist nicht genug, ihren verschiedenen Quellen nachzuspüren – was allerdings nöthig ist, wenn sie gründlich beseitiget werden soll: — man hat auch auf ihre Wirkungen und Folgen zu sehen, wiefern dieselben nicht blos nachtheilig, sondern auch heilsam seyn können; und auch hiernach hat man sein Verfahren zu bestimmen. Gewöhnlich sind die Quellen der Schlaflosigkeit psychisch-somatisch, doch kann auch jede Lebenssphäre für sich allein den vollständigen Grund derselben enthalten. Wir schlafen schon in gesunden Tagen nicht, wenn ein Gegenstand unser Interesse lebhaft beschäftigt; eben so flieht uns der Schlaf, wenn

Lehrb. d. Seelen-Stör. II. D

Abb. 1.6. Lehrbuch der Störungen des Seelenlebens oder der Seelenstörungen und ihrer Behandlung. Zweyter oder praktischer Theil. (Heinroth 1818; Ausschnitt von Seite 49)

1967 in Leipzig vorgelegten Dissertationsschrift dabei sogar so weit, dass er die »*Notwendigkeit*« betonte, darauf hinzuweisen, dass »*insbesondere in den Ländern der westlichen Hemisphäre*« Heinroths »*reaktionäre Richtung … leider in der angeblich ‘neuen und höheren Ganzheitsmedizin’ mit dem Prototyp Viktor von Weizsäcker und seinen Schülern eine traurige Wiederauferstehung gefeiert*« habe.[229] Doch von diesem ideologischen Unfug abgesehen neigt die historische Forschung wohl des Öfteren ein bisschen sehr dazu, mit einem leicht belehrenden Lächeln geistreichen Köpfen die Urheberschaft für innovative Ideen mit Verweis auf zeitlich früher liegende Analogien abzusprechen. So ist es fast schon Allgemeingut geworden, Heinroths Theorem der drei menschlichen Bewusstseinsstufen als Vorläufer des psychoanalytischen Persönlichkeitsmodells, des Freudschen Systems des Seelenlebens, zu interpretieren.[230] Auch der Inhalt und die Funktion der Kontrollinstanz »Gewissen«, das ja aus dem »*Über uns*« hervorginge und das Sigmund Freud (1856–1939) später »Über-Ich« benannte, tritt bei Heinroth in Gegensatz zum »*Ichsbewußtseyn*«[231], dem Freudschen »Es«. Die Sorge um die Lösung des sich daraus ergebenden seelischen Konfliktes bestimmt das therapeutische Bemühen. Ohne Zweifel besteht auch eine Gemeinsamkeit darin, die psychische Störung als auf früheres Erleben beruhend zu betrachten. Doch niemand ging bisher in der Nachzeichnung der Analogien weiter hinaus als über diese Vorbegriffe. So bleiben denn auch hier mehr Fragen als Antworten.

Vermutlich waren es die auf hirnorganischer Grundlage arbeitenden Nervenärzte des 19. und frühen 20. Jahrhunderts, die die feste Assoziation Heinroths mit der Sündentheorie beförderten und verbreiteten. War doch so der alternative – personalistische, psychosomatische, psychodynamische, psychologische, psychosoziale, theopsychiatrische oder wie immer man ihn nennen will

229. Schmogrow 1967, S. 10, 13.

230. So u. a. Wyrsch 1956, S. 530; Garrison 1960, S. 543; Schomerus 1965, S. 6/7; Gerlach 1965, S. 109, 118; Schmogrow 1967, S. 65; Alexander/Selesnick 1969, S. 187/188, 191/192; Noch 1984, S. 94/95, 124–126; Hoff 1999, S. 10, 17; Trenckmann 1977, S. 123–126 und 1982, S. 116/117 und 2001, S. 453; Fischer 1983, S. 624 und 1984a, S. 433; Steinberg 2001. Dagegen Shorter 1999, S. 57/58.

231. Beide Zitate Heinroth 1818, I, S. 13.

– Ansatz des Leipziger Professors nachhaltig diskreditierbar. Und damit hatte man im Grunde bis heute Erfolg: Kommen Arbeiten jüngeren Datums auf die Sündentheorie oder Heinroth zu sprechen, konstatieren oder repetieren sie nach wie vor diese fortdauernde automatische Bezugnahme.[232] Wobei man zugeben muss, in ihrem Kern kann sie kaum falsch sein, wenngleich ihr Charakter einmal deutlich als polemischer entlarvt gehört. Und zu einem nicht geringen Teil sollte sie wohl außerdem dazu dienen, die eigenen Erklärungsnöte zu kaschieren. Liest man in dem umfangreichen Werk nicht nur hier und da und unter dem festen Vorsatz Zitate, die den Beweis für vorher fest gefasste Meinungen liefern sollen, aufzuspicken, sondern versucht sich vom Autor in seine in vielen Schriften vor uns ausgebreitete Gedankenwelt gründlich einführen zu lassen, ist es doch unmöglich zu übersehen und wegzuinterpretieren, dass Heinroth hinter allen wissenschaftlich bleibenden Ungewissheiten auch einen göttlichen Willen vermutet und so auch, dass er unter der Ebene der Krankheit immer eine erklärende religiöse Grundlage mitdenkt, dass eben der Begriff der »Sünde« im Zusammenhang mit der psychischen Krankheit steht. Ja, sogar die Art und Ausprägung der Krankheit und damit die Chance auf eine Heilung ergäbe sich aus der Schwere des sündhaften Vergehens. So verfalle man dem

> *tollen Wahnwitz (ecnoia maniaca), eine schreckliche Erscheinung, fast die fürchterlichste, welche das Gebiet der Seelenstörungen aufzuweisen hat … nur durch die schrecklichste Gesunkenheit, nach den gröbsten Ausschweifungen, den größten Lastern und Verbrechen … Auch ist aus dieser Hölle keine Erlösung, sie müßte denn durch ein Wunder geschehen.*[233]

Bürger-Prinz' Resümee, Heinroth führe letztendlich alle menschlichen Fragen auf eine religiöse Problematik zurück und er kenne keine andere Methode und keine andere Basis zur Erkenntnisgewinnung über den Menschen[234], erscheint somit sinnfällig und begründbar.

Siebenthal ging dem Motiv der Krankheit als Folge von Sünde im Neuen und Alten Testament nach. Er kommt – vor allem aufgrund Johannes 5, 14 und 9, 2/3 – zu dem Schluss, Christus kenne zwar diese Kausalität, jedoch bestünde für ihn darin kein gesetzmäßiger Zusammenhang[235], »*weil der Mensch durch Christi Erlösung die Freiheit der Entscheidung hat.*« Auch bei den Synoptikern, die sich im theologischen Gedankengang deutlich vom Johannesevangelium unterscheiden, würde klar, Krankheit könne, müsse aber nicht eine Folge von Sünde sein, es komme gewissermaßen auf den Einzelfall an. Erst recht im Neuen Testament sieht Siebenthal keine zwingende Kausalität: Vielmehr kann das Gebet dem Kranken zum Heile sein und der Herr wird ihn aufrichten. Habe er gesündigt, werde ihm vergeben (Jac. 5, 15).[236] Aus diesen Worten liest Siebenthal ärztliche und christliche Milde und vielleicht kommt er mit seiner Interpretation der persönlichen Bibelauslegung des Leipziger Psychiaters nahe.

---

232. Siehe u. a. Spoerri 1955, S. 248/249; Leibbrand 1956, S. 222; Schomerus 1965, S. 79; Hahn 1976, S. 940; Cauwenbergh 1991, S. 379.
233. Heinroth 1818, I, S. 301/302.
234. Bürger-Prinz 1932, S. 1. Eine i. e. S. religiöse Deutung des Sündenbegriffs auch bei Möbius 1898, S. 14/15; Wieland 1948, S. 16; Spoerri 1955, S. 249; Sänger 1963, S. 8; Roback 1970, S. 218, der darin sogar positiv konnotiert einen »*kühnen Schritt*« sieht; Hilken/Lewandowski 1988, S. 12; Benzenhöfer 1993, S. 81; Shorter 1999, S. 57; Roelcke 2000, S. 219.
235. Nach Wieland 1948, S. 1, der auch auf Joh. 9, 2 eingeht, wandte sich Christus gegen eine Kausalität.
236. Alles Siebenthal 1949, S. 48–55.

Es sei nur angedeutet, dass sich der Komplex um eine theologische Kausalität Sünde–Krankheit noch um eine weitere Dimension erweitern ließe: In der Forschung wurde wiederholt diskutiert, Heinroth könne die Krankheit als Folge einer allgemein in der Menschheit vorhandenen Schuld, der Erbsünde, angesehen haben.[237] Wie immer bei einem so breiten Werk ließen sich auch dafür einige Belegstellen nutzbar machen.[238] Doch wenn er auf die Erbsünde zu sprechen kommt, scheint er ihr allein doch keine ausreichende Wirkung zuzuweisen:

> *Weit umher hat sich das Verderben von Anbeginn unter den Menschen verbreitet. Einer steckt den Andern an; der Eine pflanzt das ursprüngliche Verderben auf den Andern fort. Es giebt eine Erbsünde. Darum aber muß Keiner vom Verderben ergriffen, Keiner gänzlich der Sclav der Unvernunft werden.*[239]

Auch andere und sogar überwiegend zu registrierende Aussagen Heinroths lassen darauf schließen, dass seiner wahren Vorstellung einer »Sünde« anderweitig näher zu kommen ist. Abgesehen davon, dass bei der Erbsünde-Argumentation der Begriff der »Freiheit« eine vollkommen andere Bedeutung erhalten muss. Die Freiheit nämlich besteht doch in einer eigenen, von Gott zwar nicht unabhängigen, aber von ihm nicht oktroyierten Entscheidung, die *»wahre Freyheit ist aber ohne Erkennntniß oder Wahrheit nicht möglich, und diese nicht ohne Entsagung der Sünde, des Bösen, des Ungöttlichen.«*[240] Erkenntnis, Wahrheit und Entsagung der Sünde geben nur einen Sinn, sieht man darin ein Leben gemäß dem christlich-ethischen Verhaltenskodex. Dieser findet sich zu einem wesentlichen Teile ausformuliert in den heiligen Schriften, diese nämlich seien *»die wahre Quelle echter Psychologie, d. h. echter Selbsterkenntniß ... denn der Grund und Anfang dieser Erkenntniß, ist die Erkenntniß unseres sündigen Wesens.«*[241] Seine Gedanken über das Werden und die einzelnen Lebensphasen des Menschen, die Heinroth in seiner »Anthropologie« ausführlich darlegt, zeigen, dass er vom Grundsatz her alle Möglichkeiten zur Ausprägung des Individuums gegeben sieht. Nirgendwo scheint festgeschrieben, ob der Mensch von Natur aus »gut oder böse« ist bzw. wird. Erst im Laufe seines Lebens summiert es sich zum »Guten oder Bösen«.[242] Nicht die Erbsünde hat vorentschieden über seine seelische Gesundheit, vielmehr lauert die Gefahr in der Gegenwart, einerseits in der Abwesenheit des Glaubens – *»Das Heraustreten aus der Gottverbundenheit ist Sündenfall«*[243] – und andererseits im Leben, denn *»der sündige Mensch lebt für die Welt, oder für das Ich; und, im Grunde, für beyde«*[244]. Doch beruhen beide krankheitsursächlichen Momente im Grunde auf der Abkehr von der Vernunft.[245] Aber

---

237. Siebenthal 1949, S. 52/53; Schmogrow 1967, S. 6; Roback 1970, S. 114/115; Benzenhöfer 1993, S. 89.
238. Heinroth 1829a, S. 91/92 und 1831, S. 386: *»Die Entsündigung des Menschengeschlechts; dies ist der Punkt, auf den Alles ankommt.«*
239. Heinroth 1818, I, S. 215.
240. Heinroth 1818, II, S. 79.
241. Heinroth 1827a, S. 569.
242. Heinroth 1831, S. 39–242.
243. Heinroth 1830a, S. 80. Siehe auch Heinroth 1823/24, I, S. 44: *»Die Folgen des Lebens ohne Gott sind unübersehlich. Der Mensch ist, nachdem er sich diesem treuen Führer entzogen, allen Verirrungen und Zerrüttungen des Lebens, bis zu ihrem Äußersten, dem Wahnsinne und Selbstmorde, preis gegeben.«*
244. Heinroth 1818, I, S. 25.

> *wer ganz im Glauben, im heiligen Sinn und Wandel lebt, hält auch den Leib heilig und ist seiner Herr. Eine Menge von Gefahren und Zufällen, die aus dem Mangel an Herrschaft über den Leib entspringen, treffen ihn nicht, namentlich alle Folgen der Unmäßigkeit und leiblichen Selbst-Zerrüttung. Wenn diese zum großen Theil die Quellen der Seelenstörungen sind, so sind die letzteren wiederum … die Früchte eines falsch geführten Lebens … Darum ist denn auch die weise Führung des leiblichen Lebens ein Theil und Zweig des Vernunftlebens, welches im Glauben begründet ist, und so wirkt das Leben im Glauben bis tief in die irdische Wurzel unseres Daseyns hinab … und sichert und schützt so durch sein Wesen und Wirken den ganzen Menschen vor aller Gefahr der Seelenstörung und des unfreyen Zustandes jeder Art, als das gewisse, untrügliche Schutzmittel, welches wir gesucht und solchergestalt gefunden haben.*[246]

Heinroth sieht im Glauben und in der Abkehr vom »Selbstischen« sogar eine »*Impfung*« gegen Seelenstörungen und ist von ihrer Wirkung »*überzeugt*«[247]. So sollte denn Heinroths erläuternder Zusatz zum Begriff der »Sünde«, den er eher beiläufig im einführenden Teil »*Vorbegriffe*« seines Lehrbuches über die Störungen des Seelenlebens bringt, tatsächlich recht wörtlich verstanden werden: Sünde sei »*der menschlichen Natur und Bestimmung entgegenstrebendes, und darum die freie Entwicklung des höchsten Menschenwesens hemmendes Leben*«[248]. Schuld bzw. »*Selbstigkeit oder die Sünde, was dasselbe ist*«[249] sollte also nicht als singuläres frevelhaftes Vergehen aufgefasst werden, sondern so zu verstehen sein, dass »*jederzeit ein ganzes, fehlerhaft verbrachtes Leben dazu gehört*«[250] und »*die Folge von tausend selbstverschuldeten Schwächen und Thorheiten*«[251] ist.[252] Andersherum gesagt, psychische Gesundheit ist kalkulierbar und lernbar und um ihrer teilhaftig zu werden, genügen ein zweifelsfreier religiöser Glaube und eine moralische, vernunftgeleitete Lebensführung.

Vereinzelt wurde versucht, Heinroths »Sünde-Begriff« anders zu deuten, jedoch liegen kaum bis ins Letzte überzeugende und mit seinen eigenen Texten arbeitende Deutungen vor. Vor allem eine vermeintliche Sinnübertragung des schwer verständlichen und zu vermittelnden Heinroth'schen Gedankengerüstes in die Moderne oder eine wohl gut gemeinte Rehabilitation waren die Motive.[253] So weit zu sehen, gingen diese Bemühungen von den Psychoanalysehistorikern Franz G. Alexander und Sheldon T. Selesnick aus, die sein Konzept – wie oben gesagt viele andere auch – zugleich als Vorläufer ihres seelenbeforschenden und -behandelnden Verfahrens erken-

---

245. Siehe z. B. Heinroth 1822, S. 249: »*Die sämmtlichen Krankheiten des Menschengeschlechts stammen aus der Sünde d. h. aus der Losgerissenheit der Freiheit von der Intelligenz.*«
246. Heinroth 1818, II, S. 374/375.
247. Beide Zitate Heinroth 1818, II, S. 335.
248. Heinroth 1818, I, S. 24/25.
249. Heinroth 1818, II, S. 335.
250. Heinroth 1818, I, S. 187.
251. Heinroth 1821, S. 299.
252. So sehen es auch Groos 1822, S. 80; Kornfeld 1905, S. 676; Wieland 1948, S. 14/15; Thom 1984, S. 24; Kesting 1987, S. 32; Benzenhöfer 1993, S. 86.
253. Wyrsch 1976, S. 984 unternimmt den Versuch, den Begriff der »Sünde« durch den der »Leidenschaft« zu ersetzen, was schon deswegen problematisch erscheint, da Heinroth selbst mit diesem Terminus arbeitet und Leidenschaften als Medium der Sünde betrachtet. Wyrsch schätzt selbst ein, dass sein Ansatz nicht vollständig gelingt. Kesting 1987, S. 84, der seine Ideen dazu nicht weiter spezifiziert, verfolgt vermutlich einen dem hier dargestellten sehr ähnlichen Ansatz. Er nimmt den Sündenbegriff als »*ein Nichtbefolgen der inneren Gesetzlichkeiten, oder das Nichtwahrnehmen der eigenen Entwicklungsmöglichkeiten, freilich innerhalb einer pietistisch-christlichen Norm*« an.

nen. Eine gewisse Überzeugungskunst kann diesem Modell auch kaum abgesprochen werden, jedoch braucht es zur Schlüssigkeit dringend weiterer Indizien. Sie definieren den Begriff der Sünde als *»inneren Konflikt«* und würden ihn ersetzt sehen wollen durch *»Schuldgefühl«*. Dieses würde ausgelöst durch den Zwiespalt zwischen *»unannehmbaren Impulsen«*, dem *»Es«*, welches sie in Heinroths triebgeleiteter Stufe des Weltbewusstseins wiederzufinden glauben, und dem *»Gewissen«*, dem *»Über-Ich«*, welches sie in Heinroths Vernunftbewusstsein erkennen. So findet also der »innere Konflikt« zwischen der Selbstsucht, den Eigeninteressen des Individuums, und der Vernunft, den gesellschaftlich vorgegebenen moralischen Grundsätzen statt. Die Gesundheit wäre erreicht bei der vollständigen Assimilation der letzteren in die (oder sollte man sagen anstatt der?) Eigeninteressen, in das »Es«. Krankheit entspringe aus dem »Schuldgefühl«, dieses nicht leisten zu können.[254]

Nicht sonderlich erheblich scheint die Frage zu sein, ob Heinroth die Krankheit als Folge der Sünde im Sinne einer chronologischen Abfolge verstand oder ob er die Krankheit eher als das Sichtbarwerden der Sünde, also als eine Gleichzeitigkeit, begriff.[255] Jedenfalls legte er ihr die einer Strafe gleiche Bedeutung bei[256], die womöglich gleichzeitig eine kathartische – und eine sogar im wortwörtlichen Sinne – Heilserfahrung und Wiedererweckung ermöglichen sollte[257]. Denn durch sie erhielt der Kranke, der vom rechten Weg Abgekommene, Ver-Irrte mit Hilfe des psychischen Arztes und seiner Wissenschaft die Chance auf Gesundung, die Chance sich wieder seiner eigenen christlich-ethischen Bestimmung bewusst zu werden. Die Hilfe des Irrenarztes ist aber in der Regel dazu unentbehrlich, denn während seiner Krankheit ist der Patient unfrei, also willenlos und kann nicht von selbst entscheiden, wieder »gut zu sein«. Zumal bei einer *»secundären«* Seelenstörung, die eine aus eigenen Kräften irreversible Umstimmung der Person ist. So kommt es auch, dass der Kranke an und für sich, obwohl schuld an den Ursachen seines Leidens, nicht verantwortlich ist für die Fortdauer der Erkrankung. Er ist also schuldlos und unfreiwillig krank. Ein wenig anders ist es noch bei den *»primären«* Seelenstörungen, zu denen Heinroth Leidenschaft, Wahn und Laster zählt. In diesen Zuständen der Schwäche und zerütteten Gesundheit, die sich aber bei Fortsetzung und Steigerung zu sekundären Seelenstörungen auswachsen, ist die Freiheit der Person noch nicht völlig verloren gegangen. Noch wäre durch eine freiwillige Umkehr des Leidenschaftlichen, Wahnsinnigen oder Lasterhaften zurück auf den christlich-ethischen Lebensweg eine vollständige Störung vermeidbar und die Hilfe des Arztes wenn auch dringend geraten, doch aber unter Umständen noch nicht notwendig.[258]

Jede psychische Krankheit, so Heinroth, würde ausgelöst durch das Zusammentreffen zweier unterschiedlicher Wirkmechanismen. Er unterscheidet ein im Menschen angelegtes inneres, prä-

---

254. Alles Alexander/Selesnick (Deutsch) 1969, S. 187–189. Wenig später brachte Ellenberger (Deutsch) 1996, S. 300/301, 304 das gleiche Modell. Berrios 1996, S. 170 weist auf Alexander/Selesnick hin, rechnet das Verdienst, Heinroths Sündebegriff weiter als i. e. S. religiös gefasst zu haben, aber erstaunlicherweise Cauwenbergh 1991 zu. Wunderlich 1981, S. 55 benennt die beiden Pole treffend mit *»Sinnlich«* und *»Sittlich«*.

255. Letzteres stellt v. a. Schomerus 1965, S. 79/80 heraus – wie auch Wunderlich 1981, S. 55 – und will damit einen Vorbehalt gegen die Einbeziehung Heinroths in Siebenthals kausal-chronologisch angelegte Studie (1949) erheben. Obgleich für die Gleichzeitigkeitsthese tatsächlich einiges spricht, könnte es sich doch als problematisch erweisen, mit ihrer Hilfe Heinroths Darstellung der Krankheitsverläufe zu verstehen. Außerdem beachte man, dass in der Krankheit ja die Freiheit der Entscheidung für die Sünde schon aufgehoben ist. Auch Berrios 1996 scheint es nicht für nötig zu befinden da zu differenzieren (vergleiche Seiten 170, 179).

256. Heinroth 1825b, S. 262.

257. Ähnlich schon Buschan 1943, S. 584/585; Siebenthal 1949, S. 119/120.

disponierendes Moment, die »*Seelenstimmung*«, von einem äußeren, als »*Reiz*« auf ihn einwirkendes. Eines dieser Momente allein sei für die Auslösung einer Seelenstörung nicht hinreichend.

»*Das Wesen der Seelenstimmung besteht … in der Art und Weise der Affection des Gemüths.*«[259] Es ist sinnvoll, will man als ersten wesentlichen Parameter dieses prädisponierenden Momentes tatsächlich bei dem von Heinroth hier eingebrachten Terminus des Affektes – und nichts anderes meint sein Begriff »Affection« – bleiben und ihn mit der heutigen Bedeutung verstehen. Als wichtigste Attribute dieser »Affection« betrachtet Heinroth die vier Temperamente, an diese bänden sich charakterliche Eigenschaften.[260] Jedoch folgt unbedingt ein zweiter Parameter: »*die Empfänglichkeit des Gemüths* [für] *Gott und Welt*«, welcher sich an der Ausprägung des »*Egoismus*« misst.[261] Womit hier einmal mehr Heinroths Begriff von der »Person« relevant wird. Im weiteren Sinne spielt in das prädisponierende Moment nämlich erneut die gesamte seelische und leibliche Lebensgeschichte des Menschen mit hinein:

> *Das Resultat dieser Betrachtung der einzelnen Dispositionen ist, daß wir eben hier den Blick nicht auf Einzelheiten werfen, sondern auf dem gesammten Menschenleben in allen seinen Beziehungen fest halten müssen.*[262]

So maß er sehr wohl auch dem körperlichen Wohlbefinden[263], der sozialen Lebenssituation, der Hygiene, der Ernährung, dem Schlaf, kurz der Lebensführung eine bestimmende Bedeutung bei der Entstehung psychischer Erkrankungen bei. Selbstredend umfasst der Bereich der seelischen Lebensgeschichte vor allem wieder religiöse Aspekte.[264] Für die Ausprägung der »Seelenstimmung« nahm nach Heinroth die Erziehung des jungen Menschen eine Schlüsselfunktion ein, war sie seiner Auffassung nach falsch oder wurde sie ganz versäumt, potenzierte sich geradezu die Anfälligkeit für psychische Störungen.[265] Der Auffassung, Vererbung spiele im Konzept Heinroths keine Rolle, weil er sie ganz ohne Einfluss wähnte bzw. sie bewusst in seinem System außen vor

---

258. Zu primären und sekundären Seelenstörungen Heinroth 1810, S. 235–344 und 1818, I, S. 35–43; ferner zusammenfassend Schmogrow 1967, S. 21/22. Die »primären« und »sekundären« Seelenstörungen wurden entsprechend des gestörten seelischen Vermögens wiederholt schematisch so dargestellt:

Gestörtes seelisches Vermögen	Primär daraus resultierende Seelenstörung	Sekundär exaltiert daraus resultierende Seelenstörung	Sekundär deprimiert daraus resultierende Seelenstörung
Gemüt	Leidenschaft	Wahnsinn	Melancholie
Geist/Verstand	Wahn	Verrücktheit	Blödsinn
Wille	Laster	Tollheit	Willenlosigkeit

259. Heinroth 1818, I, S. 196.
260. Heinroth 1818, I, S. 197–201.
261. Heinroth 1818, I, S. 201–203 (Zitate 201, 203).
262. Heinroth 1818, I, S. 185. Nicht zuletzt in dieser Individualität liege die Quelle für die Vielfältigkeit der Krankheitsbilder (Heinroth 1810, S. 70–110 und 1834, S. 128/129).
263. Kraepelin 1918, S. 23 spießte den von Heinroth angenommenen »*krankmachenden Einfluß unterdrückter Hämorrhoiden*« satirisch auf, doch hatte dieser es sehr wohl so gemeint. Leibbrand/Wettley 1961, S. 495 sehen schon im Temperament eine Frage des Leibes.
264. So auch Wieland 1948, S. 11; Gerlach 1965, S. 100/101; Dörner 1975, S. 278.

ließ[266], kann man sich kaum anschließen, liest man folgende Passage in seinen Beilagen zur Übersetzung »Ueber die Verrücktheit« von Georget:

> *Daher die Krüpel* [sic!] *an Leib und Seele, und verkrüpelte Kinder von verkrüpelten Eltern. Und die Kinder gehören den Eltern wie die Früchte dem Baume. Der Mensch sollte überhaupt, nach seiner Einrichtung, nicht krank und noch weniger stumpf- und blöd-sinnig, melancholisch, rasend, oder verrückt seyn. Es ist die Folge von tausend selbstverschuldeten Schwächen und Thorheiten, wenn er es wird. Und diese Folgen vererben sich und wuchern fort. Daher diese schrecklichen Erscheinungen im Reiche der Menschheit.*[267]

Man liegt vermutlich nicht schief, schließt man sich Möbius an, der meinte, Heinroth sei die Bedeutung der Vererbung »*nicht ganz entgangen*«, es gebe sehr wohl eine allgemeine hereditäre Anlage zu Seelenstörungen.[268] Indes habe er den oben genannten Parametern eine Vorrangstellung eingeräumt.

Die Seelenstörung gehe nach Heinroth zurück auf eine »*Zeugung*«[269] und zwar die »*Befruchtung*«[270] der »Seelenstimmung« durch den »Reiz«. Dabei kann dieser »*nie anders als von moralischer Einwirkung seyn*«, weshalb Heinroth ihn als »*moralischen Reiz*«[271] bezeichnet. Das vernünftige Gemüt beschränke seine Empfänglichkeit auf Anstöße zur Beförderung des »Guten«, das vernunftlose, »selbstische« Gemüt öffne sich der Einwirkung »störender«, die Seele vom »guten Weg« abbringender Einflüsse. Möglich wird dies durch die Freiheit der Wahl.[272] Der Reiz mag nun »*von außen her kommen, oder im Innern des Menschen selbst angefacht werden*« Diese »inneren« Reize könnten z. B. »*Bilder der Phantasie, Gedanken, Gefühle, Triebe*«[273] sein.

> *Gemeiniglich aber ist ein wirklich von außen kommender Reiz bey der Entstehung von Seelenstörungen vorhanden … So sind Gegenstände des Schrecks, der Furcht, der Liebe, des Hasses, des Stolzes, der Eitelkeit, des Interesse's aller Art, z. B. des Besitzes, der politischen Verfassung, der Religion u. s. w. dergleichen Reize.*[274]

---

265. Siehe hierzu Heinroth 1828a, S. 168: Ein Großteil der Seelenstimmung wird durch »*falsche Einwirkung der Eltern auf das junge Gemüth vorbereitet und eingeleitet.*« Weiterhin im Vorwort: Seine ärztliche Praxis zeige ihm, sogar Selbstmord sei zumindest zum Teil auf Erziehungsfehler zurückzuführen. Siehe aber v. a. auch Schielles (1911, u. a. S. 8/9, 53–55) Arbeit über Heinroths Erziehungslehre; ferner Gerlach 1965, S. 101.
266. So Prosper Lucas (1805–1888) z. n. Leibbrand/Wettley 1961, S, 522; Wieland 1948, S. 12; Sänger 1963, S. 51; Hehlmann 1967, S. 215; Schmogrow 1967, S. 19; Ackerknecht 1985, S. 60; Hilken/Lewandowski 1988, S. 13.
267. Heinroth 1821, S. 299.
268. Möbius 1898, S. 16.
269. Heinroth 1818, I, S. 193.
270. Heinroth 1818, I, S. 207. Diese Heinroth'schen Termini inspirierten Kirchhoff eifrig dazu, sich Friedreich anzuschließen und eine »*nahe Verwandtschaft von Heinroth's Teufelstheorie mit dem Hexenglauben*« vergangener, finsterer Jahrunderte zu sehen. Heinroth drücke »*damit nur in etwas anderen Worten dasselbe aus, was in manchen Hexenprocessen vorkommt, wo der Teufel die Hexen durch Coitus besessen macht.*« Zitate Kirchhoff 1890, S. 83/84; ferner Friedreich 1836, S. 24.
271. Heinroth 1818, I, S. 212, 213.
272. So etwa Heinroth 1818, I, S. 221: »*Aber wir wollen nicht vergessen, daß der Reiz nicht haftet, wo keine Empfänglichkeit ist.*«
273. Beide Zitate Heinroth 1818, I, S. 211.
274. Heinroth 1818, I, S. 212.

Auch von ihrer Wirkung her werden zwei verschiedene Klassen von Reizen unterschieden, je nachdem ob sie Exaltation oder Depression bewirken, woraus sich dann eben wiederum verschiedene Arten von Störungen, die sich auf Gemüt, Geist und Willen beziehen, entwickeln.[275] Nur am Rande soll erwähnt sein, dass es Heinroth war, der dem Begriff der Depression eine neue Bedeutung gab, die den Übergang zur heutigen vorbereitete. Er wandte den ursprünglich neuropathologisch intendierten, den Tonus der Hirngefäße beschreibenden Begriff der Depression erstmals als symptomatischen zur Bezeichnung einer allgemein traurigen, niedergedrückten Seelenstimmung an, gab somit einem auf Organisches zielenden Terminus eine psychologische Bedeutung.[276]

Die Pathogenese der Seelenstörung stellt sich Heinroth folgendermaßen vor: Auf der Stufe des Welt- und Selbstbewusstseins der Seele stelle sich ein übermäßiges Begehren nach Genüssen ein, das die leiblichen Triebe zu befriedigen bestrebt sei. Die Seele würde dadurch in ihrer Tätigkeit eingeschränkt, auch die seelisch-leibliche Harmonie ginge verloren. Somit herrsche eine für die Krankheit empfängliche Seelenstimmung. Die seelischen Kräfte versagten schließlich unter dem Druck der Leidenschaften, der Mensch täusche sich über die wahre Natur seines Lebensstils und über die Schädigungen, denen er fortwährend unterliege (Wahn). Die unausgesetzte Aufnahme entsprechend ausgewählter Reize führe in der Folge zur Ausbildung eines Lasters. Das Stadium der primären Seelenstörung sei erreicht. Durch die ständige und sich steigernde Triebbefriedigung – worin ein Großteil der eigentlichen Sünde bestehe: das ganze, fehlerhaft verbrachte Leben – verkehre sich allmählich das Dominanzverhältnis, der Leib gewinne die Oberhand. Gemüt, Geist (Vernunft, Gewissen) und Wille wären nunmehr nacheinander ausgeschaltet worden, die Seele binde sich an das Befriedigende, Weltische, Selbstische. Die Freiheit wird aufgehoben. Über kurz oder lang verkomme auch der Leib und die Lust wandele sich in Schmerz. Dieser Schmerz wirke zurück auf die Seele. Damit habe sich die sekundäre Seelenstörung ausgebildet.[277]

Dieses Theorem leitet alle Entstehungsfaktoren der Krankheit aus dem Menschen selbst her, vollkommen negiert werden sowohl somatische sowie im weiteren Sinne soziale Momente. Tatsächlich gelangt Heinroth also sowohl von seinem ätiologischen als auch von seinem pathogenetischen Krankheitskonzept her zu einer *»ausgeprägt voluntaristischen Position des Selbstverschuldetseins psychischer Krankheit«*[278]. Damit gewinnt die Einbeziehung des Lebensweges des Menschen nochmals an Bedeutung, denn mit der Annahme der Eigenschuld am psychischen Leiden muss die Biografie des Erkrankten nach der begangenen Sünde ausgefragt werden. Eben weil der Irrenarzt Heinroth in Letzterer die Ätiologie für Seelenstörungen zu erkennen glaubt, muss sich sein therapeutisches Bemühen an der lebensgeschichtlichen Sünde des Erkrankten orientieren, muss diese auszuschalten trachten. Damit wird schon im Vorhinein klar, die Heinroth'sche Therapie wird vor allem eine Schule des Lebens und des Glaubens sein müssen.

---

275. Heinroth 1818, I, S. 236/237.
276. Schmidt-Degenhardt 1985, S. 14; Hilken/Lewandowski 1988, S. 16.
277. Siehe u. a. Heinroth 1818, I, S. 23–31.
278. Trenckmann 1982, S. 117.

1.5 Das Heinroth'sche Therapiekonzept

Heinroths Aussage, in der Therapie treffe freies Handeln des Arztes auf freies Handeln des Patienten, als Anhaltspunkt für die Einschätzung zu nehmen, für sein therapeutisches Konzept sei alle Theorie unwesentlich gewesen[279], zeugt zweifelsfrei davon, sich nicht eingehend mit dem therapeutischen Konzept dieses Theoretikers beschäftigt zu haben. Nach sorgfältiger Lektüre der Passagen in Heinroths Schriften kann man nämlich nicht anders als Schott vollständig beipflichten und sagen, in der Anwendung des jeweiligen Therapieprogramms folgt Heinroth »*zwingender Logik*«. Im Gegenteil, man muss sogar einräumen – und hier kann man sich den treffenden Worten des Bonner Medizinhistorikers erneut anschließen –, dass der Leipziger Psychiatrieprofessor sein Konzept »*an ein theoretisches Koordinatenkreuz angeschlagen*«[280] hat und an diesem festhielt, scheinbar ohne große Berücksichtigung von Heilerfolgen oder -misserfolgen. Für Heinroth ist ohne Theorie ein ärztliches Handeln undenkbar, weil unverantwortlich:

> *Der Grund ... worauf das ärztliche Handeln gebaut wird, ist die Erkenntniß, die Theorie; und diese darf ihn bey allem seinen Handeln keinen Augenblick verlassen: in dem Moment, wo er aufhört nach Erkenntniß zu handeln, wird und ist sein Handeln blind ... ohne Theorie ist gar kein Handeln denkbar; sie muß es einleiten und Schritt vor Schritt begleiten.*[281]

Indes bewegt sich die Hauptdiskussion der Forschung zu diesem Aspekt vorrangig um die Frage, ob Heinroths Therapiekonzept von den in jener Zeit vorherrschenden abwich, ob er mehr als seine Kollegen somatische Behandlungs- und Zwangsmethoden empfahl, die aus heutiger Sicht zu sinnlosen Misshandlungen und Quälereien führten. Doch ist zu resümieren, dass die Mehrzahl der Autoren dies verneint und sein Konzept als vollkommen bis mehr oder weniger im Rahmen des damals Üblichen betrachtet .[282] Ja, beachtlicherweise wird es vereinzelt sogar als »*durchaus*

---

279. So Dörner 1975, S. 276; Kesting 1987, S. 46 scheint sich dem anzuschließen. Vielmehr meinte Heinroth damit, dass es im Sinne eines individuellen und damit vonseiten des Arztes auch kreativen Herangehens unmöglich sei, einen genauen Behandlungsplan schon im Vorhinein lehrbuchartig vorzuschreiben (so auch Marx 1990/91, S. 373). So unter anderem auch Heinroth 1818, II, S. 169/170: »*Die Fälle sind gar zu mannigfaltig und abwechselnd. Das Resultat von Allem diesen ist: es giebt vorzugsweise gar kein erstes, gleichsam stereotypisches Stück der Behandlung, sondern die Umstände, die Beschaffenheiten des eben vorliegenden Falles müssen hierüber entscheiden. Hier bleibt dem Genie des Arztes, dem durch Erfahrung, durch sorgfältige Beobachtung entwickelten und ausgebildeten richtigen Tact, freyes Spiel; hier ist der Anfang des Gebietes wahrhaft-ärztlicher Kunst.*« Und 1818, I, S. 55: »*Theorie ... ist Etwas geschichtlich daliegendes, Etwas gebildetes, gewordenes, fertiges, zu übersehendes; die Reihe der ärztlichen Handlungen aber soll sich erst entwickeln und gestalten, nicht mit innerer Nothwendigkeit, ... sondern nach Maßgabe äußerer, zufälliger Bedingungen, welche weder voraus zu sehen, noch zu übersehen sind. Es lassen sich demnach in bezug auf das Handeln blos Regeln für die möglichen Fälle d h. Kunstregeln geben ... Nicht als ob die Theorie etwas überflüssiges wäre; (denn, nochmals, ohne Theorie ist gar kein Handeln denkbar; sie muß es einleiten und Schritt vor Schritt begleiten).*«
280. Beide Zitate Schott 1990, S. 32. Siehe auch Hirschfeld 1930, S. 38; Schmogrow 1967, S. 28 (»*Die therapeutische Linie Heinroth's beruht auf rational fundierten ärztlichen Vorstellungen.*«) und Lidl 1981, S. 70 (Heinroths Heilplan war »*überraschend einheitlich und rational begründet*«). Letztere machte Heinrots Therapie zum Thema ihrer Dissertation und kommt ebenfalls zu dem Ergebnis, dass die Praxis auf die Theorie keinen nachhaltigen Einfluss auszuüben schien. Eine logische Begründung sei, Heinroth litt am Mangel seine theoretischen Konzepte praktisch zu überprüfen (u. a. S. 70/71).
281. Heinroth 1818, I, S. 54/55; ähnlich 1818, II, S. 4.
282. U. a. Spoerri 1955, S. 251; Lidl 1981, u. a. S. 69; Thom 1984, S. 24; Kesting 1987, S. 8; Benzenhöfer 1993, S. 86. Ferner hebt auch Schott 1990, S. 19 Heinroth nicht heraus.

wohlwollend und vernünftig«[283] bezeichnet und man hebt hervor, dass sich sein Vorgehen dadurch auszeichnet, dass es ein sehr auf den individuellen Fall zugeschnittenes sei[284]. Diesem Spezifischen liegt wiederum einerseits Heinroths Personen-Begriff zugrunde – *»Der Gegenstand, den er* [der Arzt] *behandelt, ist kein todter, kein passiver Stoff, er ist selbst Leben in eigener Kraft und Gesetzlichkeit, welche der Arzt anerkennen, achten, schonen, nach ihrer Weise behandeln muß«*[285] – andererseits die Rückführung aller Erscheinungen auf eine theologische Dimension. Letzteres bedeutet, seine Überlegungen konstituieren sich nicht nur aus ärztlichen und naturwissenschaftlichen, sondern neben pädagogischen, philosophischen und moralischen auch aus geistlichen Anstößen. Schon von daher wird eine erkennbare logische Stringenz im heutigen Sinne erschwert. Genauso wie man übrigens weitgehend allgemeingültige technische oder schematische Handlungsschablonen umsonst suchen wird, selbst in den Lehrbüchern. Denn man vergesse nicht, die Krankheit ist eine von der Seele ihren Ausgang nehmende, und das Therapieziel umfasst nicht nur einen gesunden Menschen, sondern auch einen gläubigen. Beides gehört hier untrennbar zusammen.[286]

Das hauptsächliche Mittel der Heinroth'schen Therapie besteht in der *»Beschränkung«*. Wobei dieser Begriff sich sowohl auf die psychologische (*»direct-psychische«*) wie auf die somatische (*»indirect-psychische«*) Therapiemethode bezieht. Unter Letzterer versteht er ebenso mechanische Zwangsmaßnahmen, denn auch *»die gehemmte Gliederbewegung bringt ihn* [den Kranken] *zum heilsamen Gefühl der Schranken, die seine ungebändigte … Vorstellungs- und Strebe-Kraft wieder nach der Bahn zurückführen, welche diese Kräfte in ordnungsloser, wilder Aufregung verlassen haben.«*[287] In seiner »Anweisung« für den psychiatrischen Nachwuchs führt er dazu kurz aus:

> *Ihr Freunde also, die ihr zu Irrenärzten berufen seyd, wollt Ihr die wahren Freunde unserer Kranken seyn, so überlaßt sie nicht ihrem ungebundenen verkehrten, krankhaften Treiben, sondern beschränkt es auf passende Weise, immer mit möglichster Schonung und Milde gegen die Individuen selbst, aber ohne alle Schonung dieser krankhaften Auswüchse.*[288]

Die Grundüberlegung besteht darin, dass ihr Initiator davon ausgeht, dass der psychisch Erkrankte seine Gesundheit nur erreichen kann, wenn er allen irdischen Verführungen, sprich Leidenschaften, absagt, wenn er sich auf die ihm von Gott gestellte Aufgabe, seinen Weg zu ihm zu finden und zu gehen, beschränkt. Der Gedanke der Eigenbeteiligung des Kranken an seiner Genesung, das Prinzip der therapeutischen Gemeinschaft, ist entsprechend des Grundsatzes, dass Gesundheit durch das Attribut des Aktivseins konstituiert wird, wie selbstverständlich enthalten.[289]

Es muss also als erstes der Wille wieder dahin gebracht werden, dass er von der Passivität, der Befriedigung des »Selbstischen«, zur Aktivität, der Selbstbeschränkung und Triebbeherrschung,

283. Möbius 1898, S. 13, hier auch: *»Er will von den grausamen Mitteln seiner Zeit nichts wissen.«* Siehe zur Motivierung der Zwangs- und humanen Behandlung, letztere sei im Prinzip *»sehr lobenswerth«*, bei Heinroth z. B. 1818, I, S. 8.
284. Längle 1982, S. 127; Pauleikhoff 1983, S. 106.
285. Heinroth 1818, II, S. 3/4.
286. Fischer 1984, S. 231 spricht von *»Heinroths utopischem Konzept der Schaffung eines neuen gläubigen Menschen«*.
287. Heinroth 1825a, S. 163.
288. Heinroth 1825a, S. 64/65.
289. So auch schon Trenckmann 1988, S. 74 und 2001, S. 452.

übergeht. Und dass er mit Hilfe der sich schließlich wieder einschaltenden Vernunft erkennt und entscheidet, was »gut« und was »nicht gut« ist, bevor das Gemüt zuletzt erneut selbst über den prinzipiell richtigen Lebensweg befinden kann. Doch will Heinroth noch mehr. Aus seinen Überlegungen über die krank machende »Seelenstimmung« leitet er als therapeutisches Ziel die Konsequenz ab, dass die Behandlung Impulse für eine grundlegende Änderung des bisherigen Lebens ausstrahlen müsse.[290] Die Therapie hat also eine langfristige, möglichst lebenslange Wirkung zu hinterlassen. Doch ist während der Behandlung zunächst einmal der Zustand der wiederkehrenden Einsicht erreicht, muss bedingungslos jedwede mechanische Zwangsbeschränkung unterbleiben.[291]

> *Nie hat noch die Bewahrung des Maßes einen Menschen in Schaden gebracht, aber jederzeit die Verletzung desselben. Und so sey denn auch der Willenskraft, dieser Flamme unseres Lebens, die eben so verzehrend als wohltätig werden kann, ihr Maß und Ziel der Thätigkeit unverrückbar vorgestreckt von der Bewahrerin alles Maßes, der treuen Hüterin und Wächterin unseres Lebens, der im Tageslichte schaffenden Intelligenz.*[292]

So wird das Maß, die Beschränkung allgemein zum gesundenden Heinroth'schen Prinzip und gibt die therapeutischen Ziele vor: Ausrichtung des Willens, Berichtigung des Verstandes und Umstimmung des Gemütes. Und liegt dieser Gedanke, freilich nicht mehr allein und nicht mehr in dieser Urform, nicht noch heute einigen Formen der Psychotherapie zugrunde? »*Beschränkung ist es, welche hier Noth thut und nichts weniger als Grausamkeit oder Inhumanität ist, sondern eine nothwendige Maßregel zur Zurückbildung solcher Individuen zur Norm der Vernunft.*«[293] Annemarie Wettley meinte 1965 uneingeschränkt »*Triebmäßigung bleibt Mittelpunkt aller Psychotherapie bis heute*« und in ihrer kurzen Geschichte der Psychotherapie resümiert sie, besonders Heinroth habe zur Begründung dieser Disziplin einiges beigetragen.[294] Immer wieder wurde und wird die Überlegung angestellt, ob man in Heinroths Ideen einer mit Belohung und Bestrafung arbeitenden Beschränkung einen Zusammenhang zu zeitgenössischen psychotherapeutischen Formen sehen könne. Lidl pflichtet dem bei, zur Begründung der Psychotherapie stammten wesentliche Anstöße von Heinroth und seine Prinzipien stellten »*eine Art Lerntherapie*« dar.[295] Hilken und Lewandowski fühlten sich an die moderne Verhaltenstherapie, das Neu-, Um- oder

---

290. Heinroth 1825a, S. 107. So auch Längle 1982, S. 125.
291. Heinroth 1825a, S. 165: »*Die Vernunft selbst verlangt, sie nicht in der Lage zu lassen, welche blos für die Vernunftlosen die passende war.*« Interessante Parallelen lassen sich in einer Darlegung von Degkwitz aus dem Jahre 1952 (S. 421) finden, als er über das Thema »Psychiatrie und Zwang« nachdenkt: »*Von moralischer Seite bestehen gegen die Anwendung von Zwangsmitteln bei ... unruhigen und erregten Kranken keine Bedenken, da es sich ja nicht um freie Menschen handelt, die ihren Willen frei bestimmen können.*« Der Autor zeigt sich hier vornehmlich zur Beruhigung der Kranken für mechanische oder chemische Mittel offen, wenn das Ziel anders nicht zu erreichen sei. Beachtenswert ist weiterhin die Kongruenz der Einschätzung, dass der Kranke ein Unfreier sei! Die beste Erklärung bot bisher wohl Lidl 1981, S. 79 an: Weil für Heinroth – und das mag für so manch anderen Psychiater zugetroffen haben – der Kranke ein Unfreier, ein quasi außerhalb der Moral Stehender war und erst wieder in ihren Bereich zurückgeführt werden soll, wird der Zwang überhaupt nicht erst als moralisches Problem i. e. S. relevant. Hier wäre noch hinzuzufügen: Vielmehr wird versucht, die Krankheit mit Hilfe aller zur Verfügung stehenden Mittel aufzulösen, was an sich einem moralischen Akt gleichkommt.
292. Heinroth 1823/24, II, S. 197. Siehe auch Heinroth 1845/46; II, S. 67: »*Unser Wille verbürgt unsere Freiheit. Der Wille ist die Kraft der Selbstbestimmung. Wir können frei sein, wenn wir – wollen.*«
293. Heinroth 1818, II, S. 8.
294. Wettley 1965, S. 44 (Zitat), 51.

Wiedererlernen gesunder Verhaltensweisen erinnert.[296] Martin Schrenk legte völlig zu Recht für die Zeit um 1800 Gedanken und Ideale zugrunde, die Ende der 1960er Jahre erst wieder hätten propagiert werden müssen, so auch verschiedenste psychotherapeutische Ansätze wie Milieu-, Musik- oder Gruppentherapie[297], andere stimmten zu und fügten noch die Logotherapie hinzu oder betonten Heinroths bewusst individualistische Grundlegung jedes therapeutischen Prozesses[298]. Auch auf seine Ausführungen über die Arbeits- und Beschäftigungstherapie, die gleich noch näher dargelegt werden sollen, wird immer wieder hingewiesen.

Natürlich richtet sich Heinroths »heils-pädagogische« Therapie auf die krankhaften oder krankheitsbefördernden Prädispositionen, die »Seelenstimmung«. Mit einer bloßen Beseitigung der Symptome, also streng genommen der psychischen Erkrankung, richte man gar nichts aus. Der Mensch müsse dahin geführt werden, dass er seine ganze, »fehlerhaft verbrachte« Lebensart ändere, wozu auch das Erkennen und Befolgen seiner göttlichen Bestimmung gehöre. Damit nimmt die Therapie einen moralischen Charakter an und es lässt sich wohl finden, dass auch dieses Konzept in der Tradition des »moral treatment« bzw. »moral management« von William Battie (1704–1776) und Francis Willis (1718–1807) und dem »traitement moral« von Pinel steht.[299] Wenngleich Heinroth bei der Diskussion dieser Frage den englischen Begriff »moral« sinnfälliger als human übersetzt wissen will und dann diesen Anspruch an die Behandlung der Kranken als *»sehr lobenswerth«* herausstellt.[300] Doch seine zweifellos auch tatsächlich moralisch gemeinte Behandlung, ganz der Aufklärung verpflichtet, verfolgte das Ziel, den durch eigene Schuld Erkrankten widerstandsfähig zu machen gegen mit Schuld beladene gesundheitliche Fährnisse, ihn daher mit Vernunft und Selbstverantwortung auszustatten. Es ist die *»Leitung des Unmündigen zur Mündigkeit«*[301]. Bei Heinroth trifft die um 1800 in der deutschen psychiatrischen Literatur oftmals anzutreffende Gleichheit der Bedeutung von »moralisch« und »psychisch«[302] vielleicht besonders zu. Man hefte den Blick hierbei auf seine Ideen zur »direct-psychischen Behandlung«. Dass das therapeutische Konzept des ersten Inhabers eines psychiatrischen Universitätslehrstuhls ebenso wie Willis' »moral treatment«[303] das Verhalten des zu Behandelnden mit Belohnung und Bestrafung zu normieren versucht, sollte nicht so verstanden werden, dass Heinroth die Bestrafung als logische Folge der Eigenschuld am Leiden anwendet[304]. Seiner Überlegung nach ergäbe das auch

---

295. Lidl 1981, S. 29, 82. Zitat S. 46, woran sie allerdings anschließt, mit heutigen Lern- oder Verhaltentherapien sei Heinroths Beschränkung nicht verlgeichbar. Jedoch wohl vor allem deswegen, weil er die Selbstbestimmungsfähigkeit (Freiheit) des Menschen als Therapieziel verfolgt, wohingegen bei Lern- und Verhaltenstherapien die Beziehung zur sozialen Umwelt erlernt würde.
296. Hilken/Lewandowski 1988, S. 20.
297. Schrenk 1967, S. 479.
298. Den Komplex Heinroth und Psychotherapie berühren neben den bereits Genannten auch Spoerri 1955, S. 255; Leibbrand 1956, S. 302; Alexander/Selesnick 1969, S. 189/190; Pauleikhoff 1983, S. 106; Ellenberger 1996, S. 301–304. Peters 1999, S. 432 legt sogar nahe, dass Heinroth mit der Bezeichnung »psychischer Arzt« den heutigen Inhalt des Begriffs »Psychotherapeut« meinte.
299. Trenckmann 1988, S. 105.
300. Heinroth 1818, II, S. 6–8 (Zitat S. 8).
301. Heinroth 1837, S. 11; vergleiche dazu Kants berühmte Definition der Aufklärung: *»Aufklärung ist der Ausgang des Menschen aus seiner selbstverschuldeten Unmündigkeit«*. Auf diesen Zusammenhang wies schon Schrenk mit seinem Buch »Über den Umgang mit Geisteskranken« (1973) hin, indem er dieses Motto voranstellte.
302. Schrenk 1973, S. 119.
303. Schrenk 1973, S. 127.
304. So aber Gregor 1921, S. 72.

gar keinen Sinn, denn der Kranke besitzt ja noch gar keine Vernunft und kann demzufolge den bestrafenden Ritus nicht als Vergeltung bewerten.[305] Außerdem spricht dagegen, dass er ausdrücklich die »*besondere Behandlung*« davon abhängig macht, »*ob überhaupt der Fall noch heilungsfähig sey … denn es ist eben so überflüssig, da noch wirken zu wollen, wo die wirksame Kraft keinen Eingang mehr findet, als mit unverhältnißmäßig geringer Kraft gegen eine überwiegende Last anzukämpfen.*«[306] Also sind chronisch Kranke – zu denen zählt er »*angeborene, … ganz veraltete psychisch-krankhafte Zustände*« und als dritte »*die von hochbejahrten Individuen*«[307] – vom heilsamen Prinzip der Beschränkung (Bestrafung) ausgeschlossen:

> *dem psychisch-kranken Individuum die göstmögliche Freyheit zu lassen, ist höchstens da zu billigen, wo man alle Hoffnung zu ihrer Wiederherstellung aufgegeben hat und ihnen deshalb ihren geringen Lebensgenuß nicht verkümmern will … wo aber noch auf Heilung gerechnet wird, da ist es unpassend die Kranken sich selbst … zu überlassen. Beschränkung ist es, welche hier Noth thut.*[308]

Auch nach Heinroths Auffassung wird somit eine sinnlose Quälerei vermieden.

Bevor eine Therapie der Heilbaren jedoch begonnen wird, ist es also »*das erste Geschäft … auszumitteln, wie weit überhaupt der bestimmte krankhafte Zustand fremder Beyhülfe bedarf oder nicht*«[309]. Nach Erstellung dieses Aufnahmebefundes gilt als weitere Regel: »*Man unterlasse jede besondere Behandlung, wenn man nicht die äußern Umgebungen, Verhältnisse und Einflüsse des Kranken in seiner Gewalt hat.*« Und zuletzt: »*Der Arzt unterlasse jede besondere Behandlung, wenn er nicht des Kranken Meister ist; und dies ist er blos durch geistige Superiorität.*«[310] Was durchaus auch im wortwörtlichen Sinne verstanden werden soll und sich nicht nur darauf bezieht, dass dem Arzt die heilungsversprechende Behandlung wirklich bekannt sein muss. Sind diese drei Bedingungen erfüllt, kann der Psychiater daran gehen, einen Therapieplan zu erarbeiten. Dieser wird für jeden Kranken, man möchte, um die Begrifflichkeit beizubehalten, vielmehr sagen für jede Person, individuell erstellt: Ein in dieser, im Lehrbuch von 1818 dargelegten Ausführlichkeit[311] besonderes Charakteristikum des Heinroth'schen Therapiekonzeptes. Zunächst orientiert sich der Therapieplan daran, ob eine exaltierte, eine depressive oder eine gemischte Grundstörung vorhanden ist. Im Sinne der Erregungslehre des Schotten John Brown besteht das Ziel jedes therapeutischen Eingriffs in der Herstellung eines Erregungsgleichgewichts. Hypersthenische bedürften also einer Herabstimmung, Asthenische einer Steigerung ihrer Erregung. Ein Mittel wäre, dem Körper, der ja Organ der Seele ist, antagonistischen Anstößen auszusetzen, also etwa einer schwachen, antriebs- und kraftlosen, ermüdeten Seele über den Körper starke, motivierende und energetische Impulse zu vermitteln (vice versa bei Hypersthenie). Diese Brown'sche Grundidee, die im deutschsprachigen Raum um 1800 auf vorbereiteten Boden fiel – man sehe nur den roman-

---

305. So schon Lidl 1981, S. 36. Zum Prinzip der Belohnung und Bestrafung bei Heinroth siehe bei ihr S. 45–48.
306. Heinroth 1818, II, S. 165.
307. Heinroth 1818, II, S. 166.
308. Heinroth 1818, II, S. 8.
309. Heinroth 1818, II, S. 14.
310. Beide Zitate Heinroth 1818, II, S. 168.
311. Heinroth 1818, II, S. 19–63, 81–163, im Besonderen die auch »*individuelle Behandlung*« genannte (S. 38–47) und deren »*Heilmittellehre*« (143–151).

tischen Grundgedanken der Polarität allen Lebens und Seins –, zum *»Fixpunkt der Psychiatrie«* aufstieg und ihr noch dazu mit ihrer physischen Lehre einen naturwissenschaftlich-medizinischen Charakter verlieh, machte Heinroth *»mit äußerster Konsequenz zur Grundlage der Therapeutik«*[312]. Angriffspunkt dieser Theorie war im engeren Sinne die Harmonisierung der Lebenskraft, die physiologisch in der humoralpathologischen Vorstellung des Säftehaushaltes des Organismus widergespiegelt wurde. Heinroth bezeichnete William Cullen, der den *»Gegensatz von Aufregung und Unterdrückung der Hirnthätigkeit«* hervorhob, als *»Schöpfer und Begründer einer psychisch-ärztlichen Theorie und Praxis in England«*[313] und dessen Schüler Brown, der diese Theorie in seinen »Elementa medicinae«[314] vor allem durch die Idee der Erregbarkeit weiterentwickelte und somit sein *»lebendiger Odem die Medizin mit Vaterkraft beseelte«*, habe den *»Keim der ächten Medicin befruchtet«*.[315] 15 Jahre später nannte er ihn gar *»das erste ärztliche Genie der neueren Zeit«*[316]

Doch ist mit dieser Grundunterscheidung in Exaltation und Depression die Begründung einer *»individuellen Behandlung«* noch längst nicht erschöpft, weil sich die Kranken hinsichtlich Geschlecht, Alter, Konstitution, Temperament, Reizempfänglichkeit, Persönlichkeit ja weiterhin vielfältig unterschieden, was ja schon ihre Krankengeschichte zu einer einzigartigen mache. Zudem Letztere außerdem immer wegen ihrer originären Ätiologie eine ganz besondere sei.

Die therapeutische Praxis, die *»Technik«*, unterscheidet Heinroth im zweiten Teil seines »Lehrbuchs der Störungen des Seelenlebens oder der Seelenstörungen « in die Abschnitte *»Heuristik«* (Behandlungsmethoden), *»Heilmittellehre«* (Behandlungsmittel) und *»Curlehre«* (Behandlungsablauf) (**◘ Abb. 1.7**). Letztere beinhaltet die eigentliche Durchführung der »individuellen Behandlung«, die sich aus Symptomatik, Verlauf, Stadium und Prognose ergibt. Die Heilungschancen veranschlagt der Autor eigentlich als recht gering, zumal wenn die Erkrankung schon länger als ein Jahr anhalte oder sie angeboren sei. Depressive würden häufiger genesen als Exaltierte, der periodische Typus, also die dritte Ordnung der Mischungen von Exaltation und Depression, sei in der Regel ein Zeichen der Unheilbarkeit. Weiterhin wiesen Alte schlechtere Prognosen auf als Junge.[317]

Wie bereits anklang, unterschied Heinroth also generell zwei Methoden (»Heuristik«), denen entsprechende Mittel (»Heilmittellehre«) zugeordnet wurden: Einerseits die *»direct-psychische«*, die als psychologische bezeichnet werden könnte, da sie die Seele direkt anspricht, und andererseits die *»indirect-psychischen«* Methoden, die einen vorwiegend somatischen Charakter besitzen, da sie auf die Seele über deren Organ, den Körper, einzuwirken versuchen. Während er in den zweiten am liebsten nur *»Nothbehelfe«*[318] sehen will, stelle die erste Methode für ihn auch die der ersten Wahl dar, wenngleich er dafür zunächst nur einführende *»Ideen«*[319], wie er ausdrücklich klarstellt, niederlegen kann:

---

312. Schott 1990, S. 19, 20.
313. Heinroth 1818, I, S. 122, 121.
314. Edinburgh: Elliot, 1780.
315. Beide Zitate Heinroth 1810, S. 17.
316. Heinroth 1825a, S. 208.
317. Heinroth 1818, I, S. 351–370 oder 1818, II, S. 40, 56, 166.
318. Heinroth 1818, II, S. 16.
319. Heinroth 1818, II, schon im Inhaltsverzeichnis S. III sowie 63–80. Man beachte, dass Heinroths »direct-psychische« Methode tatsächlich nicht im Reil'schen Sinne aufzufassen ist, wie er auch selbst feststellt (S. 16).

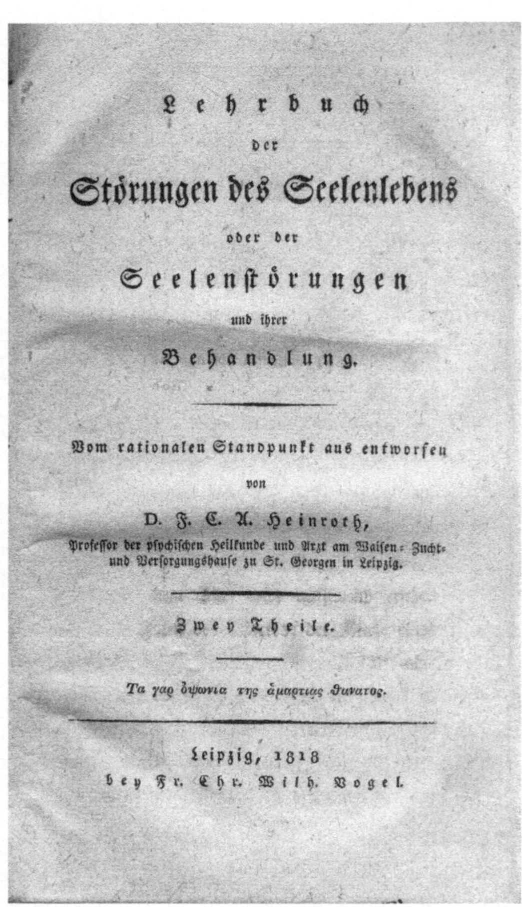

Lehrbuch
der
Störungen des Seelenlebens
oder der
Seelenstörungen
und ihrer
Behandlung.

Vom rationalen Standpunkt aus entworfen
von
D. J. C. A. Heinroth,
Professor der psychischen Heilkunde und Arzt am Waisen-, Zucht- und Versorgungshause zu St. Georgen in Leipzig.

Zwey Theile.

Τα γαρ ὀψωνια της ἁμαρτιας θανατος.

Leipzig, 1818
bey Fr. Chr. Wilh. Vogel.

Abb. 1.7. Lehrbuch der Störungen des Seelenlebens oder der Seelenstörungen und ihrer Behandlung. Zweyter oder praktischer Theil. Titelblatt. (Heinroth 1818)

Aber die eigentlichen Seelenstörungen, die Erzeugnisse eines krankhaft geführten Seelenlebens, wenn gleich auch bey ihnen der somatische Organismus ergriffen ist, sind nicht von dieser Art: das Uebel wurzelt tiefer und bedarf eines tiefern Eingreifens, welches bey der indirect-psychischen Methode freylich zunächst gegen den somatischen Organismus gerichtet ist, aber wenn es möglich wäre, auf das entscheidendste, schnellste, und sicherste durch eine direct-psychische Methode gegen die kranke Seele selbst gerichtet würde. Eine solche Methode zu erfinden, wäre das Meisterwerk der Heuristik.[320]

Eben weil sich die »direct-psychische« Methode noch auf Hypothesen gründet, nimmt die Darlegung des etablierten »indirect-psychischen« Methodenarsenals auch in seinem großen Lehrbuch von 1818 schon von der Ausdehnung her einen größeren Platz ein.[321] Doch ist der Grund dafür allein in der Möglichkeit gegeben, sie detailliert beschreiben zu können. Außerdem misst er ihnen durchaus eine Hilfsfunktion zu, wenn eine Bedingung erfüllt wird:

320. Heinroth 1818, II, S. 64.

Wir leugnen also die somatische Hülfe nicht ab, erklären sie aber doch nur für eine negative: denn positiv auf die Psyche einzuwirken vermögen nur psychische Reize; und nur wiefern somatische Mittel zu psychischen Reizen werden, vermögen sie auch die Psyche selbst umzustimmen.[322]

Des Weiteren könnten die somatischen Methoden den eigentlichen, hier absichtlich psychotherapeutisch genannten Prozess vorbereiten, wenn nämlich die Seele des Kranken für den Arzt nicht direkt zu erreichen sei, wenn die bindenden körperlichen Hindernisse noch zu gewaltig seien, der Leib dominiere und eine psychische Einflussnahme nichts ausrichten könne. Dann seien etwa diätetische, chirurgische, pharmakologische oder mechanische Heilmittel in der Lage, den Körper gemäß der Bown'schen Lehre »ab- oder aufzuerregen« und die Seele zu erwecken, wieder ansprechbar zu machen. Indes seien die »indirect-psychischen« Methoden in der Lage noch einen zweiten Hilfsdienst zu leisten: Sie könnten die naturgegebene Heilungskraft der einzelnen Organe des Körpers anregen und unterstützen. So ermögliche die Zuhilfenahme somatischer Einwirkungen die Ausleerung oder Ausscheidung von »Giften« oder »schädigenden Substanzen«.

Die »indirect-psychischen« Methoden teilt Heinroth in sechs *»Momente«* ein. Diese stellen gewissermaßen Gesichtspunkte oder Parameter dar, nach denen jede einzelne Therapie zu betrachten sei. Das erste Moment, die *»negative Behandlung«*, umfasst die schon angesprochene Phase nach der Aufnahme die für Diagnose und Prognose von besonderem Wert sein kann. Es ist eine Phase des Abwartens – quasi der nicht stattfindenden, ergo negativen Behandlung –, ob die im Menschen eingepflanzen natürlichen Selbstheilungskräfte zu wirken beginnen und somit gleichzeitig den richtigen Weg zur Behandlung, den Therapieplan weisen. Die Rolle des Arztes beschränkt sich hier in der eines *»Dieners, ... Helfers«*[323] der Natur. Unter dem sechsten »Moment«, der *»palliativen Behandlung«*, sind *»die Bemühungen zur Erleichterung der Uebel zu verstehen, die nicht zu heilen sind oder scheinen. Diese Behandlung muß demnach das höchste Gesetz in den bloßen Verwahrungs- oder Versorgungs-Anstalten seyn, welche keine Ansprüche auf Heilung machen«*[324]. Die Pflege und die Aufgaben der Pflegeanstalt werden also in diesem Moment abgehandelt.

Die anderen vier Momente, die *»graduelle«*, *»formelle«*, *»individuelle«* und *»somatische«* Behandlung, sind hinsichtlich der jeweils von Heinroth empfohlenen Mittel von Gesa Wunderlich in eine nicht zu übertreffende tabellarische Übersichtlichkeit gebracht worden, sodass hier ausdrücklich darauf sowie auf die Abhandlung der Momente durch Monika Lidl verwiesen sein soll[325] und für den hiesigen Zusammenhang nur noch Folgendes erläutert wird: Das Ziel der *»graduellen*

---

321. Heinroth 1818, II, S. 63–80 gegen S. 19–63. Ob damit auch eine tatsächliche praktische Bevorzugung somatischer Behandlungsverfahren anzunehmen ist, wie Schielle 1911, S. 57; Schmogrow 1967, S. 28; Lidl 1981, S. 21; Kesting 1987, S. 48 sagen oder anklingen lassen, bleibt Spekulation. Vielleicht ist sich Benzenhöfer 1993, S. 173 anzuschließen, der eine Gleichgewichtung annimmt. Indes könnte allein in dem Fakt, dass er für die Darlegung der »indirect-psychischen« Methoden über weite Passagen auf die vorliegende Literatur – so auf Pinel, Reil, Langermann oder Maximilian Karl Wigand Jacobi (1775–1858) – zurückgreift, kaum auf weitreichende eigene Erfahrung geschlossen werden. Zumal sich an manchen anderen Stellen ganz unmittelbar der Eindruck einstellt, hier schöpft der Verfasser nicht aus Eigenerleben (siehe auch Kraepelin 1918, S. 41; Gregor 1921, S. 66; Lidl 1981, S. 49).
322. Heinroth 1825b, S. 142.
323. Heinroth 1818, II. S. 4.
324. Heinroth 1818, II, S. 57.
325. Wunderlich 1981, S. 101–111; Lidl 1981, S. 50–60.

Behandlung« besteht darin *»die Stimmung des kranken Lebens zur rechten Temperatur zu bringen«*[326], was heißen soll, entsprechend des Brownianismus den exaltierten oder depressiven Erregungszustand des Kranken durch Entgegensetzung, also durch Reizzufuhr oder -entzug, ins Gleichgewicht zu bringen. Es sei an dieser Stelle erwähnt, dass Heinroth sich vom Prinzip her zunächst sehr hoffnungsvoll über das wesentlich durch Ernst Horn und Johann Sandtmann (1789 oder 1790–1839) propagierte Prinzip der *»schmerzerregenden Methode«*[327] ausspricht, bei dem die Kranken uns heute entsetzlich und martialisch anmutenden Torturen unterworfen wurden. Wenngleich es in seiner praktischen Auswirkung dasselbe und nur ein theoretisches Problem ist, muss man doch sehen, Heinroth wollte nie den Menschen an sich schädigen, sondern immer nur dessen krankhafte Zustände, sein Verlangen und seine Leidenschaften. Die *»formelle Behandlung«* versucht durch *»unmittelbare Einwirkung auf die besonders implicirten psychischen Energien«* Erfolge zu erzielen. So glaubt er, *»das traurige Gemüth durch Theilnahme, durch Veranlassung zur Freude, durch Musik … umzustimmen«*[328]. Vornehmlich beschränkt sich diese Behandlungsart in psychologischen, religiösen und psychagogischen Einwirkungsversuchen, doch er empfiehlt als *»Bändigungsmittel«* gegen *»Willensstörungen«* auch *»Züchtigungen, die verschiedensten Arten und Grade des Festhaltens, moralische Strafen, und, wo alles Uebrige nichts fruchtet: die Drehmaschine«*.[329] Monika Lidl stellte im Zusammenhang mit Heinroths *»individueller Behandlung«* fest, die *»Voraussetzung für jede Form der Psychotherapie ist der richtige Blick für die Individualität und Persönlichkeit des kranken Menschen«*[330]. Genau in diesem Blick besteht das Moment der »individuellen« Behandlung. Sie berücksichtigt als Grundlage der Therapie die gesamten persönlichen Umstände des Kranken, wie z. B. Geschlecht, Alter, Konstitution, Temperament, Charakter, Intelligenz, Neigungen und Gewohnheiten. Je mehr über den Erkrankten bekannt sei, desto spezifischer könne der Therapieplan aufgestellt werden und desto gezielter könne sich eine erwünschte Wirkung einstellen. Als einwirkende Mittel werden auch hier im Prinzip wieder alle möglichen psychologischen und somatischen Verfahren benannt. Über die *»somatische Hülfsbehandlung«* schreibt Heinroth:

> *Wir geben dieser Behandlung, wiewohl auch ihre letzte Wirkung psychisch ist, den Namen der somatischen darum, weil durch sie unmittelbar auf den leiblichen Organismus eingewirkt wird; und Hülfsbehandlung nennen wir sie darum, weil diese ganze Einwirkung nur ein Glied in der Reihe der übrigen Kur-Momente ist, und zwar nicht das wesentlichste, sondern nur ein Unterstützungs-Moment der übrigen.*[331]

Sie sei der Versuch der Beseitigung körperlicher Hindernisse auf dem Weg zur Heilung, ohne deren Auflösung die eigentliche Therapie oftmals gar nicht anschlagen könne. Zu solchen Hemmnissen zählt der Autor etwa Schlaflosigkeit, *»Leibesverstopfung«*, Hautkrankheiten und -reizungen, *»Congestionen«*[332] – vor allem des Blutes, wobei Heinroth in Opposition zu Pinel die Indikationen des

---

326. Heinroth 1818, II, S. 25.
327. Heinroth 1818, I, S. 162/163 (Zitat S. 162).
328. Heinroth 1818, II, S. 33, 34.
329. Alle drei Zitate Heinroth 1818, II, S. 140.
330. Lidl 1981, S. 58.
331. Heinroth 1818, II, S. 47.
332. Zitate Heinroth 1818, II, S. 51, 53.

Aderlasses erweitert – oder auch Lähmungen, wozu im weiteren Sinne auch die Epilepsie gerechnet wird. Besonders bei folgenden Zuständen sei demnach eine somatische Vorbehandlung unerlässlich:

> *Manie mit offenbar entzündlichem oder nervösem Charakter, der Wahnsinn desgleichen mit Affection des Gefäßsystems oder irgend eines Hauptorgans, die Verrücktheit, namentlich mit Unterleibsaffectionen, desgleichen die Melancholie; endlich der Blödsinn, die Willenlosigkeit mit gänzlicher Erschöpfung der körperlichen Kräfte.*[333]

Als ein – aber von ihm wohl nur theoretisch durchdacht – wichtiges Heilverfahren propagierte Heinroth die Arbeits- und Beschäftigungstherapie. Vornehmlich solle sie die Rückkehr des Patienten aus der Anstalt in das durch Pflichten geregelte normale Leben vorbereiten und deswegen gewöhnlich eine die Behandlung beendende Stellung einnehmen. Zumal sie in dieser Funktion überhaupt erst Sinn mache, wenn gesundende seelische Kräfte wieder erwacht seien: »*Beschäftigung also ist die Universal-Medizin der ruhig gewordenen, der wieder zu sich gekommenen exaltirten Kranken. An der Hand der Beschäftigung … werden sie nach und nach wieder ins Leben zurückgeführt.*« Doch, wo geeignet, könne sie auch während aller Phasen der Therapie den »*Trieb nach Thätigkeit*«[334] befriedigen. Ja, schließlich könnten auch Unheilbare an Arbeiten teilnehmen. Zu den Kennzeichen einer guten Anstalt gehöre eben auch

> *die Sorge für angemessene Beschäftigungen und Arbeiten bey solchen, welche derselben fähig sind, im Garten und Feld, wie im Zimmer und Hofraume und in Werkstätten mancherley Art, wie Vieles kann durch das Alles dieses zum Wohlbefinden der Kranken beygetragen werden! … Es ist die Pflicht zu bemerken, daß auch in dieser Hinsicht die sächsischen Heil- und Verpflegungs-Anstalten sich vor vielen andern besonders auszeichnen … Für Garten- und Feldbau, für Beschäftigungen und Erholungen in Zimmern und Sälen, wie im Freien, ist auf das edelste und umsichtigste gesorgt* [in der Anstalt Sonnenstein – H.S.] … *Nicht minder verdient die Versorgungs-Anstalt in Waldheim der rühmlichen Erwähnung.*[335]

So weit zu sehen, kann der Einfluss von Christoph Wilhelm Hufeland (1762–1836), vor allem ein von seinem Werk »Die Kunst, das menschliche Leben zu verlängern« auf Heinroths Aussagen zur Arbeits- und Beschäftigungstherapie ausgehender, nicht eindeutig bewiesen werden. Jedoch

---

333. Heinroth 1818, II, S. 172/173.

334. Beide Zitate Heinroth 1825a, S. 189, 181.

335. Heinroth 1818, II, S. 61/62. Heinroth besuchte nachweislich zweimal die Anstalt Sonnenstein, seine beiden Einträge in das Fremdenbuch sind vom Wortlaut her überliefert durch: Nostitz und Jänckendorf GAE. Beschreibung der Königl. Sächsischen Heil- und Verpflegungsanstalt. Dresden: Walthersche Buchhandlung, 1829. 16.10.1812: »*Ernster Wille, Einsicht und Neigung gründeten und förderten dieses Werk. Wer möchte an seiner Vollendung zweifeln, so weit Menschliches vollendet werden kann? Noch ist nicht entschieden, wie viel die psychische Heilkunde vermag, aber dieß ist entschieden, daß ihr Geschäft Erziehung ist und daß Strenge nur die Handlangerin der Erziehung, Liebe aber die Erzieherin selbst ist.*«; 19.09.1821: »*Nach einem Zeitraume von neun Jahren sehe ich diese Anstalt zum zweitenmale, wie man die goldne Weizenflur sieht, die man als grünes Saatfeld gesehen hatte. Was das Herz des Menschenfreundes wünschen, was der Blick des Forschers verlangen kann, wird hier erfüllt und gefunden: milde Fürsorge, klare Umsicht, strenge Ordnung, einfache Behandlung, ruhige Ausdauer. Der Geist des Gedeihens scheint diese Anstalt zu begünstigen; und wie wollte er nicht? man achtet hier auf die Bedingungen alles Gedeihens: man nimmt die Natur zur Wegweiserin.*« Nach Information von Herrn Dr. Boris Böhm, Leiter der Gedenkstätte Pirna-Sonnenstein, dem ich dafür herzlich danke, scheint das Besucherbuch selbst leider verloren.

steht vollkommen außer Zweifel, dass ihm dieser Name und letztlich auch dieses Werk, das Schott als »*neues Evangelium für alle Normalbürger, insbesondere für die Ärzte und Irrenärzte*« bezeichnete, bekannt gewesen ist. Darin trat Hufeland nämlich dafür ein, von dem Kranken – auch gegen dessen Widerstand – für seine Gesundung einen eigenen aktiven Beitrag zu erfordern.[336]

Noch einige Sätze zu Heinroths »*Ideen zu einer direct psychischen Methode*«, die oben als psychologische bezeichnet worden ist und die sich seiner Ansicht nach im Regelfall erst an die »*indirect psychischen Methoden*« anschließen konnte. Dabei legt er sich den Regelsatz vor: »*Die Seele ist der Seele nächste verwandte Kraft. Kann eine unreine Seele die reine verderben, so muß auch eine gesunde, göttlich-gekräftigte Seele die kranke gesund machen können.*«[337] Außerdem seien es »*nicht die mechanischen oder pharmaceutischen Heilmittel an sich selbst, welche den Feind bezwingen, sondern es ist der Geist, der sie leitet*«[338], womit auf die Bedeutsamkeit der ärztlichen Persönlichkeit hingewiesen sein sollte. Im Prinzip beschreitet Heinroth mit der Aufstellung einer psychologischen Behandlungsmethode kein absolutes Neuland. Bereits William Battie, der schon angesprochene Erfinder des »moral management« und Governor des berühmten Bedlam, erachtete die seelische Führung des Kranken für wichtiger als z. B. medikamentöse Therapien und fernerhin hatten auch Pinel und Reil psychologischen Methoden gegenüber allen anderen einen Vorrang zugewiesen.[339] Auch das dem psychologischen Heilverfahren unterliegende Manko, dass es nur angewandt werden konnte, wenn der Kranke noch oder schon wieder ein Mindestmaß an Freiheit über sich besaß, konnte Heinroth nicht ausräumen.[340] Indes scheint etwas Neues in Heinroths »Ideen« in der Qualität der Kraft, die er dem Willen zuschreibt, zu liegen. Schon in seiner juristischen Habilitationsschrift von 1817, auf die er wiederholt im betreffenden Kapitel seines ein Jahr später erschienenen Lehrbuches hinweist, hatte er über seine Vorstellungen einer christlich inspirierten seelischen Heilbehandlung referiert und so z. B. bestimmte Tageszeiten für die »*Sitzungen*«[341] angegeben, die bisweilen über Wochen und Monate zu absolvieren seien. Gleichfalls weist er bei den Beschreibungen seiner »direct-psychischen« Behandlung immer wieder auf den Magnetismus hin, mit dem sie eine gewisse Parallelität hinsichtlich des Phänomens des übertragenen Willens teile. Jedoch zeichne sich seine eben auf unmittelbar göttliche Kraft ruhende und göttliches Werk tuende Willensübertragung durch eine ungleich »*höhere Potenz*«[342] aus, während der animalische Magnetismus von Franz Anton Mesmer (1734–1815) und des Marquis de Puységur (Armand-Marie-Jacques de Chastenet, 1751–1825) letztendlich doch nur »*ein wilder Zweig des Glaubens*«[343] sei. Vereinfacht ausgedrückt meint Heinroth, ein gesunder Wille könne einen kran-

---

336. Hufeland 1797. So führt Heinroth zumindest aber einige Arbeiten Hufelands im Abschnitt »*Heilmittellehre*« an (Heinroth 1818, II, S. 95–97). Zitat: Schott 1990, S. 29.
337. Heinroth 1818, II, S. 69.
338. Heinroth 1825a, S. 58.
339. Boss 1937, S. 368; Wettley-Leibbrand 1967, S. 54/55.
340. Ähnlich schon Gerlach 1965, S. 128.
341. Lidl 1981, S. 61 benutzt dieses Wort in Übertragung von Heinroths »*De methodo voluntatem insanis adhibendi*« (1817, S. 44–47).
342. Heinroth 1818, II, S. 73.
343. Heinroth 1818, II, S. 70. In Heinroth 1821, S. 320 geht er vielleicht sogar noch einen Schritt weiter in seinem Urteil über den Magnetismus, »*welcher so lange und in so weit eine mystische Lehre nicht blos, sondern auch ein mystisches Thun ist, als er sich der Klarheit der Begriffe entzieht; und wir tragen kein Bedenken, die Mesmer'sche sogenannte Theorie mit ihrem Prinzip der Allfluth und seinen Folge-Sätzen ein echtes Muster von Schein-Wissen zu nennen.*«

ken gesunden lassen. Diese Art der willentlichen Heilung bilde zugleich die *»höchste Stufe der Kunst«*[344]. Das kraftspendende Medium dieses heilbringenden Willens, dieser psychotherapeutischen Willenserziehung[345], sei der Glaube: *»Dieser Glaube ist und hat eine Gotteskraft … Auch wir … postuliren … den gläubigen Willen … als Heilkraft, und zwar, um direct auf die Seelenstörungen einzuwirken.«*[346] Folgerichtig muss der erste Lehrstuhlinhaber zuallererst an seine irrenärztlichen Kollegen gedacht haben, als er ausrief: *»Lasset und also g l a u b e n, so werden wir h e l f e n.«*[347] Indes fiel dieser Appell nur sehr vereinzelt auf fruchtbaren Boden. Der Physikus der Pforzheimer Irren- und Siechenanstalt Friedrich Groos, der sich durch die berufliche Identität durchaus persönlich angesprochen fühlt, urteilt milde und mitleidig: *»Der Geist, womit der Verf. diese Phantasmata zu einer religiösen Höhe zu steigern weiss, gebietet achtungsvolle Schonung im Urtheile über ihn.«* Gleichzeitig beschäftigt ihn – nach all dem Gesagten möchte man meinen: verständlicherweise – die Frage: *»Lässt sich denn die Moralität, die Freiheit, ohne welche nach dem Verf. keine menschliche Gesundheit statt findet, von aussenher durch blosse Berührung mittheilen, und muss sie nicht selbsterrungen, eigenes Werk und Verdienst seyn?«*[348] Aber man sollte gerechterweise immer wieder betonen, Heinroth schildert in diesen Passagen generell ein Ideal, eine Wunschvorstellung – nicht umsonst überschrieb er sie von vornherein wissenschaftlich relativierend als »Ideen«. Gleichfalls klingt aus diesen Zeilen die Gewissheit, dass er sich bei weiten Kreisen der Bevölkerung selbst kompromittiere und der Lächerlichkeit preisgebe. Jedoch berufe er sich auch hier auf Gott, in dessen Dienst er sich bedingungslos stelle und dem er vollkommen vertraue. Im Übrigen ruft er als zweiten Schutzpatron Goethe auf, den er wiederholt mit dem Vers *»Eines schickt sich nicht für Alle«* zitiert.[349]

Dass sich jedoch besondere Ansprüche an die Persönlichkeit des Irrenarztes daraus ableiten, kann keinem Zweifel unterliegen. Zunächst müsse er in sich selbst jene gläubige Willenskraft vollkommen ausprägen. So sei denn möglichst jeder Mensch, doch in Besonderheit die, die

> *das ärztliche Thun, und namentlich das Geschäft Seelenstörungen zu heilen, darauf gründen …, bestrebt seinen Willen zu kräftigen, zu läutern, zu heiligen, und er wird, er muß in den Besitz einer Kraft kommen, die das verrichten kann, was man sonst Wunder nannte, und die eben in dem durch den Glauben belebten Willen besteht.*[350]

Letztendlich erweist sich nach Heinroths Ausführungen über die »direct-psychische« Behandlung sogar diese Fähigkeit Wunder zu erzeugen als berufliche Notwendigkeit, denn die tatsächliche Rekonvaleszenz einer gestörten, nicht mit Hilfe der Natur ausheilenden Seele kann nur von einer gesunden ausgehen. Somit erweist sich im Modell Heinroths die gläubige Kraft des behandelnden Arztes als die wesentliche Voraussetzung für die Möglichkeit einer seelischen Wiedergenesung der Patienten.

---

344. Heinroth 1818, II, S. 16.
345. Schielle 1911, S. 1 benutzt den Begriff *»Willenserziehung«* und sieht darin zugleich den fruchtbarsten Beitrag Heinroths zur Pädagogik, während eben diese »Willenserziehung« die Psychiatrie nicht zu fördern vermocht habe.
346. Heinroth 1818, II, S. 66, 73.
347. Heinroth 1818, II, S. 77.
348. Beide Zitate Groos 1822, S. 89, 90.
349. Heinroth 1818, II, S. 66.
350. Heinroth 1818, II, S. 69/70.

Wie nun aber wird diese heilsbringende Energie auf den Kranken übertragen? Grundsätzlich sind dafür alle Mittel, die in der »direct-psychischen« Behandlung eingesetzt werden, denkbar. Doch scheint für einen solchen Akt eben jene geistige Überlegenheit des Therapeuten über seinen Patienten notwendig zu sein, die Heinroth für jedes Arzt-Patienten-Verhältnis fordert. Besonders kann auch seine Formulierung, dass der Irrenarzt *»gleichsam ein sichtbarer Gott der Kranken ist«*, bei diesem Lichte betrachtet keinesfalls als zufällig gewählt empfunden werden. Er ist der Gott der Kranken, da er ihnen das Heil – die Heilung – bringt. Doch muss er den Kranken nicht nur den Glauben bringen, er muss sie auch unter seinen Willen zwingen. Er hat ihren eigenen kranken, verirrten Willen zu brechen und durch seinen zu ersetzen, *»einem Monarchen vergleichbar«*[351]. Nicht zu vergessen ist auch, dass der Psychiater seinen Kranken moralisch überlegen ist, sind diese doch durch eigene Schuld in diese schmachvolle Lage geraten, haben sich selbst durch Leidenschaft und Laster außerhalb der menschlichen Gesellschaft gestellt. So erscheint der Seelenarzt in der abgeschirmten Gesellschaft seiner von ihm abhängigen, unmündigen und verworfenen Trabanten gleichsam in allen Belangen überlegen, *»omnipotent«*[352] und er tritt auf in der Geste als

> *Helfer und Retter, als Vater und Wohlthäter, als theilnehmder Freund, als freundlicher Erzieher, aber auch als prüfender, richtender, strafender Gerechtigkeitspfleger* [und er waltet mit – H.S.] *Milde und Freundlichkeit, Sanftmuth, Ruhe, Geduld, Nachsicht, Theilname, Herablassung auf der einen Seite, aber auch auf der andern: Ernst, Strenge, imponirende, gehaltene Autorität, Festigkeit und Unerschütterlichkeit in Ausübung gerechter Disciplin.*[353] *... Er wirkt auf den Kranken schon durch seine, man darf wohl sagen, heilige Gegenwart, durch die reine Kraft seines Wesens, durch die Kraft seines Blicks, seines Willens.*[354]

Und aufgrund eben dieser vermeintlichen geistigen, geistlichen, willensmäßigen und moralischen Superiorität heraus legitimiert der Irrenarzt des gesamten 19. und frühen 20. Jahrhunderts seinen Anspruch darauf, mit seinen Kranken patriarchalisch wie mit Kindern umzugehen. Schon allein der eben, fast nebenbei von Heinroth angesprochene besondere Blick des Irrenarztes erhebt diesen zu einem fast überirdisch erscheinenden Wesen und kann ein Mittel sein, ihm die psychologische *»Behandlungskunst«* zu ermöglichen, *»sich bey den kranken Individuen Furcht, und zugleich Achtung zu erwerben«*. Mag sein, dass er auf dieses hilfreiche irrenärztliche Attribut durch die Lektüre von William Pargeter (1760–1810) aufmerksam wurde. Dessen

> *Art, den Blick der Kranken, beym Eintritt zu ihnen, aufzufangen und fest zu halten, und sie so gleichsam magnetisch an sich zu ziehen, ist höchst merkwürdig und verdient Nachahmung ... Nach einer solchen 'Ansichkettung der Kranken durch den Blick', konnte er auch die Hartnäckigsten und Widerspenstigsten dahin bringen, alles zu thun, was er ärztlicherweise von ihnen verlangte.*[355]

---

351. Beide Zitate Heinroth 1818, II, S. 176. Siehe ähnlich Heinroth 1825a: Der Arzt ist eine *»Sonne, die von ihren dunklen Planeten in verschiedener Entfernung umkreist wird«* (S. 51). *»Vor dem Arzte dürfen, wie vor dem König, nur diejenigen erscheinen, die er vor sich lassen, denen er sich nähern will; die übrigen müssen fernbleiben ... er darf sich den Kranken nicht unbedingt, nicht zwecklos hingeben.«* (S. 56)
352. Fischer 1984a, S. 433.
353. Beide Zitate Heinroth 1818, II, S. 176.
354. Heinroth 1818, I, S. 49/50.
355. alle Zitate Heinroth 1818, I, S. 129/130.

Offenbar nahm sich der Hausarzt des Waisen-, Zucht- und Versorgungshauses St. Georg diese suggestive Geschicklichkeit außergewöhnlich gut an, denn selbst die Witwe erinnert sich vor allem daran, als sie über den Umgang ihres verstorbenen Mannes mit den Patienten berichtet:

> *Auf die Geisteskranken wirkte er durch Milde; mit der seltensten Ausdauer suchte er die verschiedensten Wege, um zu seinem Ziele zu gelangen; mit Ruhe verfolgte er dieses und wurde nie ungeduldig. Seine Stimme, sein Blick, hatten so merkwürdigen Einfluß auf die Kranken, daß selbst der 'Maniacus' in seiner stärksten Aufregung sich fast augenblicklich beruhigte, sobald er mit ihm sprach und ihn mit den Augen fixirte.*[356]

Wilhelm Ludwig Demme bestätigt kurzerhand am selben Ort diese »*höchst merkwürdigen Züge*«, von denen sein verstorbener Freund ihm wiederholt Mitteilung gemacht habe. Und seinen Erinnerungen kann weiterhin entnommen werden, wie sich Heinroth womöglich ganz nebenbei, bei passenden Gelegenheiten diese und andere Methodiken antrainierte, da er in »*patriarchalischer Anmuth, … indem er dabei mit lustig angenommener Gravität sich hin und her wendete, auf- und abschritt, rednerische Posituren annahm u. s. w.*«[357].

Wahrscheinlich übertrug Heinroth die hohen ideellen Ansprüche an seine eigene Person auf die Ansprüche, die seiner Meinung nach generell an den Beruf des Psychiaters zu stellen seien. Für die praktische Ausbildung und Tätigkeit des Irrenarztes jedoch stellte er sehr anwendbare und zweckmäßige Forderungen auf. So müssten beide auf einem breiten – heute würde man sagen psychologisch-psychosozialen und somatischen bzw. geistes- und naturwissenschaftlichen – Fundament aufbauen. Zwar erhöben Mediziner, Geistliche, Pädagogen und Philosophen – hier namentlich die Psychologen – Anspruch auf das Gebiet der Irrenheilkunde, doch könne es wohl keinem dieser vier Stände allein übertragen werden. Es sei unbedingt notwendig, dass der dazu Berufene alle diese Wissenschaften auf sich vereine und dass daraus »*ein ganz eigens zu seinem Geschäft qualifizirter und gebildeter Mann*« hervorgehe: der »*psychische Arzt*«. »*Er muß … die psychische Heilkunde theoretisch und praktisch gründlich verstehen.*« Dafür ist notwendig, dass er dann auch nur damit sich beschäftige: »*Das Geschäft des psychischen Arztes ist zu groß, zu vielumfassend, nimmt Kräfte, Sorgfalt und Aufmerksamkeit zu sehr in Anspruch, als daß es Nebengeschäfte dulden sollte.*«[358] Für die Ausbildung junger Mediziner erachtet der akademische Lehrer Heinroth eine praktische ärztliche Hilfstätigkeit in einer Heilanstalt als äußerst nützlich, überhaupt wenn der Student vorhat, sich der Psychiatrie zu widmen, da er ansonsten »*seine Kunst nur halb versteht.*«[359]

Aus diesen auf die psychiatrische Praxis gezielten Forderungen heraus stellt sich von allein die Frage nach Heinroths eigener alltäglich psychiatrischer Arbeit als Hausarzt am Zucht-, Waisen- und Versorgungshaus St. Georg. Um so erstaunlicher mutet es an, dass erst ganz vor kurzem überhaupt erstmals eine Untersuchung[360] den Versuch unternahm sich dieses Komplexes anzunehmen. Obwohl diese Studie in den sächsischen, insbesondere Leipziger Archiven Aktenmaterial

356. Heinroth H. 1844, S. 355;
357. Beide Zitate Demmes in Form von eingefügten Fußnoten in Heinroth H. 1844, S. 355, 354.
358. Heinroth 1818, I, S. 43–50 und II, S. 310–333 (Zitate: II, S. 319; I, S. 43 – als übergeordneter Begriff zur Berufsbezeichnung; beide II, S. 320)
359. Heinroth 1818, II, S. 321.
360. Schmideler/Steinberg 2004.

nicht mehr in erwünschter Fülle vorfand, kommt sie doch zu dem Ergebnis, dass Heinroth diese Tätigkeit als reinen Broterwerb betrachtete, die seine finanzielle Situation verbessern helfen sollte. Seine eigentliche Ambition blieb immer die akademische und vor allem wissenschaftliche Seite seines Berufes. Lebenszentrum war die Universität und nicht das Georgenhaus. Daraus folgt, dass sich zwischen seinen theoretisch erhobenen Ansprüchen und seinen über lange Zeit gewohnten dienstlichen Verrichtungen offenbar eklatante Widersprüche auftaten. Konkret forderte er z. B. in seinem Lehrbuch, der Arzt habe bei den Kranken täglich wenigstens einen Besuch zu machen[361], indes andererseits der Rat der Stadt klagt,

> *Herr Hofrath Heinroth ... wohnt schon seit vielen Jahren während des Sommers mit Einschluß der Oster- und der Michaelismesse (also durchschnittlich 8. Monate des Jahrs) auf dem Lande ... und besucht die Stadt nur Mittwochs und Sonnabends zum Lesen einiger Collegien und von halb 12. bis halb 1. zum Umgange im Hause. Diese fortdauernde Abwesenheit würde mit der Function eines Hausarztes ganz unerträglich sein, wenn nicht ... der jedesmalige Famulus diesen Uebelstand unschädlich gemacht hätte.*

Zwar beteuert der Angeschuldigte daraufhin, er habe sich nichts vorzuwerfen und könnten die Herren Stadtverordneten seine Wirksamkeit überhaupt nicht beurteilen, dennoch bleibt doch wohl eine gewisse Irritation.[362] Die sich im Übrigen auch durch den Umstand nicht wirklich ausräumen lässt, dass im Georgenhaus über längere Zeiten offenbar doch nicht so viele Geisteskranke untergebracht waren, wie bisher stets vermutet worden war.[363]

1.6 Das »Interregnum« des psychiatrischen Lehrstuhls

Sowohl der Akademische Senat als auch die Medizinische Fakultät setzen in getrennten Schreiben das Ministerium für Cultus und öffentlichen Unterricht noch am gleichen Tage – am 26. Oktober 1843 – vom Ableben des *»ordentlichen Professors der psychischen Heilkunde«* in Kenntnis.[364] Schon am folgenden Tage erlaubt sich Dekan Weber den Minister

> *darauf aufmerksam zu machen, daß diese Professur zu denjenigen gehört, von welchen die medicinische Facultät in einem früheren an das Hohe Ministerium erstatteten Berichte angab, daß sie durch einen besonders dafür angestellten Professor nicht unter allen Umständen besetzt zu werden brauche. Die Ansicht der Facultät ging damals dahin, daß dasselbe von der Professur der gerichtlichen Heilkunde gelte und daß beide Fächer so zusammen hängen, daß sie füglich combinirt werden könnten. So wie die Sachen jetzt stehen glaube ich, daß Professor Radius der geeig-*

361. Heinroth 1818, II, S. 177. Vielleicht fühlte sich Heinroth für den täglichen klinischen »Kleinkram« auch nicht zuständig, denn an anderer Stelle (Heinroth 1818, II. S. 179) weist er dem Gehilfen die Aufgabe zu, den Verlauf der Krankheit festzuhalten.
362. StadtAL, Stift III A 25, Bl. 47 (Zitat), 58–59.
363. Siehe Schmideler/Steinberg 2004.
364. SächsHStA 10202/6, Bl. 337; UAL Med. Fak., A IV 13a, Bd. 2, Bl. 336. Man beachte, dass Heinroth unter Berücksichtigung der Durchsicht aller im Literaturverzeichnis angeführten Akten eben genau diesen Status mit diesem Lehrgebiet offensichtlich niemals erhielt. Es kam aber dennoch im Laufe der 24 Jahre, seit Heinroth 1819 ordentlicher Professor der Medizin wurde und Extraordinarius für psychische Therapie blieb, ganz offensichtlich im allgemeinen Sprachgebrauch zu einer indifferenten Vermischung (s. auch Fußnote 95, S. 22).

nete Mann sein würde diese Professur zugleich zu decken und daß auch später, wenn eine Erledigung der Professur der gerichtlichen Arzneikunde einträte, gleichfalls noch übernehmen könnte, so daß die in neuerer Zeit entstandene allzuvielfache Spaltung medicinischer Disciplinen und ihre Besetzung durch einzelne Professoren den Wünschen des Hohen Ministerii gemäß beseitigt werden würde.

Darauf hinweisend, Justus Wilhelm Martin Radius (1797–1884) sei mit psychisch Kranken durch seine Tätigkeit am Georgenhause bereits bestens vertraut, versichert Weber nochmals, dieser wäre der ideale Nachfolger.[365] Am 22. November folgt dieser Ausführung das Gesuch der Fakultät, ob bei Erledigung der Professur für psychische Heilkunde mehrere Fakultätsmitglieder aufrücken dürften.[366] Hier offenbart sich der Hintergrund und das wahre Interesse der Professorenschaft, denn das Aufrücken bedeutet für die Betroffenen eine Steigerung ihres Einkommens und durch die Verminderung der Anzahl der Professoren eine Erhöhung des eigenen Anteils an den Fakultätseinkünften. Andererseits bedeutet die Erledigung einer Professur für die sächsische Staatskasse eine Minderbelastung. Man scheint von einer Einigung nicht weit entfernt zu sein. Der Minister macht den Fakultätsmitgliedern denn auch dieses Weihnachtsgeschenk: Er genehmigt am 22. Dezember das Aufrücken.[367] Damit sind die Weichen für die Einziehung des in der Geschichte ersten eigenständigen psychiatrischen Lehrstuhls gestellt, wenngleich noch am 26. November die Fakultät vonseiten des Ministeriums um ein Gutachten über die Vakanz des psychiatrischen Lehrfaches ersucht worden war.[368] Doch die – wie übrigens wohl sogar allgemein erwartet worden ist[369] – hält an ihrer Initiative fest, will den Lehrstuhl loswerden und gibt vor, sich an der Maßgabe der Stände zu orientieren, »*nämlich bei künftigen Personalveränderungen auf Verminderung der Zahl der Professoren und auf eine damit in Verbindung zu bringende angemessene Besoldungserhöhung der zu dürftig ausgestatteten Stellen Bedacht zu nehmen.*« Und sie weist ausdrücklich darauf hin:

Die Professur der psychischen Heilkunde gehört zu den Lehrfächern, für welche, so viel wir wissen, auf keiner deutschen Universität ein besonderer ordentlicher Professor angestellt ist. Auf der unsrigen hat eine solche Anstellung erst in der neuesten Zeit und zwar zum erstenmale, als Hofrath Heinroth diese Professur erhielt, stattgefunden.
Von dieser Seite steht daher der Maaßregel, dieses Lehrfach mit einer anderen medicinischen Professur zu vereinigen, nichts entgegen.
Was nun die Frage betrifft, welchem academischen Lehrer dieses Lehrfach am besten mit übertragen werden könne, so giebt uns die Hohe Verordnung vom 21. December[370] *Veranlassung, darüber unser unvorgerichtliches Gutachten zu eröffnen, ob der außerordentliche Professor der Philosophie, D. Lotze, uns geeignet scheine bis zur Wiederbesetzung der vacanten Professur durch einen practischen Irrenarzt den theoretischen Theil der psychischen Heilkunde zu decken. Wir haben in unserm gehorsamsten, den D. Lotze betreffenden Berichte vom 14. December 1842*

365. SächsHStA 10202/6, Bl. 338/339. Man beachte, Radius hatte 1833 schon die Nachfolge Heinroths im Georgenhaus angetreten, nachdem er dort seit 1828 als Wundtarzt eingestellt war (Radius 1851, S. 13).
366. SächsHStA 10202/6, Bl. 340; UAL Med. Fak., A IV 13a, Bd. 2, Bl. 93.
367. SächsHStA 10202/6, Bl. 341–346; UAL Med. Fak., A IV 13a, Bd. 2, Bl. 94/95.
368. SächsHStA 10202/7, Bl. 3.
369. Man sehe die Redaktionsnotiz von 1844 in Damerows Zeitschrift., die offenbar von diesem selbst stammt (Damerows 1844).

der vielseitigen, auf Philosophie, Mathematik und auf die Medicin gerichteten Bestrebungen des D. Lotze ehrenvoll gedacht; wir haben aber auch zugleich die Ursache auseinander gesetzt, warum wir ihn damals nicht zu einem außerordentlichen Professor der Medicin empfehlen zu können glaubten. Unsere damals ausgesprochene Ansicht ist auch noch jetzt dieselbe. D. Lotze ist ein talentvoller und kenntnißreicher Mann, in dessen medicinischen Schriften anregende Gedanken vorkommen, der aber vor der Hand durch nichts bewiesen hat, daß er selbst Beobachter sei, weder im Gebiete der practischen Medicin, noch in dem theoretischen Theile derselben, namentlich in der Anatomie, Mikroskopie und thierischen Chemie, noch endlich in den Naturwissenschaften. Von einer dieser Erfahrungswissenschaften aus muß man in das Gebiet der Theorie der medicinischen Praxis einzudringen suchen, wenn man der Wissenschaft dauernd nützlich werden will, und nur wer selbst Beobachter ist, darf hoffen, die Beobachtungen anderer richtig zu beurtheilen und abzuwägen.

Was von der Medicin im Collegium gilt, dieses findet auch auf die Seelenheilkunde Anwendung. Wir bedürfen in diesem Fache eines Mannes, der hinreichende Gelegenheit gehabt hat und noch hat, Geisteskranke zu beobachten und zu behandeln und, von der Erfahrung ausgehend, die gangbaren theoretischen Ansichten prüfen kann.

Einen solchen Mann glauben wir im Professor Dr. Radius zu besitzen. Der nicht nur ein gelehrter Arzt, sondern auch ein bewährter Practiker ist und seit 10 Jahren in dem hiesigen Georgenhause, dem er als Arzt vorsteht, Gelegenheit gehabt hat, sich mit der Beobachtung und Behandlung der Irren zu beschäftigen, da in dieses Institut die Irren, welche der Klasse der Armen angehören, gebracht werden. Einen Lehrer zu wählen, der über psychische Krankheiten nicht blos einen theoretischen, sondern auch einen practischen Unterricht zu ertheilen vermag, ist um so nöthiger, da sich im Jacobshospitale [zugleich Universitätsklinik – H.S.] *hierzu jetzt keine Gelegenheit mehr findet, weil in neuerer Zeit dahin keine Irren mehr gebracht werden, zu deren Aufnahme vielmehr, wie gesagt, das Georgenhaus bestimmt ist.*

Da Professor Radius bei dem hiesigen Criminalamte als Gerichtsarzt fungirt und auch in der medicinischen Facultät an der Abfassung der Responsa Theil nimmt; so hat er außerdem auch Veranlassung, über Seelenkrankheiten in medicinisch-gerichtlicher Einsicht Erörterungen anzustellen und Gutachten abzufassen, und seine Vorträge auch auf diesen Theil der psychischen Medicin zu erstrecken. Ueber dies würde es ihm bei Uebernahme dieses neuen Berufes zu Statten kommen, daß er früher auf einer wissenschaftlichen Reise die Irrenanstalten des Auslandes, namentlich die von Paris und London, kennen gelernt hat.

Er selbst strebt nicht nach dieser Erweiterung seines Geschäftsbereiches und hat sich nicht darum beworben, und erst nachdem ihm der einstimmig gefaßte Beschluß der medicinischen Facultät bekannt gemacht worden, daß er bei dem Hohen Ministerio zur Uebernahme jener Function in

---

370. Dieser Passage nach war offenbar unabhängig von der Genehmigung des Aufrückens vom 22.12. tags zuvor, also am 21.12., noch ein Gesuch an die Fakultät ergangen, ein Gutachten darüber abzufassen, ob Rudolf Hermann Lotze (1817–1881) zu seiner außerordentlichen Professur der Philosophie noch die psychische Heilkunde als Lehrfach übernehmen könne. Lotze, studierter und habilitierter Philosoph und Mediziner, hielt psychologische Vorlesungen und hatte auch eine Dozentur in der Medizinischen Fakultät. Er sollte 1844 als Nachfolger von Johann Friedrich Herbart (1776–1841) nach Göttingen wechseln. Durch seine naturwissenschaftliche, physiologische Erklärung psychologischer Phänomene übte er Einfluss auf die Psychophysik aus sowie nachhaltig auf die gesamte philosophische Psychologie. Lotze arbeitete zudem im Grenzgebiet der Psychologie zur somatischen Ätiologie und Pathogenese psychischer Krankheiten, interessierte sich so für abweichende physiologische Vorgänge bei geistigen Prozessen. Es wäre auch möglich, dass diese Briefstelle auf die oben angesprochene ministerielle Genehmigung zum Aufrükken der Professuren vom 22.12. Bezug nimmt, hier nur ein Irrtum im Datum unterlief, zumal ein Schriftstück vom 21.12. nicht aufgefunden wurde.

Vorschlag gebracht werden solle, hat er sich bereit erklärt, dieses Lehrfach mit zu übernehmen, wenn es ihm von dem Hohen Ministerio unter angemessenen Bedingungen anvertraut werden sollte.

Professor Lotze – so fährt das Gutachten fort – würde, auch wenn Radius diese Funktion übertragen bekäme, Vorträge zur psychischen Medizin halten. Neben Lotze haben sich zudem um die Professur für psychische Heilkunde die außerordentlichen Professoren der Medizin Moritz Hasper (1799–1846) und Carl August Neubert (1799–1845) beworben.[371]

Indes scheint an diesen Bewerbungen kein sonderliches Interesse bestanden zu haben und der wiederholt anzutreffenden Meinung, der Leipziger psychiatrische Lehrstuhl sei nicht wieder zu besetzen gewesen, da er wegen einer vermeintlichen Diskreditierung durch Heinroths Lehren keine interessierten Nachfolgekandidaten fand[372], muss hiermit unter Verweis auf diese Belege widersprochen werden. Auch die Thesen, eine generelle Finanzmisere habe die Neubesetzung unmöglich gemacht oder weil sich Heinroths Unterricht doch nicht als so nutzbringend für die praktische irrenärztliche Ausbildung erwiesen habe[373], müssen relativiert werden. Wenngleich ihnen eine gewisse Auswirkung nicht abgesprochen werden kann und da doch zunächst eine größere Hoffnung war, von Heinroths Lehrstuhl würde mehr Ausstrahlungskraft für die Förderung des psychiatrischen Ärztenachwuchses ausgehen – zumindest bei Nostitz und Jänckendorf, wenngleich eine öffentliche Entzweihung zwischen ihm und Heinroth zumindest bis 1828 unwahrscheinlich ist[374]. Immerhin gibt es z. B. keinen Anhaltspunkt dafür, dass der Psychiatrieprofessor dessen schon angesprochene Initiative zur Errichtung einer psychiatrischen Universitätsklinik aufgegriffen hätte oder gar befördern wollte. Nun wäre allerdings gerade nach seinem Tode das Vorhandensein und das Wirken eines solchen Institutes ein Faktum gewesen, das die Fortführung des Lehrstuhls als nahezu unausweichlich hätte erscheinen lassen.[375] Doch muss man auch sehen, dass die Psychiatrie nach wie vor nur an der Leipziger Medizinischen Fakultäten Eingang gefunden hatte, ein Umstand, mit dem diese die Einziehung des Lehrstuhls sogar mit begründet! Diesen vorgeschobenen, kaum institutionalisierten, geschweige denn emanzipierten Posten zu kappen war ein Leichtes gewesen.

Im Laufe des Frühsommers gelingt es der Fakultät Radius für die Übernahme der psychiatrischen Lehrveranstaltungen zu interessieren, nachdem sie eine deutliche Gehaltserhöhung um 300 auf 720 Taler beim Ministerium für ihn durchgesetzt hatte – unter der Auflage, er werde für das kommende Wintersemester 1844/45 Vorlesungen zur psychischen Heilkunde anbieten.[376] Am

371. SächsHStA 10202/7, Bl. 3–5 (03.01.1844). Der nachfolgend ausgeführte Briefwechsel findet sich auch in UAL Med. Fak., A IV 13a, Bd. 2, Bl. 96–101.
372. Sänger 1963, S. 19/20; Becker 1995, S. 29.
373. Trenckmann 1977, S. 3, 133; Jetter 1981, S. 44/45; Uhle/Trenckmann 1982, S. 94. Man sehe z. B., dass der Sonnenstein wichtigste Ausbildungsstätte für Irrenärzte in Sachsen blieb.
374. Man sehe z. B., dass Heinroth seine Schrift »Ueber die Hypothese der Materie« von 1828b »*Seiner Exzellenz … Nostitz und Jänckendorf … ehrfurchtsvoll zugeeignet*« hatte.
375. Ähnlich Sänger 1963, S. 19; Trenckmann 1982, S. 47.
376. SächsHStA 10202/7, Bl. 13–15.

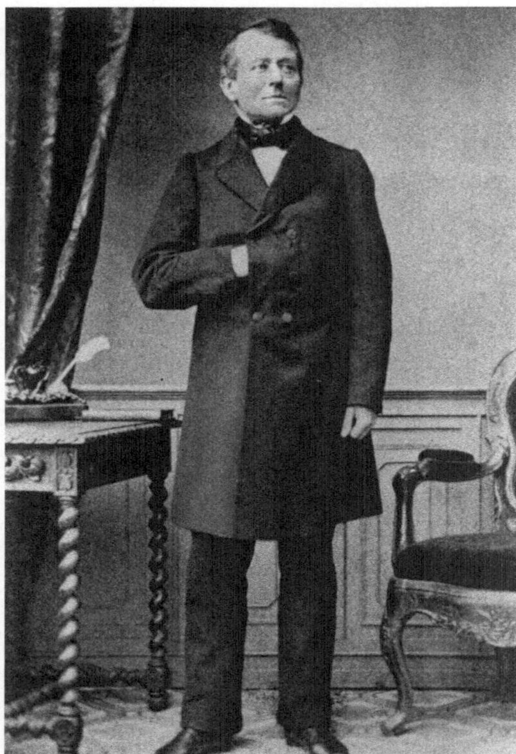

Abb. 1.8. Justus Wilhelm Martin Radius. (Karl-Sudhoff-Institut für Geschichte der Medizin und Naturwissenschaften, Bildersammlung)

21. Juli 1844 versichert Radius nun seinerseits dem Minister, er fühle sich nun verpflichtet, den Wünschen zu entsprechen und dankt für die Gehaltserhöhung[377] (Abb. 1.8).

Was wurde in den folgenden Jahren aus diesem psychiatrischen »Teillehrstuhl«? Am 23. September 1848 schlägt die Fakultät dem Ministerium vor, Radius solle neben seinen Disziplinen Hygiene, allgemeine Pathologie und psychische Heilkunde noch die Professur für Pharmakologie und allgemeine Therapie des verstorbenen Albert Braune (1799–1848) übernehmen. Diesem Wunsch wird entsprochen, doch solle Radius dann die pathologische Anatomie und die physikalische Diagnostik abgeben.[378] Es drängt sich der Eindruck auf, die Professur des für die Entfaltung des wissenschaftlich-medizinischen Lebens in Leipzig wesentlich mit verantwortlichen und international anerkannten Radius[379] wurde Sammelbecken aller möglichen Grundlagenfächer und derjenigen Disziplinen, die nach Meinung der Fakultät *»durch einen besonders dafür angestellten Professor nicht unter allen Umständen besetzt zu werden brauchen«*[380]. Von dem psychiatrischen »Teillehrstuhl« ist im Konglomerat der Verpflichtungen Radius' nun keine bestimmte Rede mehr, er verschwindet im Laufe der Jahre fast völlig.

---

377. SächsHStA 10202/7, Bl. 16. Am 13.07. hatte der Minister die Weiterführung durch Radius beschlossen (SächsHStA 10202/7, Bl. 15).
378. Dieser Vorgang in SächsHStA 10202/7, Bl. 21, 23, 33, 37, 41/42.
379. Kästner 1990b, S. 48/49.
380. So hatte sie ja schon nach dem Tode Heinroths über die psychische Heilkunde geurteilt (SächsHStA 10202/6, Bl. 338/339).

Was jedoch bleibt, ist ein fast regelmäßig durchgeführter psychiatrischer Unterricht. In den folgenden Jahrzehnten sollte es tatsächlich der 1848/49 zum Ordinarius für Pharmakologie und allgemeine Therapie (ab 1859 für Hygiene und Pharmakologie) berufene Justus Radius sein, der in vielen Semestern die Vorlesung »Anfangsgründe der Seelenheilkunde bzw. Psychiatrie« anbot und im Georgenhaus klinische Demonstrationen abhielt.[381] Weiterhin hielten Rudolph Hermann Lotze, Moritz Hasper, der Pathologe Ernst Leberecht Wagner (1829–1888) und der Kliniker und Internist Carl Reinhold August Wunderlich (1815–1877), seit der gemeinsamen Studienzeit lebenslanger Freund Wilhelm Griesingers (1817–1868), psychiatrische Vorlesungen. Andere Neurowissenschaftler berührten in ihren Kollegien immer wieder psychiatrische Lehrthemen, so Psychologen, Neurologen, Neurophysiologen, Physiologen, Anatomen und Pathologen wie Ernst Heinrich Weber, Eduard Friedrich Wilhelm Weber (1806–1871), Hugo Sonnenkalb (1816–1887), Otto Funke (1828–1879), Johann Nepomuk Czermak (1828–1873), Carl Friedrich Wilhelm Ludwig (1816–1895), Wilhelm His sen. (1831–1904), Wilhelm Erb (1840–1921), Adolf von Strümpell (1853–1925) oder Julius Cohnheim (1839–1884). Es erscheint derzeit so, dass es sehr wohl zumindest ab den 1860er Jahren Initiativen gab, den psychiatrischen Lehrstuhl wieder einzurichten und eine Universitäts-Irrenklinik zu errichten, erstaunlicherweise von der vorgesetzten Behörde, dem Sächsischen Ministerium für Cultus und öffentlichen Unterricht. Jedoch schmetterte die Medizinische Fakultät diese Bestrebungen mehrfach ab, was mit einem gewissen Zweifel begründet wurde, ob die Psychiatrie ein eigentlich medizinisches Fach sei.[382] Erst 1877 besann man sich wieder auf sie, man richtete dem Hirnanatomen Paul Flechsig (1847–1929) mangels anderer freier akademischer Stellen ein Extraordinariat für Psychiatrie ein.[383] Seine erste wirklich als psychiatrische zu bezeichnende Vorlesung hielt er im Sommersemester 1880.[384] Während des dazwischen liegenden »Interregnums« genossen als Studenten u. a. Karl Ludwig Kahlbaum (1828–1899)[385], Hermann Emminghaus (1845–1904), Theodor Kirchhoff, Karl Moeli (1849–1919) oder Emil Kraepelin[386] einen Teil ihrer Ausbildung zum Psychiater an der Alma Mater Lipsiensis.

381. VV.

382. SächsHStA 10034/23, Bl. 6–22 und 10166/5, Bl. 1–97; Trenckmann 1982, S. 118.

383. Siehe Kapitel »Paul Flechsig (1847–1929) – Ein Hirnforscher als Psychiater« in diesem Buch; Steinberg 2001, S. 29–47.

384. »Specielle Psycho-Pathologie mit klinischen Demonstrationen« (VV SS 1880, S. 39). Im Wintersemester 1880/81 setzt er fort mit »Allgemeine Psychiatrie« sowie »Psychiatrische Klinik« (VV WS 1880/81, S. 39).

385. Steinberg 1999.

386. Steinberg 2001.

Literatur

Schriften von Johann Christian August Heinroth:

1795 (assumto socio): Clodius CAH. De carminis heroici dignitate philosophica et morali. Dissertation. Leipzig: Universitätsschrift

1797 (assumto socio): Eschenbach CG. Ammoniacae therapeuticis usibus recte accommodandae exempla quaedam et praecepta. Dissertation. Leipzig: Breitkopf & Haertel

1805 Medicinae Discendae Et Exercendae Ratio. Scripsit et Gratiosi Medicorum Ordinis Auctoritate Ad Consequendos Summos Medicinae Et Chirurgiae Honores Die I. Novembris MDCCCV. H. L. Q. C. Publice Defendet Ioannes Christianus Augustus Heinroth. Lipsiensis, Phil. D. A.A.L.L.M. Med. Bacc. Lipsiae: Solbrigia

1806 Ueber das Bedürfniss des Studiums der medizinischen Anthropologie und über den Begriff dieser Wissenschaft. Leipzig: Solbrig

1807 Grundzüge der Naturlehre des menschlichen Organismus. Leipzig: Solbrig

1807a mit Rosenmüller JC. John Bell's Zergliederung des menschlichen Körpers. Nach dem Englischen durchaus umgearbeitet. Leipzig: Vogel

1809 zusammen mit Müller KLM. Gesänge zur Feier des 4. Säcularfestes der Universität Leipzig in einer Gesellschaft Gelehrter: am Abende des 4. Dec. 1809. Leipzig: Sommer

1810 Beyträge zur Krankheitslehre. Gotha: Perthes

1810/11 Kritische Übersicht der Theorie und Praxis der psychischen Medicin in der neuesten Zeit. Neuestes Jour Erfindungen, Theorien und Widersprüche ges Med 1810; 1: 163–179, 294–312, 380–399; 1811; 2: 76–104, 136–194, 222–274

1811 De Morborum Animi Et Pathematum Animi Differentia. Commentation Qua Ad Audiendam Orationem. Die X. April MDCCCXI. H.L.Q.C. Professionis Medicae Extraordinariae. Adeundae Causa Recitandum Observantissime Invitat Ioannes Christianus Augustus Heinroth. Medic. Et Phil. Doct. Prof. Publ. Extr. Des. Medicus Ergastuli Voluntariorum Civitas Lips. Lipsiae: Solbrigia

1812 Allgemeine medizinische Zeichenlehre von D. F. G. Danz für angehende Aerzte neu bearbeitet und mit einer Anleitung zur psychischen Semiotik vermehrt. Leipzig: Vogel

1817 De Voluntate Medici Medicamento Insaniae Hypothesis. Quam Amplissimi Philosophorum Ordinis Auctoritate. Pro Obtinendo Magisterii Lipsiensis Iure Optimo. D. VVV. Octobr. A. CI)I)CCCXVII. Illustris Ictorum Ordinis Concessu In Auditorio Iuridico. Disputandam Proposuit Ioann. Christ. Aug. Heinroth. Lipsienis. Med. Et. Phil. Doct. LL. Artt. Mag. Therapiae Psychicae Prof. Publ. Extr. Medicus Ad Aedes Divi Georgii, Cet. Assumto Socio Carolo Christiano Anton. Gorlicensi. Med. Baccalaureo. Lipsiae: Vogel

1818 Lehrbuch der Störungen des Seelenlebens oder der Seelenstörungen und ihrer Behandlung. 2 Bände. Leipzig: Vogel

1818/19 Krankheitsberichte. Zschrft psychische Aerzte 1818; 1: 231–254 (Heft 2) und 1819; 2: 560–571 (Heft 4)

1818–27 Gesammelte Blätter von Treumund Wellentreter. 4 Bände. Bd. 1 (1818): Poesien; Bd. 2 (1818): Prosaische Aufsätze; Bd. 3 (1820): Poesie und Prosa; Bd. 4 (1827): Heitere Stunden. Leipzig: Bd. 1–3 Gleditsch, Bd. 4 Hartmann

1819 Auch eine Rhapsodie über das Prinzip der psychisch-krankhaften Zustände. Zschrft psychische Aerzte 1819; 2: 545–559 (Heft 4)

1821 M. Georget, Über die Verrücktheit ... übersetzt und mit Beilagen von D. Johann Christian August Heinroth. Leipzig: Weidmannsche Buchhandlung

1822 Lehrbuch der Anthropologie. Leipzig: Vogel

1822a Dr. G. M. Burrows Untersuchungen über gewisse die Geisteszerüttung betreffende Irrthümer und ihre Einflüsse auf die physischen, moralischen und bürgerlichen Verhältnisse des Menschen. Uebersetzt nebst einer Abhandlung über die Seelengesundheit von Dr. J. C. A. Heinroth. Leipzig: Weidmannische Buchhandlung/Reimer

1823/24 Lehrbuch der Seelengesundheitskunde. 2 Bände. Bd. 1: Leibespflege; Bd. 2: Seelen- und Geistespflege. Leipzig: Vogel

1824 Ueber die Wahrheit. Leipzig: Hartmann

1825 Ueber die gegen das Gutachten des Herrn Hofrath D. Clarus von Herrn D. C. M. Marc in Bamberg abgefasste Schrift: War der am 27. August 1824 zu Leipzig hingerichtete Mörder J. C. Woyzeck zurechnungsfähig? Leipzig: Hartmann

1825a Anweisung für angehende Irrenärzte zu richtiger Behandlung ihrer Kranken. Leipzig: Vogel

1825b System der psychisch-gerichtlichen Medizin, oder theoretisch-praktische Anweisung zur wissenschaftlichen Erkenntniß und gutachtlichen Darstellung der krankhaften persönlichen Zustände, welche vor Gericht in Betracht kommen. Leipzig: Hartmann

1825c Anti Organon oder das Irrige an der Hahnemannschen Lehre im Organon der Heilkunst. Leipzig: Hartmann

1827 De Materiae Hypothesi Quantum Ad Naturae Scrutatores Et Medicos. Programm zum Antritt der ordentlichen, 1819 erhaltenen Professur. Leipzig: Hartmann

1827a Die Psychologie als Selbsterkenntnißlehre. Leipzig: Vogel

1827b Esquirol's allgemeine und specielle Pathologie und Therapie der Seelenstörungen. Frei bearbeitet von Dr. Karl Christian Hille. Nebst einem Anhange kritischer und erläuternder Zusätze von Dr. J. C. A. Heinroth. Leipzig: Hartmann

1827c De Materiae Hypothesi Quantum Ad Naturae Scrutatores Et Medicos. Commentatio Qua Ad Audiendam Orationem. Die XVII Ianuarii MDCCCXXVII. Hota Nona. Illustris Ictorum Ordinis Concessu In Auditorio Iuridico. Professionis Medicae Ordinariae. Adeundae Caussa Recitandam. Observantissime Invitat Ioa. Christ. Aug. Heinroth. Med. Et Phil. Doct. Medic. Prof. Ord. Des. Therapiae Psychicae Extr. Nosocom. Div. Georgii Medicus, Plur. Soc. Doct. Sodal. Lipsiae: Hartmanniana

1828 Ueber das falsche ärztliche Verfahren bei criminal-gerichtichen Untersuchungen zweifelhafter Gemüthszustände. Zschrft Criminal-Rechts-Pflege in den preuss Staaten mit Ausschl d Rheinprovinzen 1828; 8: 95–180

1828a Von den Grundfehlern der Erziehung und ihren Folgen. Für Eltern, Erzieher und psychische Aerzte. Leipzig: Vogel

1828b Ueber die Hypothese der Materie und ihren Einfluß auf Wissenschaft und Leben. Leipzig: Hartmann

1829 Pisteodicee oder Resultate freier Forschung über Geschichte, Philosophie und Glauben. Leipzig: Vogel

1829a Der Schlüssel zu Himmel und Hölle im Menschen oder Ueber moralische Kraft und Passivität. Leipzig: Lehnhold

1830 De Facinore Aperto Ad Medicorum Judicium Non Deferendo. Dissertation Medica Psychologica. Quam In Universitate Literarum Lipsiensi. Gratiosi Medicorum Ordinis Auctoritate. Ad Munus. Assesoris Ordinarii In Eodem. Ordine. Ritu Antiquo Suscipiendum. Illustris Jctorum Ordinis Concessu In Auditorio Juridico. Die II. Novembris MDCCCXXX. Horis Consuetis Publice Defendet. D. Joan. Christ. Aug. Heinroth. Reg. Potentiss. Saxon. Consiliar. Aulic. Med. Prof. Ord. Ac Therap. Pych. Extr. Publ. Assumto Socio Carolo Augusto Haynel. Lengefeldae-Montano, Med. Baccalaureo. Lipsiae: Vogelii

1830a Geschichte und Kritik des Mysticismus aller bekannten Völker und Zeiten. Leipzig: Hartmann

1831 Lehrbuch der Anthropologie mit Beilagen. Leipzig: Vogel (2. vermehrte und verbesserte Aufl.)

1831/32 Grundzüge der Criminal-Psychologie oder die Theorie des Bösen in ihrer Anwendung auf die Criminal-Rechtspflege. Zschrft Criminal-Rechts-Pflege in den preuss Staaten mit Ausschl d Rheinprovinzen 1831; 19: 1–68, 245–296 und 1832; 20: 1–55, 201–255; 21: 1–72, 237–298; 22: 1–60, 193–244 (oder Berlin: Dümmler, 1833)

1834 Unterricht in zweckmäßiger Selbstbehandlung bei beginnenden Seelenkrankheiten. Leipzig: Vogel

1834a Die Lüge. Beitrag zur Seelenkrankheitskunde. Leipzig: Fleischer

1836 Ueber den Begriff der Erziehung, das Verhältniß der Erziehung zur Bildung, die Beschaffenheit der Selbstbildung, und die Würde des Menschen als Erziehungs- und Bildungsfähigen Wesens. Leipzig: Vogel

1837 Ueber Erziehung und Selbstbildung. Leipzig: Cnobloch

1838 Vorrede. In: Vom Aerger: Ein Büchlein für Jedermann. Leipzig: Fleischer

1839 Orthobiotik oder die Lehre vom richtigen Leben. Leipzig: Tauchnitz

1841–43 Meletemata psychiatrica. [14 Vorlesungen.] Leipzig: Typis Staritzii, Typogr. Acad.

1845/46 Lebens-Studien oder Mein Testament für die Mit- und Nachwelt. 2 Bände. Leipzig: Wigand (benutzt 2. Aufl. in einem Band. Leipzig: Wigand, 1848)

1847 Schletter T (Hg). [Johann Christian August Heinroths] Gerichtsärztliche und Privatgutachten hauptsächlich in Betreff zweifelhafter Seelenzustände; nebst einer biographischen Skizze des Verfassers von Dr. med. Ferdinand Moritz August Querl. Leipzig: Fest

Weitere Literatur und Archivalien

Ackerknecht EH. Kurze Geschichte der Psychiatrie. Stuttgart: Enke, 1985 (3. Aufl.)

Alexander FG, Selesnick ST. Geschichte der Psychiatrie. Konstanz: Diana, 1969

Angst AE. Die ersten psychiatrischen Zeitschriften in Deutschland. med. Diss. Uni Würzburg, 1975

Anonymus. Johann Christian August Heinroth. Neuer Nekrolog der Deutschen. 1843 (2. Theil). Weimar: Voigt, 1845. 935–940 (nur leicht veränderte Fassung – so Einfügung einiger Fußnoten – stellt Querl 1847 dar, hier als Anonymus 1847 bezeichnet)

Bandorf o.V. Heinroth, Joh. Christian Aug. In: Allgemeine Deutsche Biographie. 11. Bd. Leipzig: Ducker & Humblot, 1880. 648–649

Bauersfeld KH. Zum Begriff »Psychosomatik«. Zschrft Kinder- Jugendpsychiatr 1976; 4: 92–96

Becker C. Die neu eingerichteten Ordinariate an der Medizinischen Fakultät und die jeweils ersten Lehrstuhlinhaber seit 1415. In: Kästner I, Thom A (Hg). 575 Jahre Medizinische Fakultät der Universität Leipzig. Leipzig: Barth, 1990. 310–313

Becker C. Ärzte der Leipziger Medizinischen Fakultät. 22 Kurzporträts in Wort und Bild. Leipzig: Leipziger Universitätsverlag, 1995

Benzenhöfer U. Psychiatrie und Anthropologie in der ersten Hälfte des 19. Jahrhunderts. Hürtgenwald: Pressler, 1993

Benzenhöfer U. Jeder für sich? Oder: Heinroth gegen alle? Zur sogenannten Psychiker-Somatiker-Debatte in der ersten Hälfte des 19. Jahrhunderts. Schrftreihe Dtsch Gesell Gesch Nervenheilkd 1998; 4: 7–13

Berrios GE. The history of mental symptoms. Descriptive psychopathology since the nineteenth century. Cambridge: University Press, 1996

Birnbaum K. Geschichte der psychiatrischen Wissenschaft. In: Bumke O (Hg). Handbuch der Geisteskrankheiten. 1. Bd. Allg. Teil I. 1. Teil. Berlin: Springer, 1928. 11–49

Bodamer J. Zur Entstehung der Psychiatrie als Wissenschaft im 19. Jahrhundert. Fortschr Neurol Psychiatr 1953; 21: 511–535

Boss M. Die Grundprinzipien der Schizophrenietherapie im historischen Rückblick. Zschrft ges Neurol Psychiatr 1937; 157: 358–392

Bräutigam W, Christian P, von Rad M. Psychosomatische Medizin. Stuttgart/New York: Thieme, 1992 (5. Aufl.; 1. Aufl. 1973)

Bürger-Prinz H. Johann Christian August Heinroth. Med. Zschrft 1932; 6, Heft 9: 1–3

Busch K-T. Richard Arwed Pfeifer (1877–1957). In: Steinmetz M, Harig H (Hg). Bedeutende Gelehrte in Leipzig. Bd. 1. Leipzig: Karl-Marx-Uni., 1965. 193–202

Buschan G. Über Medizinzauber und Heilkunst im Leben der Völker. Berlin: Arnhold, 1943

Buschhorn A. Historische Andeutung über den gegenwärtigen Standpunkt der psychischen Arzneikunde. Erlangen: Kunstmann, 1831

Busse G. Schreber, Freud und die Suche nach dem Vater. Frankfurt a. M. ua: Lang, 1991

Cauwenbergh L. J. Chr. A. Heinroth (1773–1843) a psychiatrist of the German Romantic era. Hist Psychiatry 1991; 2: 365–383

Clarus JCA. Die Lehrmethode in der medicinischen Klinik am Jakobsspitale zu Leipzig. Leipzig: Voß, 1846

Creutz R, Steudel J. Einführung in die Geschichte der Medizin in Einzeldarstellungen. Iserlohn: Silva, 1948

Damerow H. Heinroth. Allg Zschrft Psychiatr 1844; 1: 156–159 (auch in: Annalen dtsch u ausländ Criminal-Rechtspflege 1844; 28: 137–141

[vermutl. Damerow] Redaktionsnotiz. Allg Zschrft Psychiatr 1844; 1: 523

Degkwitz R. Über den Wandel der Zwangsmittel und die Vermeidbarkeit ihrer Anwendung bei der Pflege psychisch Kranker. Nervenarzt 1952; 23: 418–421

Diepgen P. Deutsche Medizin vor hundert Jahren. Rede, gehalten bei der Jahresfeier der Freiburger Wissenschaftlichen Gesellschaft am 28. Okt. 1922. Sonderdruck im Karl-Sudhoff-Institut für Geschichte der Medizin und Naturwissenschaften, Universität Leipzig, S. 7 (z. n. Schmogrow 1967, S. 11)

Dörner K. Bürger und Irre. Frankfurt a.M.: Fischer, 1975

Eckhardt G. Psychosomatik. In: Clauß G. Wörterbuch der Psychologie. Leipzig: Bibliographisches Institut, 1985. 501

Ellenberger HF. Die Entdeckung des Unbewußten. Zürich: Diogenes, 1996 (2. Aufl.)

Engelhardt D von. Einheitliche und umfassende Naturdarstellungen in den Naturwissenschaften um 1800 und Hegels Philosophie der Natur. In: Rete: Strukturgeschichte der Naturwissenschaften 1972; 1: 167–192

Erler G (Hg). Die jüngere Matrikel der Universität Leipzig 1559–1809. 3. Bd.: Die Immatrikulationen vom Wintersemester 1709 bis zum Sommersemester 1809. Leipzig: Giesecke & Devrient, 1909

Eulenburg F. Die Entwicklung der Universität Leipzig in den letzten hundert Jahren. Leipzig: Hirzel, 1909

Eulner H-H. Die Entwicklung der medizinischen Spezialfächer an den Universitäten des deutschen Sprachgebietes. Stuttgart: Enke, 1970

Ey H. J.E.D. Esquirol (1772–1840). In: Kolle K (Hg). Grosse Nervenärzte. 2. Bd. Stuttgart: Thieme, 1970. 87–97

Fahrenberg J. Psychophysiologie. In: Kisker KP ua (Hg). Psychiatrie der Gegenwart. Bd. 1, Teil 1. Berlin/Heidelberg/New York: Springer, 1979. 91–210

Feudell P. Die Anfänge der Neurologie an der Leipziger Universität. Wiss Zschrft Uni Leipzig, Math-Naturwiss R 1982; 31: 131–137

Fischer W. Der Psychiater Heinroth – eine kritische Betrachtung. Psychiatr Neurol med Psychol 1983; 35: 623–628

Fischer W. Die Psychiatrie des Mediziners J. C. Reil- eine kritische Betrachtung. Psychiatr Neurol med Psychol 1984; 36: 229–235

Fischer W. Franz Joseph Gall und Johann Kaspar Spurzheim – Vorläufer einer biologischen Psychiatrie. Psychiatr Neurol med Psychol 1984a; 36: 433–437

Flaschendräger W. Die Universität vom Ausgang des 18. Jahrhunderts bis zur Universitätsreform von 1830. In: Rathmann L (Hg). Alma Mater Lipsiensis. Geschichte der Karl-Marx-Universität Leipzig. Leipzig: Edition Leipzig, 1984. 126–140

Flechsig P. Die körperlichen Grundlagen der Geistesstörungen. Leipzig: Veit & Comp., 1882

Friedberg E. Die Universität Leipzig in Vergangenheit und Gegenwart. Leipzig: Veit, 1898

Friedreich JB. Historisch kritische Darstellung der Theorien über das Wesen und den Sitz der psychischen Krankheiten. Leipzig: Wigand, 1836

Garrison FH. An Introduction to the History of Medicine. Philadelphia/London: Saunders, 1960

Gerlach J. Leib und Seele in der Darstellung bei J. A. Chr. Heinroth (1773–1843). med. Diss. Uni Freiburg, 1965

Glatzel J. Allgemeine Psychopathologie. Stuttgart: Enke, 1978

Göttingische gelehrte Anzeigen. 53. Stück vom 4. April 1831. [in der Universitätsbibliothek Leipzig eingebunden In: Platnerus E. Universitatis Litterarum Lipsiensis H.T. Procancellarius Panegrin Medicam. Lipsiae: Klaubartia, 1806. o.laufende S. (Ende), eigene S.zählung 521–525]

Gregor A. Johann Christian August Heinroth 1773–1843. In: Kirchhoff T (Hg). Deutsche Irrenärzte. 1. Bd. Berlin: Springer, 1921. 58–75

Gretschel CCC. Die Universität Leipzig in der Vergangenheit und Gegenwart. Dresden: Hilscher, 1830

Groos F. [Rezension zu] Heinroth. Lehrbuch der Störungen des Seelenlebens ... Heidelberg Jb Lit 1822; 15: 68–91

Grundriß zur Geschichte der deutschen Dichtung aus den Quellen von Karl Goedeke. 10. Bd. (2. Aufl.). Dresden: Ehlermann, 1913

H.S. Johann Christian Heinroth. Nervenarzt 1998; 69: Heft 7, A4

Hahn P. Die Entwicklung der Psychosomatischen Medizin. In: Die Psychologie des 20. Jahrhunderts. Bd. I. Zürich: Kindler, 1976. 932–952

Haisch E. Irrenpflege in alter Zeit. CIBA-Zschrft 1959; 8: 3142–3172

Hantzsch A. Das Chemische Laboratorium. In: Rektor und Senat (Hg). Festschrift zur Feier des 500 Jährigen Bestehens der Universität Leipzig. 4. Bd. 2. Teil. Leipzig: Hirzel, 1909. 70–84

Hawkins DR. The Relationship of Psyche and Soma as Viewed by American Psychiatrists. In: Okpaku SO (Hg). Mental Health in Africa and the Americas Today. Nashville, TN: Chrisolith Books, 1991. 245–255

Hehlmann W. Geschichte der Psychologie. Stuttgart: Kröner, 1967 (2. Aufl.)

Heinroth H. (Witwe H.s) Von seiner frühesten Jugend an ... [Nachruf auf Johann Christian August Heinroth]. Annalen dtsch u ausländ Criminalrechtspflege 1844; 27: 353–356

Hilken K, Lewandowski C. Von der Melancholie zur Depression. Die Geschichte der Depressionsforschung im Spiegel deutscher Nervenärzte des 19. und 20. Jahrhunderts. Bd. I. Von der Sünde zur Systematik – Heinroth, Griesinger, Kraepelin. Köln: AFAP-Institut, 1988

Hirschfeld E. Romantische Medizin. Zu einer künftigen Geschichte der naturphilosophischen Ära. Kyklos 1930; 3: 1–89

Hoff P. Geschichte der Psychiatrie. In: Möller H-J, Laux G, Kapfhammer H-P (Hg). Psychiatrie und Psychotherapie. Heidelberg: Springer, 1999. 5–25

Horn W. Reise durch Deutschland, Ungarn, Holland, Italien, Frankreich, Großbritannien und Irland in Rücksicht auf medicinische und naturwissenschaftliche Institute, Armenpflege u. s. w. 4 Bde. Berlin: Enslin, 1831–33. (1. Bd. 1831)

Hufeland CW. Die Kunst, das menschliche Leben zu verlängern. Jena: Akadem. Buchhandlung, 1797

Janzarik W. Forschungsrichtungen und Lehrmeinungen in der Psychiatrie: Geschichte, Gegenwart, Forensische Bedeutung. In: Göppinger H, Witter H (Hg). Handbuch der forensischen Psychiatrie. Bd. 1. Berlin: Springer, 1972. 588–662

Jetter D. Grundzüge der Geschichte des Irrenhauses. Darmstadt: Wiss. Buchgesell., 1981

Jetter D. Wichtige Irrenhäuser in Frankreich, Deutschland und England (1800–1900). Fortschr Neurol Psychiatr 1992; 60: 329–348

Kästner I. Die Medizinische Fakultät von der Gründung bis zur Universitätsreform von 1830. In: dies, Thom A (Hg). 575 Jahre Medizinische Fakultät der Universität Leipzig. Leipzig: Barth, 1990a. 9–28

Kästner I. Von der Universitätsreform 1830 bis zur Reichsgründung 1871. In: dies, Thom A (Hg). 575 Jahre Medizinische Fakultät der Universität Leipzig. Leipzig: Barth, 1990b. 29–50

Kaufmann D. Aufklärung, bürgerliche Selbsterfahrung und die »Erfindung« der Psychiatrie in Deutschland, 1770–1850. Göttingen: Vandenhoeck & Ruprecht, 1995

Kesting J. Die Krankheitslehre des Psychiaters Johann Christian August Heinroth (1773–1843) und deren Bedeutung für die Formierung der Psychiatrie als medizinischer Disziplin in Deutschland. med. Diss. Uni Leipzig, 1987

Kilian HF. Die Universitäten Deutschlands in medicinisch-naturwissenschaftlicher Hinsicht. Heidelberg/Leipzig: Groos, 1828

Kirchhoff T. Grundriss einer Geschichte der deutschen Irrenpflege. Berlin: Hirschwald, 1890

Kirchhoff T. Geschichte der Psychiatrie. In: Aschaffenburg G (Hg). Handbuch der Psychiatrie. Allg. Teil 4. Abtlg. Leipzig/Wien: Deuticke, 1912. 3–48

Kirchhoff T. Peter Frank (1745–1821). In: ders (Hg). Deutsche Irrenärzte. Bd. 1. Berlin: Springer, 1921. 19–22

Kittler WK. Neurologisch-Psychiatrische Klinik. Wiss Zschrft Uni Leipzig, Math-Naturwiss R 1965; 14: 149–154

Kornfeld S. Geschichte der Psychiatrie. In: (Puschmanns) Handbuch der Geschichte der Medizin. hrsg. v. Neuburger M, Pagel J. 3. Bd. Jena: Fischer, 1905. 601–728

Kötscher LM. Unsere Irrenhäuser. Berlin: Langenscheidt, 1912

Kraepelin E. Hundert Jahre Psychiatrie. Berlin: Springer, 1918

Kraepelin E. Paul Julius Möbius 1853–1907. In: Kirchhoff T (Hg). Deutsche Irrenärzte. 2. Bd. Berlin: Springer, 1924. 274–279

Kroedel P. Vorrede. In: Das Wort des Deutschen. Johann Christian August Heinroth: Über moralische Kraft und Passivität. Eine Auswahl besten deutschen Schrifttums aus sechs Jahrhunderten. hrsg. v. Kroedel Paul. Leipzig: Kreisel Verlagsbuchhandlung, 1940. 7–16

Längle R. Die Stellung des psychisch Kranken in der Psychiatrie im Zeitalter der Romantik. med. Diss. Uni Heidelberg, 1982

Leibbrand W. Romantische Medizin. Hamburg/Leipzig: Goverts, 1937

Leibbrand W. Die spekulative Medizin der Romantik. Hamburg: Claassen, 1956

Leibbrand W, Wettley A. Der Wahnsinn. Geschichte der abendländischen Psychopathologie. Freiburg/München: Alber, 1961

Leipziger Adreßkalender ... [wechselnde Titel]. Leipzig: wechselnde Verlage [Löper, Neubert, Sommer], Jahre 1795–1865

Leipziger gelehrtes Tagebuch .... Leipzig: Kummer, [benutzt Jahre] 1806 bis 1813

Lidl M. Johann Christian August Heinroth (1773–1843) und sein therapeutisches Konzept. med. Diss. Uni Würzburg, 1981

Margetts E.L. The early history of the word »Psychosomatic«.Canad Med Association Jour 1950; 63: 402–404

Marx OM. German romantic psychiatry. Hist Psychiatr 1990; 1: 351–381 und 1991; 2: 1–25

Möbius PJ. Zum Andenken an J. Ch. A. Heinroth. Allg Zschrft Psychiatr 1898; 55: 1–18

Noch, P. Heinroths Bedeutung für die moderne Medizin. med. Diss. Uni Münster, 1984

Odin A. Entwicklung des Georgen- und des Johannishospitals zu Leipzig bis zum Beginn des 19. Jahrhunderts. phil. Diss. Uni Leipzig, 1914

Pauleikhoff B. Das Menschenbild im Wandel der Zeit. Ideengeschichte der Psychiatrie und der Klinischen Psychologie. II. Bd. Hürtgenwald: Pressler, 1983

Peters UH. Lexikon Psychiatrie Psychotherapie Medizinische Psychologie. München/Jena: Urban & Fischer, 1999 (5. Aufl.)

Platner E. Vir Experientissimus atque Doctissimus Ioannes Christianus Augustus Heinrothius, Lipsiensis. In: Platner E. Universitatis Litterarum Lipsiensis H. T. Procancellarius Panegyrin Medicam Indicit. Leipzig: Klaubart, vermutl. 1805. XII-XIV

PV (Personalverzeichnisse). Personalverzeichnisse der Universität Leipzig. Leipzig: Edelmann, entspr. Jahr

Querl FMA. Johann Christian August Heinroth. Annalen dtsch u ausländ Criminalrechtspflege 1844; 27: 346–353 (ähnlich auch von Damerow eingeführt in Allg Zschrft Psychiatr 1844; 1: 707–711)

Querl FMA. Biographische Skizze. In: Schletter HT (Hg). Dr. J. C. A. Heinroth's Gerichtsärztliche und Privat-Gutachten hauptsächlich in Betreff zweifelhafter Seelenzustände. Leipzig: Fest'sche Verlagsbuchhandlung, 1847. V-XVI

Rabl C. Geschichte der Anatomie an der Universität Leipzig. Leipzig: Barth, 1909.

Radius J. Geschichtliche Scizze des Georgenhospitals als Heilanstalt. In: Ihrem Hochverehrten Ehren-Director … Johann Christ. August Clarus … die medicinische Gesellschaft zu Leipzig. Leipzig: Reclam, 1851

Reil JC. Rhapsodieen über die Anwendung der psychischen Curmethode auf Geisteszerrüttungen. Halle: Curt, 1803

Reuchlein G. Die Heilung des Wahnsinns bei Goethe: Orest, Lila, der Harfner und Sperata. Frankfurt a.M./Bern/New York: Lang, 1983

Roback AA. Weltgeschichte der Psychologie und Psychiatrie. Olten/Freiburg: Walter, 1970

Roelcke V. »Gesund ist der moderne Culturmensch keineswegs …«: Natur, Kultur und die Entstehung der Kategorie »Zivilisationskrankheit« im psychiatrischen Diskurs des 19. Jahrhunderts. In: Barsch A, Hejl PM. Menschenbilder. Zur Pluralisierung der Vorstellung von der menschlichen Natur (1850–1914). Frankfurt a.M.: Suhrkamp, 2000. 215–236

Roller CFW. Psychiatrische Zeitfragen aus dem Gebiet der Irrenfürsorge in und ausser den Anstalten … Berlin: Reimer, 1874

Sachs JJ. Medicinischer Almanach für das Jahr 1837. Berlin: Hegmann, 1837

SächsHStA (Sächsisches Hauptstaatsarchiv Dresden); Bestand: Ministerium für Volksbildung, Universität Leipzig: 10034/23, 10166/5, 10202/6, 10202/7

SächsHStA (Sächsisches Hauptstaatsarchiv Dresden); Bestand: Landesregierung, Geheime Kanzlei 6111: vol. V–VII

Sadlon G. Die psychiatrische und Nervenklinik der Universität Leipzig. In: Pecenka M, ders. Epidemiologie psychischer Erkrankungen in ausgewählten psychiatrischen Kliniken des Königreiches und der Provinz Sachsen in den Jahren 1850 bis 1920 auf der Basis von Archivmaterialien. Dipl.arbeit Uni Leipzig, 1981. 76–104

Sänger K. Zur Geschichte der Psychiatrie und Neurologie an der Leipziger Universität. med. Diss. Uni Leipzig, 1963

Schelling FWJ. Über das Wesen der menschlichen Freiheit. Stuttgart: Reclam, 1974

Schielle JB. Johann Christian August Heinroth's Erziehungslehre. (phil. Diss. Uni München, 1910) Eichstätt: Brönner, 1911

Schmideler S, Steinberg H. Der Psychiater Johann Christian August Heinroth (1773–1843) als praktischer Arzt am Zucht-, Waisen- und Versorgungshaus St. Georg in Leipzig. Wurzbg Medizinhist Mitt 2004; 22: 346–375

Schmidt-Degenhard M. Zum Melancholiebegriff J.C.A. Heinroths. In: Nissen G, Keil G (Hg). Psychiatrie auf dem Wege zur Wissenschaft. Stuttgart/New York: Thieme, 1985. 12–18

Schmogrow B. Der Psychiater Johann Christian Heinroth in kritischer Betrachtung aus der Sicht seiner Zeitgenossen. med. dent. Diss. Uni Leipzig, 1967

Schomerus HG. Gesundheit und Krankheit der Person in der medizinischen Anthropologie Johann Christian August Heinroths. med. Diss. Uni Heidelberg, 1965

Schott H. Heilkonzepte um 1800 und ihre Anwendung in der Irrenbehandlung. In: Glatzel J, Haas S, ders. (Hg.) Vom Umgang mit Irren. Beiträge zur Geschichte psychiatrischer Therapeutik. Regensburg: Roderer, 1990. 17–35

Schott H. »Wenn schwar gallichte Materie fressend wird …«.Die Gesichter der Depression – eine medizinhistorische Betrachtung. Ärztl Prax Neurol Psychiatr 2001, Heft 6: 34/35

Schrappe O. Psychiatrie in Würzburg und Psychiatrische Universitätsklinik Würzburg in den letzten 5 Jahrzehnten. In: Nissen G, Keil G (Hg). Psychiatrie auf dem Wege zur Wissenschaft. Stuttgart/New York: Thieme, 1985. 62–72

Schrenk M. Zur Geschichte der Sozialpsychiatrie. Isolierung und Idylle als »Therapeutik der Seelenstörungen«. Nervenarzt 1967; 38: 479–487

Schrenk M. Psychotherapie – geschichtliche Entwicklung und gegenwärtiger Stand. Therapiewoche 1971; 21: 1981–1992

Schrenk M. Über den Umgang mit Geisteskranken. Berlin/Heidelberg/New York: Springer, 1973

Seyfarth C. 725 Jahre Hospital zu St. Goerg in Leipzig. Leipziger Beobachter 1938; 15: 141–142, 156–158, 170–171

Shorter E. From paralysis to fatigue. New York ua: The Free Press, 1992

Shorter E. Geschichte der Psychiatrie. Berlin: Fest, 1999

Siebenthal W von. Krankheit als Folge der Sünde. med. Diss. Uni Bonn, 1949

Siegel R. Frau Pauline verw. Dr. Schreber †. Der Freund der Schreber-Vereine 1907; 3: 216–218

Spoerri T. Besitzt die historische Betrachtung über das Wesen der Schizophrenie aktuellen Erkenntniswert? Mschrft Psychiatr Neurol 1955; 129: 243–260

StaL (Stadtarchiv Leipzig); Bestand: Stift III A 25, Stift III A 32, Stift V 16

Steinberg H. Karl Ludwig Kahlbaum – Leben und Werk bis zur Zeit seines Bekanntwerdens. Fortschr Neurol Psychiatr 1999; 67: 367–372

Steinberg H. Kraepelin in Leipzig. Eine Begegnung von Psychiatrie und Psychologie. Bonn: Psychiatrie-Verl., Ed. Narrenschiff, 2001

Thom A. Erscheinungsformen und Widersprüche des Weges der Psychiatrie zu einer medizinischen Disziplin im 19. Jahrhundert. In: ders (Hg). Zur Geschichte der Psychiatrie im 19. Jahrhundert. Berlin: Volk und Gesundheit, 1984. 11–32

Tölle, R. Kraepelin, Freud und Bleuler in komparativ-biographischer Sicht. Fund Psychiatr 1999; 13: 173–179

Trenckmann U. Geisteskranke und Gesellschaft im feudalen Sachsen bis zur frühbürgerlichen Revolution. med. Diss. Uni Leipzig, 1977

Trenckmann U. Der Leipziger Beitrag zur Entwicklung theoretischen Denkens in der Psychiatrie. Wiss Zschrft Uni Leipzig, Math-Naturwiss R 1982; 31: 115–130

Trenckmann U. Mit Leib und Seele. Ein Wegweiser durch die Konzepte der Psychiatrie. Bonn: Psychiatrie-Verl., 1988

Trenckmann U. Die widersprüchliche Rolle des psychisch Kranken als Subjekt/Objekt in den psychiatrischen Krankheitskonzepten des 19. und 20. Jahrhunderts. Nervenheilkd 2001; 20: 450–455

Trenckmann U, Ortmann F. Das psychodynamische Krankheitskonzept der Romantik – Testfall für die Anwendung des Kuhnschen Paradigmabegriffs in der Humanwissenschaft. Zschrft Psychol 1980; 188: 331–339

UAL (Universitätsarchiv Leipzig): AS (Akademischer Senat) 1835–43; HN (Heinroth-Nachlass); Med. Fak. (Medizinische Fakultät) A I 28; Med. Fak. A I 66 Bd. 1, 2; Med Fak. A I 80 Bd. 1–3; Med. Fak. A II 2 Bd. 3; Med. Fak. A II 3a Bd. 2; Med. Fak. A III e 7; Med. Fak. A IV 1 Bd. 4; Med. Fak. A IV 2 Bd. 1; Med. Fak. A IV 6 Bd. 2; Med. Fak. A IV 12; Med. Fak. A IV 13a Bd. 2; Med. Fak. A IV 14 Bd. 2; Med. Fak. A VI 40 Bd. 2; PA (Personalakte) 4332; Philosophische Fakultät Pro Cancellar Buch B 128 a

Uhle M, Trenckmann U. Zur Entwicklung der Betreuungspraxis psychisch Kranker durch die Leipziger Universitätspsychiatrie. Wiss Zschrft Uni Leipzig, Math-Naturwiss R 1982; 31: 92–114

VV (Vorlesungsverzeichnisse). Verzeichnis der im Sommer- (bzw. Winter-) Halbjahre auf der Universität Leipzig zu haltenden Vorlesungen. Leipzig: Edelmann, entspr. Jahr

Wettley A. Ansatz zu einer Geschichte der Psychotherapie. In: Alte Probleme – Neue Ansätze. Wiesbaden: Steiner, 1965. 42–57

Wettley-Leibbrand A. Die Stellung des Geisteskranken in der Gesellschaft des 19. Jahrhunderts. In: Artelt W, Rüegg W (Hg). Der Arzt und der Kranke in der Gesellschaft des 19. Jahrhunderts. Stuttgart: Enke, 1967. 50–69

Wieland KF. Schuld und Sünde als Krankheitsursachen in der Psychiatrie des 19. Jahrhunderts, mit besonderer Berücksichtigung von Heinroth und Ideler. med. Diss. Uni Heidelberg, 1948

Wunderlich G. Krankheits-und Therapiekonzepte am Anfang der deutschen Psychiatrie (Haindorf, Heinroth, Ideler). Husum: Matthiesen, 1981

Wyrsch, J. Über die Bedeutung von Freud und Kraepelin für die Psychiatrie. Nervenarzt 1956; 27: 529–535

Wyrsch J. Wege der Psychopathologie und Psychiatrie. In: Die Psychologie des 20. Jahrhunderts. Bd. I. Zürich: Kindler, 1976. 953–1012

2

Paul Flechsig (1847–1929) – ein Hirnforscher als Psychiater

H. Steinberg

2.1 Die ersten Schritte der akademischen Karriere

Als Sohn eines Pfarrers am 29. Juni 1847 in Zwickau geboren[1], begann Paul Emil Flechsig 1865 Medizin zu studieren, und zwar in Leipzig, der Stadt, die er fortan niemals mehr für längere Zeit verlassen sollte. Schon seine Promotionsschrift über die syphilitische Gehirnhautentzündung[2] lenkte ihn auf sein künftiges Arbeitsfeld hin, jedoch sollte diese Arbeit eine der ganz wenigen von ihm durchgeführten klinischen Studien bleiben.[3] Am Deutsch-Französischen Krieg 1870/71 nahm er angeblich freiwillig[4] als Arzt teil. Nach seiner Rückkehr im Januar 1872 übernahm er gleichzeitig[5] die Assistenzarztstellungen an der neurologischen und elektrotherapeutischen Abteilung der Medizinischen Poliklinik, des Weiteren an der berühmten, 1869 eingeweihten »Physiologischen Anstalt« unter Carl Ludwig (1816–1895), einem führenden Forscher auf dem Gebiet der Experimentalphysiologie, sowie schließlich am Pathologischen Institut unter Ernst Leberecht Wagner (1829–1888).

Durch Letzteren wurde er wohl endgültig auf die pathologische Gehirnanatomie orientiert.[6] Von Wagner erhielt er den Auftrag, über Theodor Meynerts (1833–1892) »Vom Gehirn der Säugethiere«[7] ein Referat auszuarbeiten, was er, dies als Auszeichnung empfindend, äußerst gewissenhaft getan haben muss. Denn er bemerkte dabei als erster, dass die Leitungsbahnen in Gehirnen neugeborener Kinder einer weiteren anschließenden Ausreifung, einer »Markscheidenbildung«, unterlagen. Diese zufällige Entdeckung erkor er sich zum Ausgangspunkt für weitergehende, nun zielgerichtete Untersuchungen über die Struktur und gesetzmäßige Entwicklung des Zentralnervensystems, deren erste Ergebnisse er auf der Deutschen Naturforscher- und Ärzteversammlung 1872 in Leipzig präsentiert[8]. Verständlicherweise ist der 25-Jährige *»stolz darauf, daß Männer wie*

1. Bloße Aussagen über Lebensdaten sind v. a. Flechsigs Autobiografie (Flechsig 1927); Sachse 1955, S. 1–20 und natürlich UAL PA 4140 sowie SächsHStA 10281/142 entnommen. Erstere illustriert beispielhaft, dass ein autobiografisches Lebenszeugnis niemals als objektive Quelle dienen kann. Eine umfassende und der Person wirklich gerecht werdende Aufarbeitung liegt im Grunde bis heute nicht vor. Person und Werk Flechsigs polarisieren: Wollte man die bisherigen biografisch-werkgeschichtlichen Studien willkürlich einordnen, was nicht bei allen pauschal möglich ist, kann man trennen in unangebrachte Lobpreisungen (Döllken 1909; Quensel 1917, 1929, 1929a; Siemerling 1917; Anonym 1917/18; Jalowicz 1929; Pfeifer 1929; Henneberg 1929; Foerster 1929; Held 1929; Schröder 1930) oder Verteufelungen (Schipperges 1961; Lothane 1989, 1992, 1992a; Stingelin 1989, 1990; Shorter 1999, S. 126–128 sowie Busse 1989; S. 274–283, da es sich bei Busse 1991 zu den hier interessierenden Sachverhalten – v. a. S. 274–319 – im Wesentlichen um die gleiche Gedankenführung wie im 1989 publizierten Text handelt, wird folgend in der Regel nur der Text von 1989 angeführt). Am besten und tiefgreifendsten bisher: Sachse 1955, die trotz vieler beigebrachter satirischer Anekdoten aus Flechsigs Leben dennoch versucht, ihn objektiv einzuordnen (z. B. S. 73/74). Seidel 1959 und 1965 sowie Sänger 1963, S. 69–83 stellen unreflektierte Wiedergaben aus Sachse 1955 dar. Werkgeschichtlich konzentriert: Haymaker 1970. Auch der Autor (Steinberg 2001, v. a. Seiten 29–68, 92–101) verfasste jüngst eine biografische und werkgeschichtliche Flechsig-Studie, die hier vorliegende orientiert sich an dieser.
2. Flechsig 1870.
3. Lothane 1989, S. 232 u. 1992, S. 202.
4. Lt. Sachse 1955, S. 3 und Haymaker 1970, S. 23 m u s s t e er einrücken. Das *»freiwillig«* in Flechsig 1927, S. 7 bezieht sich wohl mehr darauf, dass er als Arzt diente.
5. Sachse 1955, S. 3.
6. Quensel 1917, S. 819.
7. In Stricker, S. (Hg.): Handb. Lehre v. d. Geweben des Menschen u. d. Thiere. Engelmann, Leipzig 1871/72. Bd. II, S. 694–808.
8. Flechsig 1872.

Helmholtz, Ludwig u. a. unmittelbar zu seinen Füßen saßen«[9] und seinen Ausführungen lauschten. Seine eigene Leistung belobigend stellt er noch am Ende seines Lebens fest, Hermann Helmholtz (1821–1894), der große Anatom, Physiologe und Physiker, habe *»mit genialem Scharfblick die Wichtigkeit meiner Befunde«*[10] erkannt. Und der Eindruck, den Flechsig auf dem Kongress hinterlassen hat, muss tatsächlich ein ziemlich gewaltiger gewesen sein, Ludwig ernennt ihn daraufhin zum Leiter der Histologischen Abteilung seines Instituts und *»blieb fortan F.s* [sic!] *väterlicher Freund und selbstloser Förderer.«*[11] Was sich auch 1874 auf die Habilitation für mikroskopische Anatomie[12] erstreckt. Schon diese frühe Flechsig'sche Arbeit wird gefeiert als *»ein Werk, das ihm seinen Platz anweist unter den Klassikern der Medizin«*, es bringe *»Ordnung in das Fasergewirr«* und komplettiere die bisherigen vagen Vorstellungen vom Bau des Gehirns und Rückenmarks, auch die eines Meynert, die sich nunmehr als *»größtenteils unsicheres Stückwerk«*[13] offenbarten.

Als 1871[14] vom Ministerium für Cultus und öffentlichen Unterricht zum wiederholten Male[15] eine Initiative zum Bau einer psychiatrischen Klinik an der Universität ausgeht, nahm sich im Unterschied zu früher die Medizinische Fakultät dieses Projektes an. Sie greift diese Initiative sogar dankbar auf und will sofort Berufungsvorschläge machen[16], denn das Direktorat der Klinik soll verbunden werden mit einer Neugründung des psychiatrischen Lehrstuhls. Vermutlich bildeten Justus Radius (1797–1884), der Sachwalter des psychiatrischen Lehrfaches[17], der oben schon erwähnte Wagner sowie Carl Reinhold August Wunderlich (1815–1877), die allesamt bereits psychiatrische Vorlesungen gehalten hatten[18] und die sich in einer speziellen Kommission dieser Pläne annahmen[19], die treibenden Kräfte.[20] Indes kommt die Sache nicht wesentlich voran, schläft sogar eher wieder ein.

---

9. Schröder 1930, S. 1.
10. Flechsig 1927, S. 10.
11. Pfeifer 1929, S. 104.
12. Flechsig 1876; UAL PA 4140, Bl. 8.
13. Alle drei Zitate Quensel 1917, S. 819.
14. SächsHStA 10166/5, v. a. Bl. 47–97. Hiernach scheint ein Bericht des Landes-Medicinal-Collegiums über die überfüllten Anstalten eine bedeutende meinungsbildende Rolle in den Ministerien gespielt zu haben. Burghardt 1985, S. 33/34; Kästner 1990, S. 78.
15. So z. B. 1863–65: SächsHStA 10034/23, Bl. 6–22; SächsHStA 10166/5, v. a. Bl. 1–46.
16. Wunderlich bedankt sich für die Initiative, mit der ein lang gehegter Wunsch der Fakultät in Erfüllung zu gehen verspreche (UAL Med. Fak., B III 19 Bd. 1, Bl. 502/503; 25.07.1871). Indes scheint man über zwei Jahre später noch nicht wesentlich weiter zu sein, erst am 06.11.1873 ist die Zeit für Berufungsvorschläge (SächsHStA 10166/5, Bl. 97) reif: Auf Platz 1 setzt die Fakultät Bernhard von Gudden (1824–1886), auf Platz 2 Ludwig Meyer (1827–1900), auf Platz 3 Carl Westphal (1833–1890). Bei Ersterem wird sogar angefragt, jedoch erteilt der Münchener Professor eine Absage (ebenda, Bl. 99–103).
17. Siehe den letzten Teil des Kapitels »Johann Christian August Heinroth (1773–1843) …« in diesem Buch.
18. VV 1844–1871.
19. UAL Med. Fak., A I 81 Bd. 4–6, Bl. 287.
20. Obgleich man sehen muss, dass sich z. B. Wunderlich noch 1863 gegen die Errichtung einer eigenständigen Psychiatrischen Klinik und gegen einen diesbezüglichen Lehrstuhl ausgesprochen hatte (SächsHStA 10034/23, Bl. 9–12) – wie übrigens die ganze Fakultät (SächsHStA 10166/5, Bl. 9) –, er jedoch ansonsten eindeutig ein Beförderer der Psychiatrie an der Leipziger Universität war (so auch Sänger 1963, S. 20/21; Kittler 1965, S. 150 für die Jahre 1866 und 1868; Kästner 1990, S. 78). Vielleicht befürchtete er 1863 noch Hoheitsverluste oder Einbußen an Kolleggeldern.

Als das Projekt dann aber endgültig Konturen gewinnt, gegen Ende des Jahres 1877, setzt die Fakultät den am 2. Februar desselben Jahres zum Extraordinarius (ohne medizinisch-fachliche Zuweisung)[21] ernannten Flechsig auf den zweiten Platz der Berufungsliste. Obgleich Julius Eduard Hitzig (1838–1907) noch vor ihm genannt wird, kann man sich kaum des Eindrucks erwehren, dass die Fakultät eindeutig zu Flechsig tendiert. Dies wird quantitativ und mehr noch qualitativ in der Begründung augenscheinlich, die selbst seine mangelhaften psychiatrischen Kenntnisse und bisher ausschließlich theoretisch-forscherische Arbeit als Vorteile auslegt:

> *Flechsig ist als vorzüglicher Forscher auf dem Gebiete der Hirnanatomie in besonderem Maaße vorgebildet zum psychiatrischen Forscher und Lehrer. Diese Eigenschaften an einem ihrer Mitglieder mußte um so mehr die Aufmerksamkeit der Fakultät auf sich ziehen als ja die zu besetzende Stelle in erster Linie eine academische sein soll.*

Mit allgemeiner und spezieller Pathologie und Therapie habe sich Flechsig ausgiebig beschäftigt und wirke ja auch im Pathologischen Institut und in der Poliklinik. Aber auch sein psychiatrisches Verständnis sei im Grunde genügend, denn er hat »*bei wiederholten Besuchen von Irrenanstalten in großer Zahl Gelegenheit gehabt zu beobachten*«. Und nicht zuletzt habe man sich nach Eignung und Bereitschaft beim Kandidaten schon selbst erkundigt, dieser habe nach »*reiflicher Überlegung entschieden bejaht.*«[22] Es war also alles längst abgemacht.

Auf Platz drei dieser »Schein-Vorschlagsliste« befand sich im Übrigen der Waadtländer August Forel (1848–1931), dessen vermeintliche Nachteile lässt man mehr als unterschwellig anklingen: Forel stehe hinter Flechsig zurück, »*weil er weit jünger* [In Wahrheit nur 14 Monate! – H.S.] *und weil er Ausländer ist ... Als Ausländer hat Forel noch mit gewissen sprachlichen Schwierigkeiten zu kämpfen; er spricht zwar das Deutsche geläufig aber nicht fehlerfrei.*«[23] Die vorgesetzte Behörde geht schnell, nur fünf Tage später, und willig auf die Fürsprache für Flechsig ein. Sie begrüße mit besonderer Freude, dass ein junger, vielversprechender Wissenschaftler empfohlen wird. Von ausschlaggebender Bedeutung, so ist zwischen den Zeilen zu lesen, scheint allerdings, dass sich Flechsig schon in Leipzig befindet.[24] Beim erstgenannten Hitzig wurde ganz offensichtlich überhaupt nicht angefragt.[25] Ob sich auch der unter Medizinern allseits höchst anerkannte Internist Adolf Kußmaul (1822–1902) für den Sachsen aussprach und dies den Ausschlag gab, wie durch Flechsig selbst überliefert wird[26], sei dahingestellt. Wagner, aber allem voran Ludwig erkannte die Chance, die sich für seinen Schüler dadurch ergeben würde »*und setzte sich mit der ganzen Autorität dafür ein, daß dieser die Professur erhielt*«.[27] Mangels anderer vakanter Profes-

---

21. SächsHStA 10281/142, Bl. 3.
22. SächsHStA 10281/142, Bl. 7/8 (Erheblich überarbeitetes Manuskript: UAL Med. Fak., B III 19 Bd. 1, Bl. 523–527); ferner UAL Med. Fak., A I 81 Bd. 4–6, Bl. 346, 347, 354). Siehe entsprechendes Schreiben Flechsigs vom 15.11.1877 an die Fakultät (UAL Med. Fak., B III 19 Bd. 1, Bl. 521–523).
23. SächsHStA 10281/142, Bl. 8b. Siehe ferner auch Forel 1935, S. 84.
24. SächsHStA 10281/142, Bl. 10.
25. Dies wird aus dem schnellen Handlungsablauf und dem Fehlen eines entsprechenden Briefwechsels mit Hitzig in allen benutzten Akten deutlich. Üblicherweise wurden derartige Korrespondenzen archiviert.
26. Flechsig 1927, S. 23 und davon ausgehend Pfeifer 1929, S. 104. In den eingesehenen Akten ist kein Hinweis darauf zu finden.
27. Pfeifer 1929, S. 104. Siehe auch UAL PA 4140, Bl. 16 und ferner Leibnitz/Werner/Schober/Brauer 1977, S. 231; Kästner 1990, S. 79.

suren, wie zum Beispiel für Pathologie, Physiologie oder Anatomie, machte man also den zum zentralen Nervensystem forschenden Flechsig zum Professor für Psychiatrie.

Als er sowohl die Berufung zum Extraordinarius für Psychiatrie zum 1. April des folgenden Jahres als auch die Anwartschaft auf das Direktorat der neu zu erbauenden Irrenklinik am 21. Dezember 1877[28] erhielt, stieß dies unter psychiatrischen Fachvertretern auf Unverständnis.[29] Indes, völlig ungewöhnlich ist eine solche Wahl nicht, auch andernorts saßen ausgewiesene Vertreter der Hirnforschung auf psychiatrischen Lehrstühlen, nicht wenige der psychiatrischen Ordinarien hatten ihre Ausbildung im Experimentallabor oder Sezier- und Mikroskopiersaal von Pathologen, Anatomen oder Physiologen erhalten.[30]

Diese folgenschwere Berufungsentscheidung ist im Nachhinein eindeutig als Indiz dafür zu werten, welche Auffassung vom Herangehen an die Irrenheilkunde in jener Zeit der hirnorganischen Phase herrschte, eben auch in Leipzig.

Flechsig, wenngleich also protegiert, wurde aber unbestreitbar wegen wissenschaftlicher Leistungen berufen. Einwände, er sei, was die Psychiatrie an sich anginge, ungeeignet, habe sich auch noch nie näher mit ihr befasst, wurden augenscheinlich nie so ernsthaft geäußert, als dass man sie nicht hätte vom Tisch wischen können. Gleiches trifft wohl auf Bedenken zu, er solle jetzt gar eine Klinik leiten, obwohl er selbst niemals klinisch gearbeitet hatte. Eine solche praktisch-ärztliche Fertigkeit wurde ganz offensichtlich für weniger bedeutsam erachtet. Der 30-Jährige galt als Forscher, und er müsse das Labor ja wegen der Kranken nicht unbedingt verlassen. Ähnlich mag auch Flechsig tatsächlich gedacht haben, für den reibungslosen Ablauf des klinischen Betriebes konnte er schließlich zwei möglichst schon praktisch erfahrene Assistenten und ein ganzes Reservoir von Untergebenen anstellen. Nach Richard Henneberg (1868–1962) soll Ludwig zur Verteidigung seines Schülers den bekannten Ausspruch getan haben: »*von der Psyche wissen die Psychiater nichts, Flechsig weiß wenigstens etwas vom Gehirn.*«[31] Und wohl auch Flechsig selbst, der seine Lücken bereitwillig zugab, glaubte, sich die notwendigen Kenntnisse schnell aneignen zu können. Zu diesem Zweck unternahm er mehrere Studienreisen, wofür er wiederholt das Ministerium um Reisekostenzuschüsse bat. Diese begründete er damit, »*daß ich hier am Ort nur in sehr beschränktem Maaße Gelegenheit habe, Erfahrungen auf dem Gebiete der wissenschaftlichen wie praktischen Psychiatrie zu sammeln, und daß ich es deshalb für meine Pflicht halte, die Universitätsferien zu wissenschaftlichen Reisen zu verwenden.*«[32] Dennoch blieb er unter psychiatrischen Klinikern, und um so mehr unter Anstaltspsychiatern,

---

28. SächsHStA 10281/142, Bl. 11/16. Die Angabe 1882 bei Czok 1984, S. 209 stimmt offensichtlich nicht, ebenso diejenige, die er für den Baubeginn der Klinik, 1882, angibt.
29. Flechsig 1927, S. 22; Pfeifer 1929, S. 103 u. 1930, S. 260; Henneberg 1929, S. 1490; Sachse 1955, S. 7; Sänger 1963, S. 70; Stingelin 1990, S. 104; Lothane 1992, S. 205. Bumke 1926, S. 2238, mit seiner Fähigkeit sehr treffend und doch kurz zu charakterisieren, schreibt generell über den Anachronismus Hirnpsychiatrie–Psychiatrie: »*Es ist kein Zweifel, daß wir diesen Arbeiten aus den Schulen Guddens und Flechsigs eine Fülle der wichtigsten Feststellungen verdanken, nur mit Psychiatrie hatten sie leider, unmittelbar wenigstens, so gut wie gar nichts zu tun.*«
30. Kraepelin 1918, S. 84; Trenckmann 1988, S. 183/184.
31. Henneberg 1929, S. 1490.
32. U. a. SächsHStA 10281/142, Bl. 34b. Er bekommt nach SächsHStA 10281/142, Bl. 36 und 39 einen regelmäßigen Zuschuss in Höhe von 1500 Mark.

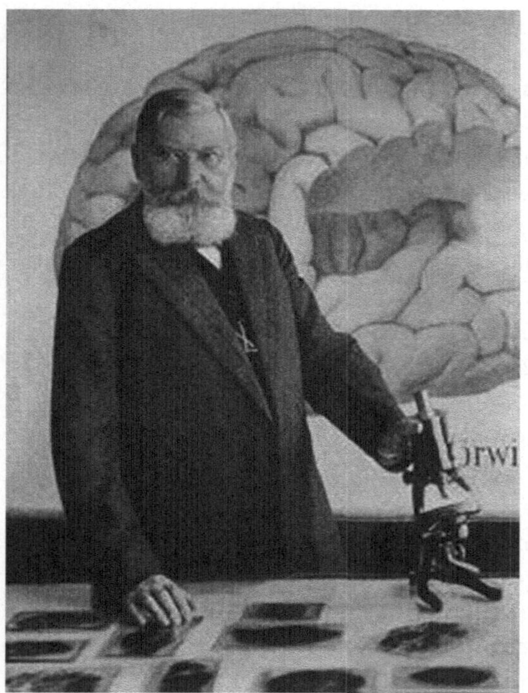

Abb. 2.1. Paul Flechsig. (Mschrft Psychiatr Neurol 1909; 26: Ergänzungsheft = Festschrift für Paul Flechsig. Zur Feier seines 25-jährigen Jubiläums als ordentlicher Professor an der Universität Leipzig)

lange noch … ein außenstehender Fremder. Und freilich, dem einfachen Sammeln des Materials, klinisch statistischer Arbeit, dem Klassifizieren, dem Etikettieren, dem Aufspüren von Seltenheiten hat seine Neigung nie gegolten, Massenarbeit war nie seine Art. In den einzelnen Fall, der ihn reizte, drang er um so tiefer.[33]

Während dieser Studienreisen stattete er erneut der Charité[34], deren psychiatrischer Klinik Carl Friedrich Otto Westphal vorstand, Ludwig Meyer in Göttingen und 1880 Jean Martin Charcot (1825–1893) in Paris einen Besuch ab. Hier fand er zu seinem Erstaunen, aber wie in seiner Autobiografie zu spüren ist, mit großer Befriedigung, eine mehr als zwei Meter hohe Kopie einer Figur aus seiner 1876 erschienen Habilitationsschrift[35] vor, nämlich einen Horizontalschnitt durch einen Schädel samt Gehirn mit der *»weithin sichtbaren Bezeichnung Coup de Flechsig.«*[36]

Zuvor, jeweils im Frühling der Jahre 1878 und 1879, hatte er an der Münchener Kreisirrenanstalt bei Bernhard von Gudden geweilt.[37] Ein dritter Besuch im Sommer 1881, wie Emil Kraepelin (1856–1926) schreibt[38], muss als relativ unwahrscheinlich gelten.[39] Denn Gudden hatte Flechsig schon nach dessen ersten Besuch des geistigen Diebstahls bezichtigt[40] – eine Beschuldigung, mit

---

33. Quensel 1917, S. 819.
34. Lothane 1992, S. 205 führt für 1877 einen Besuch bei Wilhelm Griesinger (1817–1868) in Berlin an. Griesinger starb jedoch bereits 1868. Flechsig 1927 vermittelt den Eindruck, Flechsig und Griesinger seien sich nie persönlich begegnet, wäre dem doch so gewesen, hätte Flechsig mit einiger Sicherheit in seiner Autobiografie an entsprechender Stelle (v. a. S. 24) darüber berichtet.
35. Flechsig 1876.
36. Flechsig 1927, S. 18.
37. Brief Guddens an Forel vom 29.07.1878 und von Melchior Josef Bandorf (1845–1901) an Forel vom 02.06.1879 in Walser 1968, S. 146/151.

der Flechsig im Laufe seines Lebens tatsächlich von verschiedenen Seiten wiederholt konfrontiert wurde[41] (**Abb. 2.1**).

2.2 Vom Extraordinarius zum Ordinarius und die Übernahme der Klinik

Seit dem Wintersemester 1874 hatte Flechsig ausschließlich mikroskopisch-anatomische und hirnanatomische Vorlesungen gehalten. Im Sommersemester 1880 betritt er erstmals psychiatrisches Lehrgebiet, er liest die »Specielle Psycho-Pathologie mit klinischen Demonstrationen«, die er in der Irrenabteilung des Jakob-Spitals durchführt.[42] Im darauf folgenden Wintersemester 1880/81 setzte er mit der »Allgemeinen Psychiatrie« sowie der »Psychiatrischen Klinik« fort.[43] Seine am 4. März 1882[44] zum Antritt des Extraordinariats gehaltene Vorlesung trug den programmatischen Titel: »Die körperlichen Grundlagen der Geistesstörungen«. Am gleichen Tag legte er den Pflichteid ab.[45] Vorher, am 15. Februar, hatte Minister Carl Friedrich Wilhelm von Gerber (1823–1891) bei der Medizinischen Fakultät der Universität angefragt, ob man Flechsig nicht besser zum Professor Ordinarius erheben solle, denn:

> *Die bevorstehende Eröffnung der Irrenklinik legt die Frage nahe, ob nicht nunmehr der bisher nur zum außerordentlichen Professor mit einem Lehrauftrage für Psychiatrie ernannte Dr. Flechsig zum ordentlichen Professor der Irrenheilkunde zu ernennen sein möchte, da es dringend erwünscht sein dürfte, dem Leiter eines für den klinischen Unterricht so bedeutenden Instituts auch Sitz und Stimme in der Facultät, die Wahlfähigkeit für den Senat und überhaupt die mit einer ordentlichen Professur verbundene Rangstellung zu gewähren.*

---

38. Kraepelin 1983, S. 20/21; von ihm ausgehend auch Hoff 1994, S. 7 und Lothane 1989, S. 232 und 1992, S. 227, der hier wie auch im Fall Schreber – wie noch zu zeigen sein wird – ausnahmslos der Darstellung Kraepelins folgt. Flechsig geht in seiner Autobiografie (1927) mit keinem einzigen Wort auf die Münchener Konsultationen ein.
39. Ansonsten wäre mit Sicherheit z. B. ein Hinweis darauf auch in den Briefen des Münchener Assistenten Kraepelin an Wilhelm Wundt (1832–1920), den er über die Bewerbung bei Flechsig auf dem Laufenden hält (Wundt/Kraepelin 2002, S. 55–59) enthalten. Auch in anderen relevanten Quellen fehlt jeglicher Hinweis auf einen dritten Besuch 1881.
40. Wohl so zu schlussfolgern aus Guddens Brief an Forel vom 29.07.1878 in Walser 1968, S. 146. Weiterhin benutzte Kraepelin den Vorwurf Guddens sehr gern, um ihn gegen Flechsig ins Feld zu führen, siehe Brief vom 27.01.1881 in Wundt/Kraepelin 2002, S. 47; Kraepelin 1884 und 1983, S. 21.
41. Hassler 1959, S. 48. Siehe weiter Vogt 1897, S. 354, der hier auf seine Beschuldigungen von 1887 eingeht, mit denen er offensichtlich Hans Schnopfhagen (1870–1937) zu verteidigen trachtete. Weitere Fälle bei Busse 1989, S. 269 bzw. 280/281: u. a. 1887 Streit mit Forel über die »Acusticusfrage«, 1894/95 Beschuldigung von Albert Adamkiewicz (1850–1921). Ferner auch Flechsig 1927, S. 11, 17, 32.
42. VV 1874–80; UAL PA 4140, Bl. 9; Flechsig 1927, S. 24.
43. VV WS 1880/81, S. 39.
44. U. a. SächsHStA 10281/142, Bl. 44/45; Flechsig 1927, S. 25. Die Angabe 02.03. bei Leibnitz/Werner/Schober/Brauer 1977, S. 231 und Kästner 1990, S. 79 stimmt offensichtlich nicht.
45. SächsHStA 10281/142, Bl. 45.

Besonders verweist der Minister auf Flechsigs Verdienste bei der äußeren und inneren Einrichtung der Klinik, womit er

> *die Voraussetzungen völlig bestätigt hat, von welchen die Fakultät bei dem Vorschlage seiner Ernennung zum Direktor der Anstalt und klinischen Lehrer der Irrenheilkunde in dem Bericht vom 8. Dezember 1877 ausgegangen ist.*
> *Darf nun auch das Min. annehmen, daß die Facultät die gleiche Auffassung theilen wird, so will dasselbe doch nicht unterlassen, vor weiterem Vorgehen in der Angelegenheit noch der zustimmenden Aeuszerung der Facultät sich zu versichern.*[46]

Indes muss das Ministerium bald erfahren, dass die Angelegenheit für die Medizinische Fakultät doch nicht so selbstverständlich ist, wie es zunächst annahm. Sie lässt das Argument, Flechsig habe sich um den Aufbau und die Einrichtung der neuen Klinik große Verdienste erworben, als Voraussetzung für ein Ordinariat nicht gelten.

Das Antwortschreiben der Fakultät geht am 28. Februar 1882 ab und trägt neben den Unterschriften des Dekans, Carl Thiersch (1822–1895), auch die der Fakultätsratsmitglieder Wilhelm His sen. (1831–1904), Franz Hofmann (1843–1920), Radius, Christian Wilhelm Braune (1831–1892), Karl Siegmund Franz Credé (1819–1892), Ernst Adolf Coccius (1825–1890), Julius Cohnheim (1839–1884), Wilhelm Erb (1840–1921) sowie Wagner und Ludwig. Es lautet:

> *Zu ihrem großen Bedauern kann die Facultät dieser Erwartung nicht vollständig entsprechen, wiedem sie der Meinung ist, daß der Zeitpunkt den Prof. Flechsig zum Ord. zu befördern, noch nicht gekommen sei. Das Ordinariat, als höchstes Ziel der akademischen Laufbahn, sollte nur für den erreichbar sein, der in seinem Nominalfach als Lehrer, Forscher u., wenn es ein practisches Fach ist, als Practiker Hervorragendes geleistet hat. Diese Voraussetzungen treffen bis jetzt bei Herrn Prof. Flechsig noch nicht zu, ohne daß deshalb ein Vorwurf gegen ihn erhoben werden könnte. Im Gegentheil, die Facultät hat heute noch dieselbe gute Meinung wie damals als sie ihn*

vorschlug. Weiterhin wird der Glaube ausgedrückt, dass wenige Jahre genügen werden, um Flechsig zum Ordinarius erheben zu können, da bis dann Zeit und Gelegenheit für ihn ist, auf dem Gebiet der Psychiatrie einiges zu leisten. Und weiter:

> *Was seine Verdienste betrifft, welche er sich um die äußere und innere Einrichtung der Irrenklinik erworben, so ist die Facultät weit entfernt, dieselben in Frage stellen zu wollen, doch besitzt sie in dieser Beziehung kein eigenes Urtheil, weil sie weder von der Leitung der Irrenklinik noch von deren Ausführung Kenntnis hat. Mögen aber diese Verdienste auch noch so hoch angeschlagen werden, wie ein Anrecht auf das Ordinariat, vom wissenschaftlichen Standpunkte aus betrachtet, können sie nach Ansicht der Facultät nicht gewähren.*
> *Sollte aber der Entschluß eines Königlichen Ministeriums dahin gehen, auf administrativen Erwägungen Herrn Dr. Flechsig schon jetzt zum Ordinarius zu ernennen, so wünschten wir die Rechtfertigung dieses Entschlusses höherem Ermessen anheim zu stellen, vom wissenschaftlichen und academischen Standpunkt aus könnten wir unsere Zustimmung zur Zeit nicht aussprechen.*[47]

46. SächsHStA 10281/142, Bl. 41.
47. SächsHStA 10281/142, Bl. 42b-43b; Manuskript in UAL Med. Fak., B III 19 Bd. 1, Bl. 529/530.

Aus diesem Schreiben ergeben sich mehrere interessante Sachverhalte: So führt die Fakultät als ablehnende Begründung explizit die noch nicht nachgewiesenen klinisch-praktischen Verdienste in Flechsigs Nominalfach an, welches eindeutig als Psychiatrie benannt wird. Also nutzen ihm all die Ehren und Verdienste, die er auf dem hirnforscherischen Gebiete schon erworben hat, für ein Ordinariat in Psychiatrie nichts. So müsste man zumindest formal dieses Schreiben interpretieren. Doch wurde bereits aufgezeigt, welche Auffassung vom Fach Psychiatrie in dieser Zeit vorherrschte, nämlich die von einer hirnanatomischen bzw. -morphologischen Pathologie. Es könnte hier also durchaus gemeint sein, dass Flechsig auf dem Gebiete dieser (psychischen) Hirnanatomie noch mehr Verdienste zu erwerben habe. Ob jedoch der Verweis auf die praktischen Wissenschaften hier wirklich auf die Arbeit am und für den psychisch kranken Patienten zielt oder auf praktische hirnanatomische Mikroskopier- und Sezierarbeiten muss offen bleiben.

Weiterhin erfährt man, dass die Leitung der Medizinischen Fakultät über den Bau der Irrenklinik eigentlich nicht recht informiert zu sein scheint, was natürlich in erster Linie Licht auf sie selbst wirft, aber auch darauf hinweist, dass zwischen Flechsig und den anderen Medizinern nur eine sehr verminderte Kommunikation stattgefunden haben kann. Zwar befanden sich zu dieser Zeit die meisten Kliniken und Institute noch nicht in der Waisenhausstraße (heute Liebigstraße) bzw. Johannisallee oder harrten gar noch einige Jahre ihrer Gründung, aber sehr wohl lagen die wahrscheinlich bedeutendsten Einrichtungen, die das Klinische Viertel begründeten, nur den berühmten Steinwurf weit vom Bauplatz der Irrenklinik Ecke Johannisallee/Windmühlenweg (heute Philipp-Rosenthal-Straße) entfernt: Das 1868 verlegte St.-Jakob-Hospital und die 1869 bzw. 1875 eingeweihten Neubauten des berühmten Physiologischen Instituts von Carl Ludwig und des Anatomischen Institutes von Wilhelm His sen. Des Weiteren war das Leichenhaus des Spitals, das gleichzeitig als Pathologisches Institut diente, seit April 1871 eröffnet.

So muss Flechsig als »außerordentlicher Professor designatus«[48] also mit dem Extraordinariat Vorlieb nehmen und als solcher die Klinik mit öffentlich gehaltener Vorlesung, die gleichzeitig den klinisch psychiatrischen Unterricht an ihr feierlich eröffnet, am 2. Mai um 15.30 Uhr[49] ihrer Bestimmung übergeben.

Flechsig referiert im Vortrag, den er im Auditorium der Irrenklinik hält, über die in der Architektur der Klinik berücksichtigten irrenärztlichen Leitmotive. Der Direktor war wohlweislich vor den exakten Planungen und dem Bau bestimmt worden, damit er darauf Einfluss nehmen konnte[50]. Flechsig tat dies ganz offensichtlich im Sinne der Griesinger'schen Forderung nach »Stadtasylen«.[51] Die Leipziger Klinik bot für etwa 130 Betten Platz, lag, obwohl am damaligen Stadtrand,

---

48. SächsHStA 10281/142, Bl. 45a.
49. UAL Med. Fak., B III 19 Bd. 1, Bl. 531/532.
50. Burghardt 1985, S. 34 geht dabei wohl am weitesten: Nach ihm basiert der Entwurf der Klinik direkt auf einem Plan Flechsigs. Siehe auch Sachse 1955, S. 6, sie (ebenda S. 71) führt Flechsig gerade auch wegen der Rücksichten auf die bauliche Gestaltung der Klinik als Sozialreformer vor. So weist sie zudem auf Flechsig 1888, S. 5 hin, wo dieser sich ablehnend äußert, aus Rücksicht auf die soziale Stellung der Patienten umständliche, den Bau verkomplizierende Trennungen vorzunehmen. Dem ist entgegenzuhalten, dass eine solche Selektion doch schon durch die unterschiedlichen Verpflegklassen zementiert war, ebenso aber führt Flechsig (ebenda) an, dass ruhige, bei klarem Verstande seiende Patienten nach gebildet und ungebildet sortiert werden müssten, was Sachse (ebenda) ja auch selbst anmerkt. Als Quelle für die ersten Jahre der Klinik bis 1886 siehe Flechsig 1888.
51. So auch Bumke 1922, S. 32; Sachse 1955, S. 68, 70; Lothane 1992, 205. Schon Wunderlich regte 1868 die Aufnahme der Griesinger'schen Ideen vom »Stadtasyl« an, so Sänger 1963, S. 20; Kästner 1990, S. 78.

doch recht verkehrsgünstig und nicht unverhältnismäßig weit von der Innenstadt entfernt, zumal das gesamte Gebiet in jener Zeit von intensivem Baugeschehen erfasst war.

»Griesinger ..., als dessen Schüler sich Flechsig stets fühlte«[52], hatte in Besonderheit gefordert, dass die Kliniken für Unterrichts- und Lehrzwecke geöffnet werden sollten. Jenem Anliegen trug Flechsig ebenso Rechnung: Er handelte mit der Stadt Leipzig einen Vertrag aus, der ihm ständig Neuzugänge versprach und zwar aller Krankheitsformen sowie die fast umgehende Weiterverweisung für Studien- oder Forschungszwecke nicht geeigneter Kranker. Nebenbei sicherte er sich faktisch das Monopol auf die Erstbegutachtung, Behandlung und/oder Unterbringung sowie Selektion psychisch Kranker, denn

> *II. Die Stadt Leipzig verpflichtet sich gegenüber der Klinik ...: §. 6. Alle vom Rath zu Beobachtungs-, Heil- und Ueberwachungszwecke in einer Irrenanstalt unterzubringenden geisteskranken oder einer Geisteskrankheit verdächtigen Personen werden von demselben wenigstens vorläufig der Klinik übergeben.*

Jedoch gleichzeitig garantiert sie in § 10 die »Rücknahme« bzw. anderweitige Unterbringung ruhiger, nicht einer geschlossenen Anstalt Bedürftiger nach Beantragung durch den Direktor innerhalb von 14 Tagen. Heilbare kann er nach Genesung entlassen, Patienten, deren Heilung vermutlich über ein halbes Jahr in Anspruch nehmen wird, darf er nach der Anstalt Sonnenstein bei Pirna »recurieren«. Unheilbare »Gemeingefährliche« werden an die Landes-Irrenanstalt Colditz weitergegeben und unheilbare Ungefährliche werden nach einer Prognose an die Angehörigen oder die *»Unterstützungsgemeinden«* überwiesen. All dies entscheidet Flechsig eigenmächtig, er kann sich »seine« Patienten also aussuchen, zumindest diejenigen, die halbwegs längerfristig bleiben. Sogar die nötigen Absprachen und Verwaltungsaufgaben erledigt der Rat der Stadt.

Weiterhin leistet die Stadt für durch sie zugeführte Personen Beiträge zur Versorgung, für Ausländer oder (vorläufig) unbekannte Personen kommt sie für die vollen Verpflegungskosten auf und übernimmt zusätzlich für Letztere die Verpflichtung, deren Herkunft und somit die weitere Finanzierung zu klären. In § 13 schließlich verzichtet die Stadt auf jeglichen *»Einfluß auf die Organisation und Verwaltung«* der Klinik.[53]

Des Weiteren ist zu erwähnen, dass das »Statut für die Irrenklinik ...«, in das die Vereinbarungen zwischen Stadt und Cultusministerium bzw. Flechsig Eingang fanden, eine interessante Erweiterung erfahren hat auch hinsichtlich eines § 16. Dort heißt es: *»An der Klinik bestehen für solche arme geistes- und nervenkranke Personen, deren Krankheit von besonderem wissenschaftlichen Interesse ist, 15 Freistellen. Die Verleihung derselben ... erfolgt durch den Direktor.«*[54] Das bedeutete 15 Patienten nach freier Wahl, für deren Verpflegung sehr wahrscheinlich das Königreich

---

52. Sachse 1955, S. 67.
53. Vertrag »Zwischen dem Ministerium des Cultus und öffentlichen Unterrichts, einerseits, und dem Rathe der Stadt Leipzig, unter verfassungsmäßiger Zustimmung der Stadtverordneten, andererseits ...« unterzeichnet am 06.10.1881 von Minister Gerber und dem Leipziger Oberbürgermeister, in UAL RA 967 Bd. 1, Blätter ohne Nummerierung. Auch das bei Frankenstein und Wagner in Leipzig gedruckte und offenbar verbreitete, vom 10.06.1882 datierte »Statut für die Irrenklinik der Universität Leipzig. Bestimmungen ...« gibt wesentlich diese Maßregeln wieder, z. B. in SächsHStA 10166/7, Bl. 102.
54. In SächsHStA 10166/7, Bl. 33–41. Dieser Passus ist auch in der Druckfassung sowie in der Bekanntmachung der Eröffnung enthalten (SächsHStA 10166/7, Bl. 102; ebenda, Bl. 39).

Sachsen aufkam, denn im Vertrag mit der Stadt fehlt dieser Passus. Flechsig gelang also auch in den Verhandlungen mit dem Ministerium ein Erfolg: Diese 15 Freistellen konnte er beliebig »nutzen«, sowohl für Lehr- und Demonstrations- als auch für Forschungszwecke.

Bei diesen Betrachtungen erscheint es sinnvoll zu ergänzen, dass es zwischen Flechsig und der Leitung des Johannis-Hospitals, einem städtischen, aber ärztlich weitgehend von Universitätsmedizinern geführten Krankenhaus, 1885/86 zu einem offenen Streit kam. Flechsig hatte beim Rat der Stadt Leipzig angefragt, ob nicht wegen der Überfüllung der Irrenklinik Patienten, *»die geistig vollständig wieder hergestellt sind, und nur noch wegen körperlicher Schwäche der Schonung und guten Ernährung bedürfen«*, sich also noch zur Rekonvaleszenz dort befänden, nicht in das Johannis-Hospital abgegeben werden könnten. Thiersch und Wagner, die Leiter des St. Jakob und somit auch des entsprechenden Bereiches des Johannis-Spitals, lehnten dieses Ansinnen strikt ab, einerseits weil *»bei dem immerhin möglichen plötzlichen Wiederauftreten einer geistigen Störung jede Einrichtung zur Verhütung von Unfällen und zur vorläufigen sicheren Unterkunft fehlt«* andererseits aber werfen sie Flechsig im scharfen Ton vor, er wolle seine Patienten ihnen zur Beköstigung aufhalsen. Der Rat der Stadt lehnt aufgrund dieser Stellungnahme den Antrag Flechsigs ab. Dieser reagiert erzürnt und planlos: Er verweigert pauschal die Aufnahme aller nicht aus Leipzig Stammenden und aller durch das Johannis-Hospital an ihn überwiesenen Epileptiker, wobei er sich vermutlich darauf beruft, dass noch strittig sei, ob es sich bei diesen wirklich um seelisch Gestörte handele. Es ist sogar der Fall eines epileptisch Kranken rekonstruierbar, der zwischen Johannis-Hospital und Irrenklinik hin- und herirrt, weil keiner sich seiner annimmt. Obgleich Flechsig hier den Vertrag zwischen der Stadt und den königlichen Behörden nur buchstabengetreu auslegen will, muss er doch eine Niederlage einstecken. Der Rat der Stadt weist in Übereinstimmung mit dem Hospital ausdrücklich an, dass alle »einer Geisteskrankheit Verdächtigen« in die Irrenklinik zu verbringen sind. Vielleicht erwirkte die Stadt den Beistand des Ministeriums, leider aber geht dies aus den Akten der Archive nicht hervor, augenscheinlich wurden jedoch fortan wieder alle mutmaßlich Geistes- und Nervenkranken in die Irrenklinik aufgenommen.[55]

Eine generelle Antwort auf die Frage, inwieweit Flechsig all die aufgezeigten Befugnisse und Ermächtigungen wirklich in den Dienst von Lehre und Studium stellte oder mehr in den seines eigentlichen Interesses – der Forschung – muss einer künftigen gezielten Studie überlassen bleiben.

Für den praktisch-klinischen Dienst hatte Flechsig tatsächlich die Bewerbungen zweier junger, aber bereits anstaltserfahrener Psychiater berücksichtigt. Am 25. Februar 1882[56] trat der in Leipzig und Würzburg studierte und zuvor eben dort an der Irrenabteilung des Juliusspitals der Bayerischen Julius-Maximilians-Universität sowie aber vor allem an der Oberbayerischen Kreisirrenanstalt in München seit 1878 tätig gewesene Emil Kraepelin als erster Assistenzarzt und Stellvertreter des Direktors ein. Der von Flechsig an das Ministerium verfasste Vorschlag für die Einstellung Kraepelins stellt dessen praktische Erfahrung explizit heraus: Kraepelin

> *ist mir persönlich bekannt und wird von Herrn Prof. von Gudden als durchaus zuverlässig und diensteifrig geschildert. Seine wissenschaftliche Qualifikation hat er durch eine Anzahl tüchtiger*

55. Den Streit dokumentierende Akten in StaL Kapitel 4, Nr. 8, Bd. 1, Bl. 75b-81=31.03.1885 bis 21.11.1886.
56. UAL PA 1461; UAL RA 967 Bd. 1, Bl. 507, woraus auch ersichtlich ist, dass Kraepelin eigentlich ab dem 1. Februar d. J. angestellt war. In SächsHStA 10166/7, Bl. 3a sowie UAL RA 967 Bd. 1, Bl. 552 lautet das Eintrittsdatum 1. März d. J., obgleich er schon ab 1. Februar Gehalt bezog, so UAL RA 967 Bd. 1, Bl. 553.

psychiatrischer Abhandlungen hinlänglich erwiesen. In Anbetracht seiner mehr als vierjährigen praktischen Betätigung als Irrenarzt dürfte er vollkommen befähigt sein, den Direktor der Klinik im ärztlichen Dienst zu vertreten.[57]

Der frisch gebackene Klinikleiter formuliert also eine klare Erwartung, die sein Assistent aber sträflich enttäuschen sollte[58].

Zweiter Assistenzarzt wurde mit Wirkung vom 1. April 1882[59] Dr. Georg Lehmann (1855–1918), der in Leipzig und Straßburg studiert und an letzterem Ort 1881 auch promoviert hatte. Danach war er kurz als Assistent von Friedrich Jolly (1844–1904) an der Straßburger Psychiatrischen Universitätsklinik tätig sowie an der lothringischen Irrenanstalt Saargemünd unter Adolf Freusberg (1849–1888). 1901, auf dem Höhepunkt seiner Karriere, sollte er Direktor der neu errichteten Leipziger städtischen Heil- und Pflegeanstalt Dösen werden. Mit Kraepelin verband ihn seit der gemeinsamen Zeit unter Flechsig eine enge Freundschaft, nicht zuletzt deswegen riet dieser 1884 Gudden, Lehmann nach München zu holen.[60]

Als Inspektor, der vor allem die Funktionen eines Rendanten, Wirtschaftsinspektors und Inventarverwalters[61] erfüllte, war bereits seit 1. Januar 1882 Friedrich Ferdinand Steinert (unbek.) angestellt.[62] Zu den etwa 40 Angestellten der Klinik zählten weiterhin ein Expedient, ein Oberwärter, eine Oberwärterin, eine Oberköchin, eine »*Wäschevorgesetzte*« bzw. »*Waschangestellte*«, ein Maschinist, ein Hausmann bzw. Gärtner, ein Heizer, ein Ausläufer, ein Portier, zwölf Wärter, elf Wärterinnen sowie vier Mägde.[63]

Die Wohnung des ersten Assistenzarztes befand sich in der Klinik im linken Parterre des Hauptverwaltungsgebäudes, welches dem zentralen Patientengebäude vorgelagert war. Daneben befanden sich ein Wartezimmer sowie die Portiersloge, über den Flur zwei Expeditionsräume und die Garderobe. Im 1. Stock, direkt über der Wohnung hatte sich Flechsig sein Reich geschaffen mit mikroskopischem Arbeitszimmer, Gehirnsammlung, Büro und Bibliothek. Der 2. Stock war für die Wohnungen des Inspektors und des zweiten Assistenten eingerichtet worden, während Flech-

---

57. SächsHStA 10166/6, Bl. 128/129.
58. Siehe Kapitel »Emil Kraepelin1882/83 in Leipzig und seine frühen pharmakopsychologischen Arbeiten im Licht der aktuellen Forschung in diesem Buch.
59. UAL RA 967 Bd. 1, Bl. 565; Personalakten zu Lehmann sind weder im UAL noch im SächsHStA überliefert.
60. Zur Biografie Lehmanns: Müller 1924, auch Roick 1997, S. 18–21.
61. UAL RA 967 Bd. 1, »Entwurf zu einem Statut für die Irren-Klinik der Universität Leipzig«.
62. UAL RA 967 Bd. 1, Bl. 574. Für Steinert wie für alle nichtärztlichen Angestellten der Klinik wurden durch die Universitätsverwaltung keine Personalakten angelegt. Auch im SächsHStA sind solche nicht existent. Dem dortigen Register ist zu entnehmen, dass aber im Ministerium für Cultus und öffentlichen Unterricht Akten über die Beamten und Verwaltungsangestellten angelegt wurden. Nach Auskunft der Mitarbeiter des Archivs wurden diese allerdings vom Ministerium nicht in das Hauptstaatsarchiv überstellt, sondern dort während des Zweiten Weltkrieges vernichtet.
63. Expedient ab 01.04.1882: Gustav Stegmann (UAL RA 967 Bd.1, S. 574), Oberwärter ab 15.03.1882: ? Ladegast (UAL RA 967 Bd.1, S. 552), Oberwärterin ab 01.03.1882: Betty Werner (UAL RA 967 Bd.1, S. 552), Oberköchin ab 01.04.1882: Luise Friedrich (UAL RA 967 Bd.1, S. 552), Wäschevorgesetzte ab 01.04.1882: als Waschangestellte Johanna Friedericke Kirsten, so UAL RA 967 Bd.1, S. 552), Maschinist ab 01.01.1882: Paul Heinrich Schlecht (UAL RA 967 Bd.1, S. 533), Hausmann und Gärtner ab 01.01.1882: Louis Kretschmer (UAL RA 967 Bd.1, S. 533), Heizer ab 01.01.1882: August Matthes (UAL RA 967 Bd.1, S. 533), Ausläufer, Portier, 12 Wärter, 11 Wärterinnen, 4 Mägde. Auch Laehr 1882, S. 106/107 führt exakt diesen Personalumfang an.

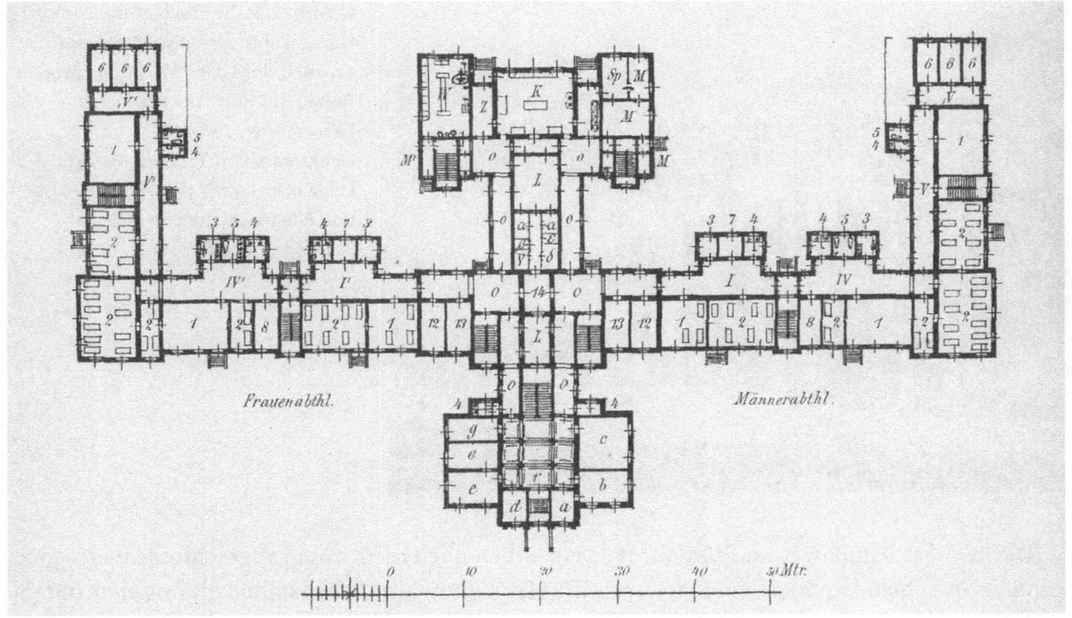

Abb. 2.2. Grundriss der Raumaufteilung der Klinik im Erdgeschoss: Hauptverwaltungsgebäude unten, daran nach oben sich anschließend die Patientenabteilungen. (Flechsig 1888, nach S. 66 Fig. 3)

sig selbst in einem separaten Gebäude, das vor dem Hauptverwaltungsgebäude direkt an der Straße stand, wohnte[64] (Abb. 2.2).

Das Hauptverwaltungsgebäude war mit beiden Patientenflügeln, von denen der eine die Frauen- und der andere die Männerabteilung bildete, durch Korridore verbunden. Die zwei nur spiegelverkehrt angeordneten, aber ansonsten gleichen Sektionen beinhalteten je sechs Bereiche, je einen zweiter Klasse für *»körperlich schwache ruhige Kranke«*, *»körperlich rüstige ruhige Kranke«*, je einen erster Klasse für *»ruhige Kranke«* sowie je einen für *»halbruhige Kranke«*, *»Unruhige und sehr Gewalttätige«* und je eine Abteilung (Wachsaal) für permanente Überwachung. Hinzu kam noch der Isolierpavillon für Patienten mit ansteckenden Krankheiten, der auch nach Geschlechtern trennte[65]. Die Baukosten für die in jenen Tagen modernste deutsche Klinik[66] beliefen sich auf ca. 750.000 Mark, das Grundstück zwischen Windmühlenweg und Botanischem Garten kostete weitere 390.000 Mark. Die laufenden Ausgaben beliefen sich für das Jahr 1882 auf 102.000 Mark, die gedeckt wurden durch 66.000 Mark Staatszuschuss sowie 36.000 Mark selbst eingenommene Erträge aus Verpflegungsgeldern der Patienten[67].

64. Flechsig 1888, S. 12 und Tafeln nach S. 66. Zu Bau und Organisation der Klinik siehe auch Lothane 1992, S. 208–211.
65. Flechsig 1888, S. 2 (Ebenda, v. a. S. 1–28 auch nähere Angaben zu den einzelnen Bereichen und Zimmern); ferner Burghardt 1985, S. 34.
66. So Sänger 1963, S. 71.
67. Laehr 1882, S. 106. Dass sich das Budget auf das Jahr 1882 für die Zeit seit der Eröffnung der Klinik erstreckt, geht nicht genau aus dem Text hervor, kann aber vermutet werden. Flechsig 1927, S. 26 nennt die Baukostensumme 500.000 Mark.

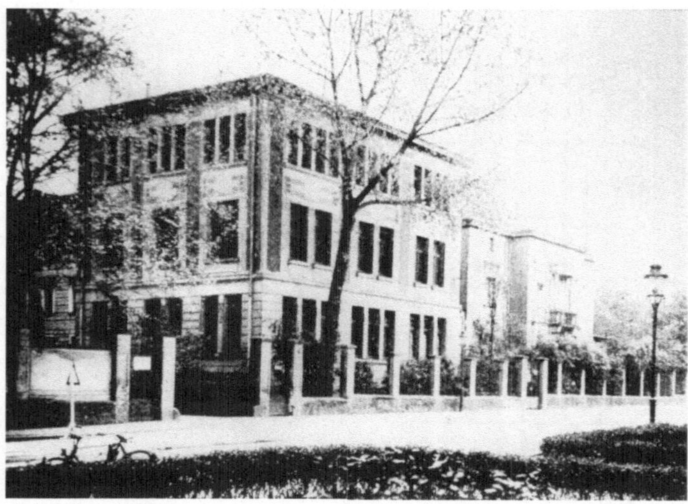

Abb. 2.3. Die Psychiatrische und Nervenklinik der Universität Leipzig, ca. 1928; links der 1906 fertig gestellte Anbau mit Hörsaal, Poliklinik und Laboratorien, rechts das Direktoratshaus. (Ephoka-Verlag, Leipzig; in: Lufft V (Hg). Kranken-, Heil- und Pflegeanstalten im Freistaat Sachsen. Düsseldorf: Fritz, 1930)

Der Bau der Klinik war im Frühjahr 1882 eigentlich noch nicht völlig abgeschlossen, erst 1900 war alles in vollem Umfange nutzbar[68]. Für die Herstellung der Arbeitsfähigkeit mussten zudem noch Einzelheiten der Inneneinrichtung besorgt oder komplettiert werden. So übertrug der Direktor auch den Assistenzärzten Spezialaufträge, die in den organisatorischen Bereich fielen. An Kraepelin wurde dabei die Forderung herangetragen, ein psychologisches Labor mit allen notwendigen Apparaten einzurichten, das dann exakt den gleichen Namen wie das von Wilhelm Wundt drei Jahre zuvor weltweit als erstes dieser Art begründete tragen sollte: *»Laboratorium für experimentelle Psychologie«*[69].

Am 17. April, genau um 9 Uhr vormittags, bezogen die ersten von der Stadt Leipzig zugeführten Kranken die Klinik. Es handelte es sich um elf männliche Patienten[70], von denen sogar die Aufnahmediagnosen überliefert sind: ein Dementer, drei Verrückte, ein Melancholiker, ein Maniakalischer nach Typhus sowie fünf Patienten mit Dementia paralytica, wobei einer dieser Einträge mit einem Fragezeichen versehen ist. Einen Tag später ziehen elf Frauen ein[71], auch diese wurden aus dem bis dato bedeutendsten Pfeiler der städtischen Irrenversorgung, dem Georgenhaus, verlegt.

In der Universitätsklinik beginnt der geschäftsmäßige Zu- und Abgang am 21. April 1882, als ein weiterer männlicher Patient aufgenommen wird. Am 1. Juni befanden sich 36, am 13. Juni 43 Kranke in der Klinik[72], bis zum 31. Dezember 1886 hat sie insgesamt 1894 Patienten[73] aufgenommen. Gegen Ende der 80er Jahre war sie hinsichtlich der Aufnahmen eine der größten[74] psychiatrischen Institutionen des Deutschen Reichs geworden (**Abb. 2.3**).

68. Flechsig 1927, S. 26/27; Czok 1984, S. 210.
69. Flechsig 1909, S. 195.
70. SächsHStA 10166/20, Bl. 3. Auch in StaL Kapitel 4, Nr. 8, Bd. 1, Bl. 73 ist die Rede von Patienten, die an diesem Tage verlegt worden sind, hier hat man allerdings den Eindruck, als seien auch die folgend angeführten elf Patientinnen des Georgenhauses am 17.04. d. J. mit einem Male in die Flechsig'sche Klinik gekommen.
71. SächsHStA 10166/20, Bl. 4. SächsHStA 10166/6, Bl. 317 bestätigt für diese beiden Tage den Zugang von 22 Kranken.
72. SächsHStA 10166/20, Bl. 5, 9 und 12–14.
73. Flechsig 1888, S. 29; hier S. 29–50 Krankenstatistiken und über Behandlungen.
74. Zum Vergleich wurden die Angaben nach Laehr 1891 herangezogen.

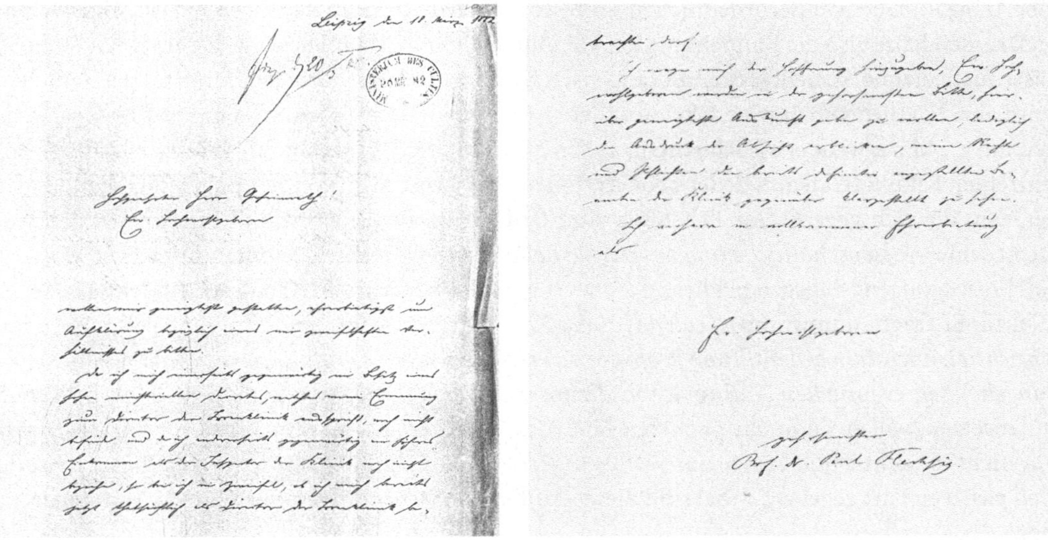

Abb. 2.4. Handschrift Flechsigs. Brief an Minister Gerber vom 18.03.1882. (SächsHStA, Min. Volksbildg, Uni Leipzig 10281/142, Bl. 48a/b)

Am 4. März 1882 hatte Flechsig also den Pflichteid zum außerordentlichen Professor geleistet und obwohl diese Ernennung natürlich eindeutig die Direktorenschaft der Irrenklinik intendierte, nicht zuletzt wurde er ja dafür schon 1877 bestimmt sowie mit der Planung und vertrags- und statutenmäßigen Organisation beauftragt und auf Studienreisen geschickt, waren die Verhältnisse doch noch nicht ganz klar, zumindest nicht für Flechsig selbst. Der nämlich fragt am 18. März beim Ministerium noch einmal nach, *»ob ich mich bereits jetzt thatsächlich als Director der Irrenklinik betrachten darf«*, denn er befinde sich weder im Besitze eines Schreibens, das ihn als Direktor der Klinik ausweise, noch erhalte er höhere Bezüge als der Inspektor der Klinik[75] (**Abb. 2.4**). Auch wenn diese Nachfrage unter den gegebenen Umständen als völlig legitim erscheinen mag, trägt sie doch einigermaßen den Charakter einer Mahnung, ob man ihn nicht zum Professor ordinarius ernennen wolle. Vielleicht war ihm durch Ludwig zugetragen worden, wie die Stellungnahme des Fakultätsrates ausgefallen war. Flechsig aber hoffte nun, durch Aufzeigen seiner kaum exponierten Anstellung als Extraordinarius eine Entscheidung des Ministeriums, die sich über die Meinung der Fakultät hinwegsetzt, beflügeln zu helfen. Auf jeden Fall vermittelt diese Nachfrage stark diesen Eindruck. Denn warum, wenn er wirkliche Zweifel hegte, hatte er nicht schon vorher nachgefragt, immerhin arbeiteten schon seit Februar die ersten Mitarbeiter unter ihm, die Klinik organisierte sich und stand kurz vor der Patientenaufnahme. Fragen von solch grundsätzlicher Bedeutung wie die Direktorenschaft hätten längst vorher geklärt sein müssen, und das waren sie ja eigentlich auch. In allen die Klinik betreffenden Schreiben schon vor dem 18. März wurde Flechsig eindeutig als Direktor betitelt.[76] Zwei Tage darauf erhält er denn prompt den Bescheid, man

75. SächsHStA 10281/142, Bl. 48.
76. So in den Schreiben über die Anstellung des Personals und die diesbezüglichen ministeriellen Weisungen an das Rentamt, die Flechsig ebenso zugingen. So u. a. UAL RA 967 Bd. 1 zu Paul Heinrich Schlecht und Louis Kretschmer vom 28.02.1882.

übertrage ihm, dem außerordentlichen Professor, das Direktorium der Klinik.[77] Das Ministerium in Dresden hatte also die Empfehlung der Fakultät nicht unberücksichtigt gelassen. Doch Flechsig lässt auch jetzt noch nicht locker: Er fährt nach Dresden und »verhört« den Minister persönlich[78], wird aber letztlich von ihm auch keine andere Antwort erhalten haben. Und nur wenige Tage später, am 27. März, wendet er sich erneut an den Minister, denn er glaubt durch »Vernehmung« der einzelnen Fakultätsratsmitglieder neue Argumente vorbringen zu können: Schließlich hätten diejenigen, die sich gegen seine Erhebung zum Ordinarius aussprachen und ihm dies gestanden, nicht seine »*wissenschaftliche und praktische Befähigung*« bezweifelt, sondern nur wegen »*formale*[r] *Erwägungen*« dagegen plädiert. So steuert er in der neuerlichen Nachfrage eindeutig auf sein Ziel zu: Er fragt unumwunden, »*ob das Hohe Königliche Ministerium auch gegenwärtig noch beabsichtigt, mich zum ordentlichen Professor zu ernennen oder ob hochdasselbe gewillt ist, einen dahingehenden eventuellen Antrag der medizinischen Facultät abzuwarten.*« Um allem die Krone aufzusetzen, will er nunmehr noch den Eindruck erwecken, als sei ihm selbst die Angelegenheit gar nicht so wichtig und bringe nur »*Mißhelligkeit*« in die Fakultät.[79] Als habe er in dieser Episode den passiven Part gegeben, dabei sind diese »*Mißhelligkeiten*« doch erst von ihm losgetreten worden!

Die Beförderung zum Ordinarius sollte dann trotzdem noch mehr als zwei Jahre auf sich warten lassen. Natürlich regten diese Flechsigs Ziehväter Ludwig und Wagner an. Beide richteten an die Fakultät das offizielle Gesuch, man möge Flechsigs Ernennung beim Minister beantragen.[80] Dem stand nunmehr nichts mehr im Wege, das entsprechende Ersuchen des Gremiums trägt das Datum des 29. Mai 1884. Die Begründung verweist auf die »*Tüchtigkeit*« und »*Gewissenhaftigkeit*«[81] Flechsigs in der praktischen Klinik und auf seine erfolgreiche Lehrtätigkeit. Interessanterweise glaubt man den Antrag unterstützen zu müssen mit dem Hinweis, dass die Erhebung eines Lehrstuhls für Psychiatrie zum Ordinariat für deutsche Universitäten und für die Leipziger keine Neuerung sei. Von einem Nachweis wissenschaftlich p s y c h i a t r i s c h e r Qualifikation, die noch zwei Jahre vorher auch gefordert worden war als eine Voraussetzung für die Erhebung zum Ordinarius, ist keine Rede mehr, kann auch schwerlich, denn eine solche nachzuweisen wäre Flechsig kaum gelungen.

Dem Antrag der Fakultät wird stattgegeben, das entsprechende Dekret vom 25. Juni 1884 trägt die Unterschriften seiner Königlichen Majestät König Albert von Sachsen (1828–1902), der die Klinik übrigens kurz vor ihrer Eröffnung selbst inspiziert hatte[82], und des Ministers für Cultus und öffentlichen Unterricht Gerber[83] (◘ **Abb. 2.5**). Die formelle Ernennung erfolgt im Sitzungssaal der Medizinischen Fakultät durch den Dekan Professor His am 5. Juli des Jahres.[84] Flechsig, 37 Jahre alt, ist an seinem Ziel.

---

77. UAL Med. Fak., B III 19 Bd. 1, Bl. 530; auch in SächsHStA 10281/142, Bl. 49.
78. Dies wird deutlich aus dem folgend teilweise wiedergegebenen Brief Flechsigs (SächsHStA 10281/142, Bl. 50a) an den Minister.
79. SächsHStA 10281/142, Bl. 50/51.
80. UAL PA 4140, Bl. 16/17.
81. SächsHStA 10281/142, Bl. 59/60; Manuskript: UAL PA 4140, Bl. 38b.
82. Flechsig 1909, S. 191, er gibt als Datum Februar 1882 an; siehe auch Flechsig 1927, S. 26.
83. SächsHStA 10281/142, Bl. 61. Hoff 1992, S. 43 geht fälschlicherweise davon aus, dass Flechsig schon 1882 Ordinarius gewesen wäre.
84. SächsHStA 10281/142, Bl. 64.

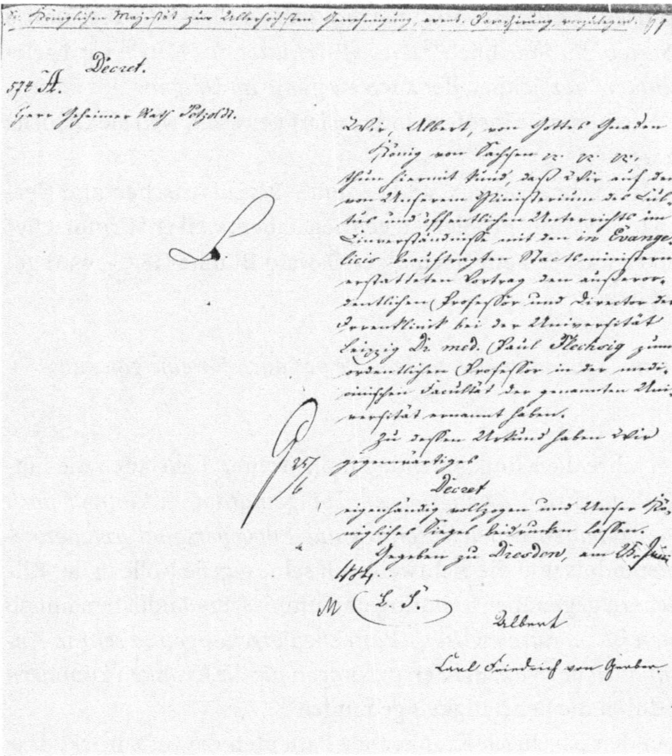
Decret.

Wir, Albert, von Gottes Gnaden König von Sachsen etc. etc. etc. thun hiermit kund, daß Wir auf den von Unserem Ministerium des Cultus und öffentlichen Unterrichts im Einverständniß mit den in Evangelicis beauftragten Staatsministern erstatteten Vortrag den außerordentlichen Professor und Director der Irrenklinik bei der Universität Leipzig Dr. med. Paul Flechsig zum ordentlichen Professor in der medicinischen Facultät der genannten Universität ernannt haben.

Zu dessen Urkund haben Wir gegenwärtiges Decret eigenhändig vollzogen und Unser Königliches Siegel beidrucken lassen.

Gegeben zu Dresden, am 25. Juni 1884.

(L. S.)

Albert

Carl Friedrich von Gerber

Abb. 2.5. Dekret zur Ernennung Flechsigs zum Professor Ordinarius. (SächsHStA, Min. Volksbildg, Uni Leipzig 10281/142, Bl. 61)

2.3 Flechsig als psychiatrischer Kliniker

In der Sekundärliteratur wurde einige Male versucht Flechsig als Kliniker zu beschreiben.[85] Wie bei den meisten Hirnpsychiatern urteilt man ausnahmslos negativ[86], dies fällt selbst in Würdigungen und Nekrologen auf, wenngleich darin die Kritik naturgemäß relativierter oder gar zwischen den Zeilen[87] geäußert wird. An dieser Gesamtsicht ändern auch ausnehmend lobende Passagen, vornehmlich von Flechsig-Schülern[88] oder die Feststellung, er habe seine leitende Stellung stets mit der nötigen Verantwortung und Gewissenhaftigkeit geführt[89], nichts. Am schärfsten gehen natürlich zeitlich wie örtlich entfernt Stehende mit ihm ins Gericht, so wird festgestellt: *»für die*

85. Siehe dazu Anm. 1 S. 82. Selbst bei den Lobpreisungen fallen die Schilderungen des K l i n i k e r s Flechsig kurz aus oder üben vorsichtige Kritik. Für das weitgehend noch unberührte Feld »Flechsig als Forensiker« kommt Lothane 1992, S. 200, 229–239, ein ausgemacht kritischer Bewerter des Leipziger Psychiaters, zu dem Urteil, er sei ein Experte auf diesem Gebiet gewesen.
86. So schätzt auch Trenckmann 1988, S. 191 ein.
87. So z. B. Quensel 1917, S. 819: *»Auch die klinisch-psychiatrische und Lehrtätigkeit vermochten Flechsig aber nicht seiner eigensten Arbeit zu entziehen, der Gehirnforschung.«*
88. So z. B. Quensel 1929a: *»Er* [Flechsig] *kümmerte sich um alles bis ins kleinste und verlangte von seinen Aerzten wie von allen Angestellten angespannteste und gewissenhafteste Arbeit. Das Wohl der Kranken ging über alles.«* oder Held 1929, S. 273: *»Als Kliniker war er ein guter Psychologe und ein Arzt, der mit großer Liebe und Sorgfalt sich seinen Patienten widmete. Sehr hilfsbereit hat er viel Gutes im Verborgenen getan.«*
89. Sänger 1963, S. 71.

praktisch-therapeutische Arbeit brachte er kein Handwerkszeug mit, und … [dass] *die Psychiatrie auch zeitlebens ein Buch mit sieben Siegeln für ihn«* blieb[90]. Der »*Psychiater aus Not«*[91] wird gelegentlich sogar als »*grauenvolle*[r] *Kliniker«* bezeichnet, der auch »*unfähig im Umgang mit Patienten«* gewesen sei, ja er sei an seinen Patienten nur insofern interessiert gewesen, weil sie Gehirne besäßen, in deren Besitz er gelangen wollte.[92]

Seine Arbeit mit den Kranken der Irren- bzw. ab 1888 umbenannt[93] Psychiatrischen und Nervenklinik wird vor allem deswegen an Motivationsproblemen gelitten haben, weil er Hirnforscher und eben nicht psychiatrischer Kliniker war. Seinem Nachfolger Oswald Bumke (1877–1950) gegenüber soll er sogar einmal geäußert haben:

> *Wissen Sie, für Psychiatrie habe ich mich nie interessiert, ich halte das auch für eine ganz aussichtslose Wissenschaft.*

Dementsprechend, so der ab 1921 drei Jahre die Klinik leitende Bumke weiter, habe auch die Einrichtung ausgesehen: »*Ein Verließ, Zellen, Gitter, Zwangsjacken, Hängematten und immer noch Angst vor den Kranken, die Klinik umzubauen war leichter, als das Pflegepersonal umzuerziehen.«*[94] Über sein Arzt-Patienten-Verständnis und die Sichtweise auf seine eigene Rolle in der Klinik äußerte sich Flechsig selbst Besuchern gegenüber freimütig und unmissverständlich, nämlich dass er »*kein Freund von Anstaltsfesten ist, … durch wissenschaftliche Forschungen so sehr in Anspruch genommen sei, daß er sich nicht auch noch um die Zerstreuungen für die Kranken kümmern könne.«*[95] Zudem war er gleichzeitig durch die Lehrtätigkeit gebunden[96].

Stingelin führt das Desinteresse an den psychisch Kranken als Patienten darauf zurück, dass es sich bei diesen für Flechsig ja um die »*moralisch und intellectuell Minderwerthigen«* handelte – im Gegensatz zu den Gesunden, die die Träger der »*geistig-sittlichen Aristokratie«* seien. Sicherlich kann dieser Ansicht vom Grundsatz her eine Berechtigung nicht abgesprochen werden. Wenngleich Flechsig diese Ausdrücke in der hier angeführten Passage seiner Abhandlung »Gehirn und Seele« nun gerade nicht, wie Stingelin es wohl gerne hätte, pauschal auf psychisch Kran-

---

90. Busse 1989, S. 290.
91. Lothane 1998.
92. Alle drei Aussagen in Shorter 1999, S. 127, 126.
93. Flechsig 1927, S. 27 betont ausdrücklich seine eigene Initiative dafür.
94. Bumke 1952, S. 90. Auch Lothane 1992, S. 210 schätzt ein, Flechsig habe zwar das »no-restraint« proklamiert, es aber kaum eingehalten.
95. Überliefert durch Pándy 1908, S. 372, der aus Tucker GA. Lunacy in many Lands. Sydney: Potter Government Printer, 1887 schöpft. Tucker hatte eine Besichtigungsreise durch viele europäische psychiatrische Einrichtungen gemacht, so war er auch in Leipzig bei Flechsig. Dieser habe ihm auf die Frage nach Beschäftigungsmöglichkeiten für die Patienten und der Umsetzung des »no-restraint« eben dies geantwortet. Pándy 1908, S. 372 fügt dem noch an: »*Doch haben die Kranken von einigen vergnügt zugebrachten Stunden gewiß mehr Vorteil, als von den schönsten Präparaten der Hirnfaserung.«* Dem mag man zunächst eilig zustimmen, aber längerfristig gedacht könnte sich Flechsigs Ansicht als weitsichtiger herausstellen, vielleicht sollte gerade aufgrund dieser Präparate ein Fortschritt bei der Bekämpfung der Krankheiten gelingen!
96. Nach Flechsigs eigener Aussage (SächsHStA 10166/7, Bl. 253 – hier auch bedauernde Bemerkung, dass die psychiatrischen Vorlesungen nicht obligatorisch seien) hielt er im SS 1882 seine Lehrveranstaltung (»Psychiatrische Klinik«, VV) vor 9 Hörern ab, im WS 1882/83 haben seine theoretische Vorlesung und seine praktische Lehrveranstaltung insgesamt 53 Hörer besucht. Im VV für letzteres Semester ist allerdings als einzige von ihm angebotene Veranstaltung nur wiederum die »Psychiatrische Klinik« aufgeführt.

ke anwendet. Er zielt hier auf die Verführbarkeit gegenüber dem Alkohol ab bzw. auf diejenigen, die keine »*Hygiene des Gehirnlebens*«[97] betreiben und selbstgefährdend und leichtsinnig handeln. Wobei an einer Einteilung in gesundheitsbewusst und absichtlich fahrlässig Lebende an sich nichts Verwerfliches zu entdecken ist, die Terminologien aber natürlich eindeutig in jene Zeit gestellt werden müssen. Es sei weiterhin darauf hingewiesen, dass die romantische, Heinroth'sche Auffassung, psychisch Kranke seien moralisch minderwertig, durchaus noch immer nachwirkte, auch und gerade unter Psychiatern, und Flechsig in dieser Hinsicht eben »nur« leider ein allzu zeittypischer Vertreter war. An dieser Stelle muss sicherlich nicht weiter ausgeführt werden, dass eine klassifizierende Krankheitsbezeichnung wie »moralisches Irresein« allerorten selbstverständlich und gebräuchlich war[98] und so weit zu sehen offensichtlich bis zu einem gewissen Zeitpunkt nicht den mindesten Anstoß erregt hat. Der Psychopharmakologie-Historiker Hall gab eine präzise und völlig zutreffende Antwort auf die Frage nach der ethischen Dimension des Patienten-Arzt-Verhältnisses in der Nervenheilkunde dieser Zeit:

> *Die Verdinglichung des Patienten durch den Arzt, ob auf der Ebene des sprachlichen Ausdrucks oder im tatsächlichen Umgang in Forschung* [hier auch gemeint im Experiment mit und am Menschen – H.S.] *und Therapie, ist psychiatriegeschichtlich im Zusammenhang mit der herrschenden naturwissenschaftlichen Orientierung der Psychiatrie, seit der Mitte des 19. Jahrhunderts, in der Tradition der Somatiker und der Gehirnpsychiatrie Griesingers zu betrachten.*[99]

Menschliches Feingefühl zu offenbaren war zweifelsohne nicht die Stärke vieler Nervenärzte, jedoch ein allem Tun zu Grunde liegendes, wenngleich nicht ausformuliertes ethisches Bestreben, kann selbstverständlich auch Forschung unterliegen. Möglicherweise hatte Flechsig genau dies im Sinne als er am Ende seines Lebens über die Wertmaßstäbe seiner Lebensarbeit reflektierte:

> *Ich kann wohl sagen, dass ich immer bestrebt war, streng objektiv die Krankheit zu ergründen, dass ich aber hierbei naturgemäss mit herrschenden Maximen vielfach in Conflikt gerieth ohne die Möglichkeit zu haben meine Integrität zu beweisen.*[100]

Dass der Kranke selbst, also der dem Arzt anvertraute Patient, quasi als Personifizierung des zu Überwindenden, des Bösen, der Krankheit begriffen wird, stellt ohne jeden Zweifel eine unwürdige, aber vereinzelt heute noch anzutreffende Einstellung dar. Zu jener Zeit aber war eine solche Auffassung allenthalben verbreitet, war sogar eines der primären Kennzeichen der somatisch-

---

97. Alle drei Zitate Flechsig 1896, S. 35; Stingelin 1990, S. 104 und ferner 1989, S. 301/302.
98. So z. B. auch bei Kraepelin (1883, S. 531–356, als eine Gruppe der »Psychischen Schwächezustände«). Der Ursprung dieser Bezeichnung liegt vermutlich im Englischen (»moral insanity«, 1835 geprägt von James Cowles Prichard (1786–1848), so Peters 1999, S. 354.
99. Hall 1997, S. 366. Siehe fernerhin Trenckmann 1988, S. 165, 210, der in der »*Radikalisierung des Umgehens mit dem psychisch Kranken*« während der hirnpsychiatrischen Ära eine gerade Linie zum Unheil der faschistischen Euthanasie zieht. An anderer Stelle weisen er (ebenda, S. 230/231) sowie vorher schon Mayer-Gross 1929, S. 35 darauf hin, dass ein distanziertes, entemotionalisiertes beobachtendes Verhältnis des Arztes zum Kranken (vermutlich im Sinne des naturwissenschaftlichen Selbstverständnisses und der experimentellen Situation – H.S.), im Kraepelinschen Ansatz gar gefordert wurde. Siehe auch Schneider 1956, S. 1/2; Schmitt 1990, S. 123.
100. Dankesbrief Flechsigs an das Ministerium, welches zu seinem 80. Geburtstag Glückwünsche gesandt hatte (SächsHStA 10281/142, Bl. 156).

anatomischen Psychiatrie in der Tradition Griesingers, und deshalb taugt diese Argumentation gegen Flechsig überhaupt nichts. Er dürfte hierin ebenfalls ein charakteristischer Vertreter seiner Epoche gewesen sein. Und eigentlich reicht eine solche Erklärung keineswegs aus zu beweisen, warum gerade Flechsig ein so schlechter Kliniker gewesen sein soll, denn mit dieser die Geisteskranken mit Moralität in Verbindung bringenden Ansicht spickten die Psychiater am Ende des 19. Jahrhunderts ihre Bücher nur so[101]. Dann hätten all diese Irrenärzte und -pfleger schlechte Kliniker sein müssen. Gerade Flechsig vorzuwerfen, dass er anstrebte, seine Patienten einer *»tieferen Einsicht und dem besseren Wollen«*[102] zu unterwerfen, einer Behandlung und Therapie also, die fast psychotherapeutisch genannt werden darf, die bei ihm freilich den Namen einer *»physiologischen Sittlichkeitslehre«*[103] trägt, schießt völlig am Ziel vorbei. Schließlich kann man doch gerade darin eine klinische Bemühung erkennen. Die pauschale Verurteilung schon jeglichen Versuchs einer Behandlung bedeutet nichts anderes als Antipsychiatrie zu betreiben.

Man sollte doch versuchen, der Person Flechsigs und damit zugleich dem Kliniker möglichst vorurteilslos in seinem zeitgeschichtlichen Kontext zu begegnen und seine Denkungsart aufzuspüren. Er war ein Kind der Ära des Hirns in der Psychiatrie, so betrachtete er psychisch Kranke eher als Ballast, ihn interessierten sie zuallererst in seiner Eigenschaft als Hirnforscher. Aber das taten seine neurologischen Fälle[104] im Übrigen auch. In Flechsigs Werk sind Aussagen, die einen generellen Unterschied zwischen Geistes- und Nervenkranken machen, eigentlich nicht zu finden. Folglich müsste man generell die Einstellung Flechsigs nicht nur den psychiatrischen Patienten, sondern allen Kranken gegenüber für fragwürdig halten. Das würde bedeuten, ihm vollkommen und rundweg sein ärztliches Ethos und zum Großteil jegliche menschlichen Empfindungen abzusprechen. Für eine solche totale Demontage eines Menschen muss man aber doch dringend mehrere in jeder Beziehung stichhaltige Beweise vorlegen, da dürfen wenige und noch dazu in einen falschen Zusammenhang gestellte Zitate einfach nicht ausreichen! Flechsigs Problem war, dass er mit Leib und Seele Forscher war und dass in seiner Klinik eben leider auch Kranke waren, die ihn fast nur insofern interessierten, als dass sie Träger einer Krankheit waren, nach deren wohlge-

---

101. So stellt nicht zuletzt auch Kraepelin zwischen psychischer Krankheit und Moralität des Kranken einen Zusammenhang her, beim folgenden Beispiel genau wie Flechsig an der Alkoholsucht: Der Alkohol führt schnell zu einem *»Zustand intellectueller Verblödung und moralischer Haltlosigkeit…, den man ohne Weiteres als pathologisch bezeichnen muss.…* [Und er hat die Wirkung, dass er – H.S.] *die Widerstandsfähigkeit gegenüber der Verführung herabsetzt. … Natürlich bestehen auch hier sehr große individuelle Unterschiede je nach der ursprünglichen moralischen Veranlagung; haltlose Naturen erliegen der verführerischen Wirkung des Alkohols weit leichter, als charakterfeste.«* Kraepelin 1892, S. 208. Siehe ferner v. Bakel 1994, S. 99/100, der ebenso ausmacht, dass nach der Auffassung Kraepelins psychisch Kranke unter einem Moralitätsdefizit litten, er zeigt dies – aber nicht nur – anhand forensischer Fälle.
102. Flechsig 1896, S. 35.
103. Flechsig 1896a, S. 5.
104. Deren Anzahl war in der Irrenklinik offensichtlich geringer als psychiatrische (Flechsig 1888, S. 31; nach Lothane 1992, S. 207/209 viel geringer). Man beachte, dass sich für neurologische Patienten hauptsächlich die Innere Klinik zuständig fühlte und weiterhin eine Poliklinik mit neurologischen und elektrotherapeutischen Abteilungen existierte. In Leipzig verrichtete die Innere Medizin und damit die Medizinische Klinik bis 1968, bis zur Einrichtung einer eigenständigen Neurologischen Klinik, die Hauptversorgung neurologischer Patienten (so auch Feudell 1978, S. 781/782). Sämtliche Ordinarien für Psychiatrie und Neurologie interessierten sich zudem immer mehr für Psychiatrie (Oswald Bumke; Paul Schröder, 1873–1941; August Bostroem, 1886–1944; Werner Wagner, 1904–1956; Dietfried Müller-Hegemann, 1910–1989) oder im eigentlichen Sinne Hirnforschung (Paul Flechsig, Richard Arwed Pfeifer, 1877–1957). Lediglich Bumke und vielleicht noch Bostroem und Schröder hegten ein längerfristiges, wenngleich der Psychiatrie untergeordnetes Interesse für die Neurologie.

merkt hirnorganischer Ursache er suchte. Das ist für seine Patienten tragisch gewesen, aber wohl »nur« insofern, dass sie eigentlich von ihrem Professor keine Aufmerksamkeit und somit auch von vornherein keine Heilungschancen erhielten. Mit der Behauptung, die Klinik stellte für Flechsig einzig eine Warteschleife für die begehrten Forschungsobjekte dar, sollte man vorsichtiger umgehen: Am Leipziger Windmühlenweg befand sich keine Tötungsanstalt. Wenn allerdings Hirne »abfielen«, griff der Forscher in Flechsig natürlich freudig und gern zu, was er ja auch offen zugab[105] und was man andernorts[106] im Übrigen genauso tat. Die ganze deutsche neuropathologische Schule des 20. Jahrhunderts betrachtete den anatomischen Befund als den *»diagnostisch erlösenden Schlußpunkt«*. Kolle legt ihren Vertretern sogar die Frage in den Mund: *»Wie anders kann ich denn diagnostisch und prognostisch befriedigt werden als durch den Leichenbefund?«*[107] Will man denn also von einer *»Politik der Leichen«*[108] sprechen, so gab es deren Diplomaten nicht nur im sächsischen Staatsdienst.

Das wenige Klinische, was man mit Flechsig verbinden kann, soll indessen nicht unterschlagen werden. Zunächst kann man die eifrige, detailverliebte Einrichtung der Klinik und die Aufnahme ihrer Arbeit als eine solche verstehen, denn um dieses Anerkennenswerte zu leisten, musste ein gewisses klinisches Grundverständnis ohne Zweifel vorhanden sein. In diesem Zusammenhang ist erwähnenswert, dass die Flechsig'sche Einrichtung erst der zweite Neubau einer psychiatrischen Universitätsklinik im deutschsprachigen Raum war, und dass Flechsig hier die Zeichen der Zeit vollkommen erkannt hat und geradezu vorbildhaft die noch heftig umstrittenen Griesinger'schen Forderungen umsetzte.[109] Zum Studium seien weiterhin sein Bericht über die Wirksamkeit der Klinik von 1888 oder die großteils von seiner Hand stammenden umfänglichen Durchführungsbestimmungen in den überlieferten Bau- und Planungsakten[110] anempfohlen, dort eröffnet sich dem Leser eine ungemein reiche, ideenvolle, eigene »klinische Welt«.

Einigermaßen bekannt dürfte auch noch die als »Flechsig-Kur« bezeichnete Opium-Brom-Behandlung von Epileptikern sein, die er 1893[111] einführt. Zirka sechs Wochen verabreicht er hohe Dosen Opium, um dieses anschließend radikal durch Brom zu ersetzen. Dadurch wird in vielen Fällen ein Abebben und schließlich das tatsächliche Ausbleiben der Krampfanfälle über

---

105. So kann man z. B. in Flechsig 1888, S. 35 lesen: Die Todesfälle zwischen dem 17.04.1882 und 31.12.1886 betrugen 188 (= 12% der Abgänge), diese Zahl erkläre sich durch die hohe Anzahl aufgenommener frischer Fälle, die die größten Mortalitätsziffern haben sowie *»aus der Befolgung des Grundsatzes, gerade solche Kranke nicht zu evacuiren* [abzugeben], *deren Ableben in absehbarer Zeit zu erwarten ist (um möglichst großes autoptisches Material zu erlangen).«*
106. So sagt z. B. der Leiter des neuropathologischen Labors der Nervenklinik an der Berliner Charité Henneberg (1926, S. 2019), dass man sich dort um 1900 vornehmlich für organische psychische Krankheitsbilder interessierte, wo *»in absehbarer Zeit«* Obduktionen möglich waren. Auch Meynert, so Shorter 1999, S. 124, habe sich der Psychiatrie nicht zugewandt, um Kranke zu heilen, sondern um forschen zu können.
107. Beide Zitate Kolle 1961, S. 41, 42.
108. Busse 1989, S. 289, 291 hier so auch der Titel einer Teilkapitelüberschrift, die Flechsigs klinische Arbeit hinterfragt. Der Hinweis, dass Begriffe wie »Krankenmaterial« oder »Material für den psychiatrischen Unterricht« (ebenda S. 292), wie sie Flechsig benutzte, in jener Zeit leider völlig gebräuchlich waren, sodass auf Nachweise hier wirklich verzichtet werden kann, erscheint dem Autor überflüssig und von wenig Aussagewert. Busse selbst (ebenda, S. 291) weiß über zeittypische Spezifika sehr wohl Bescheid. Interessanter wäre an dieser Stelle doch eine Einordnung und Interpretation der Todesfälle in der Flechsig'schen Klinik gewesen!
109. Heinrich Laehr (1820–1905) gab dabei vor allem den Widerpart Griesingers.
110. Flechsig 1888; u. a. SächsHStA 10166/5, u. a. Bl. 212–301.
111. Flechsig 1893.

längere Zeit erreicht. Dieses Verfahren sollte in der Psychiatrie zur *»klinischen Routine«*[112] werden, allerdings dann wohl mehr um eine Ruhigstellung[113] der Anstaltsinsassen zu erreichen. Bald fand die Kur auch Eingang in die Behandlung von Hysterie und Tobsucht.[114] Brom (bzw. die Bromide) wurde im 19. Jahrhundert neben Opium *»ausgiebig verschrieben«*[115], auch kombiniert[116] mit Morphium und Chloralhydrat. So wandte Flechsig bei der Behandlung Daniel Paul Schrebers (1842–1911), seines im Nachhinein vielleicht berühmtesten Patienten, reichlich Opium und Morphium in Verbindung mit Kampher und Chloralhydrat an.[117] Diese Medikation erscheint vollkommen logisch, galt doch Hypochondrie – und Schreber litt unter ausgesprochen hypochondrischen Symptomen – als männliche Entsprechung zur (weiblichen) Hysterie. Vor allem während der Kriege in der zweiten Hälfte des Jahrhunderts, dem Deutschen und dem Deutsch-Französischen Krieg, griff die Militärmedizin gewohnheitsmäßig auf Opium zurück. Der Morphinismus, die große Drogensucht des 19. Jahrhunderts, erlangte nahezu als *»Armeekrankheit«* bzw. *»Soldatenkrankheit«*[118] traurige Berühmtheit. Kraepelin schrieb sogar: *»Gäbe es keine Ärzte, so gäbe es auch keinen Morphinismus«* und stellte weiterhin fest, dass diese Sucht zudem eine weit verbreitete Krankheit unter der Ärzteschaft selbst war.[119] Natürlich diskutierte man die »Flechsig-Kur« heftig. Nicht allein wegen der aus ihr folgenden Abhängigkeit, sondern auch weil durch sie keine Dauererfolge erzielbar waren, die Patienten aber stark unter ihr litten; es kam sogar zu Todesfällen, auch in der Leipziger Klinik.[120] Letztlich nahm nicht nur Flechsig von ihr öffentlich Abstand, man verwarf sie allgemein.[121] Ersetzt wurde sie durch die Luminalbehandlung. Weitgehend vergessen dürfte inzwischen sein, dass ausgerechnet in Flechsigs Klinik das Luminal erstmals auf seine medizinische Verwendbarkeit als Schlafmittel getestet wurde, nämlich von Siegfried Walter Loewe (1884–1963).[122] Der leitete das chemische Laboratorim der Klinik von 1910–12 und machte später als Professor der Pharmakologie in Dorpat, Heidelberg sowie in den USA Karriere.[123]

Bereits zehn Jahre zuvor hatte sich der Name Flechsigs schon einmal mit der Behandlung der Hysterie verbunden.[124] 1883 ließ er in seiner Klinik drei gynäkologische Operationen, darunter auch eine Kastration aufgrund einer Hysteria magna, durch den Gynäkologen Max Sänger (1853–1903) vornehmen.[125] Die jedoch postoperativ fortbestehenden psychischen Störungen lastete er

---

112. Linde 1991, S. 11; auch Dieckhöfer 1996, S. 83; Shorter 1999, S. 303.
113. Hall 1997, S. 112; ferner Lothane 1992, S. 34.
114. Linde 1991, S. 11.
115. Alexander/Selesnick 1969, S. 359. Sie führen auch an, dass seit der Entdeckung des Broms 1826 durch Antoine-Jerome Balard (1802–1876) die Bromide schon 20 Jahre danach bei psychischen Erkrankungen weithin angewandt wurden (S. 360).
116. Linde 1991, S. 11.
117. So zumindest glaubhaft nach Schreber 1903, u. a. S. 40, 89.
118. Wittern 1983, S. 8.
119. Kraepelin 1903–04, II. Bd. S. 141 (Zitat S. 142).
120. Flechsig 1897, hier auch kurz zur Diskussion. Dennoch sieht Flechsig die von ihm ersonnene Behandlung auch später noch unter ganz bestimmten Voraussetzungen als nützlich an (Flechsig 1927, S. 28).
121. Hall 1997, S. 112. Siehe über die »Flechsig-Kur« auch Wille 1896 und ferner Stingelin 1990, S. 106–111.
122. Loewe 1912.
123. Biograph. Hb. dtschspr. Emigration … 1983, Bd. 2, S. 565.
124. Über Flechsigs Beiträge zur Hysteriebehandlung und über die gesamte Diskussion gynäkologischer Operationen in der deutschsprachigen Psychiatrie am Ende des 19. Jahrhunderts siehe Splett/Steinberg 2003.
125. Sänger 1884.

den Nebenwirkungen der Chloroformnarkose an.[126] Aber die inzwischen gesammelten negativen therapeutischen Erfahrungen mit derartigen operativen Eingriffen bei hysterischen Patientinnen veranlassten Gudden, Hitzig, Emanuel Mendel (1839–1907) und Franz Meschede (1832–1909) auf der Jahresversammlung des Vereins deutscher Irrenärzte in Leipzig am 16. und 17. September 1884, wo Flechsig die gynäkologische Behandlung hysterischer Frauen empfahl, zu vehementer Kritik.[127] Indes versuchte der Leipziger Professor sich hier sowie in den folgenden Jahren zu rechtfertigen, will die Ovarektomie als Möglichkeit nicht nur zur Behandlung der Hysterie, sondern ganz allgemein bei schweren psychischen Erkrankungen empirisch geprüft wissen und verweist trotzig auf die vermeintlich erfolgreich durchgeführten Eingriffe durch ihn und Sänger.[128] Aus retrospektiver Sicht gestand Flechsig jedoch gegen Ende seines Lebens ein, dass doch *»bei Entfernung der gesunden Ovarien die unangenehmen Folgen bei weitem überwiegen«.*[129]

Gerda Sachse folgt einer Darstellung Flechsigs[130], dass er sich unmittelbar praktisch verdient gemacht habe um die Verbesserung der Arbeitsbedingungen von Industriearbeitern in der Kautschuk-Vulkanisation. Die dort entstehenden giftigen Dämpfe erregten Nervenkrankheiten und Psychosen; den Zusammenhang geklärt, Heilungsmöglichkeiten aufgezeigt und sich eingesetzt zu haben für die Verbesserung der Produktionsbedignungen, schreibt sie unumwunden Flechsig zu. Dem soll nicht grundsätzlich widersprochen werden, doch darf in diesem Zusammenhang auf keinen Fall der entscheidende Beitrag Rudolf Laudenheimers (ca. 1870 bis nach 1937), des zu dieser Zeit zweiten Arztes der Klinik, verschwiegen werden, der über die Problematik der Schwefelkohlenstoffvergiftungen infolge der Gummiherstellung gar eine eigene Monografie verfasste.[131]

Flechsig war *»in Leipzig eine volkstümlich bekannte Persönlichkeit«*[132], der Ruf der Klinik war adäquat der anderer psychiatrischer Einrichtungen ein verheerender, *»die Tatsache 'bei Flechsig' gewesen zu sein, konnte jahrelang Zweifel an der geistigen Zurechnungsfähigkeit eines Menschen im Volke unterhalten«*; und es ist sogar Flechsigs Musterschüler Richard Arwed Pfeifer, der weiterhin berichtet und auch gleich schlussfolgert, dass sich um die Klinik *»eine geheimnisvolle Sphäre spann, die allein daraus verständlich ist, dass so mancher vorher angesehene Bürger darin verschwand und nie wieder zum Vorschein kam.«*[133] Seidel behauptet dagegen gleich in zweifacher Hinsicht das Gegenteil: Trotz der Direktion der psychiatrischen Klinik blieb Flechsig wissenschaftlich immer Hirnforscher. *»Hiervon blieb die zunehmende Popularität Flechsigs in der Bevölkerung unberührt, die er seinen zahlreichen Behandlungserfolgen verdankte.«*[134] Hier also erstens: Flechsig genoss Anerkennung, die erstaunlicherweise auf seinen psychiatrischen Fähigkeiten beruhte. Und zweitens: Sehr wohl die meisten Patienten *»kamen wieder zum Vorschein«*. Wie so häufig, wird die Wahrheit in der Mitte liegen, doch eines erscheint unbestreitbar, nämlich dass die Anerkennung Flechsigs unter den Fachgenossen weitaus weniger seiner psychiatrischen – egal ob praktischen oder wissenschaftlichen – Arbeit galt als vielmehr seiner hirnforscherischen. Dies

126. Flechsig 1884.
127. Flechsig 1884 und 1885.
128. Flechsig 1884 und 1888, S. 43.
129. Flechsig 1927, S. 28.
130. Sachse 1955, S. 72, offensichtlich weitgehend nach Flechsig 1927, S. 28.
131. Laudenheimer 1899.
132. Schröder 1930, S. 8.
133. Beide Zitate Pfeifer 1930, S. 258.
134. Seidel 1959, S. 414.

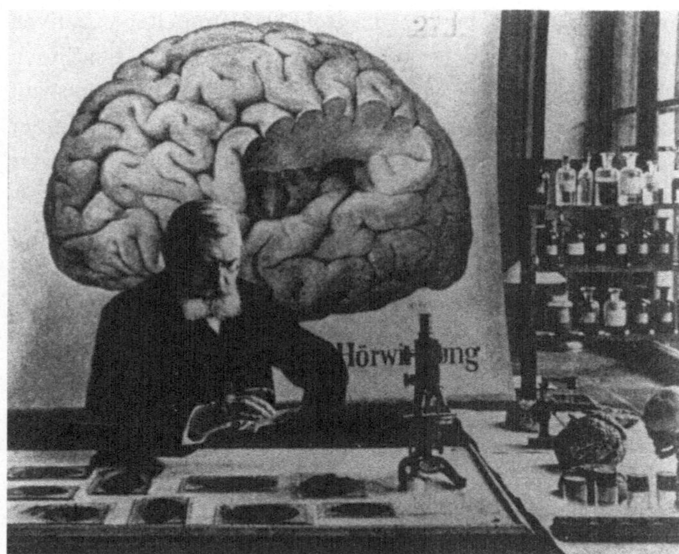

Abb. 2.6. Flechsig im Hirnanatomischen Labor der Klinik. (Archiv für Leipziger Psychiatriegeschichte)

drückt sich schon darin aus, dass die seelenbeforschende Institution Leipzigs, die neben Wundts experimental-psychologischem Laboratorium absoluten Weltruf[135] besaß, das in der Irrenklinik eingerichtete Hirnanatomische Laboratorium war. Es mutierte geradezu zum Pilgerzentrum in- und ausländischer Hirnphysiologen und -anatomen, wobei Russen und Ukrainer besonders auffällig repräsentiert waren.[136] Das Hirnforschungsinstitut existierte mit dem ersten Tag der Klinik 1882, ist somit vermutlich die älteste Einrichtung ihrer Art im deutschen Sprachraum[137] und blieb bis 1957 institutionell mit ihr verbunden. 1927 erlangte es jedoch unter dem ersten planmäßigen Extraordinarius für Hirnforschung, bekleidet von eben jenem Flechsig-Schüler Pfeifer, weitgehende Selbstständigkeit (**Abb. 2.6**).

Übrigens auch das von Kraepelin in der Klinik eingerichtete experimental-psychologische Labor ließ Flechsig weiter betreiben, so arbeitete u. a. Wladimir Fjodorowitsch Tschisch (1855–1922) danach noch hier.[138] Sofort nach Fertigstellung der Klinik und damit des Hirnanatomischen Labors beschäftigte sich Flechsig wieder intensiv mit hirnanatomischen Fragen, was in seinen Publikationen Niederschlag findet. Seine gerühmte, von ihm geliebte Gehirnsammlung richtete er – wie

---

135. So u. a. auch Trenckmann 1982, S. 119.

136. Eine komplette Liste der Studenten, Ratsuchenden, Kollegen oder Besucher, die hier längerfristig arbeiteten, aufzuführen, wäre müßig und hieße fast ein Personenverzeichnis der zeitgenössischen Hirnforscher, Neurologen, ja und auch vieler »Hirnpsychiater« erstellen zu wollen. Deshalb sollen als Beleg nur einige reichen: Wladimir M. Bechterew (1857–1927), der seine Laufbahn sogar in der Leipziger Klinik begann (Flechsig 1927, S. 30), Meynert (Flechsig über dessen Leipziger Aufenthalt: ebenda, S. 34: *»Es hatte sich zwischen uns nach anfänglichen Dissonanzen ein wirklich freundschaftliches Verhältnis entwickelt.«* Meynert habe sich dann sogar bemüht, eine Berufung Flechsigs nach Wien in die Wege zu leiten) sowie fernerhin seien kurz erwähnt: Tschisch (Dorpat), Jakowenko (Odessa), Leonowa (Petersburg), Popow (Odessa), Klimow (Kasan), Darkschewitsch (Moskau), Donaldson (Philadelphia), Martinotti (Turin), Raschid Bei (Konstantinopel), Blanchard (Paris), Schtscherbak (Warschau), Blumenau (Petersburg), Beevor (London), Francotte (Brüssel), Hlwas (Stockholm), Rieger (Würzburg), Brodmann (Tübingen), von Monakow (Zürich), Pawlow (Petersburg).

137. Sänger 1963, S. 29.

138. Tschisch 1885; ferner UAL PA 4140, Bl. 38.

schon erwähnt – in einem gleich an sein Büro angrenzenden Zimmer im ersten Stock des Hauptverwaltungsgebäudes ein. Auch das Gehirn Schrebers fand Eingang in diese Kollektion.[139] Die Interpretation der Umstände um den Schreber-Fall stellt inzwischen eine umfangreiche und hoch spezialisierte Forschungsrichtung der Psychiatriegeschichte dar.[140] Schreber, der während zwei seiner drei Krankheitsphasen vom Dezember 1884 bis Juni 1885 und November 1893 bis Juni 1894 Flechsigs Patient war, schrieb seine »Denkwürdigkeiten eines Nervenkranken ...«[141] als eigenes Gutachten über seinen Gemütszustand für den Prozess um die Wiederherstellung seiner Mündigkeit, die ihm seine Frau zuvor erfolgreich gerichtlich absprechen lassen hatte.[142] Darüber hinaus glaubte er, dass seine Schrift *»für die Wissenschaft und für die Erkenntniß religiöser Wahrheiten von Werth sein könnte«* und dazu diene,

> *wenigstens einen ungefähren Begriff von meinen religiösen Vorstellungen zu geben, damit sie* [die ihn umgebenden Personen] *die manchen scheinbaren Absonderlichkeiten meines Verhaltens wenn auch nicht vollständig begreifen, so doch mindestens von der Nothwendigkeit, die mir diese Absonderlichkeiten aufzwingt, eine Ahnung erhalten.*[143]

Für die Wissenschaft erlangte der Text sehr wohl einige Bedeutung, wenngleich in diametral entgegengesetzter Richtung zu der von Schreber intendierten. Sigmund Freud (1856–1939) nämlich nahm die Schrift als Grundlage, den paranoiden Wahn psychoanalytisch zu deuten. Der nämlich sei geradezu typisch für homosexuelle Männer[144], was er am Fallbeispiel Schreber zu beweisen sucht. Der zentrale Satz mit Blick auf seine übergreifende Grundthese lautet – man möchte sagen logischerweise :

> *Ein Vorstoß homosexueller Libido war ... die Veranlassung dieser Erkrankung, das Objekt derselben war ... der Arzt Flechsig, und das Sträuben gegen diese libiduöse Regung erzeugte den Konflikt, aus dem die Krankheitserscheinungen entsprangen.*[145]

Diesem ferndiagnostizierten manifesten Triebwunsch war allerdings der erste Aufenthalt in der Flechsig'schen Klinik vorausgegangen, bei dem ihm der Aufnahmebefund *»(Hypochondrie) Chronische Bromvergiftung?«*[146] gestellt wurde und der das Fundament für eine *»feminine ... zärtliche Anhänglichkeit an den Arzt«* legte, die bis zum zweiten Ausbruch einer psychischen Krankheit

139. So zumindest nach Kittler 1984, S. 59.
140. Zuletzt sehr umfangreich und vielschichtig, wenngleich nicht wertfrei Lothane 1992, siehe dort (Seiten 485–523) auch die Literatur zur Schreber-Forschung.
141. Schreber 1903.
142. Lothane 1992, S. 56 bzw. 1992a, S. 347.
143. Schreber 1903, S. III, 1.
144. Freud 1943, S. 295–316.
145. Freud 1943, S. 277/278. Später trat bei Schreber auch noch der Wahn hinzu, er verfüge über eine bevorzugte Stellung zu Gott, der ihn dann allerdings verfolge und dafür u. a. Flechsig als Werkzeug benutze.
146. SächsHStA 10166/20, Bl. 250b/251; Lothane 1989, S. 216. Freud scheint an der ersten von Flechsig gestellten Diagnose nicht zu zweifeln (*»Hypochondrie* [, die] *anscheinend die Grenzen einer Neurose einhielt«*; Freud 1943, S. 276) und hinsichtlich Freuds Befund zum zweiten Aufenthalt, Dementia paranoides (gesamter Aufsatz 1943), tun sich zumindest gegenüber dem Flechsig'schen *»Ungeheilt«* keine Widersprüche auf. Ja, Freud sieht sogar eine grundsätzliche Verflechtung beider Aufenthalte (S. 292). Auch Guido Weber (1837–1914), Schrebers späterer Psychiater auf dem Sonnenstein, stellt Flechsigs Diagnose nicht in Zweifel (siehe u. a. Freud 1943, S. 244, 246).

»eine Verstärkung zur Höhe einer erotischen Zuneigung gewann.«[147] Die Umstände um das Flechsig'sche Verdikt *»Ungeheilt«*[148], das dem zweiten Aufenthalt 1894 ein Ende setzt und zur Verbringung letztendlich in die Anstalt Sonnenstein führte, erscheint etwas komplizierter. Die heute allgemeinhin mit Schrebers Krankheit verbundene Diagnose, *»Dementia paranoides«* oder Para-

---

147. Freud 1943, S. 277; jedoch die erotische Anziehung zu Flechsig, so Freud weiter (S. 286–294), stünde nur stellvertretend für die Beziehung zum Vater bzw. Bruder.
148. SächsHStA 10166/23, Bl. 300b/301. Nach Niederland 1978, S. 139/140, der sowohl Vornamen wie Sterbedatum (S. 137) Flechsigs falsch angibt, litt Schreber während des zweiten Aufenthaltes an hochgradiger Kastrationsangst, da er, so hält es Niederland für möglich, von Flechsigs Kastrationsbehandlungen bei Hysterikerinnen (Flechsig 1884, 1885) gewusst habe. Dass Schreber sich mit psychiatrischer Fachliteratur beschäftigte, zeigen Zitate aus Kraepelin 1896 (Schreber 1903, S. 78/79). Diese vermögen allerdings schon aus chronologischer Sicht nicht zu belegen, ob Schreber bereits vor seinem zweiten Aufenthalt in der Leipziger Klinik nervenärztliche Literatur rezipierte. Niederland diskutiert außerdem als Ursache der Schreber'schen Krankheit das Verhältnis zu dessen Vater, *»das einem wechselseitigen Drama zwischen einer despotischen 'gottähnlichen' Elternfigur einerseits und einem bemitleidenswert hilflosen Kind andererseits glich«* (ebenda, S. 146). Nach Masson 1982, S. 6 (z. n. Busse 1989, S. 268, der sich dieser Meinung nicht verschließt) sagte Freud bei seiner Deutung nicht die Wahrheit oder berücksichtigte zumindest nur das, was in seine vorher schon fertige Theorie passte, denn auch Freud habe von Flechsigs Kastrationen bei hysterischen Frauen gewusst und verschwieg demnach Schrebers realistische Entmannungsängste. Diese drei Autoren (Busse 1989, S. 270 u. 296) wie auch Lothane 1989, S. 237–241 stellen die Freud'sche Auslegung infrage oder verwerfen sie und hier wichtiger noch, weisen Flechsig eine wesentliche Mitschuld an der Verschlimmerung vor allem der zweiten Krankheitsphase zu. Ihnen zufolge litt Schreber während seines Klinikaufenthaltes an Misstrauen und hochgradiger Lebensangst gegenüber Flechsig, welche auch vollauf berechtigt gewesen seien. Lothane 1989, S. 237 sieht Flechsig nicht in der Lage Schreber zu heilen. Seine erste Krankheit, während der Schreber an der vorher erfolglosen Behandlung seiner Schlaflosigkeit an hoher Brom-Intoxikation litt sowie weiterhin an hypochondrischer Depression und sensitiven Störungen, sei in der Leipziger Klinik nicht richtig ausgeheilt worden (Lothane 1992, S. 36–38). Die zweite Behandlung 1893/94, die an die Flechsig'sche Epilepsie-Schockkur erinnere, zu der sich Schreber wegen Schlaflosigkeit (so auch Flechsigs Aufnahmediagnose: SächsHStA 10166/23, Bl. 236b/237) und Depression in die Klinik begeben habe, sei durch Flechsig abgebrochen worden, weil der Patient sich nicht an die ärztlichen Regeln gehalten habe. Von diesem Zeitpunkt an habe der Arzt seinen Patienten nur noch unter Drogen gesetzt. Schreber glaubte fortan, ab Februar 1894, Flechsig habe ihn und die Hoffnung auf seine Gesundung aufgegeben. Daraufhin sei es zur Ausbildung des Wahnsystems gekommen. Von Anfang an aber, so Lothane weiter (1992, S. 46–51), habe Flechsig sich überhaupt nicht um seinen Patienten gekümmert, ihn außer bei Visiten nie gesehen und ihn ansonsten der körperlichen Gewalt der Wärter überlassen. Ein Eingehen auf seine Person, eine umfassende Psychotherapie, eine Treue des Arztes (Lothane 1998) wie sie Schreber erhofft und erwartet habe, sei von Flechsig nie angestrebt worden, er habe dafür weder die Konzepte noch die Bereitschaft gehabt, da er nur an dem mit Pharmaka durchsetzten Gehirn des Patienten interessiert gewesen sei und an psychologische Krankheitsursachen nicht geglaubt habe. Nach Lothane (1989, S. 239; 1992a, S. 344) wählte Schreber die homosexuellen und weiblichen Sequenzen in seiner Schrift nur als Metaphern des Ausgeliefertseins gegenüber der Anstalt, den Wärtern und insbesondere Flechsig. Im Kranken selbst sieht er vielmehr einen *»Melancholiker mit einer milden Form des Transvestismus«* (1998; so auch in 1992, S. 434). Deshalb bezweifelt auch er die Interpretation Freuds und sagt, dieser habe wissentlich im Interesse seiner Theorie nicht so ganz wahrhaftig geschlussfolgert. Lothane geht bei seiner Sicht stets davon aus, dass die Wahnvorstellungen Schrebers über Flechsig reale Wahrnehmungen seien (und sagt dies auch: 1989, S. 223; 1998). Es ist auch möglich, dass Flechsig anfänglich an Syphilis bei Schreber glaubte (siehe u. a. Busse 1989, S. 283/284; Lothane 1992, S. 37). Sogar eine Dreiecksliebesgeschichte, bei der sich Schreber in der Hand des Nebenbuhlers wiederfand, wird ernsthaft in Betracht gezogen (Busse 1989, S. 297/298). Indes sahen die meisten zeitgenössischen Psychiater – genau wie Freud – nur eine aufschlussreiche autobiografische Beschreibung eines Paranoiden in den »Denkwürdigkeiten ...«. Zu diesem Urteil gelangte Israëls 1989, S. 156 nach Durchsicht verschiedener Rezensionen des Buches in Fachzeitschriften. Siehe auch Kraepelin 1909–15, III. Bd., Kl. Psychiat. II. Teil, S. 682, der nach der Lektüre von Schreber 1903 offensichtlich die Paranoiadiagnose bestätigt.

noia, setzte sich offenbar tatsächlich mit Hilfe von Freuds Studie durch. Wichtiger aber scheint hier, dass die meisten Psychiater gegen die Behandlung des Kranken durch Flechsig nichts einzuwenden haben. Der von Schreber erhobene Vorwurf, Flechsig oder einer seiner Vorfahren habe an ihm oder einem seiner Urahnen »*Seelenmord*«[149] begangen, wird gleichfalls von Freud als Beispiel jener für Paranoide »*charakteristischen Unbestimmtheit und Unfaßbarkeit*« abgetan. Denn Schreber erkläre nirgendwo, was genau dieser »*Seelenmord*« sei oder worin er bestehe, was wiederum nur »*Kennzeichen einer besonders intensiven Wahnbildungsarbeit*«[150] sei.

Inwieweit nun die Schreber'sche Darstellung seines Erlebens von generellem Aussagewert für den inneren Betrieb der Klinik – etwa hinsichtlich der Anwendung von Zwangsmitteln oder gar Flechsig als klinischem Psychiater – ist, wird wohl umstritten sein.[151] Wir erfahren in dieser Darstellung eines Patienten auch nur etwas über den durch Schreber projizierten Flechsig, wenig über den wirklichen. Obendrein Vergleiche zu ziehen zwischen der zunächst sehr rohen und mit Hilfe von Zwangsmitteln erfolgten Behandlung in der Flechsig'schen Klinik und der von Schreber geschilderten »*Haft*«[152], später dann aber sehr humanen, ja familiären Atmosphäre auf dem Sonnenstein, wohin er Mitte des Jahres 1894 weiterverlegt worden war, birgt Gefahren in sich. Muss man doch berücksichtigen, dass zwischen der gewaltvollen Verbringung in die Zelle für Tobsüchtige – nachdem man ihn aus dem Schlaf gerissen habe – in der Leipziger Klinik und der herzlichen Einladung Guido Webers, des Leiters des Sonnensteins, zur weihnachtlichen Bescherung im trauten Familienkreise im Jahre 1895[153] die erste Hälfte des Jahres 1895 liegt, während der sich Schrebers Zustand besserte. Schreber war seit Februar 1894 zudem von Misstrauen gegen Flechsig geprägt, ob dieser ihn überhaupt heilen wolle.[154] Doch über seinen ersten Aufenthalt in der Leipziger Universitätspsychiatrie der Jahre 1884/85 berichtet der als »*Gebessert*«[155] Entlassene kaum und das Wenige enthält fast nur Gutes: Flechsigs Therapie hinterließ einen günstigen Eindruck, nur Notlügen Flechsigs gegenüber den Patienten merkt Schreber kritisch an.

> *Die Hauptsache war, daß ich schließlich ... geheilt wurde und ich konnte daher damals nur von Gefühlen lebhaften Dankes gegen Prof. Flechsig erfüllt sein, denen ich auch durch einen späteren Besuch und ein nach meinem Dafürhalten angemessenen Honorar noch besonderen Ausdruck gegeben habe. Fast noch inniger wurde der Dank von meiner Frau empfunden, die in Professor Flechsig geradezu Denjenigen verehrte, der ihr ihren Mann wiedergeschenkt habe und aus diesem Grunde sein Bildniß Jahrelang auf ihrem Arbeitstische stehen hatte.*[156]

149. Schreber 1903, u. a. S. 22/23.
150. Freud 1943, S. 272/273.
151. Einige überlieferte Aussagen Außenstehender müssen dahingehend gewertet werden, dass die Klinik hinsichtlich der Umsetzung fortschrittlicher psycho- oder sozialtherapeutischer Konzepte nicht zu den voranschreitenden gehörte, was aber wohl auf die meisten durch Hirnpsychiater geführten zutrifft. Andererseits hob sich die Leipziger Klinik auch nicht wesentlich negativ vom Mainstream deutscher Universitätspsychiatrien ab. Siehe Pándy 1908, S. 372/373 (wie schon Anm. 95, S. 98); Bumke 1952, S. 90.
152. Lothane 1998.
153. Schreber 1903, S. 41 u. 202.
154. Schreber 1903, S. 40/41.
155. SächsHStA 10166/20, Bl. 306b/307.
156. Schreber 1903, S. 35/36.

2.4 Flechsig als Hirnforscher

Eine Würdigung der Person und des Wissenschaftlers Flechsig anlässlich seines Todes bringt vieles gedrängt zum Ausdruck. Sie stellt ihn in seine Zeit, betont seine besonderen Leistungen, offenbart aber auch seine Irrtümer:

> *nach außen erschien er bestimmt und manchmal etwas rauh, nach innen war er zartfühlend und besaß ein warmes Herz für die Kranken und Leidenden ... Seine Rektoratsrede und manches was ihr folgte ist viel befehdet worden. Der Name Flechsig war eine Zeit lang geradezu ein Schlachtruf im Kampfe der Geister. Die Angriffsfläche boten dabei nicht so sehr seine stets gleich zuverlässigen anatomischen Forschungen, sondern seine Psychologie. In ihr war er ganz ein Kind seiner Zeit, Materialist und Lokalist des Seelischen im Gehirn, beides bis zum äußersten, auch dann noch, als diese Weltanschauung bereits begonnen hatte, ihren Höhepunkt zu überschreiten. Bleiben wird vielleicht nicht diese Seite seiner wissenschaftlichen Schlußfolgerungen, bleiben wird sein großzügiger Entwurf des anatomischen Hirnbaues, mit dem er geradezu seiner Zeit gegen den Strom schwamm, mit dem er aber immer mehr Recht behalten hat und in Zukunft Recht behalten wird.*[157]

Die deutschsprachigen Nervenärzte arbeiteten »*wie besessen am Mikroskop, um Fortschritte in der Psychiatrie zu machen*«.[158] Flechsig war einer dieser Repräsentanten, er stand in einer Phalanx mit Carl Wernicke (1848–1905), Meynert, Hitzig und zumindest dem frühen August Forel. Flechsig nahm jedoch noch einmal innerhalb dieser Gruppe, die schon von ihren Grundannahmen psychopathologische und soziale Blickwinkel der Krankheit außen vor ließ, eine Sonderstellung ein, denn einerseits beschränkte er sich extrem hinsichtlich morphologischer Untersuchungsfelder andererseits vertrat er auch innerhalb der Lokalisationstheoretiker sehr umstrittene Auffassungen. Sie hatten von den Entdeckungen des Sprachzentrums durch Paul Broca (1824–1880) 1861 und der motorischen Zentren 1870 durch Hitzig und Gustav Theodor Fritsch (1838–1927) profitiert und immens an Dynamik gewonnen.[159] In ihrer ersten Reihe standen vor allem Hermann Munk (1839–1912), Constantin von Monakow (1853–1930), Otfrid Foerster (1873–1941), der bereits genannte August Forel und die Flechsig-Schüler Bechterew, Iwan Petrowitsch Pawlow (1849–1936) und Oskar Vogt (1870–1959) länger oder zeitlebens.[160] Diese Sonderstellung Flechsigs ändert jedoch nichts daran, dass viele seiner Forschungsergebnisse bis heute Gültigkeit besitzen, während eben gerade seine daraus gezogenen Schlussfolgerungen für die Psychologie oder die psychiatrische Klinik verworfen sind oder gar niemals wirklich Eingang in die Diskussion dieser Fachdisziplinen fanden. Flechsig lebte nämlich in der festen Überzeugung, dass es ausschließlich hirnorganische Ursachen für Geistesstörungen gebe. Der Titel seiner Antrittsvorlesung zum Extraordinariat sollte schon so verstanden werden und suggerieren, dass es keine anderen als »Die körperlichen Grundlagen der Geistesstörungen«[161] gebe. Auch das berühmte, seine Grundauffassung ohnegleichen charakterisierende Zitat aus dem Jahre 1888, eine Passage, in deren weiterem Verlauf er Wundt namentlich kritisierte, weist darauf hin:

157. Keine Verfasserangabe, vermutlich im Auftrag der Universität, in UAL PA 4140, Bl. 40.
158. Shorter 1999, S. 126.
159. Ackerknecht 1985, S. 73/74.
160. Busch 1959/60.
161. Flechsig 1882.

Aber der Arzt soll sich auch klar sein, dass mit der psychologischen Analyse nur ein kleiner Theil seiner Aufgabe gelöst ist und meines Erachtens keineswegs der wichtigste, weil für die eigentliche Therapie nebensächlichste. Das specifisch-medicinische Denken beginnt überhaupt erst, sofern die physischen Momente ins Auge gefasst werden, welche den psychischen Abweichungen zu Grunde liegen. Und auf diesem Gebiete allein ist der Schlüssel zu suchen für das Zurückbleiben der Psychiatrie hinter den übrigen medicinischen Disciplinen, sind die Mittel und Wege zu finden, die gähnende Kluft auszufüllen.[162]

Eine logische Folge daraus ist, dass er die Krankheiten einseitig über ihre somatischen Ätiologien definiert.[163] Deswegen will er auch bei allen Psychosen im Mikroskop etwas zu sehen bekommen, sonst gibt es das entsprechende Krankheitsbild für ihn eigentlich nicht. So pflegte er sich auch bei funktionellen Störungen auszuhelfen, indem er von »*sogenannten*« Krankheiten sprach. Die zweite sich daraus ergebende Konsequenz besteht darin, dass er seltener das Wort »Geisteskrankheit« benutzt, sondern häufiger das seiner Ansicht nach »*korrekte Wort Nervenkrankheit*«.[164]

Ausgangsbasis auch seiner Forschungen scheint die Entdeckung der Zerstörungen in bestimmten Hirnteilen im Falle der Paralyse zu sein, die zur paralytischen Demenz führen. So erscheint es natürlich, dass er anderen psychischen Krankheiten ebenso Störungen bestimmter Hirnteile zuzuordnen gedenkt, und auf die Suche nach solchen begibt er sich. Er identifiziert, lokalisiert also bestimmte psychische Funktionen oder Fehlfunktionen in bestimmten Hirnteilen, die er »*Assoziationsfelder*« nennt. Aus diesen sich ihm ergebenden physiologisch-pathologischen Gesetzmäßigkeiten zieht er psychologische Schlussfolgerungen, die, da schon erstere sich als schwierig erweisen, der Spekulation Tür und Tor öffnen.

Flechsig ging in seiner Methodik wie folgt vor: Er hatte schon im Wagner'schen Pathologischen Institut, als er für das Referat über Meynerts Schrift eigene Studien anstellte, begonnen zu entdecken[165], dass die Fasern des Peripher- und Zentralnervensystems in zeitlich gesetzmäßiger Reihenfolge Markscheiden aus Fettkörnchenzellen ausbilden. Diese Markscheidenreifung schließt beim Menschen etwa im Alter von sechs Jahren ab, dann sind alle leitenden Verbindungen voll entwickelt. Durch Färbemethoden war es nunmehr möglich geworden, den Verlauf einer Verbindung, zum Beispiel einer ganz bestimmten Nervenfaser im Gehirn, zu verfolgen. Da er ja annahm, dass alle von einer bestimmten Geisteskrankheit Betroffenen die gleiche gestörte Hirnstelle aufweisen müssten, schlussfolgerte er, dass er somit diese gestörte Stelle einmal entdeckt, immer wieder bei den entsprechenden Kranken auffinden müsse, sie sozusagen in Farbe präsentiert bekäme. Doch da ist man schon beim Zentralproblem der Flechsig'schen Theorie, es gelang eben nicht, diese Störstellen aufzufinden, da es sie an immer den gleichen Stellen nur sehr selten gibt, und schon gar nicht bei der größten Gruppe, den endogenen Psychosen. Aber selbst wenn die Lokalisation der geistigen Störung gelungen wäre, hätte das am Problem der Diagnostik und somit der Einleitung der entsprechenden Therapie zunächst einmal rein gar nichts geändert. Denn Flechsig und all die anderen Hirnpsychiater hätten ihren Patienten nicht die Köpfe öffnen und das Hirn entnehmen, einfärben, zerschneiden, unter das Mikroskop, den »*Fetisch*« der Deutschen[166],

162. Flechsig 1888, S. 60.
163. Siehe Flechsig 1882, S. 4.
164. Darauf wies schon Kittler 1984, S. 60 (Zitate) hin, der hier v. a. auf Flechsig 1882, S. 21 anspielt.
165. Über diese wahrhaft zufällige Entdeckung berichtet neben Flechsig selbst auch Goldstein 1927, S. 2046.
166. Shorter 1999, S. 146.

legen, die Störung erkennen und beheben, das Hirn wieder zusammenfügen und in den Schädel einpflanzen können. Die Flechsig'sche Arbeitsweise brachte natürlich immense Erkenntnisgewinne für die Hirnmorphologie, die in keiner Weise herabgemindert werden sollen und dürfen, aber der direkte Nutzen für die Psychiatrie erwies sich als allenfalls zweitrangig.

Aber bis zu dieser Ernüchterung dauerte es eine ganze Weile, zwischenzeitlich setzte man allenthalben sehr große Hoffnungen auf diesen Vorstoß, auch Kraepelin.

> *Als Mikrotom und Färbetechnik der anatomischen Durchforschung unseres Nervensystems mächtige Förderung versprachen, da sind es deutsche Irrenärzte gewesen, welche in erster Linie dazu beigetragen haben, unsere Kenntniss vom Bau des Gehirns auf wissenschaftliche Grundlagen zu stellen. Sollte die frisch aufblühende Physiologie der Seele weniger Anspruch auf die Mitarbeit der Fachgenossen erheben dürfen?*[167]

Kraepelin reihte sich also in die Gruppe der Zuversichtlichen ein. Für Psychiatrie und Psychologie würden schon einige wertvolle Schlussfolgerungen aus den Forschungsresultaten der hirnpsychiatrischen Fachkollegen »abfallen«. Die Einführung der Färbemethode, die nicht zuletzt durch Flechsig zur Grundlage der modernen Gehirnfaserlehre wurde, basierte vor allem auf Carl Weigert (1845–1904), dem Flechsig begreiflicherweise während dessen Leipziger Zeit nahe stand und den er wie kaum jemanden anerkannte.[168] *»Auch dass die entwicklungsgeschichtlichen Tatsachen, die Flechsig gefunden hat ... ausschliesslich der Weigert'schen Methode zu danken sind, ist wohl den meisten nicht zum Bewusstsein gekommen.«*[169] Immer wurde nur das hervorragendste Ergebnis dieser grundlegenden Technik bestaunt: Flechsigs myelogenetische Hirnlehre, die er 1927 dann prompt mit dem Possessivpronomen »meine«[170] versieht. Doch bis dahin sollte es noch ein langer Weg sein, auf dem Flechsig eine ganze Menge Kritik einstecken musste[171], zu Recht.

Die größte Welle der Entrüstung scheint dem Leipziger Ordinarius nach seiner am 31. Oktober 1894 in der Universitätskirche gehaltenen Amtsantrittsrede als Rektor entgegengeschlagen zu sein. Seine »Gehirn und Seele« überschriebenen *»sehr bestimmten und apodiktischen Äußerungen«*[172] brachten eine ganze Reihe von *»teilweise recht spekulativ*[en]*«*[173] psychiatrischen und psychologischen Aussagen, zu denen er aufgrund seiner anatomischen Lokalisationshypothesen verleitet wurde. Er bescheinigt den Psychologen, so auch dem zweifelsohne zuhörendem Wilhelm Wundt:

> *Die Psychologie hat es trotz endloser Bemühungen noch nicht zum Rang einer exacten Wissenschaft bringen können, nicht zuletzt deshalb, weil sie gezwungen war, unabhängig von der Hirnlehre ihre Grundbegriffe zu bilden. Dank der wahrhaft naiven Voraussetzung, dass man die Functionslehre eines Organs wie das Gehirn entwickeln könne, ohne das Organ selbst zu kennen,*

---

167. Kraepelin 1895, S. 27.
168. Quensel 1929, S. 163.
169. Nachruf auf Weigert (vermutlich von Wernicke) Wernicke 1904, S. 454/455.
170. Flechsig 1927.
171. Sachse 1955, S. 21–80 und Sänger 1963, S. 75–83 bieten einen Kurzüberblick über die wissenschaftlichen Leistungen Flechsigs und die daran geübte Kritik.
172. Schröder 1930, S. 6.
173. Sänger 1963, S. 81; so auch Sachse 1955, S. 74. Über Kritik an seiner Rede auch Flechsig selbst: Flechsig 1927, ab S. 40.

ist sie zum Tummelplatz für allerhand seltsame Einfälle geworden, dagegen ausserordentlich arm geblieben an wirklich fruchtbaren Gesichtspunkten.[174]

Dass andererseits Wundt von seinem Kollegen, besonders dessen gewagten psychologischen Theorien nichts hielt, zeigen besonders drastisch zwei Briefe an Kraepelin. Im Februar des folgenden Jahres, 1895, äußert er sich bedauernd, dass die experimentelle Psychologie den Sprung zur praktischen Anwendung noch nicht vollzogen habe. Die Schuld daran gibt er der Abneigung,

mit welcher die Leute der Praxis die experimentelle Psychologie betrachten, – wenn ich auch gewiss annehmen darf, dass dieser nur wenige so verständnislos gegenüberstehen wie mein Spezialkollege Flechsig, dessen anzügliche Rektoratsrede über Gehirn und Seele Sie wohl gelesen haben.[175]

Doch schon vier Jahre zuvor äußerte sich Wundt gegenüber Kraepelin:

Einige meiner Praktikanten aus dem Institut besuchen hier allwöchentlich Flechsigs Vorlesung über Gehirnanatomie und erzählen mir dabei Wunderdinge über die Psychologie, die er gelegentlich verzapft, dabei die schwierigsten Fragen mit einer beneidenswerthen Sicherheit entscheidend.[176]

Kraepelin schließt sich dieser absoluten Missbilligung der Flechsig'schen psychologischen Thesen an; gegenüber Oskar Vogt äußerte er: »*die Hirnlocalisationslehre hat der Psychologie nur geschadet; die Gehirnanatomie wird noch lange Zeit für die Psychologie absolut wertlos sein; motorische und sensuelle Centren kenne ich, aber noch keine psychischen*«.[177]

Aber auch die Psychiater kommen in Flechsigs Rede von 1894 nicht besser weg, ihnen wirft er gar »*Hochmuth des Nichtwissens*« vor, da unter ihnen immer noch nicht die Überzeugung der Hirnanatomie, »*dass das Gehirn als Organ voll und ganz die Seelenerscheinungen deckt*«, Raum gegriffen habe.[178] Pfeifer glaubt, dass Flechsig durch diese Rede »*zum berühmten Mann*«[179] wurde. Das mag nach Ansicht der Hirnforscher, Neurologen und Hirnpsychiater stimmen, für die Psychologen und klinisch-empirisch arbeitenden Psychiater wird er durch sie endgültig »berühmt-berüchtigt« geworden sein. Der vielleicht zentralste Satz der ganzen Rede, der auch die unüberbrückbaren Gegensätze beider Grundrichtungen zusammenfässt, lautet: »*Die Erkrankung der Associations-Centren ist es vornehmlich, was geisteskrank macht; sie sind das eigentliche Object der Psychiatrie.*«[180] Also, alles was nicht Hirnanatomie ist, kann auch nicht Psychiatrie (oder Psychologie) sein. Kann man sogar weiter gehen und die Blickrichtung umdrehen, wie es aus der Sicht so manchen Hirnpsychiaters sogar verständlich ist, und die Psychiatrie als Ballast der Hirnforschung ansehen? Auch Walser scheint diese Perspektive zu bevorzugen: »*Die Hirnanatomie und*

---

174. Flechsig 1896, S. 7.
175. Wundt in Wundt/Kraepelin 2002, S. 100/101 (= 06.02.1895).
176. Wundt in Wundt/Kraepelin 2002, S. 91 (= 05.11.1890).
177. Diese Einschätzung ist zu finden in einem Brief Vogts an Forel vom 15.08.1894 in Walser 1968, S. 298. Siehe fernerhin auch Specht 1907, S. 383, der Flechsigs »Gehirn und Seele« als »*Irrwege*« bezeichnet.
178. Flechsig 1896, S. 7/8.
179. Pfeifer 1929, S. 105; dahingehend auch Sänger 1963, S. 72; Busse 1989, S. 272/273.
180. Flechsig 1896, S. 24.

-pathologie waren damals noch in den Händen der Psychiater«[181]. Recht hat er, doch darf man natürlich nicht aus den Augen verlieren, dass die Hirnforscher kaum andere Schulen in der Universitätspsychiatrie zuließen, sondern sie völlig dominierten und nicht andersherum. Aber die Zeit der gegenseitigen Befreiung von Hirnforschung, Neurologie und Psychiatrie hatte längst begonnen, mit allen Vor- und Nachteilen, die im Grunde auch heute noch bejubelt oder beklagt werden. Zweifelsohne aber musste man Ende des 19. Jahrhunderts genauso wenig so weit gehen wie heute und alle, die andere Ansätze verfolgen, angreifen, vielleicht sogar bis ins Persönliche hinein, oder der Lächerlichkeit preisgeben, wie Flechsig dies oft tat, auch als er auf Friedrich Paulsens (1846–1908) »Einleitung in die Philosophie« einging, wo dieser ausführte: *»Gedanken sind nicht in dem Gehirn; man kann ebenso gut sagen, sie seien im Magen oder im Monde.«*[182] Er, Flechsig, habe jedenfalls bisher nur von *»Verrückten und Blödsinnigen«* vernommen, *»dass ihre Seele in den Magen, auf den Mond – oder auf den Sirius gerathen sei«*[183], er erklärt *»die Seele für eine Funktion des Körpers«* und zwar des Gehirns.[184]

1896 legt er seine nächste, viel beachtete Schrift »Die Grenzen geistiger Gesundheit und Krankheit« vor. Auch hier wieder programmatisch:

> *Die Lehre vom Hirnbau, die unentbehrliche Voraussetzung jeder wirklich wissenschaftlichen Seelenlehre, hat in den letzten Jahren so große Fortschritte gemacht, daß wir uns mit Riesenschritten dem Ziel nähern, den Ansatz zur Berechnung der menschlichen Seele zu finden.*[185]

Nichts mit Nihilismus, der der Psychiatrie jener Zeit allenthalben vorgeworfen wurde, schon gar nichts mit Psychologie, Flechsig holt den Rechenschieber heraus und berechnet demnächst die menschliche Seele! Und ausschließlich auf diesem, *»dem Weg der biologisch-pathologischen (nicht psychologischen) Forschung«* kann die Psychiatrie ihre Hauptaufgabe bewältigen, nämlich *»eine 'physiologische Sittlichkeitslehre'* [zu] *begründen«*[186] und psychische Krankheit ausmerzen.

In diesem Zusammenhang soll angeführt werden, dass Flechsig durchaus kein vollkommen unkritischer Anhänger der Degenerationslehre war, wie man vielleicht aus dem vorher Gesagten schließen könnte. Diesen Schluss lässt zumindest eben dieses Schriftbändchen aus dem Jahre 1896 zu. In dieser Arbeit, die auf einen Vortrag zurückgeht, der im Auftrage des Akademischen Senats der Universität anlässlich des Geburtstags des sächsischen Königs Albert gehalten worden war, argumentiert er gegen den italienischen positivistischen Anthropologen Cesare Lombroso (1836–1910). Dieser hatte den Lehrsatz von der Degeneration auf Kriminelle übertragen, Flechsig nun aber bezweifelte das. Er ließ sich von der Annahme leiten, es gebe ein *»Charakterzentrum, … ein Hauptorgan des Charakters im Gehirn.«* Dieses decke sich mit der *»Körperfühlsphäre der Hirnrinde«* und *»von der Erregbarkeit dieses Hirnteiles hängt es in erster Linie ab, ob die Triebe roh oder zart ins Bewußtsein treten.«*[187] Da aber von diesem Abschnitt alle wichtigen psychischen Krankheiten ihren Ursprung nähmen, ändere sich bei Eintritt einer solchen auch der Charakter des

181. Walser 1968, S. 7.
182. Paulsen 1893, S. 137.
183. Flechsig 1896, S. 36.
184. Flechsig 1896, S. 10.
185. Flechsig 1896a, S. 18.
186. Flechsig 1896a, S. 5.
187. Flechsig 1896a, S. 35/36.

(auf)-wachsenden Menschen. Die Anlage zum Straftäter werde also nicht vererbt, sondern entwickle sich in Abhängigkeit von einer psychischen Krankheit in der betreffenden Person selbst.

2.5 »Meine myelogenetische Hirnlehre«

Den Höhe- und Schlusspunkt in Flechsigs Lebenswerk sollte die große Zusammenfassung seiner Hirnlehre bilden[188], der er eine längere autobiografische Einleitung voranstellt und die er 1927 veröffentlichen lässt. Viele sehen in dieser denn auch tatsächlich das Finale seiner Verdienste[189], schließlich kam er damit wieder auf das Gebiet der Hirnanatomie, auf dem er sich wirklich zu Hause fühlte, zurück (**Abb. 2.7**).

Gleichzeitig gehört aber zur ganzen Wahrheit, dass auch in seiner letzten Arbeit viele wagemutige und unbewiesene Verweise auf die Psychologie zu finden sind, die begrenzte Erkenntnisebene

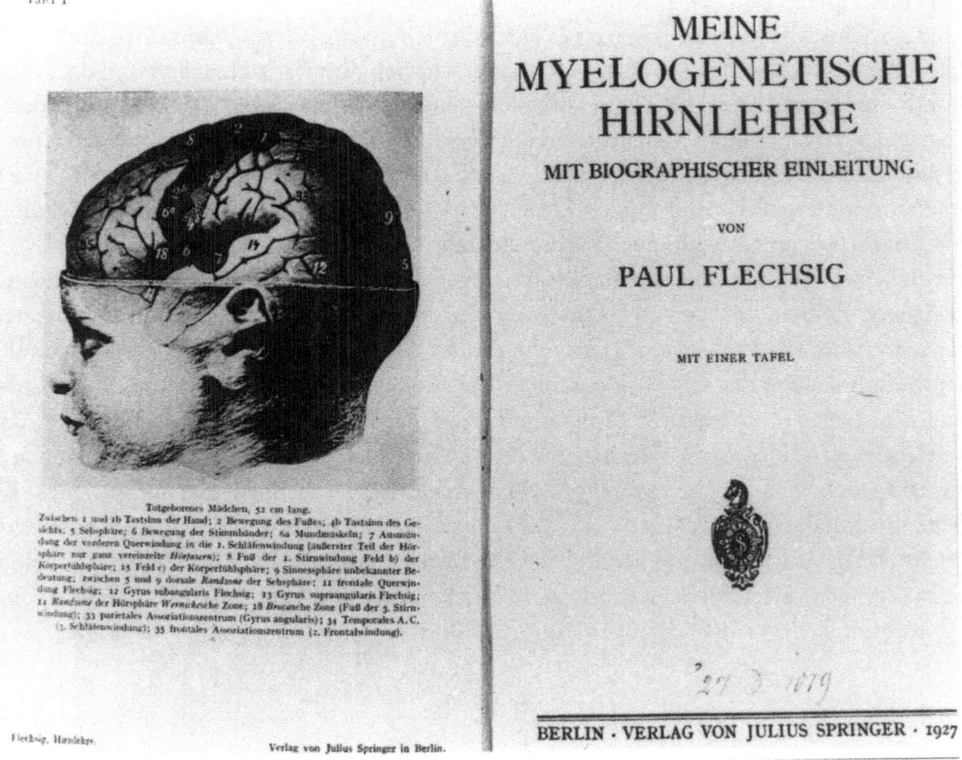

Abb. 2.7. Frontispiz und Titelblatt von Flechsigs »Meine myelogenetische Hirnlehre« (1927)

188. Zumindest Friedrich Wilhelm Quensel (1873–1957) 1917, S. 819, einen Schüler und langjährigen Mitarbeiter Flechsigs, kann man dahingehend verstehen, dass Flechsig diese Schrift bewusst als seinen wissenschaftlichen Höhe- und Endpunkt plante.

189. Quensel 1929, S. 162: *»Sein Verdienst ist, daß er mit zähester Konsequenz seine myelogenetische Methode durchgeführt und sie mit weitem Blick großzügig ausgewertet hat.«* Die Modalbestimmung »mit zähester Konsequenz« trifft das Beharren auf seinen Positionen in Anbetracht der Anzahl und Stärke der vielen Angriffe und Anfeindungen vorzüglich, während die »großzügige« Auswertung wohl die psychologischen Schlussfolgerungen meint.

der hirnanatomischen Forschungsergebnisse missachtet wird und somit diese Schrift ebenso in ihrem wissenschaftlichen Gesamtgehalt unnötig geschmälert wird. Sehr bezeichnend ist außerdem, dass Flechsig die Myelogenese wie selbstverständlich schon im Titel mit dem Possessivpronomen »*Meine*« belegt sowie die Tatsache, dass er fast alle seiner Entdeckungen nach sich selbst benennt:

> *ein konjugiertes Strangpaar FLECHSIG, … primäre Sehstrahlung FLECHSIG, … die Hörstrahlung FLECHSIG, die 'temporale Großhirnrinden-Brückenbahn' FLECHSIG, … die Olivenzwischenschicht FLECHSIG, … der Hauptkern FLECHSIG, … der spinale Brückenschenkel FLECHSIG, … 'Äquatorialzone' des Kleinhirns FLECHSIG, … die FLECHSIGschen Projektionszentren.*[190]

Hier nun kann man Stingelin zustimmen, der den Entdecker aufgrund dieser Bezeichnungen einen Vertreter der »*imperialistischen Politik des Hirnkolonialismus*«[191] nennt. Ähnlich urteilte Henneberg[192]. Dazu ist noch zu bemerken, dass sich von all diesen Namen in der Fachwelt eigentlich kaum einer halten konnte.

Als weitere Schwäche muss gelten, dass es Flechsig nicht gelang, seine lokalisatorischen Resultate anhand der Klinik und der Arbeit am Menschen wirklich dingfest zu machen und dort anzusetzen und weiterzuarbeiten.[193] Dann nämlich hätte er viele seiner daran gebundenen psychologischen Irrtümer bemerken und korrigieren können. Das Vehikel von den Assoziationszentren, das er im Übrigen von Meynert, wohl auch begrifflicherseits, übernommen hatte, wurde nach ihm kaum weitergeführt, einzig Karl Kleist (1879–1960), der 1923 die Flechsig'sche Tradition in Leipzig fast fortsetzen hätte können[194], erlangte damit noch einiges Aufsehen.

Schon zu Lebzeiten hatte der Leipziger Professor gegen seine Auffassungen auch und vor allem aus den eigenen Reihen, von den Hirnanatomen und -pathologen, strikte Einwände hinzunehmen. Der »Streit um die Projektionsfasern« ging in die Medizingeschichte ein.[195] Wortgewaltig meldeten weiterhin Vogt, der seine »cytoarchitektonische« Abgrenzungsmethode von Rindenfeldern gegen die Myelogenese stellte[196], Monakow[197] oder Joseph-Jules Déjerine (1849–1917)[198] Vorbehalte an. Indes standen mehrere Flechsig in seinem Kampf zur Seite, was einige Rezensionen zu seinem letzten Buch verdeutlichen können. Goldstein würdigt Flechsig »*wegen der überragenden Persönlichkeit*« und die Myelogenese sei aus der »*Fruchtbarkeit dieses in seiner großen Bedeutung nicht immer richtig eingeschätzten vorzüglichen Forschers*« entstanden. Auch seine psychologischen Betrachtungen verteidigt er: »*Gerade seine Anschauungen auf diesem Gebiet sind nicht ohne Widerspruch geblieben, gewiß oft nicht zu Recht.*«[199] Bing und Danisch folgen dem »*Mann von so*

---

190. Flechsig 1927, S. 20–41 (Versalien im Original).
191. Stingelin 1990, S. 112.
192. Henneberg 1929, S. 1491.
193. So auch Schröder 1930, S. 6.
194. Für die Neubesetzung des Lehrstuhles in der Nachfolge Bumkes hatte die Fakultät mit Kleist, der die Vorschlagsliste anführte, fast ein Jahr sehr intensiv verhandelt, offenbar konnte aber keine Einigung erzielt werden. Kleist schlug schließlich Paul Schröder vor, der dann nach Leipzig wechselte (UAL Med. Fak., B III 19 Bd. 1, Bl. 583–622).
195. Darüber Schröder 1930, S. 5.
196. Siehe Vogt 1897.
197. Über die Kritik Monakows siehe Sachse 1955, S. 61, 64/65; Seidel 1959, S. 417.
198. Dazu Déjerine 1897, v. a. S. 344–346.
199. Goldstein 1927, S. 2046.

überragenden Verdiensten« vollständig, sein Buch gebe *»in meisterhafter Zusammenfassung das Fazit des hirnanatomischen Lebenswerkes des Verfassers«*[200] und sei *»allen Medizinern und Psychologen angelegentlichst zu empfehlen.«* Schließlich bilde es *»einen verläßlichen Wegweiser für alle Fragen der menschlichen Gehirnentwicklung, sowie der Bedeutung und Funktion der einzelnen Hirnabschnitte und ihrer Beziehungen zueinander, auch im Hinblick auf krankhaft veränderte Zustände derselben«*.[201] Auch ein anonymer Rezensent hält das Werk für eine in jeder Beziehung *»wissenschaftlich fundierte Seelenlehre«*.[202] Henneberg wägt da schon kritischer und weniger der Autorität Flechsigs huldigend ab, er glaubt:

> *Das inhaltsreiche kleine Buch wird von dauerndem historischen Wert bleiben, auch wenn die fortschreitende Forschung manche der Annahmen Flechsigs als unzureichend erwiesen haben wird.*[203]

Vielleicht behält Quensel Recht und man zollte dem Leipziger Professor im Ausland tatsächlich mehr Beifall, *»oftmals viel früher, viel uneingeschränkter als der Kreis der ihm menschlich näher stehenden Fachgenossen.«*[204] Noch viel deutlicher drückte sich Quensel nach dem Tode seines Förderers aus, als er den komplizierten und zweifelsfrei erheblich narzisstischen Charakter Flechsigs – unter dem wohl auch er selbst gelegentlich arg zu leiden hatte – beschreibt: Flechsig habe die Neigung gehabt, wissenschaftliche Meinungsverschiedenheiten als persönliche Differenzen zu betrachten, die er *»oft mit unnötiger Schärfe«*[205] austrug. Womit wieder eine Erklärung des Phänomens der Isolation und Streitanfälligkeit mit dem Charakter und der Persönlichkeit Flechsigs näher rücken würde, die übrigens auch den Anlass boten für die Zerstörung der Beziehung zu Oskar Vogt. Wobei es hier maßgeblich Vogt war, der nach dem Austritt aus der Leipziger Klinik die offene Feindschaft schürte. Doch Ende 1894 war der 24-jährige, nichtsdestotrotz in den mondänen Aristokraten- und Industriellenkreisen durch seine Hypnosepraxis in Alexandersbad schon recht bekannte Vogt Flechsig zunächst sehr dankbar. Hatte dieser doch, inzwischen seinerseits in der wissenschaftlichen Öffentlichkeit auf dem Höhepunkt der Anerkennung, die Bitte des jungen Kollegen erhört und ihm in seinem Kliniklabor Einlass gewährt, um ihn in die hirnanatomische Grundlagenforschung Einblicke gewinnen zu lassen. Doch auch hier tauchen schon nach wenigen Wochen Vorwürfe der wissenschaftlichen Unredlichkeit Flechsigs auf und Vogt wendet sich erneut der Hypnose zu, baut in den folgenden Monaten in der Klinik zwei hypnotische Abteilungen auf, eine für Frauen und eine für Männer.[206] Während dieser Zeit pflegt er intensiven Kontakt zu Wilhelm Wundt und Paul Julius Möbius (1853–1907). Möbius, bis heute vor allem wegen seiner vielmals aufgelegten äußerst umstrittenen Schrift »Ueber den physiologischen Schwachsinn des

---

200. Beide Zitate Bing 1928, S. 280.
201. Beide Zitate Danisch 1928, S. 507/508.
202. Anonym 1928, S. 896.
203. Henneberg 1928, S. 76.
204. Quensel 1917, S. 819.
205. Quensel 1929, S. 164. Ebenda, S. 165 auch: Flechsig habe *»stets mit Nachdruck betont, daß ihm selbst immer und vor allem die exakte Erforschung und Klarlegung der anatomischen Verhältnisse auf seinem Wege, mit seiner Methode, das Wesentliche geblieben ist.«* Ebenda wie auch allgemein zu Gegenpositionen zur Flechsig'schen Lehre u. a.: Quensel 1917, S. 819; Held 1929, S. 273; Schröder 1930, S. 5; Seidel 1959, S. 416. Zur Rezeption Flechsigs siehe auch Lothane 1992, S. 243/244.
206. Hassler 1959, S. 48; Briefwechsel Vogts mit Forel in Walser 1968, S. 300–307.

Weibes«[207] bekannt, assistierte in den 1880er Jahren unter Erb und Adolf von Strümpell (1853–1925) an der Neurologisch-Elektrotherapeutischen Abteilung der Medizinischen Poliklinik und besaß bis 1893 die Venia Legendi der Medizinischen Fakultät, trat jedoch nie in eine nähere Verbindung zur Psychiatrischen und Nervenklinik der Universität. Er führte aber in Leipzig eine sehr angesehene neurologisch-psychiatrische Privatpraxis.[208]

Eine nicht unwesentliche Anzahl von Neurowissenschaftlern, Neurologen und Psychiatern begann die Karriere als Flechsigs Assistent oder arbeitete während der ersten Jahre an der Leipziger Klinik. Es ist bemerkenswert, welch unterschiedliche ärztlich-wissenschaftliche Richtungen und auch Lebenswege sie danach einschlugen: so legte Gustav Wilhelm Störring (1860–1946) 1900 mit seinen »Vorlesungen über Psychopathologie in ihrer Bedeutung für die normale Psychologie …«[209] eine erste systematische Methodologie der Psychopathologie vor, wechselte dann aber seiner Lieblingsneigung entsprechend als Professor in Zürich, Straßburg und Bonn auf das Gebiet der Philosophie[210], so beschrieb Paul Ferdinand Schilder (1886–1940) in Leipzig die Encephalitis periaxialis diffusa (»Schilder'sche Krankheit«)[211] und übte in den 1930er Jahren in den USA erheblichen Einfluss auf die nordamerikanische Psychiatrie und Psychoanalyse aus – doch muss auch Carl Schneider (1891–1946) in einer solchen Aufzählung genannt werden: Er war später als Heidelberger Ordinarius und Obergutachter in der so genannten Euthanasiekommission einer der geistigen Vorbereiter und Vollstrecker der Verbrechen der nationalsozialistischen Psychiatrie an ihren Patienten.[212]

Jedoch verblieben um den Leipziger Ordinarius und Klinikdirektor wohl überhaupt nur eine begrenzte Anzahl wirklicher Schüler und Getreuer länger, so der schon erwähnte Richard Arwed Pfeifer, Friedrich Wilhelm Quensel, Erwin Gustav Niessl von Mayendorf (1873–1943), Heinrich Klien (1875–1941) oder Hans Held (1866–1942), die es zusammen mit der Beachtung der weltweiten Wirkung seiner Lehren rechtfertigen, von einer »Flechsig-Schule« zu sprechen. Flechsig lebte noch in einer Zeit, in der sich die bedeutenden Forscher eines Fachgebietes persönlich gut kannten und zu helfen suchten. Es gibt jedoch viele Hinweise[213] dafür, dass Flechsig an diesem Austausch wenig teilnahm, sich von diesen Kreisen selbst weitgehend fernhielt, was sicherlich sein späteres Beharren auf dem hirnpsychiatrischen Ansatz gefördert und seiner Unbelehrbarkeit ob der von ihm daraus gezogenen Schlussfolgerungen für Psychologie und Psychiatrie Vorschub geleistet haben wird. Dem gegenüber nahm Flechsig aber gemeinsam mit einer ganzen Reihe her-

---

207. 1. Auflage innerhalb der »Sammlung zwangloser Abhandlungen aus dem Gebiete der Nerven- und Geisteskrankheiten« Halle: Marhold, 1900.
208. Steinberg 2001, S. 133, 306/307; SächsHStA 10151/7; UAL PA 1506.
209. Leipzig: Engelmann, 1900.
210. Steinberg/Künstler 2000.
211. Zur Kenntnis der sogenannten diffusen Sklerose. (Ueber Encephalitis periaxialis diffusa). Zschrft Neurol 1912; 10: 1–60. Zur Frage der Encephalitis periaxialis diffusa (sogenannte diffuse Sklerose). Zschrft Neurol 1913; 15: 359–376.
212. Hohendorf/Roelcke/Rotzoll 1996.
213. So u. a. auch Quensel 1929, S. 165: »*Aber im eigentlichen Wesen war er ein einsamer Forscher, seine wissenschaftliche Forschung war der wahre und der eigentliche Inhalt seines Lebens.*« Trenckmann 1982, S. 126: »*Flechsigs als wenig umgänglich geschilderte Wesensart und seine mangelnde Ausstrahlung auf andere psychiatrische Fachvertreter …*«. Über Flechsigs nicht ganz einfachen Schreibstil, der sich natürlich ebenso isolierend auswirkte, äußerte sich z. B. Wilhelm His in einem Brief an Forel vom 23.07.1891 in Walser 1968, S. 262/263: »*Dazu kommt aber die Schwierigkeit der Verständigung. Schriften, wie die von Meynert, Flechsig … sind in einem Stil geschrieben, welcher dem Leser die allergrößten Zumutungen macht.*«

vorragender Forscher und Ärzte am berühmten Leipziger »Nervenkränzchen«, das wahrscheinlich bis ca. 1905 existiert hat, teil.[214]

Die Hirnpsychiatrie fand an der Leipziger Universität eigentlich erst mit dem Abtritt des 74-jährigen Flechsig 1920 und der Berufung Oswald Bumkes ihr Ende. Also 27 bzw. 24 Jahre nach Erscheinen der die neue »empirisch-klinische Zeit« einläutenden 4. bzw. 5. Auflage des Kraepelin'schen »Lehrbuch der Psychiatrie«[215]. Damit stellte die Leipziger Klinik am Windmühlenweg wohl eine der absolut letzten Bastionen dieses andernorts längst überwundenen Ansatzes dar.

Literatur

Ackerknecht EH. Kurze Geschichte der Psychiatrie. Stuttgart: Enke, 1985 (3. verb. Aufl.; 1. Aufl. 1957)

Alexander FG, Selesnick ST. Geschichte der Psychiatrie. Konstanz: Diana, 1969

Anonym. Zum Geburtstag von Paul Flechsig. Psychiatr Neurol Wschrft 1917/18; 19: 121

Anonym. [Rezension zu] Meine myelogenetische Hirnlehre ... Wiener Klin Wschrft 1928; 41: 896

Bakel AHAC van. »Ueber die Dauer einfacher psychischer Vorgänge«. Emil Kraepelins Versuch einer Anwendung der Psychophysik im Bereich der Psychiatrie. In: Hagner M, Rheinberger H-J, Wahrig-Schmidt B (Hg). Objekte – Differenzen – Konjunkturen. Experimentalsysteme im historischen Kontext. Berlin: Akademie, 1994. 83–105

Bing R. [Rezension zu] Meine myelogenetische Hirnlehre ... Schweiz Med Wschrft 1928; 9: 280

Biographisches Handbuch der deutschsprachigen Emigration nach 1933. Institut für Zeitgeschichte München (Hg). 3 Bde. München u. a.: Saur, 1983

Bumke O. Die Psychiatrische und Nervenklinik. In: Einrichtungen auf dem Gebiete der Volksgesundheits- und Volkswohlfahrtspflege im Freistaat Sachsen 1922. Sächsisches Landesgesundheitsamt (Hg). Dresden: Dr. Güntzsche Stiftung, 1922. 32

Bumke O. Emil Kraepelin †. Klin Wschrft 1926; 5: 2238–2239

Bumke O. Erinnerungen und Betrachtungen. Der Weg eines deutschen Psychiaters. Mit einer Aphorismen-Sammlung. München: Pflaum, 1952

Burghardt H. Psychiatrische Universitätskliniken im deutschen Sprachgebiet (1828–1914). med Diss. Uni Köln, 1985

Busch K-T. Die Geschichte der Hirnforschung. Wiss Zschrft Karl-Marx-Uni Leipzig. Math-Naturwiss R. 1959/60; 9: 451/452

Busse G. Schreber und Flechsig: der Hirnanatom als Psychiater. Medizinhist J 1989; 24: 260–305

Busse G. Schreber, Freud und die Suche nach dem Vater: über die realitätsschaffende Kraft einer wissenschaftlichen Hypothese. Frankfurt/aM: Lang, 1991

Czok K. Der Höhepunkt der bürgerlichen Wissenschaftsentwicklung, 1871 bis 1917. In: Rathmann L (Hg). Alma Mater Lipsiensis. Geschichte der Karl-Marx-Universität Leipzig. Leipzig: Edition Leipzig, 1984. 191–228

Danisch o.V. [Rezension zu] Meine myelogenetische Hirnlehre ... Cbl Allg Pathol Patholog Anat 1928; 41: 507–508

Déjerine J.J. Die Projectionsfasern und die Associationsfasern der Grosshirnhemisphären. Zschrft Hypnotism Psychotherap 1897; 5: 343–346

Dieckhöfer K. Kritische Anmerkungen zum therapeutischen Maßnahmenkatalog in der deutschen Neuropsychiatrie vor 80 Jahren. Schrftreihe Dtsch Gesell Gesch Nervenheilkd 1996; 1: 81–88

Döllken A. Begrüssungsartikel zum 25jährigen Jubiläum als ord. Professor der Psychiatrie in Leipzig. Neurol Cbl 1909; 28: 784

Feudell P. Die Entwicklung der Neurologie seit A. v. Strümpell und ihr Verhältnis zur Inneren Medizin. Zschrft ges inn Med 1978; 33: 781–783

Flechsig P. Bemerkungen über Meningitis luetica und einen dahin zu stellenden Fall. Leipzig: Andreae, 1870

214. Siehe dazu: Strümpell 1925, S. 123/124; Schober/Becker 1997; Schulze/Steinberg 1998, S. 29/30. Neben Flechsig nahmen am »Nervenkränzchen« u. a. teil: Wilhelm Erb, Wilhelm His sen., Adolf von Strümpell und Julius Cohnheim.

215. Kraepelin 1893 und 1896.

Flechsig P. Ueber Entwickelung der Markweisse im centralen Nervensystem (Vortrag). Tageblatt der 45. Versammlung deutscher Naturforscher und Aerzte in Leipzig vom 12. bis 18. August 1872. Leipzig: Veit, 1872. 75 (Sitzungsprotokoll der pathologisch-anatomischen Section. 211–223)

Flechsig P. Die Leitungsbahnen im Gehirn und Rückenmark des Menschen, auf Grund entwicklungsgeschichtlicher Untersuchungen dargestellt. Leipzig: Engelmann, 1876

Flechsig P. Die körperlichen Grundlagen der Geistesstörungen. Antrittsvorlesung an der Universität Leipzig. Leipzig: Veit, 1882

Flechsig P. Zur gynäkologischen Behandlung der Hysterie. Neurol Cbl 1884; 3: 433–439, 457–468

Flechsig P. Zur gynäkologischen Behandlung hysterischer Personen. Allg Zschrft Psychiatr 1885; 41: 616–636

Flechsig P. Die Irrenklinik der Universität Leipzig und ihre Wirksamkeit in den Jahren 1882–1886. Leipzig: Veit & Comp., 1888

Flechsig P. Ueber eine neue Behandlungsmethode der Epilepsie. Neurol Cbl 1893; 12: 229–231

Flechsig P. Gehirn und Seele. Leipzig: Veit & Comp., 1896 (2., verb. Aufl.; 1. Aufl. 1894)

Flechsig P. Die Grenzen geistiger Gesundheit und Krankheit. Leipzig: Veit & Comp., 1896a

Flechsig P. Zur Behandlung der Epilepsie. Neurol Cbl 1897; 16: 50–53

Flechsig P. Die Psychiatrische und Nervenklinik. In: Die Institute der Medizinischen Fakultät an der Universität Leipzig. Leipzig: Hirzel, 1909. 189–200

Flechsig P. Meine myelogenetische Hirnlehre. Mit biographischer Einleitung. Berlin: Springer, 1927

Foerster O. Worte des Gedenkens bei der 19. Jahresversammlung d. Gesell. Dtsch. Nervenärzte. Dtsch Zschrft Nervenheilkd 1929; 110: 214

Forel A. Rückblick auf mein Leben. Zürich: Gutenberg, 1935

Freud S. Psychoanalytische Bemerkungen über einen autobiographisch beschriebenen Fall von Paranoia (Dementia paranoides). In: ders. Gesammelte Werke. 8 Bde. Werke aus den Jahren 1909–1913. London: Imago Publishing Co Ltd., 1943. 240–320 (Erstveröffentlichung 1911)

Goldstein K. [Rezension zu] Meine myelogenetische Hirnlehre … Dtsch Med Wschrft 1927; 53: 2046

Hall F. Psychopharmaka – ihre Entwicklung und klinische Erprobung: zur Geschichte der deutschen Pharmakopsychiatrie von 1844–1952. Hamburg: Kovac, 1997

Hassler R. Cécile und Oskar Vogt. In: Kolle K (Hg). Grosse Nervenärzte. 2. Bd. Stuttgart: Thieme, 1959. 45–64

Haymaker W. Paul Flechsig (1847–1929). In: ders, Schiller F (Hg). The Founders of Neurology. Springfield/Ill.: Thomas, 1970. 23–27 (2. Aufl.; 1. Aufl. 1953)

Held H. Paul Flechsig. Nekrolog. Berichte Verhandlungen Sächs Akad Wiss Leipzig. Math-Phys Kl 1929; 81: 269–276

Henneberg o.V. Emil Kraepelin †. Med Klin 1926; 22: 2018–2020

Henneberg o.V. [Rezension zu] Meine myelogenetische Hirnlehre … Med Klin 1928; 24: 76

Henneberg o.V. Paul Flechsig †. Med Klin 1929; 25: 1490–1492

Hoff P. Psychiatrie und Psychologie – Bemerkungen zum Hintergrund des Kraepelinschen Wissenschaftsverständnisses. In: Oldigs-Kerber J, Leonard JP (Hg). Pharmakopsychologie: experimentelle und klinische Aspekte. Jena/Stuttgart: Fischer, 1992. 25–43

Hoff P. Emil Kraepelin und die Psychiatrie als klinische Wissenschaft. Berlin u a: Springer, 1994

Hohendorf G, Roelcke V, Rotzoll M. Innovation und Vernichtung – Psychiatrische Forschung und »Euthanasie« an der Heidelberger Psychiatrischen Klinik 1939–1945. Nervenarzt 1996; 67: 935–946

Israëls H. Schreber: Vater und Sohn. Eine Biographie. München/Wien: Internat. Psychoanalyse, 1989

Jalowicz E. Paul Flechsig †. Nichtidentifizierbare Leipziger Tageszeitung vom 23.07.1929 (in UAL PA 4140, Bl. 38)

Kästner I. Von 1871 bis 1917. In: dies., Thom A (Hg). 575 Jahre Medizinische Fakultät der Universität Leipzig. Leipzig: Barth, 1990. 51–117

Kittler FA. Flechsig/Schreber/Freud. Ein Nachrichtennetzwerk der Jahrhundertwende. Der Wunderblock. Zschrft Psychoanal 1984; 11/12: 56–68

Kittler WK. Neurologisch-Psychiatrische Klinik. Wiss Zschrft Karl-Marx-Uni Leipzig. Math-Natwiss R 1965; 1: 149–154

Kolle K. Emil Kraepelin als Förderer der Neuropathologie. In: Scholz W (Hg). 50 Jahre Neuropathologie in Deutschland 1885–1935. Stuttgart: Thieme, 1961. 34–42

Kraepelin E. Compendium der Psychiatrie. Leipzig: Abel, 1883

Kraepelin E. [Rezension zu] Flechsigs »Plan des menschlichen Gehirns« … Lit Cbl 19.04.1884/Nr. 17: 600/601

Kraepelin E. Ueber die Beeinflussung einfacher psychischer Vorgänge durch einige Arzneimittel. Jena: Fischer, 1892

Kraepelin E. Psychiatrie. Leipzig: Abel (Meiner), 1893. (4. Aufl.)

Kraepelin E. Der psychologische Versuch in der Psychiatrie. Psychol Arbeiten 1895; 1: 1–91
Kraepelin E. Psychiatrie. Leipzig: Barth, 1896. (5. Aufl.)
Kraepelin E. Psychiatrie. Leipzig: Barth, 1903–04. (7. Aufl.)
Kraepelin E. Psychiatrie. Leipzig: Barth, 1909–15. (8. Aufl.)
Kraepelin E. Hundert Jahre Psychiatrie. Berlin: Springer, 1918
Kraepelin E. Lebenserinnerungen. Hippius H, Peters G, Ploog D (Hg). Berlin u a: Springer, 1983
Laehr H. Die Heil- und Pflegeanstalten für Psychisch-Kranke des deutschen Sprachgebietes. Berlin: Reimer, 1882
Laehr H. Heil- und Pflegeanstalten für Psychisch-Kranke des deutschen Sprachgebietes im J. 1890. Berlin: Reimer, 1891
Laudenheimer R. Die Schwefelkohlenstoff-Vergiftung der Gummi-Arbeiter unter Berücksichtigung der psychischen und nervösen Störungen und der Gewerbe-Hygiene. Leipzig: Veit & Comp., 1899
Leibnitz L, Werner L, Schober W, Brauer K. Von Paul Flechsig zum Paul-Flechsig-Institut für Hirnforschung. Die Entwicklung der Hirnforschung an der Karl-Marx-Universität. Psychiatr Neurol med Psychol 1977; 29: 231–239
Linde OK. Am Anfang war der Alkohol: Eine Einführung in die Geschichte der Psychopharmaka. Klingenmünster: Tilia, 1991
Loewe SW. Klinische Erfahrungen mit Luminal. Dtsch Med Wschrft 1912; 38: 947–948
Lothane Z. Schreber, Freud, Flechsig, and Weber revisited: An inquiry into methods of interpretation. Psychoanal Rev 1989; 76: 203–262
Lothane Z. In defense of Schreber: soul murder and psychiatry. Hillsdale/London: Analytic Press, 1992
Lothane Z. The missing link: Schreber and his doctors. Hist Psychiatry 1992a; 3: 339–350
Lothane, Z. Seelenmord und Psychiatrie? Die Verteidigung Schrebers. Vortrag (Internationale Arbeitsrunde zur Geschichte der Seelenheilkunde: »Möglichkeiten und Grenzen psychiatrischer Pathographien«, Wien 16.10.1998)
Masson JM. Schreber and Freud. unveröff. Manuskript, 1992 (z. n. Busse 1989, S. 268)
Mayer-Gross W. Die Entwicklung der klinischen Anschauungen Kraepelins. Arch Psychiatr Nervenkrh 1929; 87/1: 30–42
Müller H. Georg Lehmann 1855–1918. In: Kirchhoff T (Hg). Deutsche Irrenärzte. 2. Bd. Berlin: Springer, 1924. 282–285
Niederland WG. Der Fall Schreber. Das psychoanalytische Profil einer paranoiden Persönlichkeit. Frankfurt/M: Suhrkamp, 1978. (Amerik. Original 1974)
Pándy K. Die Irrenfürsorge in Europa. Eine vergleichende Studie. Berlin: Reimer, 1908. (Ungar. Original 1905)
Paulsen F. Einleitung in die Philosophie. Berlin: Hertz, 1893. (2. Aufl.)
Peters UH. Lexikon Psychiatrie, Psychotherapie und Medizinische Psychologie. München/Jena: Urban & Fischer, 1999. (5. Aufl.; 1. Aufl. 1974)
Pfeifer RA. Flechsig, Paul In: Deutsches Biographisches Jahrbuch. 11. Bd. Stuttgart/Berlin: Deutsche Verlags-Anstalt, 1929. 103–106
Pfeifer RA. Paul Flechsig †. Sein Leben und sein Wirken Schweiz Arch Neurol Psychiatr 1930; 26: 258–264
Quensel F. Paul Flechsig zum 70. Geburtstag. Dtsch Med Wschrft 1917; 43: 818–819
Quensel F. Paul Flechsig †. Dtsch Zschrft Nervenheilkd 1929; 110, 161–165
Quensel F. Paul Flechsig. Nichtidentifizierbare Tageszeitung, offenbar von 1929 (= 1929a, in UAL PA 4140, Bl. 38b)
Roick C. Heilen, Verwahren, Vernichten. Die Geschichte der sächsischen Landesanstalt Leipzig-Dösen im Dritten Reich. med. Diss. Uni Leipzig, 1997
Sachse G. Paul Flechsig (1847–1929). med. Diss. Uni Leipzig, 1955
SächsHStA (Sächsisches Hauptstaatsarchiv Dresden; Bestand: Ministerium für Volksbildung, Universität Leipzig: 10034/23, 10151/7, 10166/5, 10166/6, 10166/7, 10166/20 , 10166/23, 10281/142 (Personalakte Flechsig)
Sänger K. Zur Geschichte der Psychiatrie und Neurologie an der Leipziger Universität. med. Diss. Uni Leipzig, 1963
Sänger M. Jahresbericht der Privatheilanstalt für kranke Frauen 1883–1884. Leipzig: Engelhardt, 1884
Schipperges H. Paul Flechsig. In: Neue Deutsche Biographie. 5. Bd. Berlin: Duncker & Humblot, 1961. 226–227
Schmitt W. Biologismus und Psychopathologie: Die Heidelberger Schule. In: Glatzel J, Haas S, Schott H (Hg). Vom Umgang mit Irren. Beiträge zur Geschichte psychiatrischer Therapeutik. Regensburg: Roderer, 1990. 121–131
Schneider K. Kraepelin und die gegenwärtige Psychiatrie. Fortschr Neurol Psychiatr 1956; 24: 1–7
Schober R, Becker C. Das Leipziger »Nervenkränzchen« und seine Bedeutung für die Entwicklung der Neuropathologie. Schrftreihe Dtsch Gesell Gesch Nervenheilkd 1997; 2: 385–394
Schreber DP. Denkwürdigkeiten eines Nervenkranken … Leipzig: Mutze, 1903
Schröder P. Paul Flechsig. Arch Psychiatr Nervenkrankh 1930; 91: 1–8
Schulze B, Steinberg H. Vom Nervenkränzchen und anderen »verrückten« Geschichten. Die Psychiatrie um die Jahrhundertwende. Leipziger Blätter 1998; 33: 27–30

Seidel K. Zur Stellung Paul Flechsigs in der neueren deutschen Medizingeschichte. In: Karl-Marx-Universität Leipzig 1409–1959. 1. Bd. Leipzig: Enzyklopädie, 1959. 413–421

Seidel K. Paul Flechsig (1847–1929). In: Harig G (Hg). Bedeutende Gelehrte in Leipzig. 2. Bd. Leipzig: Karl-Marx-Uni, 1965. 113–119

Shorter E. Geschichte der Psychiatrie. Berlin: Fest, 1999. (Amerik. Orig. 1997)

Siemerling E. Paul Flechsig zum 70. Geburtstag. Arch Psychiatr Nervenkrh 1917; 57: 867/868

Specht W. Psychologie und Psychiatrie. Cbl Nervenheilkd Psychiatr 1907; 30/NF 18: 379–387

Splett T, Steinberg H. Die Therapie der Hysterie im 19. Jahrhundert – Wie stand die deutsche Psychiatrie zur Kastration? Fortschr Neurol Psychiatr 2003; 71: 45–52

StaL (Stadtarchiv Leipzig): Bestand Kapitel 4: Akten des Leipziger Rates zur Leipziger Universität und zu verschiedenen Kliniken – Nr. 8: Acta, die academische Irrenklinik betr.

Steinberg H. Kraepelin in Leipzig. Eine Begegnung von Psychiatrie und Psychologie. Bonn: Psychiatrie-Verlag/Ed. Narrenschiff, 2001

Steinberg H, Künstler U. Vor 100 Jahren erschienen die »Vorlesungen über Psychopathologie ...« von Gustav Wilhelm Störring. Ein Rückblick auf seine frühen Jahre. Fortschr Neurol Psychiatr 2000; 68: 243–249

Stingelin M. Paul Emil Flechsig. Die Berechnung der menschlichen Seele. In: Wiener Festwochen (Hg). Wunderblock. Eine Geschichte der modernen Seele. Wien: Löcker, 1989. 297–308

Stingelin M. Die Seele als Funktion des Körpers. Zur Seelenpolitik der Leipziger Universitätspsychiatrie unter Paul Emil Flechsig. In: Kittler FA, Schneider M, Weber S (Hg). Diskursanalysen: Institution Universität. Opladen: Westdtsch. Verlag, 1990. 101–115

Strümpell A von. Aus dem Leben eines deutschen Klinikers. Leipzig; Vogel, 1925

Trenckmann U. Der Leipziger Beitrag zur Entwicklung theoretischen Denkens in der Psychiatrie. Wiss Zschrft Karl-Marx-Uni Leipzig. Math-Natwiss R 1982; 31: 115–130

Trenckmann U. Mit Leib und Seele: Ein Wegweiser durch die Konzepte der Psychiatrie. Bonn: Psychiatrie-Verlag, 1988

Tschisch W. Ueber die Zeitdauer der einfachen psychischen Vorgänge bei Geisteskranken. Neurol Cbl 1885; 3: 217–219

UAL (Universitätsarchiv Leipzig): Med. Fak. (Medizinische Fakultät) A I 81 Bd. 4 bis 6; Med. Fak., BIII 19 Bd. 1; PA (Personalakte) 1461, Kraepelin; PA 1506, Möbius; PA 4140, Flechsig; RA (Rentamtsakten) 967 Bd. 1

VV (Vorlesungsverzeichnisse). Verzeichnis der im Sommer (bzw. Winter)-Halbjahre ... auf der Universität Leipzig zu haltenden Vorlesungen. Leipzig: Edelmann, entsprechende Semester

Vogt O. Flechsig's Associationscentrenlehre, ihre Anhänger und Gegner. Zschrft Hypnotism Psychotherap 1897; 5: 347–361

Walser HH (Hg). August Forel. Briefe · Correspondance 1864–1927. Bern/Stuttgart: Huber, 1968

[vermutl.] Wernicke C. Nachruf auf Carl Weigert. Mschrft Psychiatr Neurol 1904; 16: 454–455

Wille H. Zur Opium-Brom-Behandlung (Flechsig) der Epilepsie. In: Bericht über die Irrenanstalt Basel 1895. Allg Schweiz Ztg Basel 1896: 39–55

Wittern R. Die Geschichte psychotroper Drogen vor der Ära der modernen Psychopharmaka. In: Langer G, Heimann H (Hg). Psychopharmaka: Grundlagen und Therapie. Wien/New York: Springer, 1983. 3–19

Wundt W, Kraepelin E. Die Briefe. In: Steinberg H (Hg). Der Briefwechsel zwischen Wilhelm Wundt und Emil Kraepelin. Zeugnis einer jahrzehntelangen Freundschaft. Bern: Huber, 2002. 33–120

Emil Kraepelin 1882/83 in Leipzig und seine frühen pharmakopsychologischen Arbeiten im Licht der aktuellen Forschung

H. Steinberg, U. Müller

3.1 Der Konflikt mit Paul Flechsig um Entlassung und Habilitation[1]

3.1.1 Zweischneidige Klinge Leipzig – Lieblingsneigung und Habilitation versus Psychiaterdasein

Kraepelin hatte schon während seines zweiten Leipziger Studienaufenthaltes von Ostern bis Juli 1877 intensiven Kontakt zum Philosophieprofessor Wilhelm Wundt (1832–1920) gesucht.[2] Auf dessen Schriften war er bereits als Gymnasiast aufmerksam geworden und sie hatten fortan eine wesentliche Rolle bei der Ausprägung seiner psychologischen und psychiatrischen Interessen gespielt.[3] Wundt ging davon aus, dass einfache psychische Phänomene vor allem durch die Wirkung von Außenreizen auf das Nervensystem des Menschen entstünden. Mithilfe psychophysiologischer Experimente (zunächst v. a. Reaktionszeitmessungen bei sensorischen Reizen und Reizreaktionen) bei psychisch Gesunden konnte er erste, diesen Zusammenhang illustrierende Resultate vorlegen. Davon beeindruckt trug sich Kraepelin mit der Idee, die Wundt'schen Tests mit psychisch Kranken durchzuführen und somit ein besseres Verständnis der den Krankheiten zu Grunde liegenden und vom Gesunden abweichenden mentalen Grundprozesse zu erhalten. Dafür erschien dem Assistenten der Münchener psychiatrischen Universitätsklinik jedoch ein längerer praktischer Arbeitsaufenthalt in Wundts experimentalpsychologischem Laboratorium dringend notwendig. Seinen Wunsch spricht er leidenschaftlich in dem seit Anfang 1880 mit seinem Leipziger Lehrvater unterhaltenen Briefwechsel aus. So fragt er am 18. Januar 1881 fast unumwunden an, ob er nicht in dessen Leipziger Institut eine Stellung erhalten könne, zumal er ohnedies eine *»Lieblingsneigung zur Psychologie«* verspüre und er nur *»deshalb zunächst nothwendig Psychiater bleiben muß«*, um ein gesichertes Einkommen zu haben.[4] Wundt antwortet ihm jedoch abschlägig, da er nicht über einen entsprechenden Etat verfüge, um Personal zu bezahlen. Er regt jedoch an, Kraepelin möge sich *»in der hiesigen psychiatrischen Klinik, die in einiger Zeit unter Flechsigs Direktion entsteht«*, bewerben, denn Paul Emil Flechsig (1847–1929) suche dafür noch Assistenten.[5] Trotz einiger Bedenken, die man in der Münchner Klinik gegen Flechsig hegte[6], bewarb sich Kraepelin ohne langes Zögern um die Stelle und schon vier Wochen später meldet er Wundt seinen für Anfang 1882 in Aussicht genommenen Wechsel nach Leipzig als 1. Assistenzarzt der neu zu eröffnenden Universitäts-Irrenklinik[7] (**◘ Abb. 3.1**).

---

1. Zum Gesamtkomplex von Kraepelins Leipziger Aufenthalten sowie auch ausführlicher zu den hier abgehandelten biografischen Aspekten siehe Steinberg 2001, v. a. S. 75–194. Im ersten Teil des hier vorliegenden Beitrages sollen vornehmlich originale Aktenschriftstücke zitiert werden und auf eine ausführliche Auswertung der Sekundärliteratur verzichtet werden, zumal dieser die archivalischen Originalquellen unbekannt geblieben sind.
2. Kraepelin 1983, S. 5/6; so nahm er an Wundts Seminar »Psychologische Gesellschaft« teil.
3. So Kraepelin einige Mal selbst: Kraepelin 1983, S. 3; Kraepelin in Wundt/Kraepelin 2002, S. 108–110 (= 13.08.1912), S. 115–117 (= 23.03.1919).
4. Kraepelin in Wundt/Kraepelin 2002, S. 41–43 (Zitate 42).
5. Wundt in Wundt/Kraepelin 2002, S. 45 (= 23.01.1881).
6. Siehe Steinberg 2001, S. 34–37.
7. Kraepelin in Wundt/Kraepelin 2002, S. 52–54 (= 25.02.1881).

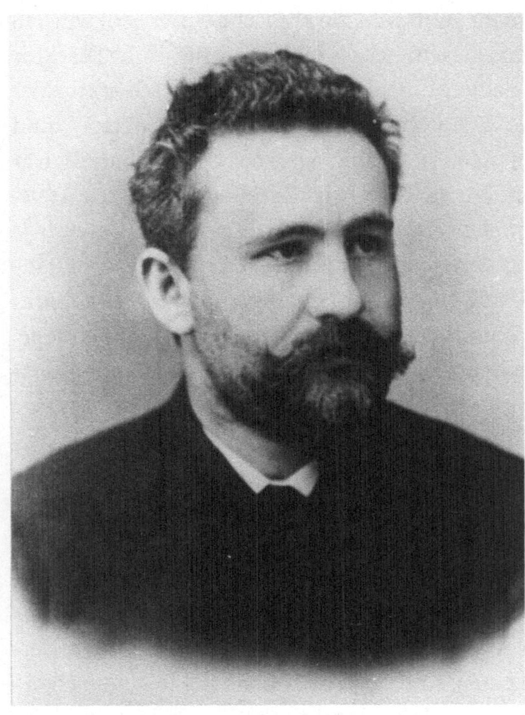

Abb. 3.1. Emil Kraepelin, ca 30-jährig. (V. Vahing/Tartu)

Hier beginnt er tatsächlich am 25. Februar 1882 seinen Dienst.[8] Um in den sächsischen Staatsdienst eintreten zu können, versprach er u. a. eidlich

> *dem unterzeichneten Director, die mit der Stelle eines Assistenzarztes verbundenen Dienstobliegenheiten ... nach seinem besten Wissen getreu und gewissenhaft zu erfüllen, sowie die Hausordnung und alle zu erlassenden, auf die Klinik bezüglichen Anordnungen zu respektiren und ... zu erfüllen.*

Er »*wurde alsdann auf die Wichtigkeit und Heiligkeit des Eides hingewiesen*«.[9] Seine »*Dienstobliegenheiten*«, die ein beigefügter Bestandteil des Eides waren, regelte vor allem das Statut der Irrenklinik. Hierin war ausdrücklich festgelegt, dass die Assistenten nicht nur für die ärztlichen Belange ihrer Abteilungen vollständig verantwortlich waren, sondern auch für die Sicherstellung des Funktionierens der materiell-technischen Ausstattungen wie Heizung, Ventilation und Desinfektion sowie für die hygienischen Verhältnisse.[10]

---

8. UAL RA 967 Bd. 1, Bl. 507 – Hier auch, dass Kraepelin eigentlich ab dem 1. Februar angestellt war. Warum er dennoch erst am 25. begann, ob es eventuell schon im Vorfeld zu Problemen irgendwelcher Art kam, so zu lesen bei Fischel 1959, S. 382 – allerdings ohne weitere Angaben zu machen –, konnte nicht geklärt werden. In SächsHStA 10166/7, Bl. 3a sowie UAL RA 967 Bd. 1, Bl. 552 lautet das Eintrittsdatum 1. März, obgleich er schon ab 1. Februar Gehalt bezog, so UAL RA 967 Bd. 1, Bl. 553.
9. Vereidigungsurkunde als 1. Assistenzarzt in SächsHStA 10166/7, Bl. 3/4 (= 23.04.1882; Zitate Bl. 3b); auch in UAL PA 1461, Bl. 17b.
10. SächsHStA 10166/5, Bl. 273/274 (ähnlich: SächsHStA 10166/6, Bl. 40/41). Während der hier betrachteten Zeit lag zwar nur eine vorläufig gültige, ungedruckte Fassung des Statuts der Irrenklinik vor, dennoch dürfte diese allen Betreffenden gut bekannt gewesen sein. Wortwörtlich hieß es in der Dienstinstruktion sogar: Die Assistenzärzte *»haben alle ihre verfügbare Zeit dem Dienst der Klinik zu widmen«.*

Die Leipziger Universitäts-Irrenklinik und der an ihr stattfindende klinische Unterricht wurden mit einem offiziellen Akt am 2. Mai 1882 eröffnet. Aus diesem Anlass hielt Flechsig als ihr Direktor und als außerordentlicher Professor für Psychiatrie einen Vortrag über die in der Architektur der Klinik berücksichtigten irrenärztlichen Leitmotive.[11] Und obgleich sich bereits seit dem 17. und 18. April[12] Patienten in der Klinik befanden, war sie noch nicht uneingeschränkt nutzbar. So war noch vieles zu besorgen und schon im Voraus erkundigte sich Flechsig bei seinem künftigen Assistenten Kraepelin, ob dieser zu seinen »*wissenschaftlichen Studien etwa die Anschaffung irgendwie kostspieligerer Instrumente wünsche, damit man dieselben jetzt beantragen könne.*«[13] Kraepelin interpretiert diese Anfrage als einen Auftrag, an der Klinik ein experimentalpsychologisches Laboratorium aufzubauen.[14] Postwendend konsultiert er Wundt, welche Geräte man vor allem benötige, um Untersuchungen zur Reaktionszeit anzustellen, beabsichtige er doch dazu eine Habilitationsschrift zu erarbeiten.[15] Über die Anschaffung »*alle*[r aus Kraepelins Sicht] ... *nötigen Apparate*«[16] – sogar eines Hipp'schen Chronoskopen[17] –, die zum Teil sehr kostspielig waren, könnte es zu einem ersten Streit mit Flechsig gekommen sein. Wenn der Professor mit seiner Anfrage nämlich gar nicht an die Einrichtung eines umfänglichen psychologischen Labors gedacht hatte, ist es verständlich, dass ihn in seinen Augen derart sinnlose und zudem expansive Erwerbungen aufs Äußerste verärgerten. Zudem erwartete der ausgewiesene Hirnforscher, der selbst sofort ein hirnanatomisches Forschungslabor in seiner Klinik einrichtete, von seinem mit der Erfahrung einer »*mehr als vierjährigen praktischen Betätigung*« eintretenden Assistenten seine eigene weitgehende Freisetzung vom alltäglichen Irrenanstaltsdienst. Auch in seinem Kraepelin betreffenden Einstellungsvorschlag an das vorgesetzte Ministerium spielt Flechsig auf dessen praktische Kenntnisse an, denn damit »*dürfte er vollkommen befähigt sein, den Direktor der Klinik im ärztlichen Dienst zu vertreten*«.[18] Der neue Klinikleiter verband also klare Erwartungen mit der Anstellung Kraepelins.

Dem jedoch scheint der Sinn nach etwas ganz anderem gestanden zu haben, nämlich schnellstmöglich zu habilitieren; nach seiner »*Lieblingsneigung zur Psychologie*« der zweite wesentliche Beweggrund, warum er überhaupt nach Leipzig wechselte. Denn gleich nachdem Flechsig seine Bewerbung angenommen hatte, wird er noch aus München folgendermaßen bei Wundt vorstellig:

> *So wie die Sachen jetzt liegen, wird es meine nächste Sorge sein, mich bald möglichst zu habilitiren, um mir eine Stellung und einen Wirkungskreis zu schaffen ... Wie schon so oft, werde ich mir dann mit Ihrer gütigen Erlaubniß bei Ihnen Rath und Hülfe suchen und mich immer mehr der Psychologie zuwenden, die nun doch einmal meine Lieblingsneigung ist.*[19]

11. Flechsig 1888, S. V. Siehe auch Einladungen dazu u. a. in UBL-HA, Nachlass Zarncke.
12. SächsHStA 10166/20, Bl. 3/4; SächsHStA 10166/6, Bl. 317; ferner StaL Kapitel 4, Nr. 8, Bd. 1, Bl. 73.
13. Aus einem Brief Kraepelins (in Wundt/Kraepelin 2002, S. 56) an Wundt vom 01.08.1881. Die Originalkorrespondenz Kraepelin–Flechsig ist – so weit ersichtlich – nicht erhalten geblieben.
14. Siehe z. B. Kraepelin 1983, S. 22.
15. Kraepelin in Wundt/Kraepelin 2002, S. 55–57 (= 01.08.1881).
16. Kraepelin 1983, S. 22.
17. Kraepelin 1882/83, S. 419; Kraepelin 2002, S. 226/227, 286, 300. Wundt in Wundt/Kraepelin 2002, S. 58/59 (= 04.08.1881) schreibt auch, dass dieser Präzisionszeitmesser 300 Mark koste und betont eindringlich, wie er das auch schon bei einer vorherigen Gelegenheit tat (Wundt in Wundt/Kraepelin 2002, S. 45 = 23.01.1881), dass derartige Instrumente sehr teuer seien.
18. Beide Zitate in SächsHStA 10166/6, Bl. 128/129.
19. Kraepelin in Wundt/Kraepelin 2002, S. 52/53 (= 25.02.1881).

Diese Hilfe stellt er sich zunächst einmal so vor, dass Wundt ihm ein Thema nahelegt: »*ein Königreich für ein Thema!*« Ich würde

> *etwa daran denken ... einige der bekannteren Nervina ... in ihrer Einwirkung auf die Dauer der Reaktionszeit zu untersuchen. Das wäre zwar nicht gerade originell, aber doch zweckentsprechend ... Das war so meine Idee; haben Sie aber ein anderes Thema in petto, das Sie für geeignet halten und mir anvertrauen möchten, so bitte ich Sie recht höflich, mir darüber etwas mitzutheilen, damit ich eventuell die nothwendigen litterarischen Studien bereits hier machen und dann gut vorbereitet bei Ihnen sofort mit der experimentellen Ausführung beginnen kann.*[20]

Wundt geht darauf ein, er rät, Kraepelin solle nicht bei der bloßen Untersuchung stehen bleiben, wie sich die Reaktionszeit unter Einfluss bestimmter Substanzen ändere.

> *Eher möchte es sich vielleicht lohnen, außerdem die Unterscheidungs- und Willenszeiten in ihren durch die Einwirkung bestimmter Stoffe erfolgenden Veränderungen zu verfolgen und so ... in ihre einzelnen funktionellen Componenten zu zerlegen.*

Dafür sollte er sich auf vielleicht sogar nur einen Stoff beschränken.[21] Die Sache ist abgemacht.

Wie nun aber musste dieses Abkommen auf Flechsig wirken? Zumal er selbst noch von dem in der bayerischen Hauptstadt weilenden Kraepelin nach einer Möglichkeit zur Habilitation befragt worden war und darauf offensichtlich erklärt hatte, dass er »*willens sei, seinen Assistenten das Habilitiren so viel wie möglich zu erleichtern*«.[22] Nebenbei bemerkt klingt diese vage, hier zeitnah und womöglich wortwörtlich wiedergegebene Aussage Flechsigs keineswegs wie »*die bündige Zusage, daß er ...* [die] *Habilitation ... auf alle Weise fördern wolle*«[23], wie Kraepelin es später behauptet. Man beachte nicht zuletzt das in den Plural gesetzte Dativobjekt! Flechsig wird entweder angenommen haben, Kraepelin wolle bei ihm mit einem psychiatrischen Thema habilitieren – vielleicht sogar mit einem hirnpathologischen, denn immerhin hatte Kraepelin in München auch auf diesem Gebiete gearbeitet – oder aber er wusste, dass sein Assistent ein experimentalpsychologisches Thema zu bearbeiten gedachte, setzte aber voraus, dass der dieses Unternehmen als seinen ärztlichen Verpflichtungen nachrangig betrachten würde. Von der letzten Annahme ging selbstverständlich auch Wundt aus, denn er sagt zu, Kraepelin könne sich in seinem Institut gern »*nebenbei*« beschäftigen, was heißen soll, so viel Zeit ihm eben sein Beruf lasse.[24] Letztendlich birgt es aber dieses spezielle, experimentalpraktische Beschäftigungsgebiet in sich, dass man sich einzig durch narrative Vermittlung von allein kaum darin zurechtfindet. Es bedarf hier viel habitueller und wahrhaft durch Anschauung gewonnener Einsichten, die zunächst am besten durch Mitarbeit an der Seite Erfahrenerer gewonnen werden können. Also erscheint es eingängig, dass

---

20. Kraepelin in Wundt/Kraepelin 2002, S. 56 (= 01.08.1881).
21. Wundt in Wundt/Kraepelin 2002, S. 58 (= 04.08.1881).
22. Diese Mitteilung ist nur als indirektes Zitat in einem Brief Kraepelin in Wundt/Kraepelin 2002, S. 52 (= 25.02.1881) an Wundt überliefert.
23. Kraepelin 1983, S. 21. Schon in seinem Rechtfertigungsschreiben an das Ministerium (SächsHStA 10166/7, Bl. 64–67) spricht Kraepelin mit Bezug auf seine Habilitation davon abweichend als einem »*Vorhaben, in welchem mich Herr Professor Flechsig mit allen ihm zu Gebote stehenden Mitteln unterstützen zu wollen schriftlich erklärte*«. (SächsHStA 10166/7, Bl. 64–67).
24. Wundt in Wundt/Kraepelin 2002, S. 51 (= 17.02.1881).

Kraepelin schier jede Minute genutzt haben wird, um seine, ihm schnell zum ersehnten akademischen Aufstieg verhelfende Versuchsreihe in Gang zu bringen. Und das war tatsächlich zunächst am besten möglich durch das Lernen unter Gleichgesinnten, eben in Wundts Labor am Augustusplatz. Die dort gewonnenen Anregungen und Erkenntnisse wird er postwendend im eigenen, immer besser eingerichteten Labor der Irrenklinik im Windmühlenweg umzusetzen bestrebt gewesen sein. Schon von München aus hatte er mit der Organisation seiner Habilitation den Boden für eine gedeihliche Zusammenarbeit mit Flechsig, einem charakterlich ohne Zweifel sehr schwierigem Menschen[25], denkbar schlecht vorbereitet. Denn er hatte nicht ihn, seinen neuen Chef, um ein Thema oder um Hilfe gebeten, sondern überging vielleicht sogar noch dessen, wenngleich vorerst sehr unkonkretes Angebot. Vielmehr musste es für den Direktor der Irrenklinik dann im Laufe der ersten Wochen immer offenbarer werden, dass sein Assistent ihn nur als Steigbügelhalter benutzte. Er sollte ihm nur die unabdingbare finanzielle Ausgangsbasis für seine *»Lieblingsneigung zur Psychologie«* verschaffen. Vielleicht wäre Flechsig darüber sogar hinweggekommen, wenn denn Kraepelins klinische Dienstpflichten nicht darunter gelitten hätten. Doch konnte dies aufgrund der ohne Frage zeitintensiven Beschäftigung in Wundts sowie im eigenen experimentalpsychologischen Labor auf die Dauer nicht ausbleiben, zumal Kraepelins Interesse an der Beschäftigung mit den Patienten während seiner Frühzeit kein ausgeprägtes war und es sich später gleichfalls als ein vornehmlich forscherisches zeigte.[26]

3.1.2 Fortgesetzte Nachlässigkeiten – die Kündigung

In seinen Lebenserinnerungen kommt Kraepelin abrupt, ohne jedwede Vorbereitung auf seine Kündigung zu sprechen, so als wäre sie unerwartet vom Himmel gefallen. Seiner Meinung nach entsprang sie *»einem ganz unbedeutenden Anlaß plötzlich, ... weil er* [Flechsig] *mich nicht für fähig halte, ihn in seiner Abwesenheit zu vertreten«*. Lapidar erklärt er lediglich noch, Flechsig habe ihm seit Beginn der Aufnahme von Patienten *»ungerechtfertigte Vorwürfe«* gemacht.[27] Nach Einsicht vorliegender Akten stellt sich der Vorgang der Kündigung hingegen völlig anders dar und lässt sich keinesfalls auf die Frage der Ersetzung des Direktors reduzieren, wie der Memoirenschreiber den Leser aber glauben machen will. Flechsigs Hauptanklagepunkt ist die Vernachlässigung der Patienten und die führt er auch beispielhaft und detailliert an im Gesuch an das Ministerium, Kraepelin entlassen zu dürfen:

---

25. Auf ohne Zweifel fachwissenschaftlich motivierte Gegensätze kann hier genauso wenig eingegangen werden wie auf die wichtige Dimension der menschlichen Charaktere Flechsigs und Kraepelins, die sich im Übrigen in vielerlei Hinsicht ähnelten, siehe dazu Steinberg 2001, S. 101–103, 126–130. In der Sekundärliteratur zu Flechsig wird sein *»zykloides Temperament«* sogar im Zusammenhang mit einer manisch-depressiven Krankheit, die sich in mitunter jahrelang anhaltenden *»lethargischen Zuständen«* geäußert haben soll, diskutiert. Auch Flechsigs (1927, S. 24) eigene Schilderung einer 1878/79 vorübergehend anhaltenden Schlafstörung bietet Anlass für ähnliche Überlegungen. Die Autoren (siehe Steinberg 2001, S. 303/304) schließen sich hier Busse 1989, S. 287/288 an, der von einer wirklichen Krankheit, zumindest vor dem »höheren Alter«, nicht ausgeht. Siehe im Gegensatz dazu v. a. Pfeifer 1929, S. 105/106 (dort auch die Zitate).
26. Beispiele ließen sich massenhaft sowohl bei Kraepelin, wie in der Sekundärliteratur über ihn finden. Siehe exemplarisch Kraepelin 1881/82a, S. 751; Kraepelin 1883, S. 11–13, 180–183; Kolle 1956 und 1957, S. 27; Havens 1965; Güse/Schmacke 1976, S. 153–160; Alexander/Selesnick 1969, S. 217.
27. Kraepelin 1983, S. 21/22.

Die Bethätigung des 1. Assistenzarztes … ist fast während seiner ganzen hiesigen Wirksamkeit eine derartige gewesen, daß sie in hohem Grade meine Unzufriedenheit erregt hat. Anstatt dem Anstaltspersonale mit dem Beispiel hingebender treuer Pflichterfüllung vorauszugehen, wie es von dem Stellvertreter des Directors ganz besonders zu fordern ist, behandelt er den Dienst für die Klinik thatsächlich als die Nebensache, privaten Interessen den Vorzug gebend … Anordnungen des Directors hat er wiederholt nicht befolgt, ihm speciell übertragene Arbeiten ohne Weiteres dem 2. Assistenzarzt zugeschoben, die Krankenvisiten nicht nur unpünktlich sondern auch flüchtig absolviert und in Folge dessen dem Director Berichte über den Zustand der einzelnen Kranken geliefert, welche den Ansprüchen eines wissenschaftlichen Instituts meines Erachtens durchaus nicht entsprechen. Nachdem ich wiederholt diese Handlungsweise streng gerügt, haben mich mehrere von Herrn Dr. Kräpelin in letzter Zeit begangene grobe Nachlässigkeiten veranlaßt, ihm in Aussicht zu stellen, daß ich bei dem Hohen Königlichen Ministerium auf Dienstkündigung antragen werde. Ich gestatte mir nur folgendes hervorzuheben: Nachdem mir schon am 4. und 5. Juni ein übler Geruch in einem Zimmer der Wachabteilung aufgefallen war, fand ich denselben am 6. Juni gegen Mittag zu einer solchen unerträglichen Höhe gesteigert, daß ich über die Existenz eines stationären Infectionsherdes in dem betreffenden Zimmer nicht mehr im Zweifel sein konnte. Zu genauerer Untersuchung fand ich den Ofen desselben angefüllt mit faulendem Koth und Harn, so daß sich die totale Entfernung des Ofens als unerläßlich erwies zur Beseitigung des Geruchs. Nur durch eine Reihe fortgesetzter Nachlässigkeiten insbesondere des Abtheilungsarztes konnte sich dieser, das Leben zahlreicher Kranker gefährdende Zustand entwickeln. Nachdem ihm vom stellvertretenden Oberwärter richtig gemeldet, daß in der Nacht vom 3. – 4. Juni ein Kranker in diesem Zimmer allerhand Gegenstände mit Koth beschmiert habe, mußte der Assistenzarzt entweder selbst Vorkehrungen treffen, um das betreffende Zimmer wieder in einen sauberen Zustand zu versetzten, oder er hätte dem Director Meldung machen müssen. Anstatt dessen hat Herr Dr. Kräpelin nicht einmal für die Lüftung Sorge getragen, denn ich fand trotz des enormen Geruchs die Fenster fest verschlossen. Bei der gedrängten Bauart der Klinik sind Verstöße wie der angeführte als besonders schwer zu betrachten, da hierdurch dem Entstehen epidemischer Krankheiten wesentlich Vorschub geleistet wird. Hierzu kommt aber noch, daß ich ausdrücklich bei einer früheren Gelegenheit untersagt hatte, den Kranken, welcher jene Verunreinigung herbeigeführt, in dem fraglichen Zimmer allein zu lassen beziehentlich überhaupt zu verpflegen, schon weil die Sicherheitsvorrichtungen daselbst im Verhältniß zu dessen Kräften zu schwach sind; er fügte denn auch in der Nacht vom 3. – 4. Juni durch Zerstörung des Fensterladens der Klinik in pecuniärer Hinsicht Schaden zu.

Neben diesen Nachlässigkeiten im Dienste, welche sämtlich auf das geringe Interesse des Herrn Dr. Kräpelin für die Klinik hinweisen, hat derselbe sich noch einer Anzahl Handlungen schuldig gemacht, welche ich zu rügen genöthigt war, Verspottung von Einrichtungen der Klinik in Gegenwart von Unterpersonal, Ingebrauchnahme von Meubles öffentlichen Zwecken dienender Räume ohne Wissen des Directors durch Translocation in die Privatwohnung u. dergl. m.

In Anbetracht der Wirkungslosigkeit der mehrfach ertheilten Rügen, muß ich die Hoffnung für vergeblich halten, Herr Dr. Kräpelin werde sein eine gedeihliche Entwicklung der Klinik hemmendes Verhalten in der Zukunft ändern. Ganz besonders aber veranlaßt mich der Umstand, daß ich eine derartige Persönlichkeit nicht für geeignet halten darf, an Stelle des Directors den ärztlichen Dienst in der Klinik zu leiten, an das Hohe Königliche Ministerium das gehorsamste Gesuch zu richten, hochdasselbe wolle mir geneigtest gestatten, dem Herrn Dr. Kräpelin seine Stellung an der Irrenklinik zu kündigen.[28]

28. SächsHStA 10166/7, Bl. 27–30.

Das Original dieses Briefes trägt kein Abfertigungsdatum, aber den Posteingangsstempel des Ministeriums vom 12. Juni 1882. Vergleiche zur damaligen Beförderungsdauer der Post zeigen, Flechsig muss diesen Brief einen bis drei Tage vorher abgeschickt haben. Eine sich in der Kraepelin-Personalakte des Leipziger Universitätsarchivs befindliche, leicht revidierte Abschrift dieses Briefes trägt das Datum 11. Juni 1882[29], man kann davon ausgehen, dass sie nach dem Original verfertigt wurde. Somit erscheint die Datumsangabe Flechsigs, die er am 23. Juli in einer Stellungnahme gegenüber der Medizinischen Fakultät macht[30], völlig glaubwürdig. Hier teilt er mit: Er schrieb das Gesuch um Entlassung Kraepelins schon am 7. Juni, schickte es aber erst am 11. ab, da er bis dahin gehofft hatte, sein Assistent würde *»durch offenes Bekenntniß seiner Schuld einen Ausgleich anzubahnen suchen.«* Er räumte Kraepelin also offensichtlich noch eine allerletzte Bewährungsfrist ein. Doch am 11. riss dann sein Geduldsfaden endgültig, denn an diesem Tage habe sich Kraepelin während einer Dienstbesprechung unumwunden wiederholt gegen die strikte Umsetzung der Hausordnung geäußert. Noch am gleichen Tage, an dem Flechsigs Kündigungsgesuch den Kultus- und Unterrichtsminister Carl Friedrich Wilhelm von Gerber (1823–1891) erreicht, also am 12. Juni, erteilt dieser die Vollmacht, Kraepelin entlassen zu dürfen.[31] Flechsig nutzt diese aber erst anlässlich der nächsten offenen Auseinandersetzung am 15. Juni: Kraepelin habe sich geweigert, während eines Tages der Abwesenheit des Direktors die Verantwortung für die Klinik zu übernehmen, was dann der ausschlaggebende letzte Grund für die Suspendierung gewesen sei. Nach Flechsigs Rückkehr, eben von einer Fahrt nach Dresden zu Minister Gerber[32], soll er seinem Assistenten die endgültige Kündigung ausgesprochen haben. Verwaltungsmäßig erledigt worden sei dieser Vorgang durch Abfassung eines Protokolls. Kraepelin habe dieses unterschrieben und sich darin sogar bereit erklärt, außer auf Lohn bis zum 30. d. M., auf alle weiteren Ansprüche zu verzichten.[33] Diesen Hergang stellt der Direktor dem Ministerium dar, welches dann mit Datum vom 19. d. M. sein Vorgehen sanktioniert[34].

Kraepelin wurde dieser Beschuldigungsbrief Flechsigs bekannt, er verfasste nun seinerseits ein Rechtfertigungsschreiben an das Ministerium[35], worin zur Darstellung des Klinikdirektors Unstimmigkeiten offenbar werden. Übereinstimmung findet sich lediglich darin, dass der Streit zwischen dem Direktor und seinem 1. Assistenten fast mit dessen Diensteintritt einsetzte. Kraepelin

---

29. UAL PA 1461, Bl. 14–16. Diese Abschrift stammt nicht von Flechsigs Hand.
30. UAL PA 1461, Bl. 12/13.
31. SächsHStA 10166/7, Bl. 31.
32. Wie SächsHStA 10166/7, Bl. 59 zeigt.
33. Alles in SächsHStA 10166/7, Bl. 27–30, 59/60. Indes ist ein solches Protokoll nicht aufgefunden worden, es ist möglich, dass es bei den Akten der Irrenklinik verblieb, die 1943 zerstört wurde. Die Existenz dieses Protokolls wird auch von Kraepelin bestätigt (SächsHStA 10166/7, Bl. 64–67). Bezüglich des Datums seiner Abfassung gibt es jedoch von keiner Seite eine definitive Aussage. Flechsigs Darstellung legt nahe, dass dies am 16. Juni, d. h. am Morgen nach Aussprechen der Kündigung geschehen sei, berichtet er doch dem Ministerium, dass er seinen Assistenten am 16. *»seiner Stellung enthoben«* habe. Aus Kraepelins Schreiben geht eindeutig hervor, die Kündigung sei noch am Tage der Weigerung die Stellvertretung zu übernehmen – nach Flechsigs Rückkehr – erfolgt; und dies wäre der 14. Juni gewesen. Wann das Protokoll abgefasst worden sei, äußert er sich nicht. In seiner Darstellung der Entlassung klingt es eher, als habe es keine zeitliche Verzögerung zwischen Kündigung und Protokoll gegeben. Andererseits berichtet er jedoch auch davon, dass er am Tage nach Aussprechen der Kündigung noch bis Mittag in der Klinik Dienst getan habe, was an sich Flechsigs Darstellung des Hergangs stützen könnte.
34. SächsHStA 10166/7, Bl. 60b.
35. SächsHStA 10166/7, Bl. 64–67 (= 21.06.1882); leicht revidierte Abschrift von der Hand Kraepelins auch in UAL PA 1461, Bl. 4–7 (= 22.06.1882).

schwebte also permanent in Kündigungsgefahr. Die viel später verfassten Lebenserinnerungen aber sollen gerade diesen Umstand verschleiern, wollen schon allein mit dem Erwecken eines Eindruckes der Plötzlichkeit Ungerechtfertigtkeit implizieren.[36] In seinem Rechtfertigungsschreiben stellt Kraepelin die letzten Tage bis zum konkreten Entlassungsanlass anders dar als Flechsig und es fällt zuerst auf, dass er eindeutig davon berichtet, schon am 7. Juni gekündigt worden zu sein und dass er deswegen die Übernahme der Verantwortung am 14. – und nicht wie Flechsig berichtet am 15. – ablehnte. Allerdings, so kann dann nur die Schlussfolgerung lauten, müssten beide auf der Durchsetzung der Kündigung vom 7. Juni nicht beharrt haben, denn warum arbeitete Kraepelin trotzdem noch in der Klinik weiter und warum duldete Flechsig dies?[37] (**◘ Abb. 3.2**).

Da klingt die Version aus besagtem Brief des Klinikdirektors an die Medizinische Fakultät schon wesentlich glaubhafter: Er habe Kraepelin nämlich am 7. Juni nur angedroht, dessen Kündigung beim Ministerium zu beantragen. Zu Flechsigs Darstellung ergeben sich keine generellen Widersprüche – im Gegensatz zu der Kraepelins. Man ist deshalb auch geneigt, ihm hinsichtlich des Kündigungstages Glauben zu schenken. Die Kündigung sei demnach am 15. Juni ausgesprochen und mit Ausfertigung des amtlichen Protokolls am 16. verwaltungsmäßig abgeschlossen worden. Flechsig wird sich an das Datum des Tages, an dem er offenbar sogar beim Minister selbst vorgesprochen hat und der auch der Tag seiner Abwesenheit in der Klinik ist, genau erinnern, zumal er davon auszugehen hat, dass auch Minister Gerber diese Begegnung noch erinnerlich sein wird. Am 18. Juni berichtet Flechsig dem Ministerium, dass er am 16. *»gemäß der mir tags zuvor hochgeneigtest mündlich ertheilten Ermächtigung, den 1. Assistenzarzt … seiner Stellung enthoben habe«*.[38]

Nachdem diese Details ein Vorgefühl für die Präzision und Schlüssigkeit der jeweiligen Argumentationen entfalten, nun aber zum Wichtigsten: Während Kraepelin in seinem Schriftstück relativ unwesentliche Sachverhalte breit darstellt, desgleichen ein allgemeines Misstrauen Flechsigs gegen ihn ausführt, geht er auf die erhobene Hauptbeschuldigung, er habe seine Patienten vernachlässigt und sich mehr anderen Dingen gewidmet, nicht wirklich ein und leitet vielmehr die Schuld an den Zuständen, die er nicht bestreitet und von denen man somit als von Flechsig wahrheitsgemäß berichtet ausgehen kann, an die Untergebenen weiter. Andere angesprochene Zwischenfälle tut er als Lappalien ab. Dies ist die typische Haltung eines Überführten, dem lediglich bleibt, seine Schuld abzuwälzen oder herunterzuspielen. Flechsig wird also mit seinen Vorwürfen den Tatsachen wesentlich näher kommen, zumal sie mit Ort und Zeit argumentieren, im Gegen-

---

36. Kraepelin 1983, S. 21.
37. Eine etwa zu beachtende Kündigungsfrist scheint sich in Anbetracht dieser eklatanten Anschuldigungen zu erübrigen. Man beachte so z. B. dass Flechsig seinen Assistenten dann am 15./16. mit sofortiger Wirkung entlassen konnte, während er im Falle des 2. Assistenzarztes Georg Lehmann (1855–1918) das Ministerium um eine Verkürzung der Kündigungsfrist bitten musste (siehe Anm. 40, S. 131). Als ein Argument, das Kraepelins Darstellung unter Umständen stützen und sein vorläufiges Weiterverbleiben in der Klinik trotz Kündigung erklärlich machen könnte, wäre der Fakt, dass sich Flechsig ob seiner eigenmächtig ausgesprochenen Entlassung doch erst noch einer ministeriellen Bestätigung vergewissern wollte, die (SächsHStA 10166/7, Bl. 31) dann am 12.–15. Juni bei ihm angelangt sein sollte bzw. die ihm dann am 15. persönlich in Dresden erteilt wurde. Jedoch besaß der Direktor im eigentlichen Sinne die Verfügungsgewalt, seinen Assistenten zu entlassen. Wenig glaubhaft wäre nach Kraepelins Darstellung auch, dass Flechsig einem längst Gekündigten die Klinik während seiner Abwesenheit anvertraute.
38. SächsHStA 10166/7, Bl. 59.

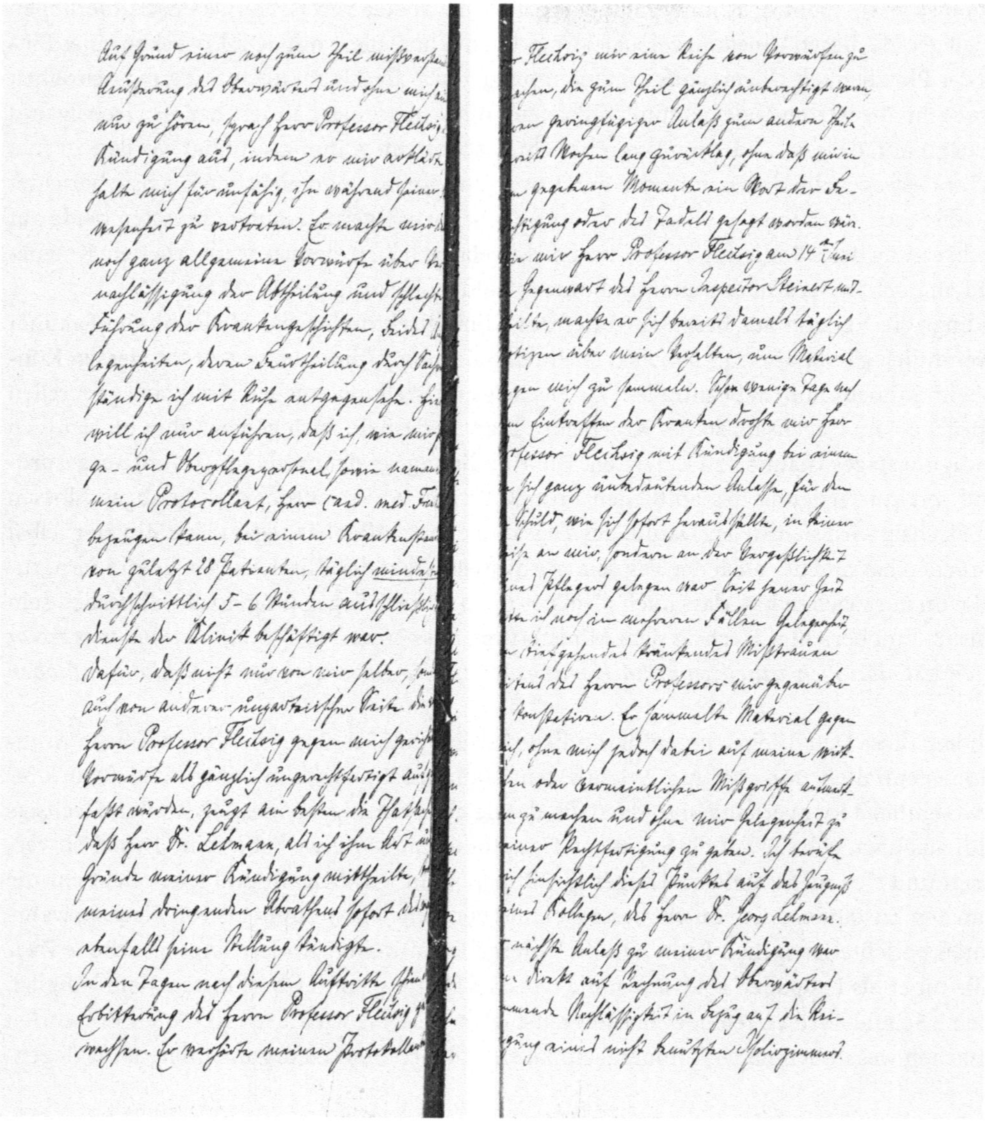

Abb. 3.2. Handschrift Kraepelins: Auszug aus Kraepelins Rechtfertigungsschreiben. (SächsHStA 10166/7, Bl. 65a/b)

satz zu Kraepelins Verteidigung, die an Überzeugungskraft der Darstellung seines Vorgesetzten deutlich nachsteht, zum Teil sogar ein gerüttelt Maß an Selbstgefälligkeit verrät.

Kraepelin »*erlaubt sich im Hinblick auf seine am 14. d. M. erfolgte plötzliche Entlassung*« gegenüber dem Ministerium Stellung zu nehmen, da diesem »*eine parteiische und ungerechte Darstellung der Thatsachen unterbreitet worden sei*«. Außerdem verweist er in diesem Rechtfertigungsschreiben darauf, dass er in München eine »*höchst angenehme*[39] *Stellung*« aufgegeben habe.

---

39. Diese »*höchst angenehme Stellung*« an der Münchener Anstalt nimmt sich in seinen Lebenserinnerungen aber völlig anders aus! Siehe Kraepelin 1983, S. 11–13.

Erst am 17. April kamen die ersten Kranken, und bereits an diesem Tage begann Herr Professor Flechsig mir eine Reihe von Vorwürfen zu machen, die zum Theil gänzlich ungerechtfertigt waren, deren geringfügiger Anlaß zum anderen Theile bereits Wochen lang zurücklag, ohne daß mir in dem gegebenen Augenblick ein Wort der Berichtigung oder des Tadels gesagt worden wäre. Wie mir Herr Professor Flechsig am 14. Juni … mittheilte, machte er sich bereits damals täglich Notizen über mein Verhalten, um Material gegen mich zu sammeln. Schon wenige Tage nach dem Eintreffen der Kranken drohte mir Herr Professor Flechsig mit Kündigung bei einem an sich ganz unbedeutenden Anlasse, für den die Schuld, wie sich sofort herausstellte, in keiner Weise an mir, sondern an der Vergeßlichkeit eines Pflegers gelegen war. Seit jener Zeit hatte ich noch in mehreren Fällen Gelegenheit, ein tiefgehenderes, kränkendes Mißtrauen seitens des Herrn Professors mir gegenüber zu konstatiren. Er sammelte Material gegen mich, ohne mich jedoch dabei auf meine wirklichen oder vermeintlichen Mißgriffe aufmerksam zu machen und ohne mir Gelegenheit zu einer Rechtfertigung zu geben … Der nächste Anlaß zu meiner Kündigung war eine direkt auf Rechnung des Oberwärters kommende Nachlässigkeit in Bezug auf die Reinigung eines nicht benutzten Isolierzimmers. Auf Grund einer zum Theil noch mißverstandenen Aeußerung des Oberwärters, und ohne mich auch nur zu hören, sprach Herr Professor Flechsig am 7. Juni die Kündigung aus, indem er mir erklärte, er halte mich für unfähig, ihn während seiner Abwesenheit zu vertreten. Er machte mir dabei noch ganz allgemeine Vorwürfe über Vernachlässigung der Abtheilung und schlechte Führung der Krankengeschichten. Beides Angelegenheiten, deren Beurtheilung durch Sachverständige ich mit Ruhe entgegensehe. Hier will ich nur anführen, daß ich, wie mir Pflege- und Oberpflegepersonal, sowie namentlich mein Protokollant, Herr cand. med. Frenkel, bezeugen kann, bei einem Krankenstande von zuletzt 28 Patienten, täglich mindestens 5 – 6 Stunden durchschnittlich ausschließlich im Dienste der Klinik beschäftigt war.

Wegen seiner ungerechtfertigten Entlassung habe Lehmann aus Protest seinerseits Kündigung eingereicht.[40]

In den Tagen nach diesem Auftritte schien die Erbitterung des Herrn Professor Flechsig zu wachsen. Er … drohte meinem Kollegen und mir mit Disciplinaruntersuchung wegen Eidbruches, wenn wir nicht um 7 Uhr anstatt, wie wir bisher gethan, um 8 Uhr früh auf die Abtheilung gingen u.s.f. …
Am 14. Juni früh ließ mich Herr Professor Flechsig ersuchen, ihn während seiner Abwesenheit tagsüber zu vertreten … nach der am 7. erfolgten … Erklärung des Herrn Professors [lehnte ich jedoch] *jede Verantwortlichkeit für die Verwaltung ab … Nach seiner Rückkehr theilte mir Herr Professor Flechsig mit, daß auf Grund dieses Vorgangs meine sofortige Dienstentlassung verfügt worden sei. Nachdem ich es trotz anfänglichen Widerstandes des Herrn Professors durchgesetzt hatte, daß eine kurze Erklärung meinerseits mit in das ausgefertigte Protocoll aufgenommen wurde, that ich bis zum Mittag des 15. noch meinen Dienst und habe seither die Anstalt verlassen.*[41]

---

40. Hierzu kann bestätigt werden, dass Lehmann, 2. Assistenzarzt der Klinik, dem Kraepelin seither freundschaftlich verbunden blieb, tatsächlich kurz darauf aus eigenem Antrieb um Demission aus der Flechsig'schen Klinik bat (UAL RA 967 Bd. 1, Bl. 588). In Würdigung dieses solidarischen Einverständnisses und wohl auch angesichts eines Gefühls der Dankbarkeit für die Hilfe, die Lehmann noch zum Fortgang des Kraepelin'schen Habilitationsvorgangs leisten sollte, vermittelte Kraepelin ihm 1884 eine Stelle an der Münchener Kreisirrenanstalt bei Bernhard von Gudden (1824–1886).
41. Rechtfertigungsschreiben Kraepelins in SächsHStA 10166/7, Bl. 64–67.

Das Ministerium teilt Kraepelin am 24. desselben Monats mit, dass auf eine Untersuchung der genaueren Umstände verzichtet werden würde[42], zumal er selbst von einer Rückkehr in die Klinik Abstand nehme.

3.1.3 Keine Habilitationsschrift – Wilhelm Erb hilft

Nach diesen Ereignissen wandte sich Kraepelin an Wilhelm Erb (1840–1921), der von 1880 bis 1883 als ordentlicher Professor der speziellen Pathologie und Therapie in Leipzig wirkte und dem Medizinisch-Poliklinischen Institut als Direktor vorstand. Er hoffte, vielleicht weil Wundt sich darum bemühte[43], in der Erb'schen Poliklinik eine Assistentenstelle zu erhalten. Jedoch wird sich diese Hoffnung als eine vergebliche herausstellen, er wird hier nur einige Monate als unbezahlter Volontär bleiben.[44] Andererseits gab Kraepelin die Hoffnung nicht auf, dass Wundts Bemühungen, bei den Behörden eine bezahlte Assistentenstelle für das experimentalpsychologische Labor zu erwirken, von Erfolg gekrönt werden könnten. Zumal für diesen Fall ihm diese Position schon zugesprochen worden sei.[45]

Die unehrenhafte Entlassung tat Kraepelins Vorhaben zu habilitieren keinen Abbruch – im Gegenteil. Er änderte nur die Strategie: Statt einer speziell für die Habilitation sorgfältig durchgeführten und ausgewerteten Studie reicht er kurzerhand einfach schon veröffentlichte und sich zum Teil im Druck befindliche Schriften ein, offenbar in Anbetracht der Zeitnot. Immerhin muss er irgendwie zu Geld kommen, seien es auch nur die Kolleggelder, die ihm als Privatdozent in Aussicht stünden. Am 26. Juni reicht er einen Habilitationsantrag[46] ein. Darin bittet er von einer Habilitationsschrift befreit zu werden und man möge statt dessen seine Arbeiten »Ueber die Dauer einfacher psychischer Vorgänge«, »Ueber die Einwirkung einiger medikamentöser Stoffe auf die Dauer einfacher psychischer Vorgänge« und »Ueber den Einfluss acuter Krankheiten auf die Entstehung von Geisteskrankheiten« anerkennen.[47] Die Fakultät geht darauf ein und beauftragt den Physiologen Carl Ludwig (1816–1895) und Wilhelm Erb die Arbeiten zu begutachten. Die ersten beiden Schriften schätzt Ludwig, der Lehrvater Flechsigs, eher kritisch auf ihre Tauglichkeit als Habilitationsschriften ein, lehnten sie sich doch sehr stark an Wundt und dessen Methoden an

42. SächsHStA 10166/7, Bl. 68.
43. So berichtet zumindest Kraepelin selbst in seinen Memoiren (1983), S. 22; während in Dokumenten aus dieser Zeit keine Rede von einem Engagement Wundts ist, so siehe Wundt selbst (Wundt in Wundt/Kraepelin 2002, S. 61 (= 01.09.1882) und S. 62 (= 25.09.1882)) und Kraepelin in einem Brief an August Forel (1848–1931) vom 10.12.1882 in Ackerknecht 1963, S. 12/13; 1983, S. 22.
44. Sein Name ist in der gesamten betreffenden Akte SächsHStA 10151/7, in der alle Personalbewegungen und Gehaltsänderungen sehr akribisch verzeichnet sind, nicht zu fassen. Schlussfolgerung kann nur sein, Kraepelin bezog aus dieser Beschäftigung nie Gehalt. So ist vermutlich auch Kraepelin 1983, S. 24 zu verstehen.
45. Kraepelin 1983, S. 27.
46. UAL PA 1461, Bl. 1.
47. UAL PA 1461, Bl. 8/9. Kraepelin 1983, S. 23 führt fälschlicherweise noch an, dass er die Arbeit »Ueber psychische Schwäche« eingereicht habe. Obgleich eine dezidiert anzufertigende Habilitationsschrift lt. vermutlich immer noch gültiger Ordnung aus dem Jahre 1843 (UAL Med. Fak., B IV 4, Bd. 1, Bl. 415–417) nicht zwingend vorgeschrieben war, hatte sich die Anfertigung einer solchen doch eingebürgert und man sah nur ausnahmsweise davon ab (siehe UAL Med. Fak., B IV 3, Bd. 1, Bl. 35; UAL Med. Fak., B IV 4, Bd. 1, Bl. 419). Die drei Arbeiten: Kraepelin 1881/82a, 1882/83, 1881/82b.

und würden eher den Charakter von Zusammenstellungen als den eigenständiger Arbeitsresultate tragen. Sein Fazit lautet:

> *Wollte sich Herr Kraepelin als Dozent der Medizin in der Absicht Physiologie zu lesen niederlassen und den Anspruch erheben von einer Habilitationsschrift befreit zu sein so würde ich gegen die Gewährung dieser Vergünstigung votiren. Vor einer entgiltigen Entscheidung ist jedoch erst das Urtheil der Herrn Kliniker zu hören.*

Als ein solcher schätzt Erb die dritte Schrift ein und »*kann nicht umhin, derselben ein fast uneingeschränktes Lob zu ertheilen.*« Er schließt eine fast überschwänglich positive Beurteilung an und bemerkt negativ nur, wie auch schon Ludwig in Bezug auf die beiden ersten Arbeiten: »*Es ist das allerdings eine wesentlich literarische Arbeit*«, die zudem im Stil »*auch etwas breit u. von ermüdenden Wiederholungen nicht frei*« sei.[48] Die Vermutung liegt nahe, dass aufgrund Erbs Urteil über die Arbeit »Ueber den Einfluss acuter Krankheiten auf die Entstehung von Geisteskrankheiten« Kraepelins Habilitationsverfahren nicht schon hier eingestellt, sondern nochmals auf der nächsten Fakultätsratssitzung behandelt wird. Dazu kommt es am 15. Juli und das Kollegium der Ordinarien beschließt, »*die Habilitationsschrift zuzulassen; vorher aber an Herrn Prof. Flechsig eine Anfrage zu richten, ob etwas Gravirendes gegen Dr. Kräpelin vorliege*«.[49]

3.1.4 Flechsigs vergeblicher Versuch, Kraepelins Habilitation zu verhindern

Die bereits angesprochene Antwort Flechsigs an die Medizinische Fakultät[50] enthält einen Paukenschlag: Denn nunmehr erhebt er zum Hauptvorwurf, dass Kraepelin sich auf jener ärztlichen Beratung am 11. Juni erneut nicht gescheut habe, öffentlich zu erklären, dass er den Diensteid nur für eine Formalität halte, auf die er kein besonderes Gewicht lege. Und Flechsig spielt mit seinem Hinweis, dass durch eine solche Äußerung »*selbstverständlich das fernere Verbleiben des Herrn Dr. Kräpelin im Verband der Irrenklinik unmöglich gemacht*«[51] wurde, darauf an, dass wohl für die Medizinische Fakultät die gleichen Maßstäbe zu gelten haben wie für seine Anstalt. Ob Flechsig in Kraepelins Verhalten wirklich eine Verletzung des heiligen Schwurs auf »*Gott den Allmächtigen und Allwissenden, … der Gesetze des Landes und der Landesverfassung*«[52], was unabdingbar den sächsischen König einschloss, sah, ist heute schwer zu entscheiden. Jedoch legen seine eigenen Verweise auf bestimmte und zum Teil unterstrichene Textteile im abschriftlichen Kündigungsgesuch an das Ministerium und in Kraepelins Eidesprotokoll, die er diesem Brief an die Fakultät beigelegt hatte, nahe, dass er unter der mangelhaften Auffassung zum Diensteid einige Verstöße Kraepelins gegen die Hausordnung meint. Darunter fällt zum Beispiel die Nichteinhaltung der Visitenzeiten, eine Übertretung, die Flechsig seinerzeit wohl selbst nicht rigoros abgemahnt hatte. So strapazierte er womöglich eine Angelegenheit, die eine Detailfrage der Hausordnung war, über und überhöhte sie zu einer allgemeinen Verletzung des hehren Diensteides und verlieh ihr damit

48. UAL PA 1461, Bl. 8 (= 02. bzw. 05.07.1882).
49. UAL Med. Fak., A I 81, Bd. 4–6, Bl. 385.
50. UAL PA 1461, Bl. 12/13.
51. UAL PA 1461, Bl. 13 (= 23.07.1882).
52. So u. a. in der Eidesformel (UAL PA 1461, Bl. 17b).

den Charakter einer Staatsaffäre, weil sein Ehrgefühl verletzt und er wütend war ob der Dreistigkeit Kraepelins trotz Entlassung an seiner Habilitation festzuhalten. Man muss sehen, Kraepelin drohte durch eine Venia Legendi und Privatdozentur für Psychiatrie in einen relativ beschränkten Fachbereich der Universität einzudringen, für den Flechsig selbst nach wie vor nur einen außerordentlichen Lehrstuhl besaß. Unter Beachtung all dieser Umstände muss es doch als wenig wahrscheinlich gelten, dass Flechsig ausschließlich aus Ehrbestrebungen gegenüber dem Glauben an einen Schwur handelte.

Indes sollte Flechsigs Versuch auf Kraepelins akademische Karriere Einfluss zu nehmen, diese zu erschweren oder sogar unmöglich zu machen nicht von Erfolg gekrönt sein. Denn obgleich die Fakultätsratssitzung am 26.07.1882 dieses Schreiben Flechsigs zur Kenntnis nimmt, kommt sie zu dem »*Entschluß: eine motivirte, bedingte Empfehlung des Gesuchs an das Ministerium zu senden, u. den Dr. Kräpelin von den gegen ihn vorliegenden Anklagen in Kenntniß zu setzen.*«[53] Dieses bedingte Empfehlungsschreiben urteilt, habe Kraepelin sich tatsächlich abwertend über das eidlich gegebene Versprechen geäußert, sei er »*mit einem unauslöschlichen Makel behaftet*« und »*unwürdig dem Lehrkörper unserer Universität anzugehören*«. Jedoch sei er für die Fakultät »*nicht ein Überwiesener, sondern ein Angeklagter*«, und da sie keine Untersuchung führen könne, sei für sie vor allem ins Gewicht gefallen, »*daß es sich um einen jungen Gelehrten handelt … dem durch eine Abweisung für sein künftiges Fortkommen ein schwer wieder gut zu machender Schade zugefügt würde*«.[54]

Kraepelin wird vom Bescheid der Fakultät und ihrer Auflage, er möge sich moralisch reinwaschen, in Kenntnis gesetzt.[55] Aber erst nach mehreren vergeblichen Versuchen[56] erfährt er Genaueres und ihm bleibt vorerst nichts weiter übrig als eine feierlich und verbindlich klingende schriftliche Versicherung über den absoluten Wert eines Eides für ihn abzugeben.[57] Schließlich, am 18. August setzt er dann ein Schriftstück auf, worin er abstreitet, sich jemals über seinen Diensteid pejorativ geäußert zu haben, und erklärt, dass alle Verdrießlichkeiten mit den Visitenzeiten zusammenhingen. Diese Aussagen bestätigt Lehmann mit dem Datum des folgenden Tages unter Kraepelins Ausführungen.[58]

Daraufhin wird Kraepelin von Gerber in Dresden empfangen und dieses persönliche Gespräch sollte den Ausschlag geben.[59] Denn am 23. August unterrichtet der Minister die Fakultät von der Entscheidung, Kraepelin zu den weiteren Habilitationsleistungen zuzulassen und begründet, dass der Beschuldigte

---

53. UAL Med. Fak., A I 81, Bd. 4–6, Bl. 386.
54. SächsHStA 10028/21, Bl. 318–321; Manuskript dazu auch in UAL PA 1461, Bl. 19–21.
55. UAL Med. Fak., A I 81, Bd. 4–6, Bl. 386.
56. Siehe Steinberg 2001, S. 146/147.
57. SächsHStA 10028/21, Bl. 324.
58. SächsHStA 10028/21, Bl. 325/326 (= 18. und 19.08.1882).
59. Dies schätzen Kraepelin 1983, S. 23 und Wundt in Wundt/Kraepelin 2002, S. 60/61 im Grunde auch selbst ein und die verbreitete Darstellung, Kraepelin verdanke die Zulassung zum Habilitationsverfahren Wundt kann so nicht aufrecht erhalten werden. Denn ein entsprechendes Schreiben Wundts – der sich in der Schweiz befindet – an Gerber trägt das Abfertigungsdatum des 28. August und folgt der Entscheidung des Ministers erst nach.

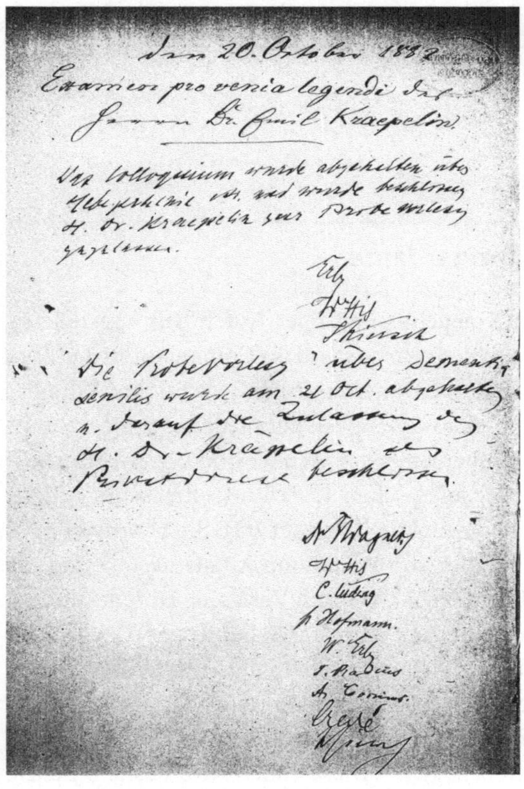
Den 20. October 1882

Examen pro venia legendi des Herrn Dr. Emil Kraepelin.

Das Colloquium wurde abgehalten über Hebephrenie etc. und wurde beschlossen H. Dr. Kraepelin zur Probevorlesung zuzulassen.

Erb

W His

Thiersch

Die Probevorlesung über dementia senilis wurde am 21 Oct. abgehalten u. darauf die Zulassung des H. Dr. Kraepelin als Privatdocent beschlossen.

W His

C. Ludwig

F. Hofmann

W. Erb

Abb. 3.3. Protokoll über Kraepelins Habilitationskolloquium und Probevorlesung. (UAL Med. Fak., B IV 3, Bd. 1, Bl. 436)

inzwischen hier unmittelbar Versicherungen abgegeben hat, welche in Verbindung mit den von ihm sonst zur Seite stehenden Zeugnissen[60] *das Vertrauen begründen, daß aus den Vorgängen, welche seine Entlassung … herbeigeführt haben, Zweifel gegen die Moralität seines Charakters nicht weiter abzuleiten sind, und da eine Schädigung der Anstalt von seiner Zulassung zur Habilitation … nicht wohl zu besorgen ist.*[61]

Das Examen pro Venia Legendi fand am 20. Oktober um 5 Uhr nachmittags, durchgeführt von Erb und dem Anatomen Wilhelm His sen. (1831–1904) in Anwesenheit des Dekans Carl Thiersch (1822–1895), statt. »*Das Colloquium wurde abgehalten über Hebephrenie etc. und wurde beschlossen H. Dr. Kraepelin zur Probevorlesung zuzulassen.*«[62] Dabei erklärte Kraepelin seiner damaligen Überzeugung gemäß die Hebephrenie »*nicht für eine eigene Krankheit, sondern für eine durch die besonderen Verhältnisse der Entwicklungsjahre bedingte ungünstige Verlaufsform manischer oder melancholischer Erkrankungen.*«[63] Die am nächsten Tag in Anwesenheit von neun Mitgliedern

60. Kraepelin legte den Briefen seine Integrität beteuernde Schreiben der ehemaligen Vorgesetzen Gudden und Franz von Rinecker (1811–1883) bei. Ob es sich um extra für diesen Anlass ausgestellte Zeugnisse handelt, wie Kraepelin 1983, S. 23 behauptet, oder um Abgangszeugnisse beim Ausscheiden aus den Kliniken in München und Würzburg, wie es SächsHStA 10028/21, Bl. 324b nahelegt, bleibt offen. Entgegen der Darstellung in Steinberg 2001, S. 309/310 kann es sich grundsätzlich doch um im Sommer 1882 ausgestellte handeln, denn Rinecker verstarb erst am 21.02.1883.
61. SächsHStA 10028/21, Bl. 327; auch in UAL PA 1461, Bl. 28.
62. UAL Med. Fak., B IV 3, Bd. 1, Bl. 436.
63. Kraepelin 1983, S. 23.

des Fakultätsrates gehaltene Probevorlesung über Dementia senilis wurde akzeptiert und Kraepelin daraufhin als Privatdozent in den Lehrkörper der Universität Leipzig aufgenommen[64] (◘ Abb. 3.3).

3.2 Kraepelins Pharmakopsychologie

3.2.1 Die psychologischen Arbeiten der Leipziger Jahre

Für die wissenschaftshistorische Betrachtung von Kraepelins Leipziger Aufenthalt von 1882/83 sind folgende Publikationen relevant: die 1. Auflage seines Lehrbuchs, das »Compendium der Psychiatrie« und drei größere Zeitschriftenaufsätze »Über die Dauer einfacher psychischer Vorgänge«, »Über psychische Zeitmessungen« und »Über die Einwirkung einiger medicamentöser Stoffe auf die Dauer einfacher psychischer Vorgänge«.[65] Die beiden ersten Artikel sind Übersichtsarbeiten zum Stand der Forschung der experimentalpsychologischen Reaktionszeitmessung. Diese Methode spielt auch eine zentrale Rolle in der zweiteiligen Arbeit von 1882/83, die pharmakopsychologische Versuche beschreibt, die Kraepelin im Labor von Wundt am Augustusplatz und im Labor der psychiatrischen Universitätsklinik durchgeführt hat. Erst mit Verlassen Dorpats und zu Beginn der Heidelberger Zeit 1891/1892 kommt Kraepelin nach zehn Jahren häufig unterbrochener Forschungstätigkeit dazu, das Thema zusammenfassend zu bearbeiten. In der Monografie »Ueber die Beeinflussung einfacher psychischer Vorgänge durch einige Arzneimittel«[66] (◘ Abb. 3.4) werden die Daten der Leipziger Versuchsreihen als »eigene ältere Versuche« dargestellt, teilweise neu ausgewertet oder in spätere Versuchsreihen mit einbezogen.[67] Dieses Buch wird deshalb neben den postum herausgegebenen, autobiografischen »Lebenserinnerungen«[68] und veröffentlichten Briefen[69] zur Bewertung von Kraepelins Leipziger Forschungstätigkeit mit herangezogen.

Die Idee für die pharmakologischen Versuche, die Kraepelin als Habilitationsarbeit in Leipzig durchführen will, kommt ihm vermutlich 1881 in München, als er für das »Biologische Centralblatt« die in »Pfüger's Archiv für die gesamte Physiologie« erschienenen Arbeiten von Sigmund Exner[70] (1846–1926) sowie von M. Joseph Dietl (1804–1878) und Maximilian von Vintschgau[71] (1832–1902) referiert. Dort werden Ergebnisse von Reaktionszeitmessungen nach Konsum von Tee, Kaffee, Morphium und alkoholischen Getränken (Wein oder Champagner) beschrieben. Kraepelin schreibt dazu am Ende seiner ersten Übersichtsarbeit: »*Wir haben hier endlich noch der Versuche zu gedenken, die von Exner, sowie von Dietl und Vinschgau zur Eruirung der Einwirkung*

64. UAL Med. Fak., B IV 3, Bd. 1, Bl. 436; auch in SächsHStA 10209/20, Bl. 20.
65. Kraepelin 1883, 1881/82a, 1882a, 1882/83.
66. Kraepelin 1892.
67. »*Die im methodischen Theile dieser Arbeit angestellten Erörterungen veranlassten mich dazu, einen Theil jener Versuche … an der Hand der Protokolle einer erneuten Durchsicht zu unterziehen und namentlich an Stelle der früheren Berechnungsart die Bildung wahrscheinlicher Mittel zu versuchen …*« (Kraepelin 1892, S. 43).
68. Dort (Kraepelin 1983, S. 70) schreibt er zur Monografie von 1892: »*Zunächst begann ich meine Versuche über die Beeinflussung seelischer Vorgänge durch Arzneimittel, wie sie in Leipzig und Dorpat ausgeführt worden waren, durch Ausfüllung einiger Lücken zu ergänzen und zusammenhängend darzustellen.*«
69. Kraepelin 2002; Wundt/Kraepelin 2002.
70. Exner 1873.
71. Dietl/von Vintschgau 1877.

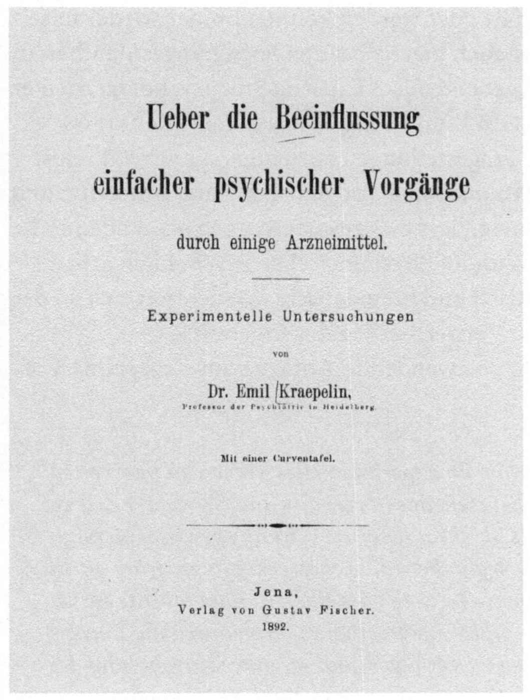
Ueber die Beeinflussung
einfacher psychischer Vorgänge
durch einige Arzneimittel.

Experimentelle Untersuchungen
von
Dr. Emil Kraepelin,
Professor der Psychiatrie in Heidelberg.

Mit einer Curventafel.

Jena,
Verlag von Gustav Fischer.
1892.

Abb. 3.4. Titelblatt des die pharmakopsychologischen Experimente der Frühzeit resümierenden Buches: Kraepelin 1892

medikamentöser Stoffe auf die Reaktionszeit angestellt worden sind.«[72] Gleichzeitig findet sich das Thema auch in dem schon angesprochenen Brief an Wundt vom 1. August 1881:

> *Das Wichtigste wäre mir nun eine Habilitationsarbeit. Wie ich denke, bräuchte dieselbe, da ich schon einige Arbeiten vorzulegen habe, nicht von sehr großem Umfange zu sein und es wäre mir daher sehr erwünscht, wenn ich etwa unter ihrer Leitung eine kleinere experimentelle Untersuchung in der Weise zu Ende führen könnte, daß es mir möglich wäre, noch im Laufe des Sommersemesters 1882 mich zu habilitieren … Um einen Stoff zu haben, der wenigstens mit einer gewissen Wahrscheinlichkeit zu irgendwelchen Resultaten führen würde und den man beliebig benutzen könnte, würde ich etwa daran denken, nach Art von Dietl u. Vintschgau einige der bekannteren Nervina (Chloralhydrat, Bromkalium, Haschisch, etwa auch Amylnitrit, Strychnin etc.) in ihrer Einwirkung auf die Dauer der Reaktionszeit zu untersuchen.*[73]

Die beiden Texte sind vermutlich innerhalb weniger Tage entstanden. Dies ist die Geburtsstunde von Kraepelins experimenteller Pharmakopsychologie,[74] die ihn als ein zentrales Thema bis 1895 beschäftigen wird.

Die kurze Briefpassage ist paradigmatisch für Kraepelins Forschungsansatz und seine Karriereplanung. Bereits zu diesem Zeitpunkt zeichnet sich Kraepelin durch eine souveräne Kenntnis der Forschungsliteratur aus – er liest alles, wie selbstverständlich auch Fremdsprachiges (Eng-

72. Kraepelin 1881/82a, S. 728.
73. Kraepelin in Wundt/Kraepelin 2002, S. 56.
74. Der Begriff »Pharmakopsychologie« erscheint erstmals in Kraepelin 1892, S. 227; vgl. dazu Debus 1992 und Steinberg 2001, S. 245–251.

lisch, Französisch, Italienisch), was für ihn wichtig ist oder werden könnte. Immer wieder in seinem Leben ergreift er die Initiative und organisiert auch hier selbst den Forschungsaufenthalt in Leipzig. Denn dort lehrt und arbeitet der weltweit bedeutendste Experimentalpsychologe, den er bereits als Student kennen und schätzen gelernt hat. In Wundts Labor will er seine Kenntnisse experimenteller Methoden erweitern und auf eigene Fragestellungen anwenden. Er schlägt selbst – im Ton bescheiden, aber bestimmt – ein Habilitationsthema vor und hofft auf Unterstützung durch den Mentor. Er vergisst auch nicht zu erwähnen, dass er – gewissermaßen als akademische Gegenleistung – gerade an einer Rezension von Wundts Physiologischer Psychologie arbeite.[75] Seine Forschungsplanung ist zugleich programmatisch und pragmatisch; er orientiert sich an der Machbarkeit der Studien und an der akademischen Verwertbarkeit der Ergebnisse.

Im Licht der Forschungsgeschichte ist Wundts postwendende Antwort auf Kraepelins Vorschlag eines Habilitationsthemas von Interesse:

> *Es freut mich zu hören, dass Sie für Ihre Habilitation ein experimentelles Thema zu bearbeiten wünschen. Gewiß wird sich leicht ein solches finden lassen, das in verhältnismäßig kurzer Zeit zu einem gewissen Abschlusse führen kann. Sollten Sie bei Ihrer Idee, die Wirkung gewisser Nervina zu studieren, stehen bleiben, so möchte ich aber doch glauben, dass es zweckmäßiger wäre, nicht in der Weise wie Vintschgau, Exner bei der Reactionszeit stehen zu bleiben … Eher möchte es sich vielleicht lohnen, außerdem die Unterscheidungs- und Willenszeiten in ihren durch die Einwirkung bestimmter Stoffe erfolgenden Veränderungen zu verfolgen und so, unter Anwendung der geeigneten Combinations- und Eliminationsmethoden die ganze sehr complexe Veränderung in ihre einzelnen funktionellen Komponenten zu zerlegen.*[76]

Wund interessiert die klinisch-psychiatrische Relevanz des Themas weniger als die psychologische. Ganz im Sinne von Franciscus Cornelius Donders' (1818–1889) richtungsweisender Subtraktionslogik[77] schlägt er vor, mit Hilfe der »Nervina« allgemeinpsychologisch gültige Verarbeitungsstufen zu differenzieren. Wundts Empfehlung, *»sich auf die Untersuchung einiger weniger Stoffe – eventuell eines einzelnen – zu beschränken«*, hat Kraepelin freilich nur halbherzig berücksichtigt, indem er die meisten Experimente mit Alkohol durchführt.

So nahm er denn als 1. Assistenzarzt der Flechsig'schen Klinik sowohl im psychologischen Laboratorium dieses Hauses wie in Wundts Institut sehr wahrscheinlich ab Anfang April 1882 erste pharmakopsychologische Versuche auf.[78] Im späteren Rückblick auf die Leipziger Zeit stellt sich das so dar:

---

75. Kraepelin 1882b; zuerst erwähnt wird die Arbeit an der Rezension im Brief an Wundt vom 27. Januar 1881 in Wundt/Kraepelin 2002, S. 49.
76. Wundt an Kraepelin am 4. August 1881 in Wundt/Kraepelin 2002, S. 58.
77. Kraepelin kannte ganz offensichtlich den »Gründungstext« der Experimentalpsychologie: Donders 1868. In der ersten Übersichtsarbeit von 1881/82 (1881/82a) erwähnt er Donders gleichberechtigt neben Wund: *»Um so fruchtbarer sollte die Erforschung der physiologischen Zeit für die psychologische Forschung werden. Waren es doch gerade jene für den Physiologen so hinderlichen Schwankungen, welche ein eminentes psychologisches Interesse in Anspruch nehmen durften. Von dieser Seite traten dem Gegenstande zuerst Donders, sein Schüler De Jaager und Wundt näher.«* Kraepelin 1881/82a, S. 659.
78. Steinberg 2001 und in dieser Arbeit weiter oben.

Schon in den ersten Monaten meines Leipziger Aufenthaltes hatte ich fleißig im Wundtschen Laboratorium gearbeitet, was ohne Zweifel zu Flechsigs Erbitterung gegen mich beigetragen hatte. Da ich von ihm beauftragt worden war, das psychologische Laboratorium der Klinik einzurichten, hatte ich dann alle für psychische Zeitmessungen nötigen Apparate beschafft und eine größere Versuchsreihe in Angriff genommen, zu der mir meine Beschäftigung mit der Geschichte dieser Versuche und eine Unterhaltung mit dem Hamburger Astronomen Schrader die Anregung gegeben hatte. Es kam mir darauf an, die Veränderungen der psychischen Zeiten zu untersuchen, die durch äußere Störungen, zunächst durch Gifte, herbeigeführt würden. Um recht handgreifliche Wirkungen zu erzielen, begann ich mit der Untersuchung der Äther- und Chloroformnarkose sowie der Benommenheit, die durch das merkwürdige Amylnitrit herbeigeführt wird. Weiterhin führte ich Versuche mit Alkohol, Paraldehyd, Chloralhydrat, später auch mit Morphium, Tee und Koffein aus. Da die erste Gruppe von Versuchen abgeschlossen war, beschloß ich, sie als Grundlage einer Habilitationsarbeit zu benutzen, die allerdings eigentlich etwas dürftig war.[79]

Neben den noch heute populären Kulturdrogen Alkohol und Tee experimentiert Kraepelin in Leipzig mit den damals verfügbaren Sedativa[80] in Versuchsreihen mit einfachen, Wahl- und Unterscheidungsreaktionen (**◘ Tabelle 3.1**). Die Studien mit alkoholischen Lösungen nehmen den größten Teil der Übersichtsarbeit von 1882/83 und der Monografie von 1892 ein, was auch durch die klinische Relevanz des Themas erklärt werden kann. In seinen späteren klinischen Wirkungsstätten (Dorpat, Heidelberg, München) kritisierte und untersagte Kraepelin konsequent den Alkoholkonsum. Erstaunlicherweise finden sich jedoch keine Versuche mit Nikotin, obwohl auch der Tabakkonsum rauchender Kollegen auf sein Unverständnis stößt.[81] Eine erste Zusammenfassung der Ergebnisse der Leipziger Experimente – eine Art Abstract – findet sich im Aufsatz von 1882:

Meine eigenen, demnächst zu veröffentlichenden Versuche über Alkohol wurden mit wässrigen Lösungen von absolutem Alkohol angestellt. Die Ergebnisse stimmten im Allgemeinen mit denen von Dietl und Vintschgau überein, doch konnte auch beim Genusse kleiner Dosen im Anschluss an die sehr rasch (schon nach 2–3 Min.) auftretende Verkürzung regelmässig noch ein Stadium der Verlängerung des Reaktionsvorganges nachgewiesen werden.[82]

Er beschreibt erstmals die biphasische Wirkung des Alkohols, die sich an klinischen Beobachtungen und eigenen Erfahrungen orientiert: Nach anfänglicher Enthemmung (Reaktionszeitbeschleunigung) stellt sich bald eine sedierende Wirkung (Verlangsamung) ein.

Kraepelin erweist sich bereits bei diesen ersten experimentellen Arbeiten als guter Organisator und disziplinierter Forscher. Er hat für sein Labor aus Mitteln für den Aufbau der neuen Nervenklinik ein Hipp'sches Chronoskop (**◘ Abb. 3.5**) angeschafft[83], motiviert ärztliche Kollegen wie Leh-

79. Kraepelin 1983, S. 22.
80. Siehe dazu die Liste der Substanzen zur *»medikamentösen Behandlung des Irreseins«* im Compendium (Kraepelin 1883, S. 160–166): *»Opium, Morphium, Hyoscyamin, Haschisch, Coca, Chloralhydrat, Paraldehyd, Chloroform, Bromäthyl, Amylnitrit, Bromkalium, Chinin, Digitalis«*.
81. So vermerkte er in den »Lebenserinnerungen« einigermaßen kritisch, dass selbst Wundt rauchte (Kraepelin 1983, S. 26).
82. Kraepelin 1882a, S. 208.
83. *»Bei der überwiegenden Mehrzahl der Versuche wurde zur Zeitmessung das Hipp'sche Chronoskop neuerer Construction benützt, welches Eigenthum der Irrenklinik ist.«* Kraepelin 1882/83, S. 419.

Tabelle 3.1. Kraepelins pharmakopsychologische Studien 1882–1892

Substanz (Dosis/Applikation)	Ort und Datum der Durchführung (Publikation/en)	Anzahl der Probanden/ Versuche	Experimentalpsychologische Verfahren[a] (Anzahl der Versuche)
Tee (per os)	Leipzig 1882 (Kraepelin 1882a) Dorpat 1886/87 (Dehio 1887, Kraepelin 1892)	2/10	Einfache Reaktion (5) Wahlreaktion (6) Assoziationen (3) Zeitschätzung (6)
Alkohol (15–60 g in wässriger Lösung per os)	Leipzig 1882/83 (Kraepelin 1882/83)	4/47	Einfache Reaktion (27) Unterscheidungsreaktion (18) Wahlreaktion (11) Assoziationen (3)
	Dorpat 1888/89 (Kraepelin 1892)	7/10	Lesen (7) Reihenaddition (10) Zahlenlernen (10)
	Dorpat 1889/90 (Kraepelin 1892)		Dynamometer
	Dorpat 1890 (Kraepelin 1892)	1/5	Assoziationen (5)
	? (Kraepelin 1882/83)	2/2	Zeitschätzung (4)
Chloralhydrat (1–2 g, per os)	Leipzig 1882 (Kraepelin 1892) Heidelberg 1892 (Kraepelin 1892)	1/4	Einfache Reaktion (1) Wahlreaktion (2) Wortreaktion (1)
Morphium (10 mg subcutane Injektion)	Leipzig 1882 (Kraepelin 1892) Heidelberg 1892 (Kraepelin 1892)	2/3	Einfache Reaktion (1) Wahlreaktion (1) Wortreaktion (1)
Amylnitrit (4–10 Tr. per inhalationem)	Leipzig 1883 (Kraepelin 1892)	3/26	Einfache Reaktion (9) Unterscheidungsreaktion (7) Wahlreaktion (10)
Aethyläther (1–2 g per inhalationem)	Leipzig 1883 (Kraepelin 1882/83) München 1884 ? (Kraepelin 1892)	2/12	Einfache Reaktion (5) Unterscheidungsreaktion (3) Wahlreaktion (4)

Tabelle 3.1. Kraepelins pharmakopsychologische Studien 1882–1892 (Fortsetzung)

Substanz (Dosis/Applikation)	Ort und Datum der Durchführung (Publikation/en)	Anzahl der Probanden/ Versuche	Experimentalpsychologische Verfahren[a] (Anzahl der Versuche)
Chloroform (per inhalationem)	Leipzig 1883 (Kraepelin 1882/83)	3/15	Einfache Reaktion (7) Unterscheidungsreaktion (3) Wahlreaktion (5)
Paraldehyd (2–5 g, per os)	Dorpat 1884 (Kraepelin 1892)	3/14	Einfache Reaktion (7) Wortreaktion (4) Wahlreaktion (3)
Koffein (0,4–0,5 g, per os)	Dorpat 1886/87 (Dehio 1887, Kraepelin 1892)	4/16	Einfache Reaktion (5) Wahlreaktion (6) Assoziationen (3) Zeitschätzung (2)

[a] Gut verständliche Beschreibung der Methoden in Debus 1992.

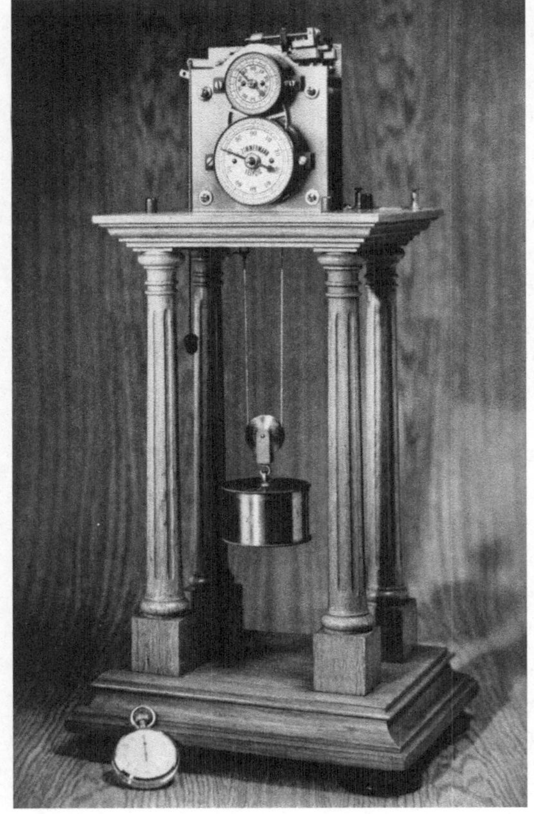

Abb. 3.5. Hipp'sches Chronoskop. (Archiv für Leipziger Psychiatriegeschichte)

mann oder einige von Wundts Assistenten wie Martin Trautscholdt (1855–1934), Ernst Theodor Fürchtegott Tischer (1855–1832) oder Wilhelm Moldenhauer (1845–1898) zur Mitarbeit[84] und versucht sogar, seine Verlobte Ina Schwabe als Laborassistentin anzuwerben[85]. In laienhaftem, dafür aber um so verständlicherem Ton erklärt er ihr die Methode der Reaktionszeitmessung bei Wahlreaktionen und die Idee der pharmakologischen Beeinflussung:

> *Durch höchst subtile Uhrwerke, die noch 1/1000 Sekunde anzeigen, kann man nun die Zeit bestimmen, welche zwischen dem Entstehen jenes Reizes (Ton, Tasteindruck, Lichteindruck) und dem Momente liegt, in welchem der Wahrnehmende durch eine einfache vorher verabredete Bewegung kundgiebt, daß er wahrgenommen hat. Diese Zeit fällt länger aus, wenn nicht nur ein einziger Eindruck wahrgenommen, sondern unterschieden werden soll, welche Beschaffenheit derselbe hatte (roth oder blau; stark oder schwach u.s.f.). Noch länger wird jene Zeit, wenn je nach der Qualität des Reizes auch verschiedene Bewegungen ausgeführt werden sollen, z.B. auf roth mit der rechten, auf blau mit der linken Hand. … Im Ganzen dauern diese Operationen etwa 1/10–3/10 Sekunden, durch allerlei äußere Einflüsse (Störungen, Stimmungen, Medicamente) pflegt die Dauer der Zeiten etwas modificiert zu werden. … Meine Aufgabe ist es nun, die Gesetze nach denen diese Veränderungen (Verlängerungen oder Verkürzungen) bei der Einwirkung gewisser Medikamente (Alkohol, Morphium, Kaffee) erfolgen, näher zu studiren. Gestern habe ich z.B. eine gute Dosis Alkohol genommen und unter beständiger Messung jener Zeiten (über 200 Einzelversuche) die dadurch hervorgebrachten Veränderungen verfolgt. Anfang Juni denke ich mit dieser Arbeit fertig zu sein. Möchtest Du nicht ein wenig helfen? Ich könnte Dich sehr gut dabei gebrauchen.*[86]

Den heutigen Leser irritiert bereits an diesem Brief, aber auch bei der mühsamen Lektüre der aus heutiger Sicht umständlich geschriebenen, mehr erzählenden Arbeit von 1882/83 die Tatsache, dass Kraepelin bei vielen Versuchen zugleich als Experimentator und Versuchsperson fungiert. Daraus resultiert eine seltsame Mischung von exakter Messung und Introspektion, wie etwa in folgender Beschreibung eines Amylnitritversuchs:

> *Einmal … glaubte ich erst dann rascher zu reagieren, als nach einer beträchtlichen Verkürzung und einer ihr folgenden Verlängerung die Zahlen zum zweiten Male abzunehmen begannen. Dieser Moment ist in dem Beispiele durch ein >Zeichen angedeutet. Diese, wie eine Reihe ähnlicher Erfahrungen, auf die ich hier nicht näher eingehen kann, macht es sehr wahrscheinlich, dass die unter normalen Verhältnissen so äußerst exacte Zeitschätzung unter der Einwirkung des Amylnitrits entscheidende Beeinträchtigungen erleidet.*[87]

Aus heutiger methodischer Sicht ungewöhnlich sind die geringe Anzahl von Versuchspersonen und Versuchen (◘ **Tabelle 3.1**), die fehlenden Angaben bzw. ausbleibende Vereinheitlichung der Messzeitpunkte nach Einnahme der Substanzen sowie die unzureichende Kontrolle der Versuchsbedingungen. Letzteres macht sich immer dann besonders bemerkbar, wenn die Ausgangswerte

---

84. Siehe u. a. Kraepelin 1892, S. 44.
85. Überliefert ist ihre Mitarbeit – seit Oktober 1884 sind beide verheiratet – als Testperson in einer Zeitmessungsreihe während der kurzen Leubuser Periode 1884/85 (Steinberg/Angermeyer 2002, S. 255).
86. Kraepelin an Ina Schwabe vom 14.03.1882 in Kraepelin 2002, S. 226–227.
87. Kraepelin 1882/83, S. 441.

bei den Reaktionszeitmessungen erheblich schwanken. Rückblickend auf die ersten Versuche schreibt Kraepelin 1892 selbstkritisch:

> *Allerdings hatte ich dabei ausser Achte gelassen, dass auch andere Ursachen hier große Schwankungen erzeugen mussten, und das namentlich der Uebungsfehler die Gleichmässigkeit der Versuche und damit ihre Vergleichbarkeit erheblich zu beeinträchtigen drohte.*[88]

Und:

> *Es ist seinerzeit versäumt worden, normale Parallelreihen durchzuführen. Mir war damals die Grösse und Unregelmäßigkeit der normalen Schwankungen in länger fortgesetzten psychometrischen Versuchen noch nicht hinreichend bekannt, um mich zu der angedeuteten Vorsichtsmassregel zu veranlassen. So aber muss die Möglichkeit zugegeben werden, dass manche der auf den Alkohol bezogenen Veränderungen in der Reactionsdauer vielleicht von der Einwirkung des Mittels ganz unabhängig war und durch andersartige Einflüsse bedingt wurde.*[89]

Immerhin

> *wurde darauf geachtet, dass kein den normalen Ablauf der Reactionsvorgänge beeinflussendes Moment auf die Versuchspersonen eingewirkt hatte, dass also z.B. in den Stunden vorher namentlich kein Alkohol, Thee, Kaffee oder dergl. genommen worden war.*[90]

Bemerkenswert ist, dass er im Zusammenhang mit den Alkoholexperimenten einen »*Versuch mit einer Flasche kohlensauren Wassers*« durchführt, um zu prüfen, ob die gemessenen Reaktionszeitveränderungen durch die »*stimulierende Wirkung der Kohlensäure*« oder durch »*das etwas unbehagliche Gefühl der Magenfüllung*« verursacht sein könnten.[91] Dieser Pilotversuch und die dazugehörigen Überlegungen sind möglicherweise die Entstehung der Placebokontrolle in der psychopharmakologischen Forschung – allerdings noch ohne blindes oder doppelblindes Design.[92] Als weitere methodische Innovation verwendet Kraepelin bei seinen Alkoholversuchen, anders als die Vorgänger, keine Spirituosen sondern wässrige Alkohollösung, deren Konzentrati-

---

88. Kraepelin 1892, S. 75.
89. Kraepelin 1892, S. 51.
90. Kraepelin 1892, S. 427.
91. Kraepelin 1882/83, S. 576.
92. Zur methodischen Problematik der Suggestivwirkung und Notwendigkeit einer Placebokontrolle gab es noch zu Kraepelins Lebenszeit eine polemische Diskussion zwischen Albert Moll (1862–1939) und Max Isserlin (1879–1941). Moll (1910, S. 79) polemisiert: »*Es ist kein Vorwurf daraus zu machen, dass bei Kraepelins Versuchen diese Vorsichtsmassregeln* [Verblindung bzw. Placebokontrolle] *nicht getroffen waren; damals kannte man noch nicht so genau die Bedeutung der Suggestion als Fehlerquelle wie heute.*« Und Isserlin (1911, S. 600) verteidigt seinen Mentor: »*Moll meint, dass die Möglichkeit einer Suggestivwirkung bei den Versuchen Kraepelins nicht ausgeschlossen war … Was alles für die Sicherheit seiner Resultate spricht, hat Kraepelin gelegentlich seiner Entgegnung auf Molls Angriff zusammengestellt. Daß es wünschenswert sei den Alkohol ohne Wissen der Versuchspersonen zu geben, hat Kraepelin auch vor Molls Angriff gewußt. Es ist eben bisher nicht gelungen, weder in den von Moll zitierten Versuchen, noch in anderen, die er nicht zitiert.*«

on systematisch variiert wird und die »*zur Verbesserung des widerlich faden Geschmacks*«[93] mit Himbeersirup gesüßt wird.

Überlegungen zur ethischen Problematik der pharmakologischen Versuche finden sich nur an einer Stelle. Im Morphiumkkapitel der Monografie schreibt Kraepelin:

> *Ich selbst vertrug dasselbe so schlecht, dass ein ausreichendes Experimentiren bei mir völlig ausgeschlossen erschien, und Andere dazu zu überreden, konnte ich wegen der Gefahr, Morphinismus zu erzeugen, nicht über mich gewinnen.*[94]

Daraus geht hervor, dass Kraepelin die Selbstversuche auch aus ethischen Gründen durchführte, dass er mögliche Risiken und Nebenwirkungen der Medikamente durchaus kannte und dass Kollegen, die als weitere Versuchspersonen dienen sollten, von ihm normalerweise zu ihrer Einwilligung überredet wurden – was in einer hierarchisch organisierten Institution natürlich problematisch ist.

Die ebenfalls für Leipzig geplanten, aber erst in Dresden und Dorpat durchgeführten[95] Versuche mit psychisch Kranken werden mit einer systematischen Zusammenfassung des Stands der Forschung in der Arbeit »Über psychische Zeitmessungen« von 1882 vorbereitet. Zur Bedeutung solcher Versuche als »*Hülfswissenschaften und Methoden der psychiatrischen Forschung*« schreibt Kraepelin programmatisch in der Vorbemerkung seines Compendiums:

> *Diejenige Wissenschaft, welche uns die Mittel an die Hand giebt, ... ist die experimentelle Psychologie. Sie lehrt uns, mit Hülfe des Experiments zunächst die einfachsten psychischen Vorgänge in ihren qualitativen und quantitativen Beziehungen, wie in ihrem zeitlichen Verlaufe gesondert zu studiren, und sie wird auch, so wenig sie bisher von den Irrenärzten kultivirt worden ist, der Psychopathologie neue, reiche Quellen der Erkenntniss zu eröffnen im Stande sein.*[96]

Kraepelins Grundidee der pharmakopsychologischen Experimente steht – ebenso wie die seiner anderen experimentalpsychologischen Arbeiten – in der Traditionslinie Wundts. Sie bestand darin, mit Hilfe psychotroper Substanzen aber auch durch systematische Ermüdung oder Fasten künstliche psychopathologische Zustände herbeizuführen, die als Zwischenstufe zur (natürlichen) psychischen Erkrankung betrachtet wurden. Voraussetzung war zunächst, das gegenwärtige kognitive Zustandsbild, den psychischen »Status praesens«, der gesunden Versuchsperson festzustellen und festzuhalten, um dann die davon abweichenden oder gleichbleibenden Parameter während der künstlich erzeugten Krankheit zu erfassen und zu interpretieren. Kraepelin erschien dies ein gangbarer Weg, um Abweichungen oder »Fehlfunktionen« der psychischen Grundphänomene vom vorherigen gesunden Status praesens gegenüber dieser »Krankheitsphase« zu erkennen. Auch hoffte er, das Wesen der einzelnen pathologischen Bilder besser verstehen zu können, was für die Nosologie der psychischen Erkrankungen und für eine spezifische Therapie von außerordentlichem Wert hätte sein können. Bei seinen Überlegungen zum Stellenwert der

---

93. Kraepelin 1882/83, S. 575.
94. Kraepelin 1892, S. 166/167.
95. Steinberg 2001, S. 206, 209–213; Steinberg/Angermeyer 2001.
96. Kraepelin 1883, S. 13.

Wundt'schen experimentellen Methoden für die Psychiatrie geht er zunächst vor allem von ätiologischen und pathogenetischen Fragen aus.

In einem noch vor der Übersiedlung aus München abgegangenen Brief an seinen Leipziger Mentor denkt er erstmals auch über die differentialdiagnostische Bedeutung einer im heutigen Verständnis neuropsychologischen Diagnostik nach:

Weit wichtiger fast, als diese Untersuchungen bei wirklich Geisteskranken ... könnten ... Messungen der angeführten Art dadurch werden, daß sie uns greifbare Anhaltspunkte für das Verständniß der sog. neuropathischen Disposition lieferten. Dieser Terminus, der in der Psychiatrie eine so große Rolle spielt, ist seinem Wesen nach ein so unklarer und vieldeutiger, daß unsere Vorstellungen von der Aetiologie und dem Wesen der Geistesstörungen schwerlich einen erheblichen Schritt vorwärts thun werden, bevor nicht dieses geheimnißvolle Etwas eine präzise nervenphysiologische Definition erfahren hat. Wie Sie sehen, bin ich hier im Begriffe, den fruchtbaren Gedanken, den ich aus Ihren Werken entnommen und mit Rücksicht auf den psychiatrischen Lehrkreis nur ganz kurz angedeutet habe, weiter zu verfolgen. Ich bin der festen Ansicht, daß alle wirklich 'praedisponirenden' Momente dadurch wirken, daß sie die Reaktionsweise, sei es der gesammten Nervenmasse, sei es einzelner Regionen derselben, in bestimmter Weise modificiren, daß also ein erblich schwer belastetes Individuum, ein Trinker, ein Morphinist, ein Epileptiker oder ein Typhusreconvalescent in anderer Weise auf die äußern Reize antworten, als der normale, 'sthenische' Mensch. Sollten sich bei diesen verschiedenen Kategorien von Individuen nicht auch Differenzen durch die psychophysischen Untersuchungsmethoden eruiren lassen?[97]

Die Überlegungen der Leipziger Zeit zum Stellenwert des »psychologische[n] Versuchs[s] in der Psychiatrie« werden in späteren Auflagen des Lehrbuchs und der Heidelberger Schrift von 1895 programmatisch zusammengefasst. Im Kapitel über die »künstliche Geistesstörung« schreibt Kraepelin:

Was uns die experimentelle Psychologie zu leisten vermag, wird in absehbarer Zeit schwerlich eine unmittelbare Erleichterung der Krankheitsdiagnosen sein ... Die Bedeutung der experimentellen Methoden liegt somit wesentlich in der Förderung unserer wissenschaftlichen Erkenntnis. Gerade darum fällt der Umstand verhältnismäßig wenig ins Gewicht, dass auch für vereinfachte Versuche voraussichtlich immer nur ein Bruchtheil unserer Kranken zugänglich sein wird.

Und weiter, wieder ganz im Sinne seines Mentors Wundt:

Der wesentliche Punkt bei derartigen Forschungen ist, abgesehen von den möglichen Nutzanwendungen für die Psychiatrie, stets die Zerlegung verwickelter psychischer Vorgänge in ihre einfacheren Bestandtheile.[98]

Zusammenfassend kann festgestellt werden, dass Kraepelin seine pharmakopsychologischen Experimente als strategisch geplantes Projekt in Angriff nimmt, mit dem er für die psychiatrische Forschung gezielt Neuland betritt. Bezüglich der experimentalpsychologischen Methoden orientiert er sich am aktuellen Stand der Forschung, den Wundts Ansatz repräsentiert. Er bemüht sich

97. Kraepelin an Wundt vom 27. Januar 1881 in Wundt/Kraepelin 2002, S. 47–48.
98. Kraepelin 1895, S. 27–28 und 38; siehe dazu die psychologiehistorische Arbeit von Hildebrandt 1993.

darum, das pharmakologische Design der Versuche zunehmend besser zu kontrollieren. Neben einem richtungsweisenden Placeboversuch und Innovationen bei der statistischen Auswertung finden sich am Rande auch Überlegungen zur ethischen Problematik solcher Experimente. Zahlreiche programmatische Überlegungen zur psychiatrischen Relevanz der Pharmakopsychologie im Rahmen einer experimentellen Psychopathologie werden später – aus heutiger Sicht bedauerlicherweise – nur ansatzweise ausgeführt oder in neue Versuchsreihen umgesetzt. Kraepelin selbst wendet sich bald neuen, erfolgversprechenderen Themen zu und betreut nur noch vereinzelt Doktoranden, die zu pharmakopsychologischen Themen arbeiten. Die experimentelle Psychopathologie sollte ihn als eine »wahre Leidenschaft« jedoch lebenslang beschäftigen. Selbst nach seiner Emeritierung als Ordinarius für Psychiatrie und Direktor der Nervenklinik der Ludwig-Maximilians-Universität München war er von 1922 bis 1926 weiterhin Direktor der Deutschen Forschungsanstalt für Psychiatrie (Kaiser-Wilhelm-Institut) in München und Leiter der dortigen Psychologischen Abteilung.[99]

3.2.2 Wissenschaftshistorische Analyse der Kraepelin'schen Pharmakopsychologie

Zahlreiche Kraepelin-Forscher und Wissenschaftshistoriker haben sich zu den pharmakopsychologischen Arbeiten Kraepelins geäußert. Ihre Ergebnisse sollen hier vor dem Hintergrund von drei Fragen zusammengefasst und weiterentwickelt werden: Zunächst stellt sich die Frage nach der Originalität von Kraepelins pharmakopsychologischer Forschung, insbesondere seiner methodischen Entwicklungen und Ideen. Es soll weiter untersucht werden, ob bereits die frühe Phase von Kraepelins beruflicher Laufbahn sich durch Arbeitsweisen auszeichnet, die seinen späteren Erfolg als Organisator innovativer Forschungsstrukturen erklären. Abschließend soll der Frage nachgegangen werden, ob Kraepelins programmatische Visionen in der Biologischen Psychiatrie unserer Tage realisiert werden können.

Die pharmakopsychologischen Experimente, die Kraepelin in Wundts Labor am Augustusplatz und im eigenen Labor in der Leipziger Irrenklinik durchführte, waren insofern innovativ, als erstmals Messinstrumente und Versuchsanordnungen der gerade erst entstehenden experimentellen Psychologie eingesetzt wurden. Wilhelm Wundt folgte 1875 einem Ruf auf einen Lehrstuhl für Philosophie an der Universität Leipzig und begründete 1879 das weltweit erste experimentalpsychologische Laboratorium, das wenig später (1883/84) auch offiziell anerkannt wurde.[100] Zur gleichen Zeit nutze William James (1842–1910), der Begründer der amerikanischen Psychologie, Räume an der Harvard University in Cambridge, Massachusetts, für experimentalpsychologische Demonstrationen.[101] Die experimentelle Arbeit beider Institute lag in den Händen von Doktoranden und Assistenten, während Wundt und James sich eher der institutionellen Absicherung und den theoretischen Grundlagen widmeten. Es ist bezeichnend, dass nahezu zeitgleich in Leipzig

---

99. Richartz 2001 und Mitteilung von PD Dr. Matthias M. Weber vom 02.12.02 (Die Psychologische Abteilung wurde allerdings de facto von Otto Graf geführt, der von 1926 bis zur Auflösung der Abteilung im Jahr 1929 auch kommissarischer Abteilungsleiter war).
100. Dazu ausführlich Boring 1965, Hearst 1979, Kusch 1999 und die Zusammenstellung grundlegender Texte in Steinberg 2002, S. 16.
101. Boring 1959 und Diaz-Bone, Schubert 1996

und Harvard zwei aufwendige Versuchsreihen zu den Effekten von Alkohol auf Reaktionszeiten durchgeführt wurden, wobei Kraepelins erste Publikation von 1882/83 vor der von Warren (1887) erschien, die Kraepelin wiederum als eine von nur fünf fremden Arbeiten in der Monographie von 1892 zitiert. Die Ergebnisse der beiden Versuchsreihen sind im Detail durchaus unterschiedlich, gemeinsam ist beiden das Problem der hohen intra- und interindividuellen Variabilität der Reaktionszeiten. Warren kommt zu der versöhnlichen Schlussfolgerung:

> *Kraepelin's results seem to have differed greatly from mine in the amount of change which his doses of alcohol produced. ... I am convinced concerning my own experiments, as Kraepelin seems to be concerning his, that a much more systematic inquiry is necessary for any final results.*[102]

Kraepelins Programm wird nur von wenigen Schülern fortgesetzt; insbesondere sind die Arbeiten von Narziß Ach (1871–1946) zu nennen.[103] Obwohl in den Jahren bis 1920 noch eine Reihe experimenteller Arbeiten zu Reaktionszeitversuchen nach Verabreichung von Alkohol oder Koffein in deutsch- und englischsprachigen Zeitschriften erscheint, fällt auf, dass Kraepelins Orginalarbeiten nur selten zitiert werden, obwohl doch vor hundert Jahren die meisten Naturwissenschaftler und Mediziner deutsche Texte zumindest lesen konnten.[104] Auch Wilhelm Wundt erwähnt in Rückblicken auf die Entstehung des Leipziger Labors die Pharmakopsychologie mit keinem Wort, weder in einem Jubiläumsaufsatz über »Das Institut für experimentelle Psychologie zu Leipzig« (1909)[105] noch in seiner Autobiografie »Erlebtes und Erkanntes« (1920), wo *»der berühmte Münchner Psychiater«*[106] jeweils an hervorgehobener Stelle einer Reihe ehemaliger Mitarbeiter genannt wird.

Eine richtungsweisende, wissenschaftshistorische Würdigung von Kraepelins experimentalpsychologischem Ansatz findet sich in der »Allgemeinen Psychopathologie« von Karls Jaspers (1883–1969), die als Meilenstein der psychiatrischen Systematik gelten kann. Jaspers unterscheidet zwischen den *»subjektiven Erscheinungen des kranken Seelenlebens (Phänomenologie)«* und den *»objektiven Leistungen des Seelenlebens (Leistungspsychologie).«* Kraepelins klinischer Forschungsansatz wird dort als *»experimentelle Psychopathologie«* vorgestellt; diese habe

> *keine einmütige Bewertung erlangt. Von der einen Seite für unfruchtbar und leer angesehen, wird sie von anderen für die einzige wissenschaftliche Methode in der Psychopathologie gehalten. Einem besonnenen Urteil muß sie als eine auf ihrem Gebiet unersetzliche Forschungsweise der Psychopathologie erscheinen. Aber man wird ihr nicht das Recht geben, sich für die einzige Methode zu erklären.*[107]

---

102. Warren 1887, S. 347.
103. Siehe exemplarisch: Ach 1901.
104. Ein erster systematischer Überblick zur Rezeption von Kraepelins Pharmakopsychologie findet sich bei Debus 1992, S. 54–61.
105. Wundt 1909.
106. Wundt 1920, S. 311.
107. Jaspers 1946, S. 141.

Zur Pharmakopsychologie Kraepelins schreibt Jaspers im Teil über die »*kausalen Zusammenhänge des Seelenlebens (erklärende Psychologie)*«:

> *Diese ... hat charakteristische Verschiedenheiten in solchen Leistungsveränderungen nach Einfuhr verschiedener Gifte gefunden. So wurde beobachtet, daß nach Alkohol anfänglich motorische Leistungen beschleunigt werden, die Auffassungsleistungen aber sofort sinken, während nach Tee umgekehrt die Auffassungsleistungen zunehmen, die motorischen unverändert bleiben. Doch liegen die Verhältnisse meist so kompliziert, daß fast alle Resultate einer scharfen Kritik schwer standhalten. Die Verfeinerung der Untersuchungsmethoden ist weiter fortgeschritten als die Erlangung allgemein psychopathologisch interessanter Resultate.*[108]

Auf die methodischen Innovationen und die programmatische Bedeutung von Kraepelins Pharmakopsychologie wies erstmals 1957 der nach England emigrierte deutsch-jüdische Psychiater Wilhelm Mayer-Gross (1889–1961) in einem Festvortrag hin, anlässlich einer akademischen Feier zu Kraepelins 100. Geburtstag in München. Angeregt durch eine Anmerkung in der Londoner Antrittsvorlesung des Psychologen Hans Jürgen Eysenck (1916–1997) konstatiert Mayer-Gross zwar das Scheitern des pharmakopsychologischen Forschungsprogramms zu Kraepelins Lebzeiten, betont jedoch: »*Die Verbesserung und Ausarbeitung statistischer Methoden für die Zwecke der Psychologie lag Kraepelin am Herzen. Schon in der Monografie ... von 1892 erörterte er eingehend statistische Fragen und behandelt u.a. das wichtige Problem des Sicherheitsgrades kleiner Versuchsgruppen.*«[109] In den folgenden Jahren werden Kraepelins Arbeiten fast nur noch von historisch interessierten Autoren zur Kenntnis genommen und es gibt wenig neue Gesichtspunkte; die meisten Autoren übernehmen die Position von Mayer-Gross.

So urteilt Wolfgang de Boor in seiner Monografie »Pharmakopsychologie und Psychopathologie« (1956):

> *Mit einer systematischen Erforschung pharmakopsychologischer Zusammenhänge hat aber erst Kraepelin begonnen. ... Bei der Würdigung dieser Bemühungen, das Seelenleben messend unter wechselnden somatischen Bedingungen zu erfassen, darf festgestellt werden, dass die erzielten Ergebnisse im Grunde enttäuschend sind. Die in äußerst langwierigen und mühsamen, oft pseudo-exakt anmutenden Versuchsreihen ermittelten Befunde wirken manchmal geradezu banal; sie entsprechen in mehr oder minder wissenschaftlich verklausulierter Form den weitgehend bekannten Wirkungen der geprüften Substanzen.*[110]

Und in seiner »Einführung in die Pharmakopsychologie« (1959) schreibt Herbert Lippert:

> *Die Pharmakopsychologie ist eine verhältnismäßig junge Wissenschaft. Als ihr Begründer gilt Emil Kraepelin. ... Das Ziel seiner Bemühungen war, in Analogie zur Pharmakophysiologie, statistisch verwertbare Messungen psychischer Veränderungen vorzunehmen. Vergleicht man den ungeheuren Arbeitsaufwand mit den Ergebnissen, so wird man weitgehend enttäuscht sein, denn nur wenige Zahlen drücken statistisch relevante Unterschiede zwischen normalem und pharmakologisch beeinflusstem Seelenleben aus. Die Kraepelinsche Richtung brachte wertvolle Ergebnis-*

108. Jaspers 1946, S. 390.
109. Mayer-Gross 1957, S. 100.
110. De Boor 1956, S. 4–5.

se für die Arbeits- und Verkehrspsychologie, konnte aber nicht zu einer tieferen Erfassung des Erlebens vordringen.[111]

Einen weiteren Grund für das Vergessen des Kraepelin'schen Forschungsansatzes sieht der ehemalige Tübinger Ordinarius Hans Heimann in Karl Bonhoeffers (1868–1948) maßgeblicher Doktrin der unspezifischen Noxe als Ursache exogener Psychosen, die in diametralem Gegensatz zu Kraepelins Idee einer spezifischen Medikamentenwirkung auf genau benennbare psychologische Funktionen steht.[112]

Und auch der englische Psychopharmakologie-Historiker Healy wiederholt in seinem Rückblick auf »100 Jahre Psychopharmakologie« diese Einschätzung: »*Despite this very clear statement of principles from Kraepelin, pharmacopsychology did not make significant progress experimentally or institutionally.*« Erst spätere Forschungen, die den Schwerpunkt auf Dosisfragen, Plasmaspiegel, Rezeptorbindungen und Enzyminhibition legten, hätten den Grundstein einer Wissenschaft gelegt, die heute als Psychopharmakologie bezeichnet wird.

This inversion of Kraepelin's original term perhaps suggests that an emphasis on the operations of the psyche has, to some extent, been lost sight of. More recently, with the recognition of the phenomenon of awareness under anaesthesia and with increasing interest in the question of consciousness, it may be that pharmacopsychology will reemerge.[113]

Ebenfalls zum 100. Jubiläum des Kraepelin-Buches erscheint 1992 die bislang fundierteste Analyse von Debus, der mit fundierter Methodenkenntnis Kraepelins innovative Leistungen unterstreicht und anhand einer präzisen Zusammenfassung der Wirkungsgeschichte historisch einordnet. Als wichtigste Beiträge zur heutigen Methodik sieht Debus Kraepelins Methodensorgfalt bei der experimentellen Messung psychischer Vorgänge und seine Überlegungen zu pharmakologischen Angriffspunkten.[114]

In einer Analyse von »Kraepelins Versuch einer Anwendung der Psychophysik im Bereich der Psychiatrie« betont van Bakel: »*Daß ein Psychiater sich mit wissenschaftlicher Psychologie befaßte, war damals eher unüblich. In den frühen 80er Jahren des 19. Jahrhunderts stand die Psychiatrie immer noch fest auf dem Boden der Neuroanatomie; die Blütezeit der 'Gerhirnpsychiatrie' war noch nicht vorüber.*«[115] Der klinisch-forensische Psychiater und Kraepelin-Forscher Hoff, nennt in seiner umfassenden Kraepelin-Monografie die Psychologie und Psychopharmakologie in einem Atemzug:

Für Kraepelin war die Psychologie ein angewandter empirischer Forschungszweig, auf das engste verknüpft mit den Hypothesen zur Genese, möglicherweise auch Therapie seelischer Störungen ... Es hat sich eingebürgert, Kraepelin als Begründer der Psychopharmakologie zu bezeichnen und dabei auf sein 1892 erschienenes Buch ... Bezug zu nehmen.[116]

---

111. Lippert 1959, S. 11.
112. Heimann 1969.
113. Healy 1993, S. 108.
114. Debus 1992.
115. Van Bakel 1994, S. 83.
116. Hoff 1994, S. 73.

Hoff stellt richtig, dass die ersten psychologischen Experimente Kraepelins bereits im Wundt'schen Labor in Leipzig durchgeführt wurden (allerdings nicht 1881/82, sondern erst ein Jahr später).

Die psychologischen Arbeiten bilden zehn Jahre lang einen essenziellen Schwerpunkt in Kraepelins wissenschaftlicher Laufbahn, die erst nach weiten Umwegen 1891 zum Heidelberger Lehrstuhl führt. Es sollen deshalb auch Überlegungen zur biografischen Bedeutung des Themas angestellt werden. In den Jahren von 1882 bis 1892 reift Kraepelin zu einer schulbildenden Forscherpersönlichkeit. Bereits in den ersten Jahren seiner wissenschaftlichen Laufbahn zeichnet sich Kraepelin dadurch aus, dass er den aktuellen Stand der Forschungsliteratur gut kennt. Er verfolgt zielstrebig eigene Interessen und ist bereit auch ungewöhnliche Wege zu gehen, um zügig voranzukommen. Autoritäten wie Wundt, von Gudden und Erb respektiert er, aber zuweilen nur so lange sie als Mentoren seine Karriere fördern.

Man kann die Monografie von 1892 auch so lesen, dass der Autor Kraepelin – als ergebnisorientierter Mensch – der Nachwelt mit großem rhetorischem Aufwand beweisen muss, dass er sein Leipziger Forschungsprogramm erfolgreich umgesetzt hat. Das ist gewissermaßen eine verspätete Wiedergutmachung der Kränkung, die ihm durch Flechsigs Kündigung der Stelle des 1. Assistenzarztes an der Leipziger Klinik angetan wurde. Er lernt aus Rückschlägen, verfügt über eine außerordentliche Willenskraft und gibt niemals auf.[117] Selbst die auf hohem Niveau inhaltlich und methodisch letztendlich gescheiterte Pharmakopsychologie münzt er mit rhetorischem Aufwand und Geschick in einen programmatischen Erfolg um. In Leipzig zeigt sich aber auch bereits der durchsetzungsfähige und sozial geschickte Arbeitsorganisator, der Kollegen und sogar seine Verlobte für seine Interessen einsetzt. Diese Erfahrungen und besonders die Zeit in der weitgehend selbstverwalteten Dorpater Klinik führen in letzter Konsequenz dazu, dass München mit der größten psychiatrischen Universitätsklinik und dem Max-Planck-Institut für Psychiatrie, das von Kraepelin als »Deutsche Forschungsanstalt für Psychiatrie« mit Unterstützung eines amerikanischen Mäzens und der deutschen Industrie gegründet wurde, noch heute das bedeutendste Zentrum neurowissenschaftlich-psychiatrischer Forschung in Deutschland ist.

Aus Sicht der Psychiatrie des 21. Jahrhunderts können die langen theoretischen Ausführungen in Kraepelins pharmakopsychologischen Arbeiten als ein Forschungsprogramm gelesen werden, das von aktueller Bedeutung ist, da viele der damaligen methodischen Beschränkungen inzwischen hinfällig sind.[118] Wie oben ausgeführt, hat Kreapelin selbst das Pharmakologiethema in einem Brief an Wundt mit der Bitte um ein Habilitationsthema vorgeschlagen. Während Kraepelins theoretische Überlegungen sich eher mit der psychiatrischen Anwendbarkeit und Relevanz psychologischer Experimente beschäftigen, ist der Antwort von Wundt zu entnehmen, dass es ihm eher um Fragestellungen der allgemeinen oder kognitiven Psychologie geht. Er fordert Kraepelin auf, die Arzneimittel einzusetzen, um einzelne Verarbeitungsstufen zu beeinflussen und zu differenzieren. Damit greift er die richtungsweisende Subtraktionsmethode aus der klassischen Arbeit von Donders »Die Schnelligkeit psychischer Prozesse« (1868) auf, die auch der funktionellen Bild-

---

117. Diese spekulative Interpretation stützt sich auf Ausführungen von Plaut (1927), einem langjährigen Mitarbeiter Kraepelins.
118. Ähnlich sieht das auch Richartz 2001 in seiner Frage zum Scheitern von Kraepelins Forschungsprogramm, S. 34: *»was Kraepelin doomed to fail, since the methodological progress of the second era of neuroscience had not yet been developed in his time, like for instance psychopharmacology, neuro-chemistry ands the new imaging techniques?«*

gebung, dem derzeit führenden methodischen Ansatz der kognitiven Neurowissenschaft, zugrunde liegt.

Die Wirkung von Alkohol auf Reaktionszeiten ist heutzutage vor allem unter forensischen Gesichtspunkten und zur Beurteilung der Fahrtauglichkeit von Bedeutung.[119] Zudem existieren inzwischen gut etablierte Modelle zur pharmakologischen Erzeugung reversibler Krankheitssymptome bei gesunden Versuchspersonen. So treten nach Gabe von dem erstmals in Dorpat von August Sohrt (1861-nach 1909) untersuchten Scopolamin[120] Gedächtnisdefizite auf, die denen von Patienten mit Alzheimer-Demenz ähneln und die durch Gabe cholinerger Medikamente antagonisiert werden können.[121] Ein weiteres pharmakologisches Modell psychischer Störungen stellt die Tryptophandepletion dar, die eine Abnahme des Neurotransmitters Serotonin bewirkt und auch bei Gesunden zu depressiven und anderen Verhaltensstörungen führt, die nach Gabe serotonerger Medikamente (z. B. Serotoninwiederaufnahmehemmer) reversibel sind.[122] Vergleichbare Untersuchungen wurden inzwischen auch zur dopaminergen Modulation von Arbeitsgedächtnis- und exekutiven Funktionen durchgeführt.[123] Damit fand ein wichtiger Grundgedanke von Kraepelins Pharmakopsychologie Eingang in die aktuelle biologisch-psychiatrische Forschung.

Weltweit sind Bestrebungen im Gang die Methoden der Pharmakopsychologie und der funktionellen Bildgebung miteinander zu kombinieren, um so die hirnregionale Wirkung therapierelevanter Neuropsychopharmaka weitergehend zu untersuchen. Von diesem Forschungsansatz sind richtungsweisende Fortschritte zum besseren Verständnis und für die Therapie psychischer Erkrankungen zu erwarten.[124]

> *Der Ausbau der experimentellen Psychologie in ihren meisten und zwar gerade in den für die Psychiatrie wichtigsten Richtungen hat erst in den letzten Jahren begonnen; ihre Anwendung auf das pathologische Gebiet ist bisher so gut wie gar nicht geschehen. Gerade von der experimentellen Psychologie dürfen wir vor Allem jene Aufschlüsse über die Gesetzte und den Zusammenhang der psychischen Erscheinungen zu erhalten hoffen, welche die nothwendige Ergänzung zu einer 'Pathologie der Hirnrinde' darstellen.*[125]

Wir sind heute dabei, Kraepelins visionäre Programmatik in konkreten, experimentellen Studien umzusetzen.

Zusammenfassend ist festzustellen, dass Kraepelin nicht der erste war, der psychotrope Substanzen bei gesunden Probanden zur Erzeugung von Modellpsychosen oder zur Beeinflussung von Reaktionszeiten eingesetzt hat. Die erste systematische Arbeit von Dietl und Vintschgau erschien 1877, also fünf Jahre vor Kraepelins erster pharmakopsychologischer Publikation. Kraepelin gebührt aber das Verdienst, insbesondere in seiner Monografie von 1892, das wissenschaftliche

---

119. Koelega 1995.
120. Sohrt 1886; siehe zu dieser wohl ersten umfassenden klinischen Prüfung eines Arzneimittels auch Saarma/Vahing 1976 und Steinberg 2001, S. 247.
121. Übersicht zum Scopolaminmodell: Ebert/Kirch 1998.
122. Bell/Abrams/Nutt 2001.
123. Müller 2002.
124. Robbins/Mehta/Sahakian 2000.
125. Kraepelin 1883, S. 13–14.

Potenzial der Pharmakopsychologie als erster systematisch erforscht und programmatisch konzeptualisiert zu haben. Die in Leipzig durchgeführten pharmakologischen Experimente und die in diesem Zusammenhang verfassten Arbeiten können als seine methodische Lehrzeit angesehen werden. Aus heutiger Sicht sind Kraepelins Überlegungen und Versuche zur Standardisierung der Untersuchungsbedingungen, die Validierung der Ergebnisse durch medikamentenfreie Kontrollmessungen sowie die Einführung der Placebokontrolle richtungsweisende methodische Innovationen. Einige von Kraepelins visionären Ideen gelangen erst heute, im Zeitalter von Pharmakopsychiatrie und kognitiver Neurowissenschaft zur Realisierung. Somit können wir mit einem geringfügig modifizierten Zitat von Mayer-Gross erneut feststellen:

> *Die Spirale des wissenschaftlichen Fortschritts ist an die Stelle zurückgekehrt, wo Kraepelin vor [120] Jahren seine Problemstellung formulierte. Die Gedanken mit denen der seine psychologischen Arbeiten einleitete, muten modern an.*[126]

Literatur

Ach N. Über die Beeinflussung der Auffassungsfähigkeit durch einige Arzneimittel. Psychol Arbeiten 1901; 3: 14–288

Ackerknecht EH. Ein Brief Emil Kraepelins an Auguste Forel. Schweiz Arch Neurol Neurochir Psychiatr 1963; 91: 11–13

Alexander FG, Selesnick ST. Geschichte der Psychiatrie. Konstanz: Diana, 1969

Bell C, Abrams J, Nutt D. Tryptophan depletion and its implications for psychiatry. Br J Psychiatry 2001; 178: 399–405

Boring EG. A History of Experimental Psychology, 2nd Edition. New York: Appleton-Century-Crofts, 1959

Boring EG. On the subjectivity of important historical dates: Leipzig 1879. J Hist Behav Sci 1965; 1: 5–9

Busse G. Schreber und Flechsig: der Hirnanatom als Psychiater. Medizinhist 1989; 24: 260–305

de Boor W. Pharmakopsychologie und Psychopathologie. Berlin: Springer, 1956

Debus W. »Einfache psychische Vorgänge« als Angriffspunkt von Arzneimitteln – Sichtweisen von 1892 bis 1992. In: Oldigs-Kerber J, Leonhard JP (Hg). Pharmakopsychologie – Experimentelle und klinische Aspekte. Stuttgart: Fischer, 1992. 25–43

Dehio H. Untersuchungen über den Einfluss des Coffeins und Thees auf de Dauer einfacher psychischer Vorgänge [Dissertation]. Dorpat: Universität Dorpat, 1887

Diaz-Bone R, Schubert K. William James zur Einführung. Hamburg: Junius, 1996

Dietl MJ, von Vintschgau M. Das Verhalten der physiologischen Reactionszeit unter dem Einfluss von Morphium, Caffée und Wein. Pflüger's Arch ges Physiol 1877; 16: 316–406

Donders FC. Die Schnelligkeit psychischer Prozesse. Arch Anat Physiol 1868; 8: 657–681

Ebert U, Kirch W. Scopolamine model of dementia: electroencephalogram findings and cognitive performance. Eur J Clin Invest 1998; 28: 944–949.

Exner S. Experimentelle Untersuchung der einfachsten psychischen Prozesse. Pflüger's Arch ges Physiol 1873; 7: 601–660.

Fischel W. Wilhelm Wundt und Emil Kraepelin. Gedanken über einen Briefwechsel. In: Karl-Marx-Universität Leipzig 1409–1959. Beiträge zur Universitätsgeschichte. 1. Bd. Leipzig: Enzyklöpädie, 1959. 382–391

Flechsig P. Die Irrenklinik der Universität Leipzig und ihre Wirksamkeit in den Jahren 1882–1886. Leipzig: Veit & Comp., 1888

Flechsig P. Meine myelogenetische Hirnlehre. Mit biographischer Einleitung. Berlin: Springer, 1927

Güse H-G, Schmacke N. Psychiatrie zwischen bürgerlicher Revolution und Faschismus. Kronberg: Athenäum, 1976

Havens LL. Emil Kraepelin. J Nerv Ment Dis 1965; 141: 16–28

Healy D. 100 years of psychopharmacology. J Psychopharmacol 1993; 7: 207–214

126. Mayer-Gross 1957, S. 100. Im Original heißt es: vor 100 Jahren.

Hearst E. One hundred years: themes and perspectives In: ders (Hg). The First Century of Experimental Psychology. Hillsdale: Lawrence Erlbaum, 1979

Heimann H. Effects of psychotropic drugs on normal man. Conf Psychiatrica 1969; 12: 205–211

Hildebrandt H. Der psychologische Versuch in der Psychiatrie. Psychol Geschichte 1993; 5: 5–30.

Hoff P. Emil Kraepelin und die Psychiatrie als klinische Wissenschaft. Ein Beitrag zum Selbstverständnis psychiatrischer Forschung [Monographien aus dem Gesamtgebiet der Psychiatrie 73]. Berlin: Springer, 1994

Jaspers K. Allgemeine Psychopathologie. 4. Auflage. Berlin: Springer, 1946

Koelega HS. Alcohol and vigilance performance: a review. Psychopharmacology 1995; 118: 233–249

Kolle K. Emil Kraepelin 1856–1926. In: ders (Hg). Grosse Nervenärzte. 1. Bd. Stuttgart: Thieme, 1956. 175–186

Kolle K. Kraepelin und Freud. Beitrag zur neueren Geschichte der Psychiatrie. Stuttgart: Thieme, 1957

Kraepelin E. Ueber die Dauer einfacher psychischer Vorgänge. Biol Cbl 1881/82a; 1: 654–672, 721–733, 751–766

Kraepelin E. Ueber den Einfluss acuter Krankheiten auf die Entstehung von Geisteskrankheiten. Arch Psychiatr Nervenkrankh 1881; 11: 137–183, 295–350, 649–677 und 1882; 12: 65–121, 287–356 (1881/82b)

Kraepelin E. Über psychische Zeitmessungen. Schmidt's Jb ges Med 1882a; 196: 205–213

Kraepelin E. [Rezension von W. Wundt, Grundzüge der Physiologischen Psychologie. 2. Auflage]. Allg Z Psychiatr 1882b; 38: 111–121

Kraepelin E. Über die Einwirkung einiger medicamentöser Stoffe auf die Dauer einfacher psychischer Vorgänge. Zwei Abteilungen. Philos Studien 1882/83; 1: 417–462, 573–605

Kraepelin E. Compendium der Psychiatrie. Zum Gebrauche für Studirende und Aerzte. Leipzig: Abel, 1883

Kraepelin E. Ueber die Beeinflussung einfacher psychischer Vorgänge durch einige Arzneimittel. Jena: Fischer, 1892

Kraepelin E. Der psychologische Versuch in der Psychiatrie. Psychol Arbeiten 1895 1: 1–91.

Kraepelin E. Lebenserinnerungen. Hippius H, Peters G, Ploog D (Hg). Berlin u a: Springer, 1983

Kraepelin E. Briefe I. 1868–1886. Burgmair W, Engstrom EJ, Weber MM (Hg). München: belleville, 2002

Kusch M. Psychological Knowledge: A Social History and Philosophy. London: Routledge, 1999

Lippert H. Einführung in die Pharmakopsychologie (Enzyklopädie der Psychologie in Einzeldarstellungen, Band 4). Bern: Huber, 1959

Mayer-Gross W. Kraepelins Arzneimittelstudien und die pharmakologische Psychiatrie der Gegenwart. Nervenarzt 1957; 28: 97–100

Müller U. Die katecholaminerge Modulation präfrontaler kognitiver Funktionen beim Menschen (MPI Series in Cognitive Neuroscience 26). Leipzig: Max-Planck-Institut für neuropsychologische Forschung, 2002

Pfeifer RA. Flechsig, Paul. In: Deutsches Biographisches Jahrbuch. 11. Bd. Stuttgart/Berlin: Dtsche Verlags-Anst., 1929. 103–106

Plaut E. Worte der Erinnerung an Emil Kraepelin. Z ges Neurol Psychiatr 1927; 108: 1–9

Richartz MMW. Emil Kraepelins forgotten experimental psychopathology project (1895–1926): whatever has happened to his most beloved brainchild? On the nomothetic-ideographic paradigm shifts in psychiatry. Neurol Psychiatry Brain Res 2001; 9: 29–36

Robbins TW, Mehta MA, Sahakian BJ. Boosting working memory. Science 2000; 290: 2275–2276.

Saarma J, Vahing V. E. Kraepelini psühhofarmakoloogilistest uurimistest Tartus. Nõukogude Eeste Tervishoid 1976, 5: 436–440.

SächsHStA (Sächsisches Hauptstaatsarchiv Dresden): Bestand: Ministerium für Volksbildung, Universität Leipzig: 10028/21, 10151/7, 10166/5, 10166/6, 10166/7, 10166/20, 10209/20

Sohrt A. Pharmacotherapeutische Studien über das Hyoscin. med. Diss. Uni Dorpat; Dorpat: Laakmann, 1886

StaL (Stadtarchiv Leipzig): Bestand: Kapitel 4: Akten des Leipziger Rates zur Leipziger Universität und zu verschiedenen Kliniken – Nr. 8: Acta, die academische Irrenklinik betr.

Steinberg H. Kraepelin in Leipzig. Eine Begegnung von Psychiatrie und Psychologie. Bonn: Psychiatrie-Verlag Ed. Das Narrenschiff, 2001

Steinberg H. Wilhelm Wundt, Emil Kraepelin und die Bedeutung des vorliegenden Briefwechsels. In: ders (Hg). Der Briefwechsel zwischen Wilhelm Wundt und Emil Kraepelin. Zeugnis einer jahrzehntelangen Freundschaft. Bern: Huber, 2002. 9–28

Steinberg H, Angermeyer MC. Emil Kraepelin's years at Dorpat as professor of psychiatry in nineteenth-century Russia. Hist Psychiatry 2001; 12: 297–327

Steinberg H, Angermeyer MC. Der Aufenthalt Emil Kraepelins an der schlesischen Provinzial-Irrenanstalt Leubus. Fortschr Neurol Psychiatr 2002; 70: 252–258

UAL (Universitätsarchiv Leipzig): Med. Fak. = Bestand Medizinische Fakultät: A I 81, Bd. 4-6; B IV 3, Bd. 1 ; B IV 4, Bd. 1

UAL (Universitätsarchiv Leipzig): PA = Personalakte : 1461: Emil Kraepelin

UAL (Universitätsarchiv Leipzig): RA = Rentamtsakten: 967 Bd. 1

UBL-HA (Universitätsbibliothek Leipzig – Handschriftenabteilung): Nachlass Zarncke

van Bakel AHAC. »Über die Dauer einfacher psychischer Vorgänge». Emil Kraepelins Versuch einer Anwendung der Psychophysik im Bereich der Psychiatrie. In: Hagner M, Rheinberger HJ (Hg). Objekte, Differenzen und Konjunkturen. Experimentalsysteme im historischen Kontext. Berlin: Akademie-Verlag, 1994. 83–105

Warren JW. The effect of pure alcohol on the reaction time with a description of a new chronoscope. J Physiol 1887; 8: 311–348

Wundt W. Das Institut für experimentelle Psychologie. Direktor: Wilhelm Wundt. In: Festschrift zur Feier des 500 Jährigen Bestehens der Universität Leipzig. Leipzig: Hirzel, 1909. Bd. 4, 1. Teil, 118–133

Wundt W. Erlebtes und Erkanntes. Stuttgart: Kröner, 1920

Wundt W, Kraepelin E. Die Briefe. In: Steinberg H (Hg). Der Briefwechsel zwischen Wilhelm Wundt und Emil Kraepelin. Zeugnis einer jahrzehntelangen Freundschaft. Bern: Huber, 2002. 33–120

3

Paul Julius Möbius (1853–1907) und seine zwei wesentlichen die Psychiatrie prägenden Beiträge – die ätiologische Einteilung der Krankheiten und die Psychogenie der Hysterie

H. Steinberg

4.1 Die Biografie, insbesondere die akademische Vita

Jeder, der sich ein wenig mehr als vage in der Geschichte der Nerven- und Seelenheilkunde auskennt, wird Wilhelm Theopolds Einschätzung, es verbinde sich mit dem Namen Paul Julius Möbius *»keine Erinnerung mehr an das historische Gewicht dieses Mannes«*[1], nur beipflichten. Der hessische Pädiater, Berufsstandsvertreter und Autor medizinhistorischer Schriften will nämlich, und das sollte man hier präzisieren, ausdrücklich nicht auf Möbius' keineswegs verblassen wollenden verheerenden Ruf als Verfasser des »Physiologischen Schwachsinns des Weibes«[2] hinaus. Denn mit diesem populärwissenschaftlichen Pamphlet blieb der Leipziger Nervenarzt sehr wohl in lebhafter Erinnerung und es verdeckt dem Laienpublikum leider bis heute unverrückber die Sicht auf sein breites und für die medizinischen Fächer bedeutendes Werk. So soll also diese berühmt berüchtigte Schrift in dieser Lebens- und Werkbeschreibung einmal bewusst außen vor bleiben. Andernorts gibt es genug darüber zu lesen. Vielmehr wird hier nun einmal Raum geschaffen, dem Publikum gerade zwei fast vergessene, aber tatsächlich bis in die heutige Nerven- und Seelenheilkunde außerordentlich nachwirkende Möbius'sche Leistungen wieder vorzustellen: Zum einen die ätiologische Einteilung der Nervenkrankheiten in »endogene« und »exogene«, die auch die Psychiatrie von ihm übernahm, und zum anderen seine Arbeiten zur Hysterie, in denen er dem deutschsprachigen Fachpublikum dieses Erkrankungsbild erstmals als psychogenes beschrieb (**◘ Abb. 4.1**).

Doch wenden wir uns zunächst der Lebensgeschichte des Leipziger Nervenarztes zu. Diese ist zwar äußerlich arm an Ereignissen und Wechseln, doch verbirgt sich in ihr eine besondere Tragik. Möbius streute in einige, mitunter sogar wissenschaftliche Arbeiten, manchmal nebenbei und im Plauderton, persönliche Dinge mit ein, wenn sie mit dem zu behandelnden Stoff für ihn in einem direkten Zusammenhang standen. So ließ er zum Beispiel in »Ueber die Anlage zur Mathematik« bei seinen Überlegungen, ob und wie bestimmte – hier eben mathematische – Talente, Fähig- und Fertigkeiten vererbt würden, einen bis auf fünf Generationen zurückgehenden Stammbaum seiner Familie mit abdrucken.[3] In demselben Buch erfährt man, dass Möbius in elfter Generation ein Nachkomme des Kirchenreformators Martin Luther (1483–1546) ist; durch seine Urgroßmutter, die Mutter seines Großvaters August Ferdinand Möbius (1790–1868), des berühmten Mathematikers und Astronomen, Johanne Katharine Christiane Möbius, geborene Keil (1756–1820).[4] Ansonsten lässt sich tatsächlich keine Ausführung finden, bei der er etwas ausholender über seine Eltern berichtet.[5]

---

1. Theopold 1983, S. 100.
2. Möbius 1900a.
3. Möbius 1907a, S. 118.
4. Möbius 1907a, S. 116, 118. Diese Stelle wurde wiederholt herangezogen, um Möbius Prahlerei mit diesem Ahnen vorzuwerfen (so Waldeck-Semadeni 1980, S. 3; etwas verhaltener Windscheid 1907, S. 101; Theopold 1983, S. 101). Indes weist Möbius doch nur darauf hin, dass der Stammbaum seiner Familie eben wegen dieser Prominenz so weit zurückzuverfolgen sei. Siehe auch Clasen 1960, S. 30–31.
5. Besonders Bodenheimer 1963, S. 109 brachte seine Verwunderung darüber zum Ausdruck: *»Entgegen seinem sonstigen Freimut zeigt Möbius sich im Bericht über sein Elternhaus seltsam verhalten und verschämt, zumal der Mutter gegenüber. Dieser Umstand muß um so mehr ins Auge fallen, als wir wissen, daß Möbius bis tief ins fortgeschrittene Mannesalter mit der Mutter zusammen gelebt hat.«*

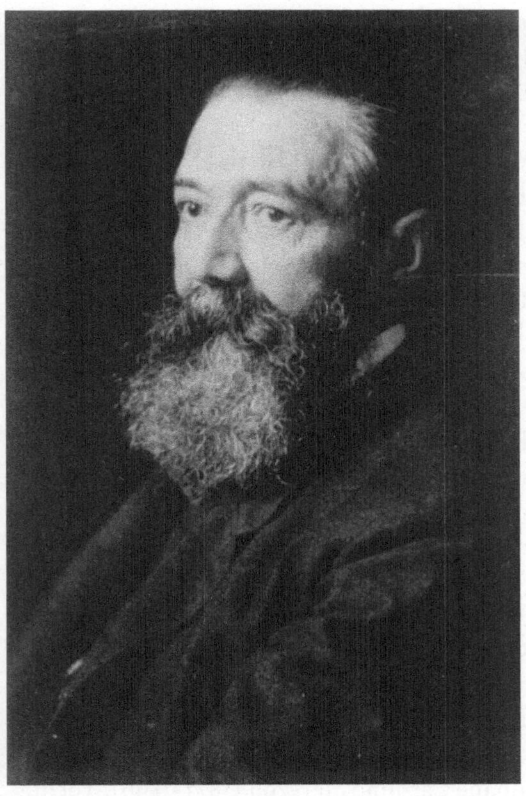

Abb. 4.1. Paul Julius Möbius (Möbius PJ. Ueber die Anlage zur Mathematik. [Ausgewählte Werke. Bd. VIII] 2. Aufl. Leipzig: Barth, 1907: Frontispiz)

Einige wesentliche Fakten zur Familie Möbius können so dem »Luther-Nachkommenbuch« von Martin Clasen oder der ausgezeichneten Dissertationsschrift über Paul Julius Möbius' wissenschaftlich bedeutsamen Großvater väterlicherseits von André Loh entnommen werden. Beide führen den bei Möbius gebrachten Stammbaum auch auf dessen Onkel und Tanten weiter, Clasen sogar bis eben Luther zurück.[6] Es ergibt sich das Bild eines durchaus als Gelehrten- und Künstlerfamilie zu bezeichnenden Geschlechts des mittleren bis leicht gehobenen Bürgertums. Als dieentrale Gestalt des Verwandtschaftskreises des Kindes Paul Julius erscheint der Naturwissenschaftler August Ferdinand Möbius. Er war Professor an der Leipziger Universität, zunächst außerordentlicher, ab 1844 ordentlicher ohne Lehrgebiet, dann für höhere Mechanik und Astronomie und hielt mathematische, geometrische und astronomische Vorlesungen. Lange Zeit amtierte er gleichzeitig als Observator der Sternwarte der Universität, die sich damals noch in der Pleißenburg befand. Vielleicht liebte der kleine Paul Julius die Besuche bei seinem Großvater, der bis zu seinem Tode 1868 im Turm der Pleißenburg wohnte.[7] Zu dessen engsten Freundeskreis zählten neben dem bekannten Brüdertriumvirat Ernst Heinrich (1795–1878), Wilhelm (1804–1891) und Eduard Friedrich Weber (1806–1871), allesamt herausragende Physiker, Mediziner, Physiologen oder Anatomen, sein Schüler, der Philosoph und Mathematiker Moritz Wilhelm Drobisch (1802–1896), der spätere Schwiegervater Paul Julius', und Gustav Theodor Fechner (1801–1887), der Universalgelehrte und spätere Freund und Lehrer von Paul Julius. Dessen Großmutter väterlicher-

---

6. Clasen 1960, v. a. S. 18–31; Loh 1995, S. 26.
7. Nach Leipziger Adressbuch 1868: Dritte Turmhöhe.

seits, also die Frau August Ferdinand Möbius', Dorothea Christiana Juliane Rothe (1790–1859) war die Tochter eines Wundarztes. Paul Julius musste als Jugendlicher miterleben, wie sein geschätzter Großvater in seinen letzten Lebensjahren seine psychische Leistungsfähigkeit vollkommen einbüßte und erkrankte.[8]

Als jüngstes Kind der Eheleute wurde 1825 Paul Julius' Vater Paul Heinrich August Möbius geboren. Er studierte ab 1844 in Leipzig und Berlin Theologie, Philosophie und Philologie und promovierte drei Jahre darauf. Vorübergehend wirkte er als Vesperprediger an der Leipziger Universitätskirche. 1848 begann mit dem Eintritt als Lehrer in die weithin bekannte Leipziger Thomasschule seine Laufbahn als Pädagoge und Leiter von Verwaltungsbehörden für Bildungseinrichtungen. Zu Beginn der 1850er Jahre lebte die Familie im vorstädtischen Connewitz, Mühlgasse Nr. 6.[9] So berief man ihn 1853, im Geburtsjahr Paul Julius', zum Ersten Direktor der neu gegründeten Buchhändler-Lehranstalt und 1865 zum Direktor der Ersten Bürgerschule, beides in Leipzig. 1869 nahm er schließlich den Ruf Herzog Ernst II. von Sachsen-Coburg-Gotha (1818–1893) nach Gotha als herzoglicher Schulrat, Direktor des Lehrerseminars und Generalschulinspektor an. 1872 wurde er zum Vortragenden Rat im Staatsministerium befördert. Wenige Tage nachdem er in den Ruhestand getreten war, erschoss er sich am 8. Juni 1889 – Berbig schreibt: »*in geistiger Umnachtung*«[10]. Es ist anzunehmen, dass Paul Heinrich August Möbius neben seinem Beruf sehr die Geselligkeit liebte, denn es wird berichtet, dass er als Redner bei Lehrerversammlungen und patriotischen Festivitäten auftrat und gefeiert wurde. Unter dem Pseudonym »M. Paul« sind auch einige seiner Rätseldichtungen erhalten geblieben. Des Weiteren verfasste er pädagogische, theologische und literaturgeschichtliche Aufsätze, eine Übersetzung aus dem Hebräischen, ein Drama und verschiedene Volksdichtungen. Am 16. April 1850 schloss der Pädagoge die Ehe mit Juliane Caroline Marezoll (1823–1890), Tochter des Leipziger Professors für römisches Recht und Strafrecht Gustav Theodor Marezoll (1794–1873) und dessen Frau Karoline (unbek.), einer geborenen Krauß, Tochter eines Wetzlarer Juristen.[11] Aus der Ehe gingen insgesamt fünf Kinder hervor, von denen aber nur zwei Söhne Geburt und Kindheit überlebten.[12] Neben Paul Julius sein jüngerer Bruder Martin August Johannes Möbius, der am 7. Dezember 1859 in Leipzig geboren wurde und am 25. Januar 1946 in Bad Homburg vor der Höhe verstarb. Ob zwischen den Brüdern ein engeres persönliches Verhältnis bestand, kann nicht dargelegt werden. Wahrscheinlich werden sie sich gegenseitig einige Male besucht haben, aber mutmaßlich fehlte außer dem verwandtschaftlichen ein identitätsstiftendes Band. Paul Julius hat sich – so weit zu sehen – niemals öffentlich über Martin geäußert und als er im April 1892 einige Tage in Heidelberg weilte, wo sein Bruder ein Jahr zuvor außerordentlicher Professor für Botanik geworden war, wohnte er nicht bei diesem, son-

8. Möbius 1907a, S. 146: »*Kant war in seiner letzten Zeit geistesschwach. Mein Grossvater war es auch.*« Loh 1995, S. 75, der dieses Zitat auch bringt, weist auf eine die Frage betreffende widersprüchliche Quellenlage hin, bringt jedoch selbst noch einen Brief der Philosophischen Fakultät an das vorgesetzte Ministerium bei, worin Bestätigung findet, dass August Ferdinand Möbius wegen Altersschwäche nicht mehr an den Arbeiten der Fakultät teilnähme.
9. Leipziger Adressbuch 1851.
10. Berbig 1906, S. 429. Siehe ebenda zu Paul Heinrich August Möbius.
11. Clasen 1960, S. 31 führt an, Marezoll sei Domherr und Professor der Theologie gewesen. Ferner Teichmann 1884, S. 315.
12. Früh verstarben: Elise Dorothee Juliane M. (01.02.1851–14.12.1851), Walter August Theodor M. (15.08.1854–03.04.1855) und Heinrich M. (12.03.1856–03.03.1857).

dern bei seinem guten Bekannten aus alten Tagen Emil Kraepelin (1856–1926)[13]. Von Heidelberg wechselte Martin Möbius 1893 als Direktor des Botanischen Gartens nach Frankfurt am Main, wo er 1914 eine ordentliche Professur für Botanik erhielt. Er schrieb auch mehrere botanische Abhandlungen.[14] Wissenschaftliche Bedeutung erlangte des Weiteren sein 1895 geborener Sohn Hans Paul Werner Möbius (gest. 1977), der von 1943 bis 1965 in Würzburg ordentlicher Professor der Klassischen Archäologie, insbesondere Spezialist für prähistorische und antike Kunst war und 1977 ebenfalls in Bad Homburg vor der Höhe verstarb.[15]

Paul Julius August Möbius wurde am 24. Januar 1853 in Leipzig geboren. 1870, nur ein Jahr nach der Übersiedlung der Familie nach Gotha, kehrte er hierhin zurück. Offenbar um an der Thomasschule, der ehemaligen Wirkungsstätte seines Vaters, das Abitur abzulegen. Nimmt man die »Gedanken über die Schule. Von einem alten groben Manne«[16] ungeachtet der Vorbemerkungen des Herausgebers Paul Julius Möbius für eben dessen eigene, wofür man in den weiteren Ausführungen mehr als nur eine genügende Berechtigung erhält, dann dachte er als lebenserfahrener Mann mit Ingrimm und Unlust an seine Schul-, insbesondere Gymnasialzeit zurück. Im Grunde seien unverhältnismäßig wenige Kenntnisse und Fähigkeiten für ein späteres Berufsleben, zumal akademisch orientiertes, vermittelt worden. Insbesondere die Art der Wissensvermittlung habe eher gelähmt und unfähig gemacht, sich einen Überblick zu verschaffen oder sich selbst das Lernen zu lehren, wie etwa Sprachen. Dass Möbius angesichts dieser Eindrücke nie ernsthaft daran dachte, beruflich in die Fußstapfen des Vaters zu treten und eine Laufbahn im Schuldienst anzustreben, erscheint begreiflich. Wenigstens aber in Deutsch, speziell beim Aufsatzschreiben, konnte sich der junge Mann auszeichnen. Auch dem Religionsunterricht stand er aufgeweckt gegenüber. Doch empfand er später immer deutlicher die Widersprüche seiner Zeit, die in der Schule eingebläute Unaufrichtigkeit und Verklärung, diktiert von seiner Religion, seinem Vaterland und seiner Rasse. Alles lief auf geistige Grenzen oder Lüge hinaus. So wie er seine moralischen Zweifel im »Grenzlande« beschreibt, möchte man meinen, sie nahmen ihren Anfang bei Betrachtungen über das Verhältnis von Staat und Kirche. Denn da beide nicht getrennt seien, *»zwingt der Staat seine Bürger zur schändlichsten Heuchelei«*. Niemand kann glauben was er will und

> *dass Der, dessen Urtheil den kirchlichen Glauben verneint, als anständiger Mensch ihn nicht bejahen kann. Trotzdem zwingt der Staat seine Beamten, nicht durch das Gesetz, aber thatsächlich, sich zu stellen, als ob sie dem Kirchenglauben anhingen. Ein Offizier oder ein Regierungsrath, der sich nicht trauen lassen, seine Kinder nicht taufen lassen wollte, könnte sich ohne Weiteres Visitenkarten mit 'a. D.' bestellen. Wir Alle müssen unsere Kinder in die Schule schicken und zusehen, dass ihnen da die alten Judengeschichten … als bare Wahrheit beigebracht werden … Wie jedes Kind, nahm ich vertrauensvoll Das auf, was man mich lehrte. Den Confirmanden-Unterricht erhielt ich bei einem geistvollen und beredten Geistlichen. Ihm gelang es mich für die christliche Lehre zu begeistern. Von da an begann der Zwiespalt. Ich wuchs in freisinnigen Bürgerkreisen auf; was mir heilig war, erregte oft bei den von mir Hochgeschätzten ein mildes Lä-*

---

13. MPIP-HA: K 33/12 Möbius, P.J. Brief Möbius' an Kraepelin vom 16.04.1892. Für die Einsichtnahme in die Briefe Möbius' an Kraepelin dankt der Autor den Mitarbeitern des Historischen Archivs des Max-Planck-Institutes für Psychiatrie (München), den Herren PD Dr. med. M.M. Weber und Dr. phil. W. Burgmair, sehr.
14. Eine Vielzahl vorher genannter Details zur Familie aus Clasen 1960, S. 30–31; Loh 1995, S. 26–28, 39, 51–74. Ergänzt durch Jentsch 1907b, S. 5–6; Waldeck-Semadeni 1980, S. 2–3.
15. Man sehe einige wenige Erinnerungen des Neffen an seinen Leipziger Onkel in Schiller 1982, S. 97–98.
16. Möbius 1906a.

> *cheln, dessen Bedeutung mir nicht entging. Peinlich war mir die Gymnasialzeit, denn so scharfsinnig war ich doch, dass ich den widerchristlichen Geist der klassischen Erziehung verstand; mein religiöses eben so wie mein nationales Empfinden litt dauernd im Gymnasium. Dass auch die modernen Klassiker, Shakespeare, Lessing, Goethe, Schiller von Herzen ungläubig waren, diese Einsicht vermehrte meine Noth.*[17]

Nun ist gerade dieser Zwiespalt zwischen dem Glauben und der gelebten Realität für den jungen, suchenden Möbius von erheblichem Belang. Denn er fühlte sich zur Theologie hingezogen, zur Reflexion über das Dasein, zum Philosophieren. Doch weiterhin mag der Religion für den jungen Mann auch noch eine andere Bestimmung innegewohnt haben, nämlich als Orientierung des Menschen zu dienen, als Leitlinie seines Lebens und zu seinem Glück.[18] Indes sah die institutionalisierte kirchliche Wirklichkeit anders aus. Aber es mögen eben zunächst diese offenen Fragen gewesen sein, die die Theologie für ihn erst interessant erscheinen ließen, die seine Aufmerksamkeit, seine Intelligenz banden. Der geistvolle und beredte Konfirmandenlehrer mag den Halbwüchsigen zusätzlich gelenkt haben. Aber es erscheint klar, mit zunehmendem Scharfsinn mussten die unlösbaren Widersprüche überhand nehmen. »*Trotz Alledem entschloss*« er sich als junger Mensch zunächst noch Theologie zu studieren, »*hoffend, es werde mir doch gelingen. Auch jetzt sah ich bei Angehörigen der anderen Fakultäten jenes eigenthümliche Lächeln. Ziemlich drei Jahre kämpfte ich, dann wurde ich klar und nahm den Standpunkt ein, auf dem ich als alternder Mann heute noch stehe.*«[19]

Sein zu Ostern 1871 begonnenes Theologiestudium an der heimatlichen Universität bricht er am Ende des Wintersemesters 1872/73 ab und widmet sich zwei Semester der Philosophie, für die er sich von Anfang an ebenfalls eingeschrieben hatte[20], und mit Beginn des Jahres 1873 auch der Medizin[21]. Als Initialzündung wurde des Öfteren hingestellt, dass Möbius in Vertretung eines Onkels in der Nähe Leipzigs eine Predigt gehalten habe, aber hier sein Unvermögen hart empfand.[22]

---

17. Möbius 1905a, S. 77/78.
18. So liest es auch Schiller 1982, S. 16 aus Möbius' Äußerungen heraus. Aus den hier deutlich werdenden Ansichten über Kirche und Staat zeichnet sich eine liberale und kritische Grundhaltung ab, vor allem eingedenk des sich während seiner Gymnasialzeit im Ergebnis des Deutsch-Französischen Krieges bildenden preußisch dominierten Wilhelminischen Kaiserreiches. Diese Einstellung basiert aber trotzdem auf einem wertebeständig-konservativen Fundament. Parteipolitisch engagierte sich Möbius niemals. Er selbst schrieb einmal: »*Um das Politische habe ich mich nie ernstlich bekümmert, und ich bin kein guter Patriot*« (Möbius 1905a, Vorwort, S. VIII). Schiller meint Möbius zunächst ähnlich als Liberalen auszumachen, jedoch hätte dieser sich dann auf die Seite des Antiliberalismus geschlagen, ja »*even providing fuel … decades later, for fascism*«. Eine Beurteilung, die offenbar von der Ansicht geprägt wurde, Möbius spräche der Frau ausschließlich eine Funktion als Gebärerin zu (Schiller 1982, auch Zitat S. 102). Von Möbius' Aufsatz »Ueber die Veredelung des menschlichen Geschlechts« (Möbius 1898a, S. 130–157 und Möbius 1905a, S. 101–140) und den darin enthaltenen Gedanken über die Verhütung der Entartung weiß Schiller ganz offensichtlich nichts.
19. Möbius 1905a, S. 78.
20. PV 1871–1874.
21. SächsHStA 10028/22, Bl. 3 – Lebenslauf Möbius' bis zur Habilitation. StaL Polizeimelderegister nennt als Einschreibungsdatum als stud. med. an der Leipziger Universität den 29.11.1873.
22. So zuerst Möbius, M. 1907, S. II; Jentsch 1907b, S. 6; Windscheid 1907, S. 225; ferner Bumke 1907, S. 718. Es müsste sich um einen Onkel aus der Familie der Mutter handeln. Die Eheleute Gustav Ludwig Theodor und Karoline Marezoll zeugten einen Sohn, Gustav Karl Franz Georg (1822–1902), der bis zum Königlich Sächsischen Oberappellationsrat aufstieg (Biographisches Jahrbuch und Deutscher Nekrolog 1905, S. 75*), und sechs Töchter (Teichmann 1884, S. 315). Sollte es sich also um einen Onkel Paul Julius' handeln, in dessen Vertretung er predigte, müsste es sich um einen der fünf Ehemänner der Schwestern der Mutter handeln.

Indes verlangte dieser vor sich hin schwelende Konflikt sowieso eine Lösung. Schiller deutet die Unausführbarkeit, sich der Theologie und auch der Philosophie – wie sich noch zeigen sollte – hingeben zu können, prononciert, doch längst nicht haltlos, sogar als traumatisches Erlebnis, das wiederum seinen ihn lebenslang begleitenden hedonistischen und mystizistischen Hang geprägt habe.[23]

Wieso Möbius sich nun der Universität Jena und der Medizin zuwandte wird nicht eindeutig klar. Jedenfalls findet man ihn auf den Immatrikulationslisten für das Sommersemester 1874 dort und überkommene Vorlesungsmanuale weisen aus, dass er die Histologie bei Gustav Schwalbe (1844–1916) und Anatomie und Entwicklungsgeschichte bei dem vielfach bedeutenden, aber heute längst nicht unumstrittenen Ernst Haeckel (1834–1919) gehört hat.[24] Über diese Phase der Umorientierung vermerkte Möbius zuletzt resümierend »*Mein lieber Vater gewährte mir die Mittel, mich anderen Studien zuzuwenden, aber mein Leben hatte einen Bruch erhalten, und der Frohsinn der Jugend war vorüber. War ich schuld an meinem Unglücke?*«[25] An vielen Stellen der Möbius'schen Schriften findet man Hinweise und zuweilen sogar eindeutige Aussagen, dass er sich am liebsten ganz der Philosophie gewidmet hätte, doch um sie als Brotberuf betreiben zu können, habe er sich doch einem Lehrer- oder Hochschullehrerdasein verschreiben müssen, was ihm angesichts der bereits beschriebenen Widersprüche aber unerträglich gewesen sei. Außerhalb einer Erziehungs- oder Bildungsanstalt war sie also »*keine nahrhafte Kuh*« und innerhalb dieses Systems erwartete ihn

> *Schulmeisterdienst und langsame Beförderung bei der gehörigen Rücksicht auf die Forderungen des Staates, der Kirche, und ganz besonders der ordentlichen Professoren, oder aber Kaltstellung bei eigensinniger Versteifung auf das gerade mir als Wahrheit Erscheinende. Dazu kam, dass ich mir nicht zutraute, ein Philosoph erster Classe zu werden, der Gedanke aber, alle Jahre Logik und Psychologie vorzutragen, sowie das alte Stroh der Philosophie-Geschichte zu dreschen, mich erschreckte.*[26]

Um seine Entscheidung für die Medizin zu erklären, sollte man nun also meinen, dass der junge Möbius von der Heilwissenschaft in vielerlei Hinsicht das Gegenteil von dem erhoffte, was ihn als trostlose Aussicht in der Philosophie zu erwarten schien. Er sollte sich zwar nicht darin täuschen, dass sein Arztberuf ihn finanziell gut stellte, bitter sollte er jedoch erfahren, dass eine Karriere ohne Rücksichten auf Staat und akademischen Apparat in der Medizin gleichfalls unmöglich war. Auch mit der »Kaltstellung bei eigensinniger Versteifung« auf das für sich selbst als Wahrheit Erkannte sollte er in diesem Fach so manche Erfahrung sammeln.

Bereits ein Semester später, zum Herbst 1874, wechselt Möbius erneut; diesmal an die Universität Marburg.[27] Mag sein, dass die Wahl ins Mittelhessische zu gehen davon beeinflusst wurde,

---

23. Schiller 1982, S. 16.
24. Waldeck-Semadeni 1980, S. 6.
25. Möbius 1905a, S. 78.
26. Möbius 1905a, S. VII.
27. Waldeck-Semadeni 1980, S. 6. Entgegen anderen Darstellungen, die des Öfteren für Möbius' Studienzeit in Jena drei und in Marburg ein Semester veranschlagen, basiert ihre Abfolge der Studiensemester und -orte auf archivalischen Belegen und der Einsichtnahme in Personalverzeichnisse. Möbius' eigener kurzer Lebenslauf (SächsHStA 10028/22, Bl. 3) bringt keine Klärung.

dass ein Teil der Familie seiner Mutter in der Nähe lebte und er dort also Verwandtschaft besaß. Indes bleibt der Aufenthalt – und auch dessen Dauer – in Marburg recht unklar, so wird konsequent berichtet, Möbius habe hier das Philosophiestudium beendet und sogar noch, er habe hier den akademischen Grad des Dr. phil. erworben[28]. Ein Umstand, der seit 1980 eigentlich als relativ unwahrscheinlich gelten musste, nicht nur, weil in den Promotionsverzeichnissen der Philipps-Universität kein Nachweis aufzufinden ist.[29]

Klärung brachte die kontrastive Quellenarbeit und die Berücksichtigung der Möbius'schen Biografie, hier in Besonderheit die Herkunft seiner Mutter. Ernst Jentsch (1867 bis nach 1919), ein guter Bekannter Möbius', nämlich verlegte den Ort der philosophischen Promotion von allen abweichend nach Gießen[30], was bisher in der Forschung offenbar vollkommen überlesen worden war. Kraepelin gab nun seinerseits erstaunlicherweise sogar ein exaktes Datum, den 9. Dezember 1874, für die Erlangung des Grades Dr. phil. an, jedoch ohne einen eindeutigen lokalen Bezug. Folgt man aber seiner Chronologie, erhält man den Eindruck, Möbius habe in Leipzig seine philosophische Promotion bewerkstelligt.[31] Legt man alle Teile zusammen, so kann es kaum noch erstaunen, dass das Universitätsarchiv Gießen die Angabe, Möbius habe an der Philosophischen Fakultät der Hochschule an der Lahn eben am 9. Dezember 1874 tatsächlich promoviert, mit Hilfe von Akteneinträgen definitiv bestätigt! Erklärend wird weiter ausgeführt, es müsse sich wohl um eine »*typische Promotion 'in absentia'*« gehandelt haben, da Möbius weder in Gießen immatrikuliert gewesen sei, sich vielmehr unter den Promovenden im Dekanatsbuch der Fakultät der unmissverständliche Eintrag finden ließe »*Paul Julius Möbius aus Leipzig, gegenwärtig stud. med. in Marburg*«, noch eine Dissertation eingereicht habe.[32]

Es bleibt betreffs der philosophischen Promotion weiterhin noch das Folgende zu berichten: Möbius hatte gleich zu Anfang des Jahres, im Januar 1874, bereits in Leipzig einen vergeblichen Versuch unternommen! Er reichte hier der Philosophischen Fakultät eine Arbeit mit dem Titel

---

28. So selbst der Bruder Möbius, M. 1907, S. II. Ihn als sichere Quelle vermutend nahm vielleicht von hier die Mär von der Marburger Promotion ihren Anfang, so siehe u. a. Bresler 1906/07, S. 395; Bodenheimer 1963, S. 110; Theopold 1983, S. 101; Pitzing 1986, S. 5. Hirschmüller 1991, S. 62 schien auch leichte Zweifel gehegt zu haben.

29. Einen solchen Bescheid erhielt nämlich Waldeck-Semadeni 1980, S. 6, 184 vom Marburger Universitätsarchiv. Trotzdem nahm sie weiterhin eine philosophische Promotion Möbius' in Marburg an. Hirschmüller 1991, S. 62 äußerte wiederum Vorbehalt.

30. Jentsch 1907b, S. 6.

31. Kraepelin 1907, S. 200.

32. Universitätsarchiv Gießen. Schriftliche Auskunft vom 03. und 04.11.2003 unter Berufung auf: Kössler F. Verzeichnis der Doktorpromotionen an der Universität Gießen von 1801–1884. Gießen: Universitätsbibliothek, 1970 und Dekanatsbuch der Philosophischen Fakultät (Phil C 4, Bd. 3). Ich danke Frau Dr. Eva-Marie Felschow dafür sowie für ihre Erläuterungen sehr herzlich. Letztere, was die Promotion »in absentia« im Falle Möbius' wahrscheinlich bedeutete, gebe ich folgend gekürzt und indirekt zitiert wieder: Über die Promotion selbst sind keine Aufzeichnungen überkommen. Dies ist darauf zurückzuführen, dass die aus dem Zeitraum zwischen 1831 und 1894 stammenden Promotionsakten der Philosophischen Fakultät zu den Verlusten des Zweiten Weltkrieges gehören. Normalerweise musste ein Promotionskandidat 1874 in Gießen auch eine Dissertation einreichen und eine mündliche Prüfung absolvieren. Aber es hat lange Zeit immer noch Ausnahmen gegeben, zumal gerade an kleineren Universitäten wie Gießen Promotionen »in absentia« bis zur Mitte des 19. Jahrhunderts weit verbreitet waren. Es stellt sich der Eindruck ein, dass Möbius in Gießen wohl tatsächlich keine Dissertation eingereicht hat, denn dies wäre vermutlich denn doch im Dekanatsbuch vermerkt worden. Ob er eine mündliche Prüfung abgelegt hat, muss wegen der fehlenden Promotionsakte leider offen bleiben. Es ist jedoch durchaus möglich, ja sogar wahrscheinlich, dass er auch keine mündliche Prüfung absolvieren musste, sondern mit Zahlung der Promotionsgebühren zu seinem Doktortitel gekommen ist.

»Über die subjective Gewissheit« ein, die aber aus formalen und aus inhaltlichen Gründen zurückgewiesen wurde mit der Auflage, sie vollkommen umzuarbeiten. Ganz offensichtlich kam der junge Student dieser Aufforderung nicht nach, denn der Akt ist unter den Titeln »Abgebrochene Promotionsverfahren« abgelegt.[33]

Ab dem Sommersemester 1875 finden wir Möbius wieder in den Studentenverzeichnissen der Universität Leipzig. Drei Semester ist er als stud. med. eingetragen.[34] Am ausgeprägten studentischen Leben beteiligte sich der in diesen Jahren polizeilich in der Felixstraße 3 bzw. in der Königstraße 3[35] Gemeldete wohl nur zögerlich, denn

> *nichts hat mich mehr gegen unsere Erziehung eingenommen als das, was ich unter den Studenten erlebt habe. Schon als ich selbst darunter war und mich eine Zeit lang an dem sogenannten studentischen Leben betheiligte … hat mich ein Grauen ergriffen vor diesem Treiben … ich hab bei einem so großen Bruchtheile der Studirenden so viel Roheit, so viel Gemeinheit, eine so niedrige Gesinnung gefunden … Wenn man einen unreifen Menschen mit reichen Geldmitteln versieht, wenn jeder Zwang zur Arbeit und jede Beaufsichtigung fehlt, dann erhalten freilich die schlechten Triebe freie Bahn … Es ist, als würde er zur Liederlichkeit geradezu aufgefordert. Es müssen schlechte Sitten entstehen … ich habe nirgends solchen Standeshochmuth, so engherzige Clan-Wirthschaft, solche Modeknechtschaft gesehen wie in den akademischen Kreisen … es genügt an das Hauptübel zu erinnern, an die Saufwirthschaft der deutschen Studenten. Wäre das Volk nicht durch lange Gewohnheit stumpf geworden, es müßte sich mit Ekel von diesen Greueln wegwenden. Jeder wirklich Unbefangene, dem man einen 'Trinkcomment' (in den Buchläden verkäuflich!) in die Hand giebt, wird Entsetzen und Verachtung fühlen, und wenn man ihm dann sagt, die Jünglinge, die diese Regeln befolgen, sind die Blüthe des Volkes, und der Staat hat ihnen die denkbar beste Erziehung zu Theil werden lassen, so werden seine Gedanken jeden redlichen Deutschen beschämen. Daß eine große Zahl der Jünglinge durch die Trunkenheit direct zu Grunde geht, daß bei einem nicht geringen Theile der akademisch Gebildeten die auf der Universität erworbene Trunksucht während des ganzen Lebens anhält, das sind Dinge, von denen man nicht gern spricht, die aber jeder mit gesunden Augen Ausgerüstete sehen kann.*[36]

Ende 1876 bestand Möbius das medizinische Staatsexamen und promoviert an der Medizinischen Fakultät. Als eigenständige Publikation ist seine Dissertationsschrift ganz offenbar niemals erschienen, der Aufsatz »Ueber die Niere beim Icterus«[37], 1877 abgedruckt im »Archiv der Heilkun-

33. UAL Phil. Fak. Prom. 9129. Der Akt enthält zwei beidseitig beschriebene Blätter. Einmal mehr, dennoch nichtsdestoweniger ausdrücklich möchte ich Frau Petra Hesse, Mitarbeiterin des Universitätsarchivs Leipzig, für ihre Unterstützung und ihre generelle Aufgeschlossenheit der Arbeit des Archivs für Leipziger Psychiatriegeschichte gegenüber sehr herzlich danken.
34. PV SS 1875 bis SS 1876. Da Möbius offenbar auch keine medizinische Dissertationsschrift anfertigte, die separat erschienen ist, und weder im Universitätsarchiv Leipzig noch im Sächsischen Hauptstaatsarchiv Dresden ihn betreffende Kollegienverzeichnisse überkommen sind, ist man hinsichtlich der von ihm in Leipzig außerhalb des Pflichtprogramms besuchten Lehrveranstaltungen auf Vermutungen angewiesen.
35. StaL Polizeimelderegister Nr. 189, S. 42 bzw. PV z. B. SS 1875 (Felixstraße = heute Schirmerstraße im Leipziger Ortsteil Anger-Crottendorf; Königstraße = heute Goldschmidtstraße im südlichen Zentrum der Stadt).
36. Möbius 1906a, S. 28–31.
37. Möbius 1877b. Waldeck-Semadeni 1980, S. 7/8 über Möbius 1877b: »*Diese Dissertation stellt eine streng experimentell-wissenschaftliche Arbeit dar, untermauert durch Beobachtungen im Tierexperiment, makroskopische und mikroskopische Sektionsbefunde.*«

de«, enthält aber wohl das Wesentliche. Als Doktorvater Möbius' kann Ernst Leberecht Wagner (1829–1888), der Leipziger Ordinarius für allgemeine Pathologie und pathologische Anatomie sowie Direktor des Pathologischen Instituts, betrachtet werden, der just 1877 die Nachfolge des gerade verstorbenen großen deutschen Klinikers Carl Reinhold August Wunderlich (1815–1877) als Direktor der Medizinischen Klinik antrat. An Wagner Institut und unter dessen Leitung nämlich, der schon die wissenschaftliche, aber auch akademische Karriere Paul Flechsigs (1847–1929) ganz wesentlich gefördert hatte[38], stellte Möbius die notwendigen Untersuchungen an. Er berichtet von Injektionsversuchen an Fröschen und vergleichenden makro- und mikroskopischen Analysen von bei Sektionen entnommenen menschlichen Nieren Gelbsuchtkranker. Vier mikroskopische Präparate waren im Pathologischen Institut zwischen Juni und Oktober 1876 angefertigt worden, die Krankengeschichten der Patienten ließ ihn Wunderlich einsehen. Ein Präparat kam durch Felix Viktor Birch-Hirschfeld (1842–1899), Prosektor des Dresdener Stadtkrankenhauses, zu dem Möbius durch seinen Eintritt in das Königlich Sächsische Sanitätskorps in Verbindung stand, in seine Hände. Möbius berichtet zunächst über den Zusammenhang der Pigmentinfiltration der Tubuli mit dem Verlauf des Ikterus. Vor allem aufgrund ähnlicher Histopathologie im Gegensatz zum Verschlussikterus kommt er zu der Ansicht, der Ikterus gravis neonatorum sei dem hämatogenen septischen Ikterus gleich, er stelle eine Dissolutio sanguinis dar. Dem Kontakt zu Birch-Hirschfeld verdankt Möbius eine zweite Arbeit zur Gelbsucht, die Ergebnisse teilte er in dem Aufsatz »Ueber den pathologischen Befund beim Ikterus der Neugeborenen« mit. Auch hier konnte er zu den Sektionsbefunden, an einigen der zwischen 1875 und 1877 48 in Verbindung mit Ikterus stattgefundenen Leichenöffnungen hatte er selbst teilgenommen, die Krankenprotokolle in Beziehung setzen, die er von dem Direktor des Königlichen Entbindungsinstitutes in Dresden, Dr. Franz von Winckel (1837–1911), erhielt.[39]

1877, vermutlich gleich zu Beginn des Jahres, nachdem er am 17. Januar die Approbation erhalten hatte[40], war Möbius in das Sächsische Sanitätskorps eingetreten. Er wird innerhalb der nächsten zwei Jahre eine militärärztliche Laufbahn bis zum Stabsarzt durchlaufen und abwechselnd in Dresden und Leipzig in Garnisonslazaretten als Assistent fungieren.[41] Während dieser Zeit verfasst er sein erstes Buch, den »Grundriss des deutschen Militär-Sanitätswesens«, ein – dem eigenen Untertitel nach – »Leitfaden für die in das Heer eintretenden Aerzte«[42], von dem der berühmte deutsche Neurologe Wilhelm Erb (1840–1921) meinte, dass dieses es wohl nicht beanspruche, als eine erhebliche wissenschaftliche Arbeit bezeichnet zu werden.[43] Stellte man Vermutungen an, was Möbius bewogen haben mag, eine Laufbahn als Militärarzt anzustreben, wird auf den mit der Familie befreundeten Sächsischen Generalarzt Wilhelm August Roth (1833–1892) hingewiesen, der in dieser Hinsicht Einfluss auf ihn ausgeübt haben könnte.[44] Bisher vollkommen übersehen wurde aber, dass Roth insbesondere durch seine Tätigkeit als Redakteur und Heraus-

38. Steinberg 2001, S. 30.
39. Möbius 1878a.
40. Möbius, M. 1907, S. 2; Kraepelin 1907, S. 200.
41. Möbius selbst in SächsHStA 10028/22, Bl. 3b und UAL PA 1506, Bl. 6; ferner Windscheid 1907, S. 225; Kraepelin 1924, S. 274. Der Eintrag im Leipziger Adressbuch 1878 führt bei Möbius noch den Zusatz: Assistenzarzt beim VIII. Infanterie-Regiment.
42. Möbius 1878b.
43. UAL PA 1506, Bl. 2.
44. Strümpell 1907, S. 487; Windscheid 1907, S. 225; Kraepelin 1924, S. 274; Waldeck-Semadeni 1980, S. 8.

geber auf den jungen, publizistisch ambitionierten Möbius anziehend wirkte und dieser so auch unter dessen Federführung einige seiner ersten publizistischen Arbeiten anfertigte.[45] Weiterhin sollte Beachtung finden, dass früher darauf hingewiesen worden ist, dass Möbius unmittelbar zuvor sein zweites Militärpflichthalbjahr absolvierte.[46] Vielleicht bestand von daher doch eine vorübergehende Affinität, begünstigt durch ein Gefühl des sich bereits Vertrautgemachthabens mit einer Ordnung, der sicheren Lebensplanung und des Sich-Abzeichnens einer fest umrissenen Aufgabe, zumal er von einem Generalarzt eingeführt worden war und sich unter dessen Fittiche genommen fühlen konnte.[47] Auch sehe man, dass er, was die Abwechslung der einzelnen Lern- und Beschäftigungsmethoden, was die Verbindung von Theorie und Praxis anbelangt, durchaus einiges von der Armee hält: *»In vieler Hinsicht sind die militärischen Einrichtungen vernünftiger als die bürgerlichen.«*[48] Doch war wohl auch bei dieser Berufsentscheidung absehbar, dass sie keine endgültige sein konnte, sich der denkerische, philosophische Kopf nicht dauernd in straff organisierte Systeme einzwängen ließ. Wie der Autor konnten sich schon Möbius' Freunde und Kollegen Adolf von Strümpell (1853–1925), Franz Windscheid (1862–1910) und Kraepelin ihn nicht als *»Philosoph in Uniform«* denken.[49]

Möbius berichtet selbst über die folgende Zeit, also über das Jahr 1879,

> *um sich wissenschaftlicher Thätigkeit in ausgedehnterem Maße widmen zu können verließ er den activen Dienst im Sanitätscorps, dem er noch gegenwärtig als Stabsarzt der Landwehr angehört, und lebte, nachdem er auf einer halbjährigen Studienreise mehrere deutsche Universitäten besucht hatte, als Arzt in Leipzig, vorwiegend beschäftigt mit dem Studium der Nervenkrankheiten und der Elektrotherapie.*[50]

---

45. So war Roth Herausgeber der »Jahresberichte über die Leistungen und Fortschritte auf dem Gebiete des Militair-Sanitätswesens«, für das Möbius zumindest 1877 schrieb und wo daher möglicherweise das erste von ihm Verfasste namentlich unterzeichnet gedruckt wurde (Möbius 1877a). Möbius selbst gab des Weiteren an (UAL PA 1506, Bl. 13), dass er zudem im Jahresband 1876 Kritiken und Referate verfasst hätte, die allerdings nicht eruiert werden konnten. Auch die am Schluss des dritten Bandes eingebrachten »Nachträge« zu Roths und Rudolf Lex' (1835–1876) »Handbuch der Militär-Gesundheitspflege« hat er zusammen mit Roth und dem Stabsarzt Karl Ernst Helbig (1842–1914) besorgt (Möbius 1877c). Roth dankt Möbius dafür im Vorwort (Roth/Lex 1877, Vorwort).
Bei dieser Gelegenheit sei am Rande noch erwähnt, dass Möbius an gleicher Stelle (UAL PA 1506, Bl. 13) angibt, für das »Diagnostische Lexikon für praktische Ärzte« 1892–93 Artikel verfasst zu haben. Diese hier angezeigte Mitarbeit sollte sich dann über alle vier Bände erstrecken (Möbius 1893–1895). Er zeigt weiterhin an, auch für den Jahresband 1892 des »Literarischen Centralblattes für Deutschland« tätig gewesen zu sein. Hier können zwei Besprechungen ausgemacht werden, die unter dem Signum »P.J.M.« Bücher über traumatische Neurosen – eines von Hermann Oppenheim (1858–1919) – rezensieren (Möbius 1892b).
46. Möbius, M. 1907, S. III; Windscheid 1907, S. 225; Jentsch 1907b, S. 6.
47. Jentsch 1907b, S. 6 meinte sogar *»Als er sein zweites Militärhalbjahr absolvierte, kapitulierte er und blieb einige Jahre beim Militär.«*
48. Möbius 1906a, S. 43.
49. Zitat: Strümpell 1907, S. 487; ähnlich auch Bumke 1907, S. 718; Windscheid 1907, S. 226; Kraepelin 1924, S. 274.
50. SächsHStA 10028/22, Bl. 3b/4.

Bevor auf Möbius' ärztliche Niederlassung eingegangen werden soll, ist es wichtig, einige Worte zu seiner Ehe zu sagen.[51] Am 30. Mai 1879 heirateten Paul Julius Möbius und Constanze Drobisch (5. März 1842 bis 9. Juli 1902). Wird diese kinderlos gebliebene Verbindung erwähnt, folgt oft als zweiter Fakt, dass die Frau erheblich, und zwar um fast elf Jahre, älter war.[52] Dies wird als eine wesentliche Ursache für die durchweg als unglücklich bezeichnete Ehe genannt.[53] Windscheid, Kraepelin und Strümpell, die mit Sicherheit Constanze Möbius kennen lernten, schätzten ein, dass sie »*ihm eine gänzlich ungeeignete Lebensgefährtin war*«[54], beide von Natur aus zu verschieden gewesen seien und es schon sehr bald zu »*seelischen Differenzen*« gekommen sei[55]. Strümpell erinnert sich einer »*ganz amüsanten und klugen, aber sehr redseligen Frau, die einem, wie man zu sagen pflegt, wohl etwas auf die Nerven fallen konnte. Als ich mich später verlobt hatte und ihn* [Möbius] *bald darauf besuchte, äußerte er seinen Glückwunsch mit den Worten: 'Na, Sie werden schon sehen.'*«[56]

Mit Blick auf Möbius' »Physiologischen Schwachsinn des Weibes« wurde wiederholt die Frage aufgeworfen, inwiefern seine offenbar wenig erfreuliche Ehe ein Motiv für die Besonderheit dieser Schrift sein könne. Eine zufrieden stellende Antwort ist nicht absehbar, handelt es sich doch um einen vielschichtigen Sachverhalt und sind die Informationen über die Beziehung der Eheleute zu geringfügig und von äußerst bescheidenem Aussagewert. Dass Möbius' Beziehungen zu Frauen durchaus etwas sonderbar sind und Rätsel aufwerfen, soll nicht vom Tisch gewischt werden. Aber einzig von dieser Ehe kann ein in der Person Möbius' »*tief verankerter Komplex*« nicht herrühren, den der Psychiater Aron Ronald Bodenheimer (*1923) nicht ganz zu unrecht diagnostiziert. Aber seine Überlegungen scheinen hier nicht tief genug zu gehen, so lässt sein Aufsatz zum Beispiel offen, ob er von der Ehe überhaupt wusste, schreibt er doch zweideutig, dass Möbius niemals eine glückliche, nachhaltige Beziehung zu einer Frau außer seiner Mutter gehabt habe.[57] Dass die Mutter im Leben Möbius' eine wesentliche Rolle spielte, er sehr an ihr hing und ihr Tod 1890 ihm außerordentlich nahe ging kann als verbürgt gelten.[58] Auch wissen wir, dass er sie von ihrem Sterbeort Gießen auf den Leipziger Südfriedhof überführen ließ und selbst schließlich neben ihr begraben worden ist.[59] Doch reicht dies aus, um einen Mutterkomplex zu analysieren?

---

51. Einzig Emil Raimann (1872–1948), vor allem als forensischer Psychiater in Wien tätig, behauptete Möbius sei unverehelicht geblieben (Raimann 1907). Merkwürdig mutet angesichts der sonst ernsten Bemühungen Waldeck-Semadenis (1980, S. 9) auch die Biografie Möbius zu erhellen, ihre Aussage an: »*Es ist bezeichnend für die damalige Zeit, dass wir nicht einmal den Vornamen seiner Frau kennen.*«
52. So z. B. Kraepelin 1907, S. 201 und Kraepelin 1924, S. 274; aber auch Windscheid 1907, S. 226; Waldeck-Semadeni 1980, S. 6; Theopold 1983, S. 104; Pitzing 1986, S. 5.
53. Bumke 1907, S. 723; Weygandt 1907, S. 476; Weyhardt 1907; Windscheid 1907, S. 226; Gaupp 1910, S. 378; Bodenheimer 1963, S. 112; Waldeck-Semadeni 1980, S. 6; Pitzing 1986, S. 5. Theopold 1983, S. 104: Die Ehe bescherte Möbius »*eine weitere Enttäuschung*«.
54. Kraepelin 1924, S. 274.
55. Windscheid 1907, S. 226.
56. Strümpell 1925, S. 141.
57. Bodenheimer 1963, S. 117–118. Waldeck-Semadeni 1980, S. 159–160 wiederholt diesen Ausdruck.
58. So berichtet der gut unterrichtete Windscheid 1907, S. 225: »*Der jähe Tod seines Vaters hat ihn sehr ergriffen und ihn noch stiller gemacht, den Tod der Mutter hat er niemals verwunden.*« Ferner Möbius 1907b, S. 50. Waldeck-Semadeni 1980, S. 160 bezeichnet Möbius als »*möglicherweise auch sehr muttergebunden*«.
59. Stadt Leipzig, Grünflächenamt, Abteilung Friedhöfe/Friedhofkanzlei 12.05.2003. Für die schriftliche Mitteilung und Kopien aus dem Grabstellenbuch dankt der Autor.

Das Ehepaar trennte sich in gegenseitigem Einvernehmen und ohne Scheidung[60], aufgrund einiger Indizien möchte man meinen, in den ersten Jahren der 1890er Jahre. Doch auch danach noch suchte Constanze Möbius ihren Mann bis zu ihrem Tode 1902 als ärztlichen Berater auf.[61]

Möbius' äußeres Wesen erweckte den Eindruck einer *»ungewöhnlichen Persönlichkeit«*. *»Auf einem mittelgroßen, kräftig gebauten Körper saß ein Kopf mit feinen, durchgeistigten, von schwarzem Vollbart umrahmten Zügen, auf denen meist ein Hauch von leiser Schwermut zu liegen schien.«* Strümpell beschreibt seinen Freund als *»einen schönen Mann, der viel Sorgfalt auch auf sein Äußeres verwandte, einen großen wohlgepflegten Bart trug und eine besondere Vorliebe für Parfüms hatte«*. Von Natur aus sei er ruhig, freundlich und vertrauenserweckend gewesen. Er unterhielt sich jedoch gern und zeigte sich für Scherze zugänglich. Die ihn umgebende bescheidene und stille Gelehrtenaura ließ ihn *»mehr den feinen, geistig angeregten Köpfen jener klassischen Zeit* [des 18. und 19. Jahrhunderts] *als einem Arzte oder Naturforscher«* der spätwilhelminischen Epoche gleichen, der an den banalen Ereignissen des Tages oder an den Menschen seiner allernächsten Umgebung nicht wirklich lebhaften Anteil nimmt. So wird er im persönlich gewöhnlichen Verkehr kaum anzufeinden gewesen sein. Unerträglich seien ihm rohes, aufdringliches Gebaren, Autoritätsallüren und modische Nachmacherei gewesen. Er selbst galt als schwer beeinflussbar, seine eigenen Überzeugungen lebend und wahrheitsliebend. Öffentliche Auftritte, insbesondere Reden oder Vorträge waren nicht seine Sache, bei solchen Gelegenheiten wirkte er *»fast schüchtern«*.[62]

Möbius sei also durchaus *»nicht ohne Eitelkeit«* gewesen *»namentlich in der späteren Zeit seines Lebens«*. So zeigten sich seine Besucher stets beeindruckt von der künstlerisch und geschmackvoll ausgestatteten Wohnung, die dem älteren Hausherrn *»eine bedeutende Staffage zu gewähren«* hatte.[63] Viele wertvolle orientalische Teppiche und asiatische Skulpturen, vornehmlich japanische Bronzen, verliehen den Räumen in der Rosentalgasse 1–3, wo Möbius seit 1896 lebte und praktizierte, einen musealen Charakter. So wird auch immer wieder auf eine große Buddhastatue hingewiesen, die vielleicht das Prunkstück der Möbius'schen umfangreichen nah- und fernöstlichen Kunstgewerbesammlung gewesen sein mag und die er neben seinem Schreibtisch in seinem Arbeitszimmer aufgestellt hatte.[64] Wobei diese Skulptur zugleich seiner besonderen Religiosität Ausdruck verlieh. Er hatte sich immer mehr und schließlich vollkommen von der evangelischen Theologie abgewandt und eine idealistische, anthropomorphistische, zweifelsohne von seinem Freund Fechner übernommene, persönliche Frommheit gefunden, die zudem fernöstliche oder auch spinozistische Züge trug.[65] Neben seiner vor allem in den letzten Jahrzehnten ausgeprägten Sammlerleidenschaft, so verwahrte er auch ansehnliches Material zur Schädellehre, liebte Möbius ein Leben lang die Natur und Tierwelt. Er hielt im Laufe seines Lebens mehrere

---

60. Die Vertrauten Jentsch 1907b, S. 6 und Windscheid 1907, S. 226 sagen ausdrücklich, dass keine Scheidung erfolgte bzw. dass das Paar getrennt lebte. Im Gegensatz dazu sprechen Bresler 1906/07, S. 395; Bodenheimer 1963, S. 112; Spoerri 1953, S. 692; Schiller 1982, S. 96 und Pitzing 1986, S. 5 von Ehescheidung.
61. So zumindest Kraepelin 1924, S. 274.
62. Formulierungen wie diese in dem vorhergehenden Absatz verwenden mehr oder weniger alle Autoren zur Beschreibung der Person Möbius' stereotyp. Zitate aus: Kraepelin 1924, S. 278; Strümpell 1925, S. 141; Kraepelin 1907, S. 207.
63. Alle drei Zitate Strümpell 1907, S. 487.
64. Möbius, M. 1907, S. IV; Strümpell 1907, S. 141; Theopold 1983, S. 104–105.
65. Strümpell 1907, S. 396; Weyhardt 1907, S. 146.

Hunde, die ihm sehr ans Herz wuchsen und mit denen er sich intensiv beschäftigte, so beobachtete er ihr Verhalten und stellte davon abgeleitete anthropologische oder psychologische Thesen auf. Des Weiteren engagierte sich der Nervenarzt für die Leipziger und deutsche Alkohol-Abstinenzler-Bewegung. Und fast bis zuletzt war es ihm möglich zu verreisen, besonders gern in die Schweizerische Alpenwelt. Einige Interessen und Vergnügungen pflegte er nur als junger Mensch, sie ließen nach oder erfuhren äußere Beschränkungen wie durch die Ehe oder die wissenschaftliche und ärztliche Tätigkeit. So ging er als Junggeselle häufig und gern in die Leipziger Theater, sang und spielte Klavier und Harmonium.[66]

Wie gezeigt, war sich Möbius bis weit in seine Studienzeit hinein nicht im Klaren darüber, welcher Wissenschaft er sich widmen, welchen Beruf er ergreifen sollte. Er musste einerseits seinen persönlichen Interessen entsprechen, seine Neugier bannen und seine Intelligenz befriedigen und er musste es ihm andererseits, da nicht von Hause aus ausgestattet mit einem Vermögen, ermöglichen, davon eine Existenz zu begründen und leben zu können. Als er sich 1873/74 mehr aus äußeren Beweggründen für die Medizin entschied, konnte es innerhalb dieser wohl nur die Nerven- und Seelenheilkunde sein, die seine ursprünglich in den Geisteswissenschaften beheimatete Leidenschaft anzog. Denn diese versprach neben der freilich vorherrschenden somatischen Seite doch Bezüge zur Anthropologie, Psychologie und Philosophie, seinen Vorlieben, nachdem die Theologie sich doch als Enttäuschung herausgestellt hatte. Rein praktisch mögen ihn während seiner mehrmonatigen Phase als Militärarzt zudem neurologisch-psychiatrische Problemfälle am meisten gereizt und bewegt haben. So formte sich 1878/79 der Entschluss heraus, sich als Nervenarzt in freier Praxis niederzulassen.

Im Leipziger Adressbuch findet sich denn seit 1878 der Eintrag seiner Praxis, während der ersten Jahre in der Leipziger Wintergartenstraße Nr. 15 (dritte Etage), also in unmittelbarer Nähe des Kristallpalastes, eines *»der größten Vergnügungs-Etablissements Deutschlands«*[67]. 1880/1881 zog er in die Nr. 1 um. Explizit – jedoch nicht stets gleichbleibend – wird die Bezeichnung »Arzt« bzw. »Spezialarzt für Nervenkranke und Elektrotherapeut«, später dann »Stabsarzt d. L.« bzw. »Stabsarzt d. L. a. D.«, vermerkt. Für die Jahre 1886–1896 finden sich zwar wechselnd die Adressen Querstraße 26 und 28, es wird jedoch deutlich, dass es sich stets um das Gartengebäude der letztendlichen Nr. 28 handelt. Hier nahm die Möbius'sche Wohnung die Hälfte des Parterres ein, in der anderen wohnte mit seiner Familie Anton Heinrich Springer (1825–1891), Professor der Kunstgeschichte, und darüber in der ersten Etage Dr. Otto Robert Georgi (1831–1918), 1876–1899 Oberbürgermeister der Stadt. 1896 lässt sich Möbius in der Rosentalgasse 1–3 nieder. Auch hier wieder bilden das Parterre sowohl die Wohnung als auch die ärztliche Praxis. Er ist bis in die ersten Jahre des 20. Jahrhunderts zugleich Eigentümer des Hauses, dann geht der Besitz über an einen Kaufmann, der während der gesamten Zeit, in der Möbius hier wohnte, in der ersten Etage ansässig blieb. Die Mietparteien der zweiten Etage wechseln wiederholt, von Interesse dürfte sein, dass hier ab September 1902 der Gymnasial-Oberlehrer Professor Dr. phil. Karl Gustav Adolf Heinemann (1857–1927) lebte.[68] Der Publizist und Goethe-Forscher würdigte so denn auch die beiden Goethe-Bände des Nachbarn, die innerhalb dessen Reihe »Ausgewählte Werke« erschienen, ausgespro-

66. Möbius, M. 1907, S. III–IV; Jentsch 1907b, S. 7; Weygandt 1907, S. 479; Windscheid 1907, S. 227; Kraepelin 1924, S. 279.
67. Stadtarchiv Leipzig 1995, S. 225.
68. StaL Polizeimelderegister (Genealogische Dokumente) Nr. 163, S. 309b.

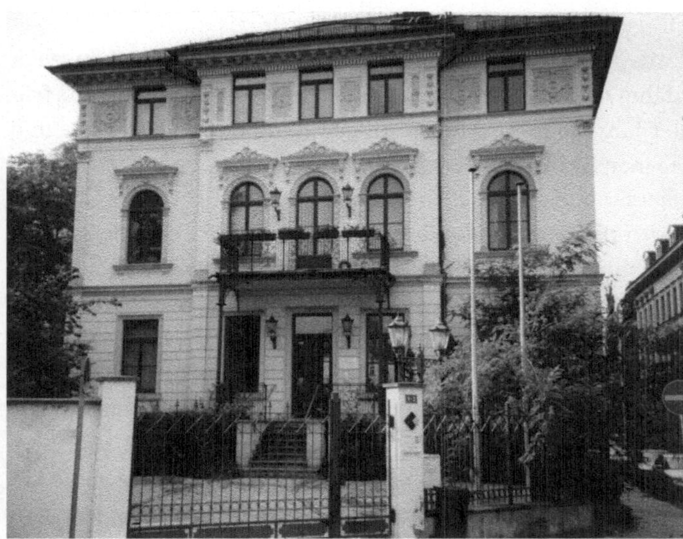

◘ Abb. 4.2. Das Haus Rosentalgasse Nr. 1-3 in Leipzig im Jahre 2003. Als Möbius sowohl seine Wohn- als auch seine Praxisräume 1896–1907 hier im Parterre hatte, wird es ähnlich ausgesehen haben. (Archiv für Leipziger Psychiatriegeschichte)

chen positiv als erste und selbstständige Sichtweise eines Arztes auf den Dichterfürsten.[69] Auf einem überkommenen Briefbogen Möbius' vom September 1905 ist das Signet »Dr. P.J. MÖBIUS – Rosentalgasse 1–3, p. – Sprechst. v. 11–12 U.« gedruckt.[70] Er hielt es immer so, dass er früh am Vormittag Sprechstunde in der Langen Straße 25, der Nervenpoliklinik des Albertvereins, hielt und anschließend, am späten Vormittag bzw. mittags, die Privatsprechstunde in seiner Praxis (◘ Abb. 4.2).[71]

Ganz offenbar besaß die kleine Möbius'sche Privatpraxis in und um Leipzig einen hervorragenden Ruf.[72] Als Hauptklientel hatte sich bald das gehobene und gebildete Stadtbürgertum herauskristallisiert. Vor allem die entsprechend der Mode an Nervosität Leidenden bildeten die Schar seiner ambulant betreuten Patientenschaft und binnen kurzem auch eine getreue Gemeinde von vornehmlich Neurasthenikerinnen und Hysterikerinnen, die sich offenbar auf eine ganz eigene Art zu Möbius hingezogen fühlten. Vor allem auf der Grundlage dieser Kranken entwickelte sich schließlich eine ausgedehnte Konsultationspraxis heraus.[73]

Ob ihn so auch die Leipziger Schriftstellerin und Vorkämpferin für weibliches Selbstbewusstsein Elsa Asenijeff (1867–1941)[74] als ärztlichen Beistand suchte, muss offen bleiben, doch tauschten sich beide geistig aus. So äußerte sich die Geliebte Max Klingers (1857–1920) über Möbius' »Rousseau« und seine Apparaturen zur Messung von Schädelgrößen, sie disputierten beide aber

69. Heinemann 1903.
70. MPIP-HA: K 33/12 Möbius, P.J. Brief Möbius' an Kraepelin vom 29.09.1905.
71. Für den gesamten Absatz benützt: Leipziger Adressbuch 1878 bis 1907.
72. Was aus vielen Äußerungen – oft auch zwischen den Zeilen – seiner zeitgenössischen Kollegen oder in Zeitungsberichten deutlich wird. So sehe man stellvertretend Windscheid 1907, S. 227, der anführt, dass besonders auch von auswärts Kranke zu ihm kamen; Redaktionsnotiz 1907c oder den Psychiater Georg Lehmann (1855–1918) 2003, S. 289. Auch Schiller 1982, S. 48 gewann einen solchen Eindruck.
73. Jentsch 1907c, S. 18. Siehe auch, dass Schiller 1982, S. 18 den Eindruck gewann, »Neurotiker« hätten sich als Hauptklientel bei Möbius eingestellt.
74. Eigentlich Elsa Maria von Packeny. Von 1923 bis zu ihrem Tode war die Asenijeff in verschiedenen sächsischen psychiatrischen Kliniken stationär untergebracht. Über sie siehe u. a. Jorek 1990 und Jorek 2002.

wohl generell über die Geschlechterfrage.[75] Prominentester Patient der Praxis dürfte Fechner gewesen sein. Der Leipziger Gelehrte hatte seinen jungen Freund jahrelang aufgesucht, auch weil er an einem rätselhaften, ihn arbeitsunfähig machenden Augenleiden laborierte, das ihn bereits früher, während der elendsten Phase der Jahre 1840–1843 sogar an den Rand des Todes führte und das Möbius als der von ihm beschriebenen Akinesia algera ähnlich betrachtete. Es äußerte sich in »*Lichtscheu*«, da ihn das »*Sehen schmerze*« und genau wie bei der Schmerzhaftigkeit der Gliedbewegungen eine »*willkürliche Tätigkeit infolge geistiger Überreizung*« quälend sei.[76] So kam es auch, dass der junge Nervenarzt Gelegenheit hatte, dem Psychophysiker und großen Naturwissenschaftler seine Manuskripte vorzulesen und wohl auch dessen Meinung darüber zu hören.[77]

Über Möbius' Wirken als praktischer Mediziner ist wenig direkt überliefert[78], doch sprechen viele seiner klinischen Schriften hier eine eindeutige Sprache und lassen lebhafte Rückschlüsse auf sein Herangehen, sein Verständnis und seine Art der Ausübung des Arztberufes zu. Es wurde die ungemein treffende Bezeichnung von Möbius als dem »*Nervenpathologen ohne Seziertisch*«[79] geprägt. In der Tat: Sein Handwerkszeug war die klinische Beobachtung, die detektivisch genaue Registrierung des lebenden Kranken, seines Körpers und seiner Seele. Die Beobachtung war sein Führer und das tiefe Verständnis für die Gesamtperson des Patienten war seine Methode. Am Beginn aller heilkundlichen Tätigkeit hatte eine sichere Diagnose zu stehen, auf sie legte er ein entscheidendes Gewicht und gerade »*als Diagnostiker war er ausgezeichnet*«. Mit Respekt, wenngleich unter Andeutung einiger Reibereien mit seinem Berufsgenossen in der Rosentalgasse berichtet Windscheid, Möbius

> *beherrschte die Methoden der Untersuchung bis in's Kleinste ... freilich war eine Diskussion über Diagnosen mit ihm fast immer erfolglos, da er, wie überhaupt bei allen Ansichten, auch bei seinen Diagnosen unbeirrt stehen blieb und Einwände nicht gelten liess. Aber eine Unterhaltung mit ihm darüber war, wie jedes Gespräch mit ihm, eine Freude.*[80]

Richtschnur aller ärztlichen Wissenschaft bildete für Möbius die praktische Anwendbarkeit, sie hatte dem Mediziner das Handeln zu erleichtern. Dieser Prämisse ordnete er alles unter und daran maß er auch die Schriften derjenigen, denen er ansonsten wohl gesonnen war wie Kraepelin. Als niedergelassener Arzt, täglich von Kranken um Hilfe und Heilung ersucht, hatte er an diesem Plat-

---

75. Siehe v. a. Brief der Asenijeff an Möbius von »*Donnerstag, Frühling 1903*« in UBL-AS, Nachlass Möbius, der doch den Eindruck einer psychisch angegriffenen Absenderin hinterlässt, sowie Möbius' kurze schriftliche Mitteilungen vom Dezember 1901 (UBL-AS, Nachlass Taut Gelehrte).
76. Möbius 1892a, S. 437. Fechner, selbst studierter Mediziner, verfasste auch eine Krankengeschichte über sein eigenes Leiden, die Möbius zitiert. Schröder/Schröder 1991, S. 18 verorten Fechners Erkrankung nosologisch als depressive Psychose mit hypomanischer bis manischer Nachschwankung begünstigt und eingeleitet durch eine chronische und psychophysische Überforderungssituation. Eine Überforderung der Augen (siehe auch Fechners psychophysische Experimente!) habe Fechner als unspezifisch vegetative Erscheinungen erlebt und sie seien Zentrum einer leiblichen Lokalisation von Gefühlsinhalten im Sinne depressiver Vitalgefühle geworden.
77. So berichtet zumindest Pitzing 1986, S. 28.
78. Recherchen nach Dokumenten oder Krankenaufzeichnungen aus seiner Praxis, so etwa im Stadtarchiv Leipzig, blieben erfolglos. Auch Aussagen von Leipziger Fachkollegen, seien es andere niedergelassene Nervenärzte oder Universitätsmediziner, lassen sich nur spärlich finden.
79. Redaktionsnotiz 1907a; Redaktionsnotiz 1907b.
80. Windscheid 1907, S. 228.

ze für bloßes Theoretisieren und Philosophieren kein Verständnis, wollte klare Aussagen. So etwa auch, was die Erstellung von Gutachten über die Zurechnungsfähigkeit anbelangt. Auch diesbezüglich war ihm zum Beispiel Kraepelins 5. Auflage seines Lehrbuches zu unklar[81] und man ist wohl berechtigt auch daraus zu schlussfolgern, dass Möbius des Öfteren als Gutachter bestellt war. Dr. Ludwig Grimm (unbek.) schrieb nach offenbar mehrfachen persönlichen Begegnungen in der »Leipziger Zeitung«:

> *Man fühlte, welch scharfsichtigem Beobachter man gegenüberstand, und Möbius pflegte ein vorhandenes Interesse kaum zu verbergen. Erst wenn er dann über die Zusammenhänge nachdachte, in welchen Menschen und Umstände stehen, wenn er seine Folgerungen zog, löste in ihm der Systematiker und ärztliche Berater den durchdringenden Forscher ab, dem der Patient zunächst nur Erkenntnisobjekt gewesen war.*[82]

Der Tübinger Ordinarius für Psychiatrie Robert Gaupp (1870–1953) nannte seinen Leipziger Fachgenossen einen »*trefflichen Arzt*« und andere Kollegen bemerkten, dass Möbius in seinem Arztberuf vollständige Befriedigung fand.[83] Windscheid gegenüber erzählte Möbius selbst, »*wie ihm in der Poliklinik bei interessanten Kranken immer alles Aergerliche und Verstimmende, das er am Tage erlebt hatte, verschwände und er ganz in der Aufgabe des Arztes aufging*«, was, so vermutet der Spezialist für Unfall- und traumatische Nervenkrankheiten, wohl mehr noch seine zahlreichen Privatpatienten erfahren hätten.[84]

Da Windscheid Möbius, dessen Praxis und poliklinische Arbeit aus langjähriger persönlicher Anschauung selbst kannte, seine Auffassung als zeitgenössischer Neurologe und Psychiater von Relevanz ist und man mit seiner Hilfe darüber hinaus eine oft zu lesende einseitige Auslegung verdeutlichen kann, sollen noch einige seiner Betrachtungen mitgeteilt werden. So betont er, der um rund zehn Jahre ältere Kollege konnte im Gespräch mit Patienten mit eindeutig organischen Nervenkrankheiten »*in Folge seiner Ehrlichkeit auffallend hart sein. Er konnte nicht heucheln*« und offenbarte ihnen gegenüber wenig schonend auch die ungünstigsten Prognosen. Diesem fügt er noch an, »*dass ihn anatomische Erkrankungen überhaupt weniger interessierten, als die funktionellen Störungen des Nervensystems, denen gegenüber er jedenfalls als Arzt anders war*«. »Anders« heißt, Möbius sei hier

> *als Arzt zunächst Mensch, er suchte in die leidende Seele einzudringen und krankhafte Gemüthstimmungen durch Menschenfreundlichkeit und wohlthuendes Eingehen auf den psychischen Krankheitszustand zu bekämpfen.*

Er habe die Aufgabe des Nervenarztes darin gesehen, »*persönlich auf die erkrankte Seele zu wirken und das kranke Gemüth durch Gemüth zu heilen*«. Eben wegen seines Wesens, seiner suggestiven Art, hätte Möbius »*besonders auf weibliche Kranke einen grossen Einfluss ausgeübt, die ihm besonders zahlreich zuströmten, in den letzten Jahren wohl auch aus einer gewissen Neugierde*« des

---

81. Man sehe so zum Beispiel Möbius 1890a und Möbius 1896a. Beides sind Kritiken von Auflagen des Kraepelinschen Psychiatrie-Lehrbuches und stellen an dieses Erwartungen vom Standpunkt des praktischen Nervenarztes.
82. Grimm 1907a, S. 5.
83. Gaupp 1910, S. 378; Windscheid 1907, S. 228; Kraepelin 1924, S. 279.
84. Windscheid 1907, S. 228.

»Physiologischen Schwachsinns« wegen. Über Möbius' therapeutisches Repertoire urteilt der Vorstand des Unfall-Nervenkrankenhauses Leipzig-Stötteritz: »*Unübertroffen war er in der Ausübung der Hypnose, die er Jahre lang mit grossem Erfolge anwandte.*« Doch war er,

> *abgesehen von seiner psychischen Einwirkung auf den Patienten, merkwürdig einseitig ... Er gab gerne Arzneimittel, hat es auch ausgesprochen, dass der Mensch eine chemische Retorte sei und Störungen des Chemismus nur durch chemische Stoffe zu beseitigen seien, aber auch in der Auswahl der Arzneimittel war er einseitig und gab besonders in den letzten Jahren eigentlich nur Brom.*

Darüber hätten sich Patienten, die vorher bei Möbius in Behandlung gewesen wären, bei ihm beklagt.[85] Diese Einschätzung bestätigt der Psychologe Willy Hellpach (1877–1955), der meint, Möbius konnte sich »*dem medikamentösen Aberglauben ... nicht entwinden*«, und bringt ebenfalls das Möbius'sche Bild vom menschlichen Körper als »*chemischer Werkstätte*«, als »*Retorte*«, in die Reagenzien zu schütten seien. Und Möbius »*schüttete Bromsalz hinein, so viel nur hineinging. Da ist der Punkt, wo er ein schwacher Arzt war, er der doch ein so gewaltig starker sein konnte.*«[86] Das andere Extrem dieser einseitigen Auslegung stellt Gaupp dar, der mit Blick auf Möbius' therapeutischen Ansatz meint:

> *Nicht mit Medikamenten oder physikalischen Heilmitteln geht er an die Behandlung des Nervenkranken heran; mit strengem Ernst und scharfem Spott hat er sich gegen viele therapeutische Auswüchse gewandt; ihm lag daran, die Seele des Nervenkranken zu verstehen und sie derart zu beeinflussen, daß von dem Krankhaften das, was heilbar ist, wieder verschwindet.*

Der Leipziger Nervenarzt habe vom Neurologen ein tiefes Verständnis der ganzen Persönlichkeit und ihrer Lebensgeschichte, die ihm die Wurzeln ihres Leidens schienen, gefordert.[87]

Hellpach und Gaupp haben beide nur zu einem Teil, eben für jenen, in dem sich das von ihnen beschriebene therapeutische Handeln Möbius' abspielt, Recht, doch was ihre Verabsolutierung auf den anderen Teil und damit die Gesamtheit des Möbius'schen Heilarsenals betrifft Unrecht – wie Windscheid, wenn man ihn denn genau liest, aufzeigt. Entwirft man denn ein Modell der Möbius'schen Heilverfahren, zeigt es sich, dass auf der einen Seite die vermeintlich organischen Erkrankungen so, und das heißt chemisch oder physikalisch, behandelt werden, dass also wiederum materiell auf das Organ eingewirkt wurde. Auf der anderen Seite aber werden die funktionellen, vermeintlich amateriellen Erkrankungen mit Hilfe psychischer, ja psychotherapeutischer Methoden zu beeinflussen gesucht. Angriffsziel ist hier die Psyche, die Seele oder das Unterbewusstsein. Nun ist es sicherlich so, dass der philosophische und psychologische Kopf Möbius ein Faible für die zweite Gruppe hatte, sich phasenweise ohne Zweifel eindeutig mehr für sie interessierte. Sie schienen rätselhafter, für einen wie ihn wissenschaftlich verlockender und – auch das ist in diesem Zusammenhang nicht ohne Belang – wurden aber von wesentlichen Vertretern der Schulmedizin nicht als eigene ätiologisch abtrennbare Gruppe betrachtet. Hier bot sich seinem dagegensprechenden Wesen nun zusätzlich die Möglichkeit, den Stachel wider das nerven- und seelenheil-

---

85. Alles Windscheid 1907, S. 227–228.
86. Hellpach 1907, S. 377. Von einer solchen Äußerung ließ sich wohl auch Schiller 1982, S. 48 leiten.
87. Gaupp 1910, S. 379.

kundliche Establishment löcken zu können. Man sehe auch, dass Abhandlungen über Pharmaka ihn nicht wirklich fesselten, ihm mitunter zu lang waren oder er sie von ihrem Wesen her für weniger wichtig hielt. Auch die bereits angesprochenen Kraepelin'schen Lehrbücher sah er unter dieser Interessengewichtung durch und seine wenngleich recht kurzen Kritiken sprechen eine dahingehend eindeutige Sprache.[88] Man kann kaum glauben, dass er nicht gesehen haben sollte, dass sein – immerhin aber doch nur relatives – Desinteresse an Fortschritten der medikamentösen Behandlung ohne Zweifel seine Fixiertheit auf Brom wesentlich bedingte. Möbius muss diese Einseitigkeit anders empfunden und begründet haben.

Möbius pflegte bis in die 1890er Jahre über die wissenschaftliche Korrespondenz hinaus ganz sicher einen Austausch mit seinen Leipziger Fachkollegen. Vor allem die Zusammenarbeit mit seinem Chef, dem Direktor der Medizinischen Poliklinik Adolf Strümpell, hat sich bis zu dessen Fortgang nach Erlangen 1886 eng, fast schon freundschaftlich gestaltet. Genau in diesem Jahr erschien in der »Münchener Medicinischen Wochenschrift« die sogar gemeinsam verfasste kleine Arbeit »Ueber Steigerung der Sehnenreflexe bei Erkrankung peripherer Nerven«. Hier diskutieren sie mit Hinweisen auf zwei im Herbst/Winter 1885/86 beobachtete Patienten die Überlegung, ob gesteigerte Sehnenreflexe auf eine Erkrankung des Zentralnervensystems schließen ließen oder doch auf die peripheren Nerven beschränkt blieben.[89] Nach Möbius' Austritt aus der Universitätspoliklinik 1888 scheinen solche persönlichen Kontakte immer seltener geworden zu sein, bis sie zuletzt ganz abbrachen. Anfang 1892 hatte ihn Georg Lehmann während eines sechswöchigen Urlaubs in Leipzig regelmäßig aufgesucht.[90] Er kannte sich hier noch gut aus, hatte hier studiert, war kurz Flechsigs Assistenzarzt gewesen, jetzt aber aberartz und stellvertretender Direktor auf dem Sonnenstein. Ohne Zweifel erinnerten sich beide noch an das Jahr 1882, als sie gemeinsam zum engsten Anhang Kraepelins zählten.[91] Dieser blieb gleichfalls mit Möbius in Kontakt, besuchte ihn auch hin und wieder, doch nahm die Verbundenheit bald einen intellektuell-geistigen Charakter an, wurde dafür aber immer enger. Der Wandel erklärt sich aus der schließlich immer vorhandenen örtlichen Distanz einerseits sowie andererseits mehr noch aus der zunehmenden gegenseitigen fachlichen Wertschätzung.[92] Auch Oskar Vogt (1870–1959), zwei Semester wissenschaftlicher Assistent Flechsigs[93], hat während seiner Leipziger Phase 1894–1896 wohl tatsächlich Kontakt zu Möbius gesucht. Es einte sie das Interesse an der Affektpsychologie und der Hypnose.[94] So bat Möbius den jungen Kollegen einen Basedow-Kranken hypnotisch zu behandeln, da seine eigenen Erfahrungen ungenügend seien. Möbius, der die Hypnosespezialisten anhielt, sich ebenfalls besonders der Basedow-Kranken anzunehmen, sah sich denn auch in dieser Auffassung bestärkt, da Vogt den ihm anempfohlenen Patienten *»mit*

88. Möbius 1890a: Den Medikamenten wird große Sorgfalt gewidmet. *»Wir haben schon früher nicht verschwiegen, dass uns diese Rücksicht für ein kurzes Lehrbuch etwas weitgehend zu sein scheint.«* Und Möbius 1896a: *»In der allgemeinen Therapie werden alle neuen Betäubungsmittel gewissenhaft besprochen. Es wäre wohl kein grosser Schaden, wenn sie alle nicht existirten.«*
89. Strümpell/Möbius 1886a.
90. Lehmann 2003, S. 289.
91. Steinberg 2001, S. 95–96, 123, 133, 189–190.
92. Kraepelin 1907; Kraepelin 1924; Kraepelin 1983, S. 24, 133; MPIP-HA: K 33/12 Möbius, P.J.
93. PV WS 1894/95, SS 1895.
94. Hassler 1970, S. 48; Pitzing 1986, S. 27.

recht gutem Erfolge« behandelt habe.[95] Womöglich einte beide ebenso der Kampf gegen den Missbrauch des Alkohols.[96]

Wenn man über Möbius' Tätigkeit als praktischer Nervenarzt reflektiert, sollte nicht vergessen werden zu betonen, dass er nur mit Kranken in Berührung kam, deren Behandlung in der Regel ambulant erfolgte. Dass Überweisungen in Krankenhäuser stattfanden versteht sich von selbst, auch dass des Öfteren Nachsorgeuntersuchungen im Anschluss an stationäre Aufenthalte durchzuführen waren. Dennoch hatte Möbius nie Zugang zu Krankenhäusern und im eigentlichen Sinne zu deren Patienten. Ein Umstand, der ohne Zweifel verblüfft, liest man seine Arbeiten. Ganz genauso erging es offenbar vielen seiner Fachgenossen. Strümpell berichtet – und auch schon Theopold fand diesen Bericht so vielsagend, dass er ihn wiedergab –, *»wenn fremde Ärzte, oft von weither … kamen, um Möbius und seine 'Nervenklinik' kennen zu lernen, mussten sie zu ihrem Erstaunen hören, dass der von ihnen verehrte Mann nicht die kleinste Krankenanstalt sein eigen nannte.«*[97] Des Weiteren hat er selbst nie eine fundierte psychiatrische Ausbildung erhalten! Da er dies selbst als wesentlichen Mangel empfand und auch durch Bücherstudium nicht erhoffen konnte *»von der dilettantischen zur fachmännischen«* praktischen Fähigkeit zu gelangen, hatte er sich im August 1888 Rat suchend an Kraepelin gewandt. Dieser empfahl ihm seinen Freund, ehemaligen Kollegen und Nachfolger als Oberarzt der II. Medizinischen Abteilung des Dresdner Friedrichstädter Krankenhauses Sigbert Ganser (1853–1931).[98] In dieser II. Abteilung waren neben psychisch Kranken auch Nervenkranke und *»chronisch Brustkranke«* untergebracht.[99] Grundsätzlich hatte Ganser *»den alten Schüler«* aus Leipzig zwar angenommen, legte ihm aber nahe bis April 1889 zu warten, da dann die spezielle »Irren-Beobachtungsstation« in der Löbtauer Straße eröffnet sei. Doch allem Anschein nach plante Möbius bereits gleich mit Beginn des nächsten Jahres *»eine längere Zeit von jeder Woche die Hälfte der Woche«* in Dresden zuzubringen[100] und es ist offen, ob er noch den Umzug der 19 Männer und 17 Frauen am 29. Juli 1889 in das Areal der späteren Dresdner Städtischen Heil- und Pflegeanstalt miterlebte.[101]

Ganz ohne Zweifel lernte Möbius in praktisch-klinischer Hinsicht auch von den Direktoren der Medizinischen Poliklinik unter denen er tätig war, so von Wilhelm Erb und dem gleichaltrigen Adolf Strümpell. Wenngleich gerade die Beziehung zu Strümpell wohl eher einem gegenseitigen Nehmen und Geben entsprach. Im eigentlichen Sinne aber ist Möbius niemals Schüler gewesen, er stand von Anfang an auf eigenen Füßen und war Ende der 1870er Jahre, als er den Militärsanitätsdienst verließ und seine Praxis eröffnete und als er begann wissenschaftlich-publizistisch zu arbeiten, eine reife Persönlichkeit. In ganz besonderem Maße trifft dies für den 25-jährigen Forscher zu. Nicht als Lehrmeister, mehr als ideengeschichtliche Wegweiser gaben dem jungen Möbius der Universalismus und die Metaphysik Fechners, die ambivalent pessimistische Philosophie Arthur Schopenhauers (1788–1860) und in theoretisch-fachlicher Hinsicht der Psychismus Jean Marie Charcots (1825–1893) und die über allem in der Seelen- und Nervenheilkunde der Epoche

95. Möbius 1896b, S. 76.
96. Müller 1986, S. 22.
97. Strümpell 1907, S. 486; von Strümpell ausgehend Theopold 1983, S. 104.
98. Kraepelin 1907, S. 202.
99. Meisel 1985, S. 27 (Zitat), 30–33.
100. MPIP-HA: K 33/12 Möbius, P.J. Brief Möbius' an Kraepelin vom 05.11(?).1888.
101. Meisel 1985, S. 30–33.

stehende Entartungs- und Vererbungslehre Jacques Joseph-Valentin Magnans (1835–1916) die Richtung an.[102]

Noch neben seiner eigenen Privatpraxis war Möbius 15 Jahre lang in der Nervenpoliklinik des Albertvereins in der Langen Straße 25 in Leipzig-Möckern tätig.[103] Insbesondere im Zusammenhang mit den großen Kriegen des 19. Jahrhunderts sahen sich bürgerliche Frauen verpflichtet, ihren patriotischen Anteil zur Verwundeten- und Krankenpflege und zur Hilfe für Witwen und Waisen zu leisten. Zeitlich und regional unterschiedlich verband sich dieses Engagement mit einer religiösen Motivation. Zu Friedenszeiten wurde diese Arbeit später in »Vaterländischen Frauenvereinen« und im Rahmen des Roten Kreuzes fortgesetzt, deren Ziel unter anderem darin bestand, zur Linderung außerordentlicher Notstände schnelle Hilfe zu leisten, die Krankenpflege durch die Ausbildung von Pflegerinnen zu unterstützen oder sich für die Verbesserung der Krankenversorgung einzusetzen. Als sächsischer Frauenverein trat hier vor allem der »Albertverein« hervor. Carola von Sachsen (1833–1907), Frau des Prinzen und ab 1873 Königs von Sachsen Albert (1828–1902), hatte 1867 den »Albertverein«, der also den Namen ihres Mannes trug, begründet und trat selbst an die Spitze dieser interkonfessionellen Schwesterngemeinschaft. 1878 wurde als Mutterhaus das »Carolahaus«, ein öffentliches Krankenhaus in der Dresdner Johannstadt, errichtet. Ihm folgten in den kommenden Jahren Gemeindekrankenhäuser und -stationen zur ambulanten Krankenpflege in ganz Sachsen.[104] In Leipzig hatten sich 1868 zwei Albert-Zweigvereine begründet, die sich 1895 vereinigten; einer hatte sich vornehmlich der Ausbildung von Krankenschwestern im Krankenhaus St. Jakob gewidmet, wo sogar eine Krankenschwesternschule entstand, während sich der andere, der unter dem Vorsitz von Frau Helene Derham (1852–1930)[105] stand, in Leipzig-Möckern als eigenständige Krankenstation etablierte. Hier entstanden im Laufe der Jahre weiterhin verschiedene Polikliniken, so für Augen- (unter Professor Paul Julius Schroeter, 1840–1930), Ohren- (unter Dr. Emil Stimmel, Lebensd. unbek.) und innere Krankheiten (unter Dr. Theodor Bernhard Höhne, geboren um 1850, 1873 promoviert) sowie eine für Nervenkranke, in die Möbius also 1883 eintrat oder die er sogar aufgebaut hat. Bis 1912 wurden in ihr 7500 Patienten behandelt.[106]

Im Jahre 1898 zog sich Möbius hieraus zurück, seine Nachfolge trat dort sehr wahrscheinlich Dr. med. H. Brassert (unbek.) an, der vorher im Badischen unter Herman Emminghaus (1845–1904) und Heinrich Schüle (1840–1916) gearbeitet hatte und sich 1898 in Leipzig als Nervenarzt niederließ.[107]

---

102. Oft zu findende und nicht von der Hand zu weisende geistige Ziehväter Möbius', so genannt bei Bumke 1907, S. 723; Kraepelin 1907, S. 201. Doch auch Möbius selbst weist vielerorts auf sie hin.
103. Leipziger Adressbuch 1883 bis 1899. Pitzing 1986, S. 16–17 spricht von einer zehnjährigen Tätigkeit als Leiter der Poliklinik des Albertvereins. Bloße Erwähnung des Faktes bei Windscheid 1907, S. 226; Kraepelin 1924, S. 274.
104. Seifert 1999.
105. Ackermann 1918, S. 13 lässte vermuten, dass Helene Derham Gattin des Kaufmannes und Königlich Belgischen Generalkonsuls Robert James Derham (1847–1927) war.
106. Zum Leipziger »Albert-Verein« siehe Ackermann 1918, v. a. S. 3-4, 8–9, 13.
107. Die Schlussfolgerung, dass Brassert wohl Möbius' Nachfolge antrat, ergibt sich aus der Zusammenfügung von Ackermann 1918, S. 9 und Kreuter 1996, I, S. 175. Das Leipziger Adressbuch von 1900 führt einen »Dr. H. Brassert« als »Special-Arzt für Nervenkrankheiten«, wohnhaft Promenadenstraße 11, auf.

Am 22. November 1882[108] richtet der sehr wahrscheinlich[109] seit einigen Monaten nebenher als Volontär – also unbezahlter Assistent – in der Neurologisch-Elektrotherapeutischen Abteilung der Medizinischen Poliklinik unter Wilhelm Erb tätige Möbius an die Medizinische Fakultät die Bitte, an ihr als Dozent der Medizin tätig sein zu dürfen. »*Er bittet ferner, an Stelle einer besonderen Habilitationsschrift die beiliegenden, bisher von ihm veröffentlichten Arbeiten werten lassen zu wollen.*«[110] Nun war es zwar üblich und die Fakultät wollte immer weniger darauf verzichten, dass der Habilitand zum Zwecke des Nachweises seiner wissenschaftlichen Befähigung eine besondere Habilitationsschrift anfertigt und einreicht, jedoch wurde bei Kandidaten, welche bereits mehrere Publikationen vorgelegt hatten, doch darauf verzichtet und man zog stattdessen eben jene für die Bewertung heran.[111] Anhand des folgenden Gutachtens von Erb kann man eruieren, mit welchen schon vorgelegten Veröffentlichungen Möbius seine wissenschaftliche Befähigung nachzuweisen gedachte. Vorher jedoch mussten Erb und der Pathologe und Kliniker Wagner auf der Sitzung der Medizinischen Fakultät vom 25. November, die unter der Leitung des Dekans, des Ordinarius für topographische Anatomie Christian Wilhelm Braune (1831–1892), stattfand, erst einmal beauftragt werden, über diese Arbeiten zu referieren.[112]

Daraufhin eben fasste der Direktor der Medizinischen Poliklinik und Ordinarius für spezielle Pathologie und Therapie am 2. Dezember 1882 seine Beurteilung folgendermaßen schriftlich zusammen:

> *Herr D. Möbius hat eine große Anzahl von einzelnen Arbeiten seinem Gesuch um Erlaubniß der Habilitation beigelegt. Wenn ich absehe von dem 'Grundriß des d. Militärsanitätswesens'*[113]*, der wohl keine erhebliche wissenschaftliche Arbeit beansprucht, sind diese Arbeiten theils einfache casuistische Mittheilungen aus verschiedenen Gebieten der Pathologie, wenigstens der Nervenpathologie*[114]*, theils größere übersichtlich-referirende Zusammenstellungen von Besprechungen der Literatur über einzelne wichtigere Themata (Tabes*[115]*, Hypnotismus*[116]*, Sehnenreflexe*[117]*, Elektrotherapie*[118] *etc.), endlich zusammenfassende eigene Anschauungen u. Betrachtungen über*

108. Das bei Windscheid 1907, S. 226 angegebene Datum 23.01.1883 stimmt nicht.
109. Wann genau Möbius als Volontär in die Medizinische Poliklinik eintrat, lässt sich trotz umfangreicher Einsichtnahme in Originalakten (so v. a. UAL PA 1506; UAL Med. Fak., RA 1323–1328; SächsHStA 10151/7) nicht mit letzter Sicherheit sagen. Mehrere Umstände sprechen jedoch für den Spätsommer bzw. Herbst 1882. So siehe auch Kraepelin 1983, S. 24, der davon spricht, auch Möbius habe gehofft, von Erb eine bezahlte Stellung zu erhalten. Strümpell trat sein Amt als Direktor der Medizinischen Poliklinik in Nachfolge Erbs zum 01.04.1883 an. Dem entgegen könnten Kraepelin 1907, S. 200 und Kraepelin 1924, S. 274 stehen, doch scheint hier die Aufnahme als bezahlter Assistent gemeint zu sein.
110. UAL PA 1506, Bl. 1–1b (Zitat Bl. 1b).
111. Siehe zum Beispiel den Habilitationsvorgang Kraepelins im vorherigen Sommer 1882 (Steinberg 2001, S. 139–141 sowie S. 132–133 in diesem Buch).
112. UAL Med. Fak., A I 81, Bd. 4, Bl. 339.
113. Bezieht sich auf Möbius 1878b.
114. Es werden Arbeiten gemeint sein wie Möbius 1878c; Möbius 1879c; Möbius 1881d; Möbius/Tillmanns 1881 g; Möbius 1882f; Möbius 1882 h.
115. Bezieht sich auf Möbius 1880a; Möbius 1881a; Möbius 1882a; Möbius 1882b.
116. Bezieht sich auf Möbius 1881b.
117. Bezieht sich auf Möbius 1880b.
118. Bezieht sich wohl v. a. auf Möbius 1882c. Als niedergelassener Elektrotherapeut beschäftigte sich Möbius naturgemäß in seinen Publikationen des Öfteren mit derlei Fragen, so siehe auch Möbius 1880c; Möbius 1880d; Möbius 1880e; Möbius 1880 f.

bestimte [sic!] wissenschaftliche Fragen[119] *u. zuletzt eine halbpopuläre, wesentlich compilatorische Darstellung der Lehre von der 'Nervosität'*[120]*. Irgend eine größere wissenschaftliche Arbeit, eine zur Lösung bestimter [sic!] Fragen unternommene klinische od. experimentelle Untersuchung ist darin nicht enthalten; nur in der Arbeit 'über die Niere beim Icterus'*[121] *sind einige Experimente am Frosch erwähnt. – Die casuistischen Mittheilungen sind im Ganzen als recht gut zu bezeichnen. – Am wenigsten glücklich scheint mir M. in den Arbeiten, welche seine eigenen, vorwiegend speculativen Gedanken ueber gewisse Themata enthalten ('üb. d. Schmerz'*[122]*, 'üb. d. primär. chron. Erkranku [sic!] des willk. Bewegungsapparats'*[123]*, 'üb. d. hereditären Nervenkrankheiten'*[124]*); obgleich sie von ernstem Nachdenken u. sorgfältiger literarischer Erforschung des Thatsächlichen zeugen, tritt bei ihnen doch allzu sehr der Mangel eigener genügender Erfahrung, der nothwendigen Grundlage für die sichere Beurtheilung der Erfahrungen anderer, hervor. – Das Buch über 'Nervosität', sowie die kritischen Übersichten in Schmidt's Jahrbüchern verdienen alles Lob.*
Im Ganzen geht aus den Arbeiten von M. jedenfalls ernstes, wissenschaftliches Streben, Verständniß für die ihn beschäftigenden Fragen, umfassende Kenntniß u. im Ganzen auch richtige, verständige, kritische Beurtheilung der Literatur hervor.
Ich würde – falls die Facultät es nicht für nothwendig hält, von Möbius noch eine neuere wissenschaftliche Arbeit zu verlangen –, die vorgelegten Arbeiten für ausreichend erachten, um mein Votum für Zulassung zur Habilitation zu begründen.[125]

Der zweite Referent Wagner erklärt sich unter den schriftlichen Ausführungen Erbs lediglich kurz mit dessen Ausführungen einverstanden. Auch die Mitglieder der Fakultät Justus Radius (1797–1884), Ordinarius für Hygiene und Pharmakologie, Karl Siegmund Franz Credé (1819–1892), Ordinarius für Entbindungskunst, der berühmte Physiologe Carl Ludwig (1816–1895), der Chirurg Carl Thiersch (1822–1895), Julius Cohnheim (1839–1884), ordentlicher Professor der pathologischen Anatomie und allgemeinen Pathologie, der Hygieniker Franz Hofmann (1843–1920) und der Ophthalmologe Ernst Adolf Coccius (1825–1890) stimmen dem Gutachten Erbs zu. Lediglich Wilhelm His sen. (1831–1904), seit 1872 in der Fakultät als ordentlicher Professor für Anatomie und Direktor des drei Jahre darauf neu errichteten Anatomischen Instituts, Begründer der exakten Entwicklungsgeschichte des zentralen Nervensystems und Schöpfer der Neuroblastenlehre, entgegnet »*nach Durchlesung des Berichts unseres Herrn Referenten bin ich für Anfertigung einer Habilitationsschrift*«.[126]

---

119. Es werden Arbeiten gemeint sein wie Möbius 1878d; Möbius 1879d; Möbius 1879e; Möbius 1880 h; Möbius 1881e; Möbius 1881f; Möbius 1882 g.
120. Möbius 1882d.
121. Möbius 1877b.
122. Diese Arbeit konnte bisher noch nicht zweifelsfrei eruiert werden, mit gewisser Wahrscheinlichkeit ist jedoch Möbius 1880c gemeint.
123. Möbius 1882e.
124. Bezieht sich sehr wahrscheinlich auf Möbius 1879a; Möbius 1879b; Möbius 1880 g; Möbius 1881c.
125. UAL PA 1506, Bl. 2–2b.
126. UAL PA 1506, Bl. 2b. Pitzing 1986, S. 9 verwechselte eindeutig His mit Ludwig und meinte, Ludwig wäre für eine eigens anzufertigende Habilitationsschrift eingetreten. Waldeck-Semadeni 1980, S. 10 vergaß Cohnheim in ihrer Aufzählung der dem Gutachten Erbs Zustimmenden, womöglich, da er hier – wie stets – sehr schwer lesbar unterschrieb.

Vor Weihnachten 1882 kann noch keine Entscheidung herbeigeführt werden, da auf der nächsten Fakultätssitzung am 13. Dezember Erb entschuldigt fehlt.[127] Doch am vorletzten Tag des Jahres wird in Anwesenheit sowohl von Erb wie von His entschieden, das Habilitationsgesuch zuzulassen.[128] Erb, der Möbius ja durch den persönlichen Umgang kannte, hatte sich also durchgesetzt, wenngleich er doch selbst mehrere Publikationen des Antragstellers sehr kritisch bewertet hatte.[129] Dekan Braune berichtet im Auftrage der Fakultät an das vorgesetzte Ministerium:

Die Doctoren der Medicin Paul Möbius aus Leipzig und Botho Scheube aus Zeitz[130] *haben bei der … medicinischen Facultät um Zulassung zur Habilitation bei derselben nachgesucht. Beide Bewerber haben einen besonderen Bildungsgang für sich, ersterer Dr. Möbius im Allgemeinen insofern, als er vor Beginn seines medicinischen Studiums mehrere Jahre theologischen und philosophischen Studien sich gewidmet und solche mit der Promotion bei der philosophischen Facultät hierselbst zum formellen Abschluß gebracht hat … Die Ergebnisse der Fachprüfungen beider Petenten waren im tentamen physicum wie in der Staatsprüfung bevorzugt tüchtige und diese wissenschaftliche Tüchtigkeit ist in den von denselben edierten mehrfachen Schriften welche beifolgen in einem solchen Grade bekundet, dass die medicinische Facultät keinerlei Bedenken hat, beide vorliegende Gesuche um Zulassung zur Habilitation auf das Angelegentlichste gehorsamst zu empfehlen.*[131]

Wenige Tage darauf, am 11. Januar 1883, erfolgt die ministerielle Mitteilung, dass Möbius zu den vorschriftsmäßigen Probeleistungen zur Habilitation zugelassen wird.[132]

Der erste Teil, das Examen pro Venia Legendi, wird am 23. Januar von Wagner abgenommen, im Beisein von Radius und Ludwig sowie vermutlich auch von Hofmann. Laut Prüfungsprotokoll examinierte der Direktor der Medizinischen Klinik und vormalige Ordinarius für Pathologie zunächst über »*Reactionen der Muskelreizbarkeit gegen den Inductions u. galvanischen Strom bei verschiedenen Krankheiten*«, um dann zur Geschichte der Lokalisation der Großhirnfunktionen überzugehen. Das Kollegium befindet, den Kandidaten zur Probevorlesung zuzulassen.[133] Diese fand drei Tage später, am 26. Januar, statt und für die Fakultät beschlossen Wagner, Hofmann und Braune die Ausführungen über die Systemerkrankungen des Rückenmarks zu akzeptieren und den Vortragenden zum Privatdozenten zu ernennen.[134] Obgleich Möbius in seinem Habilitationsantrag nur allgemein darum bat als »*Docent der Medicin*«[135] in die Fakultät aufgenommen zu wer-

127. UAL Med. Fak., A I 81, Bd. 4, Bl. 339.
128. UAL Med. Fak., A I 81, Bd. 4, Bl. 342.
129. Erbs Einwände stellte auch Dietfried Müller-Hegemann (1910–1989) in seiner Mitteilung an Bodenheimer heraus, die dieser dann sogar wortwörtlich für seinen Text übernahm, siehe UAL PA 1506, Bl. ohne Paginierung, Vorderseite nach Bl. 29; Bodenheimer 1963, S. 111.
130. Es handelt sich um Heinrich Botho Scheube (1853–1923), der sich als Forscher zu den Tropenkrankheiten später einen nicht unbedeutenden Ruf verschafft.
131. SächsHStA 10028/22, Bl. 1–2 (Datum: 03.01.1883).
132. SächsHStA 10028/22, Bl. 7.
133. UAL Med. Fak. B IV 4, Bd. 1, Bl. 17.
134. UAL Med. Fak. B IV 4, Bd. 1, Bl. 17. Auch Windscheid 1907, S. 226 erwähnt die Probevorlesung. Es wird, genau wie Waldeck-Semadeni 1980, S. 10, davon ausgegangen, dass sie tatsächlich gehalten wurde, entgegen der Bemerkung Pitzings 1986, S. 9, der sich von dem Wortlaut des Prüfungsprotokolls irritieren ließ. Dieser lautet: »*Die Probevorlesung handelte über die Systemerkrankungen des Rückenmarks; nach dem Ausfall derselben wurde die Zulassung des Herrn Dr. Mobius* [sic!] *zur Dozentur beschlossen.*«
135. UAL PA 1506, Bl. 1.

den und weder in deren Schrifttum noch auf dem Prüfungsprotokoll vermerkt wurde, für welches medizinische Fachgebiet Möbius nun eigentlich die Venia Legendi erhielt, kann es als sicher gelten, dass sich seine Lehrbefugnis auf das Gebiet der Inneren Medizin erstreckte und nicht speziell auf die Neurologie. Zum einen muss man sehen, dass die Neurologie in Deutschland allgemein und auch an der Leipziger Medizinischen Fakultät noch kein eigenständiges klinisches Fach oder Lehrgebiet umfasste, die Nervenheilkunde von der Inneren Medizin vertreten wurde, zum anderen titulierte sich Möbius in Briefen später selbst als Dozent der Inneren Medizin bzw. schrieb, dass er die Venia Legendi für Innere Medizin besäße[136].

Möbius hat die in ◘ **Tabelle 4.1** aufgeführten Lehrveranstaltungen in das Vorlesungsverzeichnis der Universität aufnehmen lassen, wobei wir aus seinem Brief an den Minister vom 11. März 1893 wissen, dass die Vorlesungen ab dem Sommersemester 1888 nicht mehr stattfanden und dass darüber hinaus die vorher ausschließlich theoretisch orientierten Kollegien mangels Zuhörer nicht zu Stande kamen, was auch Windscheid bestätigt.[137]

Möbius fand sich seit der zweiten Jahreshälfte 1882 immer öfter in der von Wilhelm Erb geleiteten Medizinischen Poliklinik, insbesondere in deren Neurologisch-elektrotherapeutischer Abteilung, ein. Im Übrigen war in der im Mittel-Paulinum im Universitätsinnenhof am Augustusplatz gelegenen Ambulanz seit dem Sommer 1882 auch Emil Kraepelin tätig. Er war ja von Flechsig aus der Irrenklinik entlassen worden und beschäftigte sich bei Erb täglich eine Stunde vornehmlich mit Elektrodiagnostik und Neuropathologie als unbezahlter Volontärassistent[138] Während gemeinsamer Spaziergänge nahm hier die lebenslange Verbundenheit zwischen Möbius und Kraepelin ihren Anfang.[139] Beide hofften im nächsten Frühling eine bezahlte Assistenzarztstelle zu erhalten. Allerdings wird Kraepelin hier eine Enttäuschung erleiden[140] und auch Möbius wird unter Erb keinen Vertrag bekommen. Der Direktor glaubte wohl, keinen weiteren Mitarbeiter genehmigt zu bekommen, denn er beschäftigte im Herbst 1882 bzw. Frühjahr 1883 bereits vier Assistenten und einen *»Famulus«*.[141] Wobei der ab dem 1. Mai 1882 hier tätige Dr. med. Karl Rudolf Biedermann Günther (1855–1926) wohl besonders der Neurologischen Abteilung zugewiesen war.[142] Dessen am 1. April 1883 frei werdende Stelle erhielt der bis dahin geringfügig bezahlte *»Fa-*

136. UAL Med. Fak. B III 10, Bd. 2, Bl. 87 (Möbius am 04.03.1888 an die Fakultät); UAL PA 1506, Bl. 4 (Möbius am 11.03.1893 an den Minister für Cultus und öffentlichen Unterricht). Fischers 1933, S. 1053 und die Angabe in den Leipziger Neuesten Nachrichten (Kn. 1907), Möbius hätte für Neurologie habilitiert, stimmt also so nicht.
137. VV SS 1883 bis SS 1893; UAL PA 1506, Bl. 4–6; Windscheid 1907, S. 226.
138. Steinberg 2001, etwa S. 92–154. Kraepelin brieflich an Forel am 10.12.1882 in: Ackerknecht 1963, S. 12/13
139. Kraepelin 1983, S. 24, 133.
140. Siehe Kapitel »Emil Kraepelin 1882/83 in Leipzig und seine frühen pharmakopsychologischen Arbeiten im Lichte der aktuellen Forschung« in diesem Buch oder Steinberg 2001, v. a. S. 131–136.
141. SächsHStA 10151/7, Bl. 98–152, davon abweichend führen die Personalverzeichnisse der Universität (PV) für das WS 1882/83 sowie für das SS 1883 nur zwei Assistenten.
142. SächsHStA 10151/7, Bl. 98, 148; Kraepelin 1983, S. 24. Günther tritt 1887 als dirigierender Arzt in die Privatirrenanstalt Linderhof bei Dresden ein. Anschließend macht der Sohn eines Königlich Sächsischen Geheimen Rates und Präsidenten des Sächsischen Landes-Medicinalcomittees Karriere im sächsischen Irrenanstaltswesen. 1889 wird er dirigierender Arzt der Irrenabteilung der Strafanstalt in Waldheim, 1893 Oberarzt auf dem Sonnenstein und ein Jahr später Direktor der neuen Landesirrenanstalt Zschadraß. Bis 1920 wird er zuletzt 14 Jahre lang der Anstalt Hubertusburg vorstehen. Des Weiteren wird er im Leben mit mehreren Titeln geehrt (Kreuter 1996, I, S. 491).

Tabelle 4.1. Übersicht über die von Möbius an der Universität angebotenen Lehrveranstaltungen

Semester	Titel der Lehrveranstaltung	Details
SS 1883	Die Krankheiten des Nervensystems, I. Th.	Dreistündig, in noch zu best. Zeit, privatim
	Cursus der Elektrotherapie	In zu best. Zeit, privatim
WS 1883/84	Neuropathologische Diagnostik	Di u Fr 4–5, privatim
	Cursus der Elektrotherapie	Mo u Do 4–5, privatim
	Krankheiten des Rückenmarks	Mi 2–3, publice
SS 1884 (Sprechzeit: 11–12, Wintergartenstr. 1, pt.)	Ueber Krankheiten des Nervensystems	Mo, Do, Sa 4–5, privatim
	Ueber Elektrotherapie	Di u Fr 4–5, privatim
	Neuropathologische Demonstrationen in der Poliklinik des Albertvereins Leipzig-Möckern	Markttags 2–3, publice (Lange Str. 36)
WS 1884/85	Neuropathologische Diagnostik	Di u Fr 4–5, privatim
	Elektrotherapie	Mo u Do 4–5, privatim
	Demonstrationen in der Poliklinik des Albertvereins	Di, Do, Sa 2–3, privatissime, aber gratis
SS 1885 (Sprechzeit: 11–12, Wintergartenstr. 1, pt.)	Ueber Krankheiten des Nervensystems	Mo, Do, Fr. 4–5, privatim
	Ueber neuropathologische Diagnostik incl. Elektrodiagnostik und Therapie	Mi u Sa 4–5, privatim
WS 1885/86 (Sprechzeit 11–12, Querstr. 28, I)	Neuropathologische Diagnostik	2-mal wöchentl 4–5, privatim
	Ueber Rückenmarkskrankheiten	2-mal wöchentl 4–5, publice
SS 1886	Ueber neuropathologische Diagnostik (incl. Elektrodiagnostik)	Mo u Do 5–6, privatim
	Ueber Rückenmarkskrankheiten	Sa 5–6 publice
WS 1886/87	Ueber die Krankheiten des Nervensystems	Mo, Di, Do 4–5, privatim
	Cursus der neuropathologischen Diagnostik (einschließl. Elektrodiagnostik)	2-tägig, in zu best. Stunden, privatim
SS 1887	Ueber die Krankheiten des Nervensystems	Mo, Di, Do 4–5, privatim
	Neuropathologische Diagnostik (einschliessl. Elektrodiagnostik)	Sa 4–5, privatim
WS 1887/88	Ueber die Krankheiten des Nervensystems	Mo, Di, Fr 4–5, privatim
	Cursus der neuropathologischen Diagnostik	2-stündig an zu best. Tagen u Stunden, privatim
SS 1888	Cursus der Elektro-Diagnostik und Therapie	Mo u Fr 3–4, privatim
	Neuropathologische Besprechungen	Di, Do, Sa 3–4, privatissime u unentgeltlich

Tabelle 4.1. (Fortsetzung)

Semester	Titel der Lehrveranstaltung	Details
WS 1888/89 (Sprechzeit: 11–12)	Ueber die Krankheiten des Nervensystems Cursus der neuropathologischen Diagnostik	Mo, Di, Fr 4–5, privatim an zu best Tagen u Stunden, privatim
SS 1889	Ueber die Krankheiten des Nervensystems Neuropathologische Diagnostik (einschließl. Elektrodiagnostik)	3x an zu best. Tagen 3–4, privatim 2stünd 3–4, privatim
WS 1889/90 (Sprechzeit: 11–12)	Ueber die Krankheiten des Nervensystems Cursus der neuropathologischen Diagnostik	Mo, Di, Fr 4–5, privatim an zu best. Tagen u Stunden, privatim
SS 1890	Neuropathologische Diagnostik Electrotherapie	Mo, Do 5–6, privatim Di u Fr 5–6, privatim
WS 1890/91	Ueber die Krankheiten des Nervensystems	Mo, Mi, Fr 4–5, privatim
SS 1891	Krankheiten des Nervensystems	Mo, Mi, Fr 4–5, privatim
WS 1891/92	Ueber die Krankheiten des Nervensystems	Mo, Mi, Fr 4–5, privatim
SS 1892	Ueber die Krankheiten des Nervensystems	Mo, Di, Fr 4–5, privatim
WS 1892/93	Ueber die Krankheiten des Nervensystems	Mo, Mi, Fr 4–5, privatim
SS 1893	Ueber die Krankheiten des Nervensystems	Mo, Di, Do, Fr 4–5, privatim

mulus« cand. med. J.R. Carl (1856–?).[143] Aus welchen Gründen dieser den Vorzug vor Kraepelin und Möbius erhielt, ist nicht bekannt, entweder besaß er ältere Ansprüche oder Erbs Nachfolger ab Ostern 1883, Adolf Strümpell, bevorzugte Carl (**Abb. 4.3**).

Die »Ära Erb« endete für Leipzig, als dieser aus Heidelberg, woher er ja auch in die Messestadt gekommen war und wo man seinen Fortgang vor drei Jahren inzwischen offenbar gründlich bereute, den Ruf auf den Lehrstuhl für Innere Medizin seines Lehrers Nicolaus Friedreich (1825–1882), verbunden mit der Direktorenschaft der neu eröffneten Medizinischen Klinik, erhielt. Dass Erb dieses einmalige Angebot annehmen musste, wird ihm sofort klar gewesen sein, wenngleich er sich doch von Leipzig, dieser sich für sein Spezialgebiet so prachtvoll entwickelnden wissenschaftlichen Landschaft, nicht ohne Wehmut trennte.[144]

143. SächsHStA 10151/7, Bl. 148. Der Verdienst für den 2. Assistenten betrug 900 Mark, für einen Famulus 200 Mark jährlich (ebenda, Bl. 98b).

144. Alles in SächsHStA 10281/133, Bl. 43–46. Später spricht Erb (1909, S. 2117, ferner 2121/2122) davon, dass er in Heidelberg der Neurologie erst in seiner Medizinischen Klinik eine Heimstätte geben konnte, durch die Einrichtung von zwei Baracken für eine Nervenabteilung sowie dann folgend auch durch eine Ambulanz für Nervenkranke.

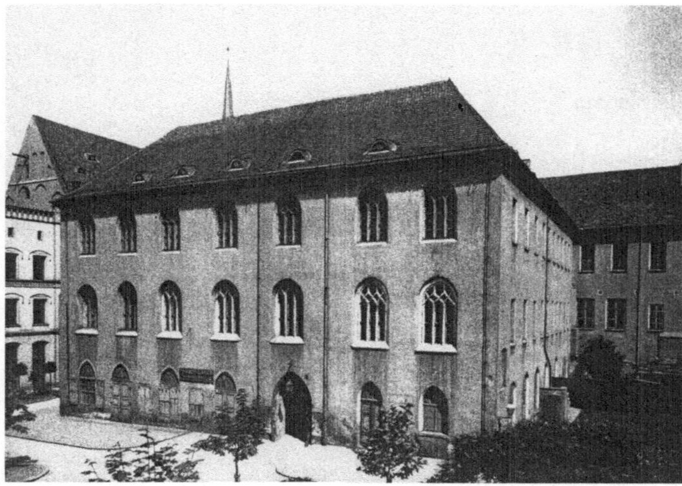

Abb. 4.3. Das Medizinisch-Poliklinische Institut der Universität Leipzig im Mittel-Paulinum: Universitätsinnenhof am Augustusplatz. (Füßer H. Leipziger Universitätsbauten ... Leipzig: Bibliograph. Institut, 1961: 180)

Zum Frühjahr 1883 wurde von der Medizinischen Fakultät der jüngere und berufsunerfahrenere Adolf Strümpell für die Nachfolge nominiert und es kam zu der schon beschriebenen einträglichen Zusammenarbeit mit Möbius.[145] Grundlage dafür war freilich, dass der neue Direktor es erreicht hatte, dass Möbius sogar rückwirkend zum 1. Oktober 1884 als bezahlter dritter Assistent mit einem Gehalt von 900 Mark jährlich angestellt worden war.[146] Doch diese gemeinsame Zeit sollte nicht lange währen: Am 2. März 1886 machte Strümpell offiziell bekannt, dass er gewillt sei, dem aus Erlangen an ihn ergangenen Ruf auf den mit dem Direktorat der Medizinischen Klinik verbunden ordentlichen Lehrstuhl zum 1. April Folge zu leisten.[147] Seine fruchtbare erste Leipziger Phase, er sollte 1910 hierher zurückkehren, fand vor allem deswegen ein Ende, da die sächsischen Behörden es wiederholt abgelehnt hatten, seiner Poliklinik eine stationäre Abteilung anzugliedern.[148]

Vor allem auf Betreiben des 1884 aus Dorpat neu berufenen Ordinarius für Pharmakologie Rudolf Böhm (1844–1926) kam es schließlich dahin, dass dessen Dorpater Freund[149] Friedrich Albin Hoffmann (1843–1924) nach Leipzig auf Strümpells Stelle berufen wurde. Die Fakultät begründet schlüssig ihre Erwartung, Hoffmann verspreche unter den gegebenen Umständen der geeignetste Kandidat für die zu besetzende Position zu sein. Die bereits in Leipzig tätigen Ärzte und Wissenschaftler, darunter auch der Assistent der Poliklinik Möbius, werden in dieser Sondierungsphase nicht ernsthaft in Erwägung gezogen, zumindest nicht als zu Hoffmann gleichwertige personelle Alternative. Wenngleich aufgrund persönlicher Erwägungen und Verbindungen das Augenmerk auf den Professor an der baltischen Universität gelenkt worden war, kann an den Darlegungen der Fakultät nichts Unlauteres entdeckt werden. Da der Kontrakt mit Hoffmann zu Stande kommt,

---

145. SächsHStA 10281/292, Bl. 2–5. Nachweis der Beratung und der Abstimmung der Fakultät in UAL Med. Fak. A I 81, Bd. 4, Bl. 339. Strümpell 1907, S. 488; Strümpell 1925, S. 137–139.
146. SächsHStA 10151/7, Bl. 161b (08.01.1885).
147. UAL Med. Fak. A I 81, Bd. 4, Bl. 373. Die Fakultät (Sitzung vom 05.03.1886) unterstützt den kurzfristigen Wunsch zu wechseln.
148. Kästner 1990, S. 75.
149. So siehe über die offenbar stadtbekannte Kameradschaft u. a. auch die Leipziger Tageszeitung in einem Nachruf über Hoffmann (in UAL PA 1410, Bl. 10). Über das Verhältnis Hoffmanns zu Böhm in Dorpat heißt es: *»besonders eng schloß er sich an R. Boehm an, der damals Professor der Pharmakologie war.«*

war eine zweite Phase, während der womöglich eingehender über das in Leipzig anwesende Personal – also auch über Möbius' Chancen – debattiert worden wäre, nicht notwendig.[150] Lediglich für die Übergangszeit bis zum September 1886, als Hoffmann in Leipzig seine neue Stelle antrat, wurden Möbius und der Assistent der allgemein-klinischen Abteilung Hugo Dippe (1855–1929) als gleichberechtigte kommissarische Direktoren bestellt.[151]

Die Ereignisse, die Möbius zum Verzicht auf seine Assistentenstelle in der Medizinischen Poliklinik bewegten, setzen mit dem Tode des Direktors der Medizinischen Klinik, Ernst Leberecht Wagner, am 10. Februar 1888 ein. Da die Fakultät abschätzte, dass sich die Berufungsverhandlungen zur Wiederbesetzung der Stelle hinziehen würden, wurde Hoffmann als kommissarischer Direktor der Medizinischen Klinik bestellt und dieser selbst machte nun wiederum den Vorschlag, für diese Zeit sollte Oswald Vierordt als interimistischer Direktor der Poliklinik ernannt werden.[152] Die Fakultät suchte im Gegensatz zu den Ereignissen von vor zwei Jahre also schlichtweg einen vorübergehender Vertreter. Da tut sich unvermeidlich die Frage auf, ob dazu nicht eine Person der Einrichtung selbst in der Lage schien. Natürlich hätte man da die Möglichkeit diskutieren müssen, den dienstältesten Assistenten, Möbius, mit dieser Aufgabe zu betrauen – zumal dieser sich in seinem ärztlichen Dienst offenbar niemals etwas hat zu Schulden kommen lassen und zumal dieser eben diese Funktion schon einmal zur allseitigen Zufriedenheit ausgefüllt hatte. Allerdings muss darauf hingewiesen werden, auch der Name Vierordts war schon 1886 gefallen als über die Personage für das Provisorium beraten wurde. Vierordt sollte zum Zuge kommen, sollten sich Dippe und Möbius nicht in die gemeinsame vorübergehende Leitung der Poliklinik finden.[153]

Ein Vergleich der Persönlichkeiten von Möbius und Vierordt drängt sich auf. Da lassen sich zunächst überhaupt keine Hinweise dafür finden, dass nicht auch Vierordt als Arzt einen guten Ruf besaß. Jedenfalls lassen sich Zeugnisse über Vorkommnisse oder dergleichen nicht eruieren. Über ärztliche Diensterfahrung mögen beide etwa gleich viel verfügt haben, wenngleich an Jahren Möbius einige mehr vorzuweisen hatte. Vierordt war praktisch vom 1. Januar 1881 bis 1887 in den Kliniken der Universität tätig. Es lässt sich über ihn sagen, was er anpackte, sei es das Offizierspatent mit persönlicher Belobigung des Kaisers oder das »vorzüglich gute« medizinische Staatsexamen, hat er mit Eifer, Hingabe und Disziplin überaus erfolgreich beendet. Ein Zug, der sehr für ihn einnimmt. Es spricht im Grunde auch nichts dagegen, dass er speziell die Medizinische Poliklinik führen sollte, obwohl er seit zwei Semestern nicht mehr an einem Universitätsinstitut tätig war, kannte er sie durch seine vorherige Stellung in der Medizinischen Klinik und durch eigene eineinhalbjährige Tätigkeit in ihr unter Erb Anfang der 1880er Jahre.[154] Wenngleich indessen gerade die Bekanntheit mit den Umständen in der Poliklinik und ihren Patienten ganz ohne jedweden Zweifel eindeutig für Möbius ins Gewicht fällt. Will man bis hier, allein auf der Grundlage der poliklinisch-ärztlichen Seite ein Resümee ziehen, und allein auf diese sollte es ja ankommen, da an eine Übernahme des Vorlesungsbetriebes durch den interimistischen Direktor ausdrücklich nicht gedacht war, kann man zumindest mit Gewissheit feststellen, dass nichts ausdrücklich für Vierordt und gegen Möbius sprach. Ein weiteres, doch wenn man wiederum nur die Vertretung der poliklinischen Stelle im Auge haben will sicherlich zweitrangiges Vergleichkriterium sind die

---

150. UAL Med. Fak. A I 81, Bd. 4, Bl. 373; UAL Med. Fak. B III 10, Bd. 2, Bl. 68; UAL PA 1410, Bl. 1–5.
151. SächsHStA 10151/7, Bl. 171. UAL Med. Fak. B III 10, Bd. 2, Bl. 72, 83.
152. UAL Med. Fak., A I 81, Bd. 4, Bl. 407; UAL Med. Fak., B III 10, Bd. 2, Bl. 84–84b.
153. UAL Med. Fak. B III 10, Bd. 2, Bl. 68.
154. Daten und Fakten aus Vierordts Personalakte: UAL PA 1645.

bis unmittelbar Beginn 1888 vorgelegten wissenschaftlichen Publikationen. Egal ob man nun quantitativ oder qualitativ rechnen will, hier offenbart sich nun ein tatsächlich erkleckliches Missverhältnis, wie es eindrucksvoller kaum sein könnte und die Waagschale neigt sich vollkommen zu Gunsten von Möbius. Schlussfolgerung daraus kann nur sein, die wissenschaftliche Publizistik spielte bei der Abwägung keinerlei Rolle und andere Beweggründe kamen zum Vorschein. Hier könnte es Möbius nun tatsächlich zum unaufholbaren Nachteil geworden sein, dass er gegenüber Vierordt als Autodidakt zu gelten hat, dass er niemandes Zögling war. Strümpell, der für ihn eintreten hätte können, war fort. Vierordt dagegen eilte der Ruf voraus, die Entdeckung und der Educandus des nach wie vor außergewöhnlich hoch in der Fakultät angesehenen Erb gewesen zu sein. Weiterhin war er langjähriger Vertrauter, Schüler und Assistent Wagners, in dessen Glorienschein als Direktor der stets besonderen Status genießenden Medizinischen Klinik auch seine Assistenten ein klein wenig gestanden haben mögen. Vor allem aber trat Hoffmann jetzt für ihn ein!

4

Bis zum 25. März hatte das Ministerium die Vorschläge der Fakultät genehmigt. Eine Anfrage Möbius' an die Fakultät, ob Vierordt und er nicht gemeinsam die Vertretung übernehmen könnten, wurde abschlägig beschieden.[155] Möbius wiederum zog die radikalste Konsequenz: Am 18. April teilt Oswald Vierordt, unterzeichnend als »*Privatdocent, interimistischer Director der Königlich medicinischen Poliklinik*« dem Ministerium mit, Möbius habe zum 1. April um seine Entlassung als Assistent gebeten.[156] Dem Ansinnen wird nachgekommen.

Das Ausscheiden aus der von der Fakultät zu organisierenden Krankenversorgung ist der erste Schritt, die Fortsetzung seiner akademischen Karriere unmöglich zu machen, denn damit trat Möbius aus dem inneren, eigentlichen Zirkel der Professoren und Privatdozenten heraus. Er behält natürlich – noch – den Titel eines Privatdozenten, doch als ausschließlich privat niedergelassener Arzt ist er in jeder Hinsicht vollkommen auf sich allein gestellt – auch was die Protektion seiner Universitätslaufbahn betrifft. Außerhalb des durch Lehrcurriculum und Ministerium vorgegebenen obligatorischen Pflichtbereiches wird es nun um so schwerer, in der Fakultät Fürsprecher zu finden, zumal Möbius 1886 den bis dahin wichtigsten, Adolf Strümpell, bereits verloren hatte.

Doch es sollte noch ärger kommen: Auf Vorschlag ihrer jeweiligen Chefs wurden gleich zu Jahresbeginn 1893 einige Privadozenten zu außerordentlichen Professoren ernannt.[157] Möbius war nicht unter ihnen. Daraufhin richtet er sofort an niemand anders als direkt an den neuen sächsischen Kultusminister Paul von Seydewitz (1843–1910) folgenden Brief (**◘ Abb. 4.4**):

Hoch zu verehrender Herr, hochgeehrter Herr Minister!

Möchten Ew. Excellenz dem gehorsamst Unterzeichneten eine für ihn wichtige Frage gestatten und verzeihen, wenn dieser persönliche Erörterungen vorausschickt. Im Januar 1883 erhielt ich die Venia legendi für innere Medicin in der hiesigen medicinischen Facultät. Im Jahre 1884 übernahm ich auf Wunsch des Herrn Prof. Strümpell die Stelle eines Assistenten der neurologischen Abtheilung der Königlichen Universitätspoliklinik. Als Herr Prof. Strümpell zu Ostern 1886 nach Erlangen berufen worden war, wurde mir und Herrn Dr. Dippe der Auftrag ertheilt, die medicinische Poliklinik bis zur Ernennung eines neuen Directors zu leiten. Dieses Amt trat Herr Prof. Hoffmann im Herbst 1886 an. Im Frühjahre 1888 übernahm er nach dem Tode des Herrn Prof.

155. UAL Med. Fak., B III 10, Bd. 2, Bl. 85–87b.
156. SächsHStA 10151/7, Bl. 197, 197b.
157. UAL Med. Fak., A I 81, Bd. 4, Bl. 451.

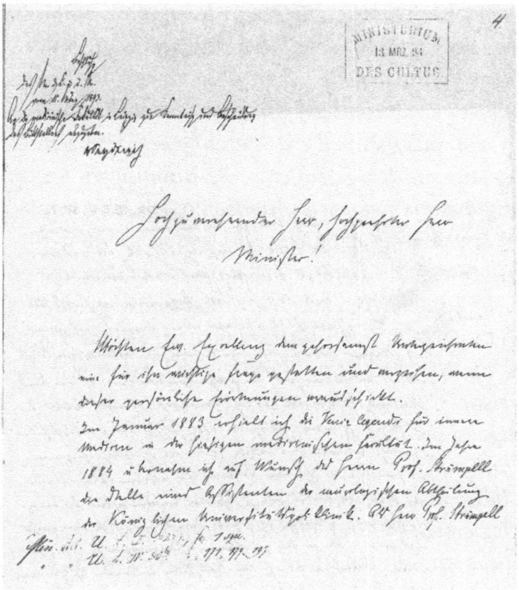

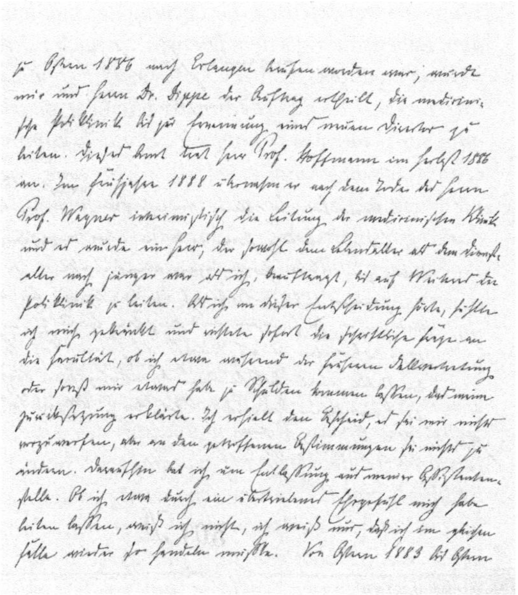

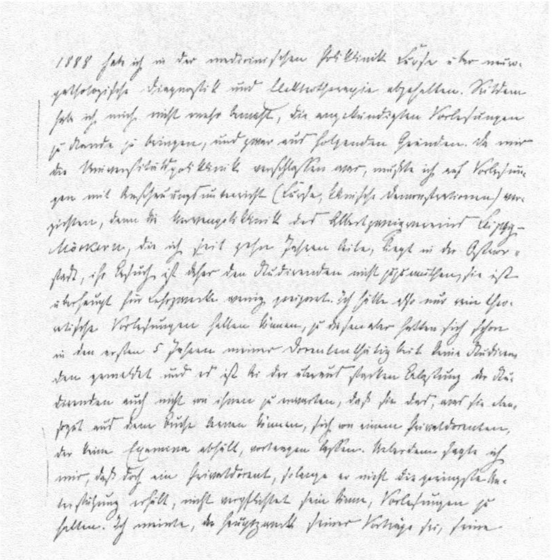

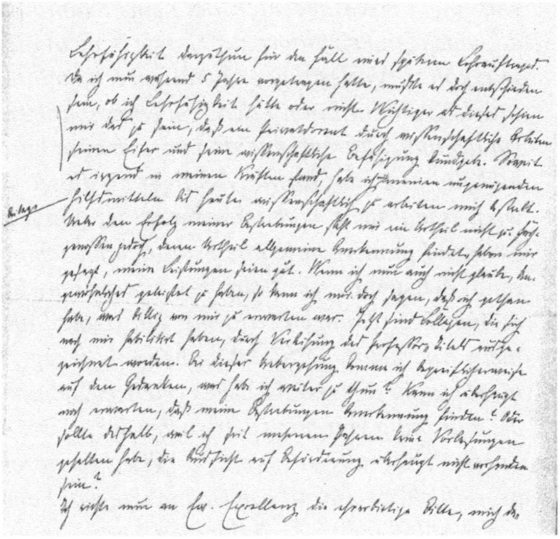

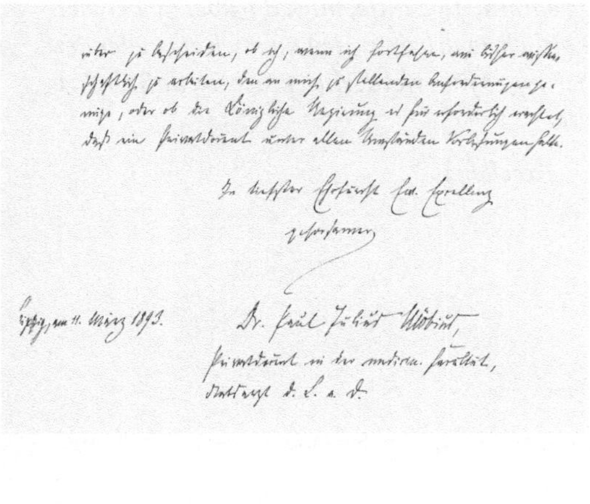

MINISTERIUM
13 MRZ. 93
DES CULTUS

■ **Abb. 4.4.** Möbius' Brief an den sächsischen Kultusminister von Seydewitz vom 11.03.1893. (UAL PA 1506, Bl. 4-6)

Wagner interimistisch die Leitung der medicinischen Klinik und es wurde ein Herr, der sowohl dem Lebensalter als dem Dienstalter nach jünger war als ich, beauftragt, bis auf Weiteres die Poliklinik zu leiten. Als ich von dieser Entscheidung hörte, fühlte ich mich gekränkt und richtete sofort die schriftliche Frage an die Facultät, ob ich denn etwa während der früheren Stellvertretung oder sonst mir etwas habe zu Schulden kommen lassen, das meine Zurücksetzung erklärte. Ich erhielt den Bescheid, es sei mir nichts vorzuwerfen, aber an den getroffenen Bestimmungen sei nichts zu ändern. Daraufhin bat ich um Entlassung aus meiner Assistentenstelle. Ob ich etwa durch ein übertriebenes Ehrgefühl mich habe leiten lassen, weiß ich nicht, ich weiß nur, daß ich im gleichen Falle wieder so handeln müßte. Von Ostern 1883 bis Ostern 1888 habe ich in der medicinischen Poliklinik Curse über nervenpathologische Diagnostik und Elektrotherapie abgehalten. Seitdem habe ich mich nicht mehr bemüht, die angekündigten Vorlesungen zu Stande zu bringen, und zwar aus folgenden Gründen. Da mir die Universitätspoliklinik verschlossen war, mußte ich auf Vorlesungen mit Anschauungsunterricht (Curse, klinische Demonstrationen) verzichten, denn die Nervenpoliklinik des Albertzweigvereins Leipzig-Möckern, die ich seit zehn Jahren leite, liegt in der Ostvorstadt, ihr Besuch ist daher den Studirenden nicht zuzumuthen, sie ist überhaupt für Lehrzwecke wenig geeignet. Ich hätte also nur rein theoretische Vorlesungen halten können, zu diesen aber hatten sich schon in den ersten 5 Jahren meiner Docententhätigkeit keine Studirenden gemeldet und es ist bei der überaus starken Belastung der Studirenden auch nicht von ihnen zu erwarten, daß sie das, was sie ebensogut aus dem Buche lernen können, sich von einem Privatdocenten, der keine Examina abhält, vortragen lassen. Ueberdem sagte ich mir, daß doch ein Privatdocent, solange er nicht die geringste Unterstützung erhält, nicht verpflichtet sein könne, Vorlesungen zu halten. Ich meinte, der Hauptpunkt seiner Vorträge sei, seine Lehrtätigkeit darzuthun für den Fall eines späteren Lehrauftrages.
Da ich nun während 5 Jahren vorgetragen hatte, müßte es doch entschieden sein, ob ich Lehrfähigkeit hätte oder nicht. Wichtiger als dieses schien mir das zu sein, daß ein Privatdocent durch wissenschaftliche Arbeiten seinen Eifer und seine wissenschaftliche Befähigung kundgebe. Soweit es irgend in meinen Kräften stand, habe ich mit meinen ungenügenden [Ergänzung am Seitenrand: Beilage] *Hilfsmitteln bis heute wissenschaftlich zu arbeiten mich bestrebt. Ueber den Erfolg meiner Bestrebungen steht mir ein Urtheil nicht zu. Fachgenossen jedoch, deren Urtheil allgemein Anerkennung findet, haben mir gesagt, meine Leistungen seien gut. Wenn ich nun auch nicht glaube, Ungewöhnliches geleistet zu haben, so kann ich mir doch sagen, daß ich gethan habe, was billig von mir zu erwarten war. Jetzt sind Collegen, die sich nach mir habilitirt haben, durch Verleihung des Professor-Titels ausgezeichnet worden. Bei dieser Übergehung komme ich begreiflicherweise auf den Gedanken, was habe ich weiter zu thun? Kann ich überhaupt noch erwarten, daß meine Bestrebungen Anerkennung finden? Oder sollte deshalb, weil ich seit mehreren Jahren keine Vorlesungen gehalten habe, die Aussicht auf Beförderung überhaupt nicht vorhanden sein? Ich richte nun an Ew. Excellenz die ehrerbietige Bitte, mich darüber zu bescheiden, ob ich, wenn ich fortfahre, wie bisher wissenschaftlich zu arbeiten, den an mich zu stellenden Anforderungen genüge, oder ob die Königliche Regierung es für erforderlich erachtet, daß ein Privatdocent unter allen Umständen Vorlesungen halte.*

Leipzig, am 11. März 1893. In tiefster Ehrfurcht Ew. Excellenz

gehorsamer
Dr. Paul Julius Möbius,
Privatdocent in der medicin. Facultät,
Stabsarzt d. L. a. D.[158]

158. UAL PA 1506, Bl. 4–6. Pitzing 1986, S. 9–10 ging fälschlicherweise von zwei Briefen Möbius' diesen Inhalts aus.

Es kommt zu einem Briefwechsel zwischen von Seydewitz und dem Dekan der Medizinischen Fakultät, Viktor Birch-Hirschfeld, Professor für allgemeine Pathologie und pathologische Anatomie, einerseits und diesem und Möbius andererseits. Nachdem Möbius dem Minister gegenüber sein Befremden darüber bekundet hatte, dass ihm nicht persönlich geantwortet wurde und er als »*Bittsteller*« behandelt werde, waren die Würfel gefallen.[159]

Sich leiten lassend von der auf ihrer Sitzung vom 12. Mai beschlossenen Richtlinie über das Verfahren hinsichtlich der Privatdozenten diskutiert die Sitzung der Medizinischen Fakultät am 19. Mai als Tagespunkt

> *2. Schreiben des Privatdocenten Dr. Möbius an S. Exc. den Herrn Cultusminister, welches in principieller Richtung namentlich die Frage aufwirft, ob es erforderlich sei, dass ein Privatdocent unter allen Umständen Vorlesungen halte (v. 11. März 1893). Durch Res. v. 15. Maerz 1893 An die medicinische Facultät zur Kenntnis und Bescheidung des Bittstellers abzugeben. (durch 6 wöchentl. Abwesenheit d. Dr. Moebius verzögert).*

Daneben steht:

> *Zu Punct 2 wird beschlossen dem Dr. Moebius zu antworten, dass allerdings entsprechend der Bestimmungen des Universitätsstatuts die Fortsetzung pract. Lehrtätigkeit für die Frage der Befoerderung von wesentlicher Bedeutung sei.*[160]

Entsprechend wird am folgenden Tag, dem 20. Mai 1893, Möbius durch den Dekan beschieden.[161] Ein Blick in das gültige, am 1. April 1892 in Kraft getretene Statut der Universität zeigt, dass die Versammlung formell vollkommen entsprechend der allgemeinen Grundsätze entschieden hatte. Besonders der von der Fakultät genannte § 45 innerhalb des Dritten Abschnittes »Der Lehrkörper der Universität« sagt unmissverständlich aus: »*Alle Docenten haben ihre Amtspflichten gewissenhaft zu erfüllen, insbesondere die im Lectionsverzeichniß angekündigten Vorlesungen und Uebungen abzuhalten, rechtzeitig zu beginnen und zu schließen.*«[162]

Am 26. Mai 1893 beendet daraufhin Möbius selbst mit zwei Sätzen seine akademische Karriere (**▫ Abb. 4.5**): »*Das Schreiben Ew. Hochwohlgeboren vom 20 .d. M. habe ich erhalten. Im Hinblicke darauf beehre ich mich, Ew. Hochwohlgeboren anzuzeigen, daß ich auf die venia legendi verzichte.*«[163] Ohne eine für die Nachwelt festgehaltene emotionale Reaktion findet sich im Protokoll der Sitzung der Medizinischen Fakultät vom 2. Juni 1893 unter dem zweiten Tagesordnungspunkt »*Schreiben des Dr. P.J. Moebius, Verzichtleistung auf die Venia legendi 26.V.93*« der Eintrag »*Zur Kenntniß genommen*« .[164]

---

159. Siehe insbesondere: SächsHStA 10206/2, Bl. 41–43b (Zitat); UAL Med. Fak., A I 81, Bd. 4, Bl. 452; UAL PA 1506, Bl. 4, 14–25.
160. UAL Med. Fak., AI 81, Bd. 4, Bl. 455.
161. SächsHStA 10206/2, Bl. 42–43b (Zitat 43–43b). Das Schriftstück oder ein Entwurf dazu konnte nicht eruiert werden, jedoch ergeben sich Inhalt und Form aus der einer Mitteilung an den Minister.
162. Statut für die Universität Leipzig, 1892, S. 14.
163. UAL PA 1506, Bl. 27.
164. UAL Med. Fak., A I 81, Bd. 4, Bl. 455.

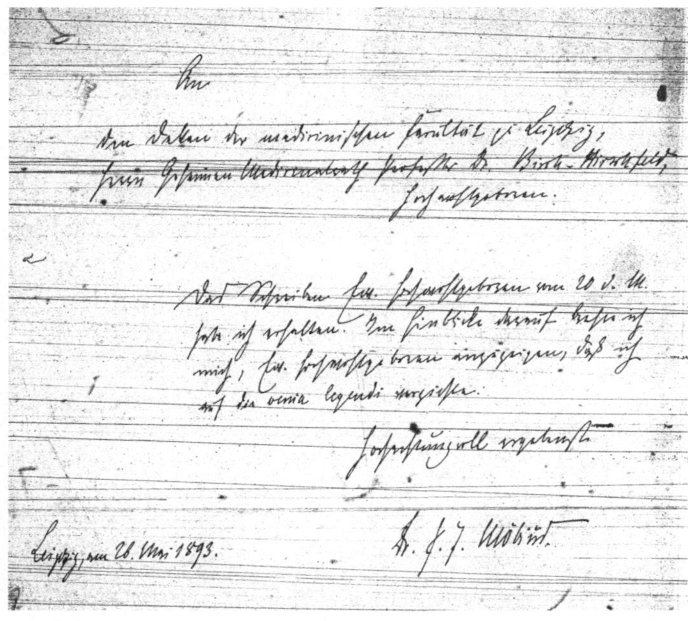
An

den Dekan der medizinischen Facultät zu Leipzig,
Herrn Geheimen Medicinalrath Professor Dr. Birch-Hirschfeld,
Hochwohlgeboren.

Das Schreiben Ew. Hochwohlgeboren vom 20 d. M. habe ich erhalten. Im Hinblicke darauf beehre ich mich, Ew. Hochwohlgeboren anzuzeigen, daß ich auf die venia legendi verzichte.

Hochachtungsvoll ergebenst

Leipzig, am 26. Mai 1893.

Dr. P. J. Möbius.

Abb. 4.5. Möbius' Verzichterklärung auf die Venia Legendi. Mitteilung an die Medizinische Fakultät vom 26.05.1893. (UAL PA 1506, Bl. 27)

Nach der Kündigung seiner Assistentenstelle in der Poliklinik 1888, der Rückgabe der Privatdozentur 1893 – was aber in praxi nur einem formalen Akt gleichkam – und der Trennung von der Frau Anfang der 1890er Jahre, lebte Möbius ausschließlich seiner Privatsprechstunde sowie seiner publizistischen Arbeit, zu der die Redakteurstätigkeit für »Schmidt's Jahrbücher« gehörte. So verliefen die letzten eineinhalb Dezennien in einem äußerlich ereignisarmen Fluss. »*Als ob ich zu einer steinernen Wand spräche, ist es mir oft zu Muthe. Wohl klingen von da und von dort theilnehmende Stimmen zu mir, aber sie sind Stimmen in der Wüste, und rasch wird es wieder still.*«[165] Kann diese Worte jemand sprechen, der nicht die täglich drückende Einsamkeit bitter auskostet? Mögen die Beschäftigungen des Tages auch Ablenkung gebracht haben, so blieb doch die beklemmende, ernüchternde Erkenntnis, der Abend ist allein rumzubringen. So empfand denn Kraepelin auch: »*Ein leiser Zug wehmütiger Entsagung lag über seiner Persönlichkeit.*«[166] Noch enttäuschender muss ihm dieses Dasein erschienen sein, da er auch stolz, vielleicht sogar ein bisschen eitel war und doch fühlte und wusste, dass seine wissenschaftliche Arbeit nicht weniger wert war als die der wohlbestallten, saturierten akademischen Kollegen Hoffmann, Vierordt, Flechsig oder Windscheid. So blieb ihm nur die Schreiberei, in die sein unversiegbarer Drang nach Mitteilung ausbrach, zumal sie ihm von Natur aus lag. Das Schriftstellern wuchs in ihm zum manischen Zwang, zur Hassliebe, zu seiner einzigen, letzten und wahrhaftigsten Liebe. Denn mit Hilfe der Publizistik und des Zeitschriftenwesens, dieser fast schon anonymen Mittel, in deren Gebrauch er sicher war, konnte er sich aller Widrigkeiten zum Trotz Gehör verschaffen, war jemand auf Augenhöhe – auch wenn man sich nur an ihm rieb.

Mag dies für den wissenschaftlichen Verkehr gelten, so aber zu einem Gutteil auch für den persönlichen. Denn seine hastigen, fiebrigen Briefe an niemand anders als sofort an den Minister höchstpersönlich können als Ausdruck einer gestörten mündlichen Kommunikation, einer Unbe-

165. Möbius 1903d, S. XIV.
166. Kraepelin 1907, S. 208.

holfenheit zur Problemlösung während der alltäglich menschlichen Berührung gesehen werden. Wozu ihm im Mündlichen die Möglichkeit und der Mut fehlten, war er im Schriftlichen über Gebühr fähig.

Um diese gleichfalls im unmittelbaren Lebensbereich sich manifestierende Einigelung deutlich hervortreten zu lassen, wird es genügen zu erwähnen, dass Möbius nach der Entzweiung der kinderlos gebliebenen Ehe im häuslich-familiären Austausch beschränkt blieb auf die ihm treu ergebene Cousine Fräulein Leonore Broschmann (unbek.). Sie führte ihm von da ab den Haushalt, ging ihm bei seinen wissenschaftlichen Arbeiten zur Hand und pflegte ihn zuletzt *»mit feinem Verständnis seines Wesens«* bis zum Tode.[167]

Einem Menschen von solch umgreifendem, enzyklopädischem Geist mag diese Geselligkeit nicht stets ausgereicht haben. Besuche von Freunden, Kollegen oder den wenigen verbunden gebliebenen Verwandten werden stimmungsaufhellende Höhepunkte, unter Umständen in der Rosentalgasse tagelang vorbereitet, gewesen sein. Doch nur um danach um so tiefer sich seiner eigenen Absonderung bewusst werden zu müssen, nur um so tiefer das lebendige Gespräch vermissend sich wieder dem Monolog der Lehrbücher und Zeitschriftenartikel zuzuwenden. Dieses – wenn sich denn unter Freunden die Möglichkeit bot – aufschäumende Wesen und die unweigerlich folgende deprimierende Rückbesinnung enthüllt ein kurzer Brief Möbius' an Kraepelin vom 16. April 1892:

> *Verehrter Herr College!*
>
> *Nachdem ich mit einigen Schmerzen in die Stadt der Väter heimgekehrt bin, möchte ich Ihnen noch einmal danken für die Güte, mit der Sie mich aufgenommen haben und die mir die 2 Tage in Heidelberg zu einer sehr lieben Erinnerung gemacht hat. Auch Ihrer Frau Gemahlin sei nochmals aufrichtig gedankt.- Wenn es vorbei ist, mache ich mir gewöhnlich Vorwürfe über mein böses Maul. Sollte ich in dieser Beziehung in H. des Guten zu viel gethan haben, so bitte ich um Absolution. Ich habe viele bittere Pillen verschluckt und die Gewebe sind damit etwas imprägnirt … Der Himmel behüte Sie*[168]

Schiller hatte noch die Möglichkeit mit Möbius' Neffen, Hans Möbius, dem Sohn des jüngeren Bruders Martin, Kontakt aufzunehmen. Hans Möbius berichtete von einem an ihn überkommenen Tagebuch seines Onkels, das dieser zuletzt geführt habe und das allerdings während der Wir-

---

167. So weit zu sehen erwähnen das Zusammenleben mit der Cousine nur Jentsch 1907b, S. 6–7 (Zitat) und Möbius' Bruder Martin (Möbius, M. 1907, S. IV). Bodenheimer 1963, S. 112 bezeichnet Fräulein Broschmann u. a. als *»farblose«* Gehilfin – ein Ausdruck, den Pitzing 1986, S. 5 übernimmt. Es soll darauf hingewiesen werden, dass Jentsch und Martin Möbius eine solche Angabe nicht machen und dieses Etikett womöglich eher der eigenen stereotypischen Vorstellung Bodenheimers und Pitzings von einer unverheirateten Frau um 1900 entspricht. Bodenheimer 1963, S. 109, 112; Waldeck-Semadeni 1980, S. 3; Schiller 1982, S. 96 und Pitzing 1986, S. 5 schreiben weiterhin, nach der Trennung von der Frau hätte Möbius mit der Mutter zusammengelebt, wofür es jedoch keinen einigermaßen sicher erscheinenden Nachweis gibt, zumal alle drei Biografen nur Quellen ausweisen, die für die hier vorliegende Arbeit ebenfalls benutzt wurden. Die Leipziger Adressbücher führen Frau Julie Möbius, geborene Marezoll, dezidiert nur für das Jahr 1890 auf, zu dieser Zeit wohnhaft in der Querstraße 33. Diese Adresse weist auch Stadt Leipzig, Grünflächenamt, Abteilung Friedhöfe/Friedhofkanzlei 12.05.2003 als ihren letzten Wohnort aus. Weiterhin, dass die Beerdigung am 11.09.1890 stattfand. Möbius selbst wohnte 1890 in der Querstraße Nr. 28. Loh 1995, S. 26 führt an, Möbius' Mutter sei am 9. September 1890 in Gießen verstorben.
168. MPIP-HA: K 33/12 Möbius, P.J. Brief Möbius' an Kraepelin vom 16.04.1892.

ren des Zweiten Weltkrieges verloren ging. Der Neffe, später Spezialist für prähistorische und antike griechische und römische Kunst, von den 40er bis in die 60er Jahre des 20. Jahrhunderts Professor ordinarius für klassische Archäologie in Würzburg, sah den Bruder seines Vaters letztmals als Zehnjähriger. Er erinnerte sich noch, dass der phrenologisch Interessierte aus der Schädelform des Neffen las, er werde Schauspieler werden und immer mal wieder schalkhaft skurrile und schwer zu entziffernde Karten sandte. Offenbar tiefen Eindruck auf das Kind hinterließ die extravagante Garderobe des Leipziger Anverwandten, so hatte dieser stets ein großes seidiges Taschentuch zur Hand und seine Krawattennadel zierte eine voluminöse echte Perle. Ein gelber Nerzkragen ging gar als Erbstück in die Familie des Jungen über.[169]

Es erscheint nun zwar möglich, dass dem äußerlich einsamen Leben ein innerlich, ein in der Arbeit intellektuellen Genuss und Befriedigung findendes gegenüberstand, doch bedauern alle Augenzeugen, dass dem – zumindest anhaltend – nicht so gewesen sei oder bedenken doch wenigstens Möbius' zurückgezogene Lebensumstände der letzten Jahre. Schließlich war er nur noch Wenigen, meist von früher, persönlich bekannt, und nur Einzelnen noch ein Freund. Viele, wohl nicht zuletzt jüngere Kollegen in der Stadt, betrachteten ihn eher scheu. Auch weil der große, vollbärtige 50-Jährige stets ernst, niedergedrückt dreinblickte, immer geistig mit irgendetwas beschäftigt schien. Oppenheim formulierte eindrücklich: Die Nachricht vom Tode Möbius' sollte schließlich *»wie ein Ruf aus fernem Lande selbst zu den ihm nachbarlichen Fachgenossen«* gelangen.[170] Windscheid erinnert sich, er sah ihn nur selten einmal lachen und meint, selbst wenn der fast ein Dezennium Ältere einmal aus sich herausgegangen wäre und vergnügt wurde, habe über ihm ein Schatten von Traurigkeit gelegen.[171]

Der aus der Rosentalgasse in das Rosental zum »Schweizerhaus« hinaus spazierende vollbärtige und durchgeistigt wirkende Nervenarzt gehörte um 1900 zum festen Bild dieses Viertels um Lortzing-, Pfaffendorfer, Humboldt- und Gustav-Adolf-Straße, dem Areal des alten abgebrochenen Georgenhospitals und des Zoologischen Gartens. Und gerade die zur Belebung der Gastwirtschaft »Zum Pfaffendorfer Hof« und zur Belehrung der Gäste ausgestellten Tiere, der Ausgangspunkt des Leipziger Zoologischen Gartens, zog Möbius zeitweise fast täglich[172] an. So ließ er sich entweder hier bei einer Tasse Kaffee nieder, um anhand des Verhaltens der versammelten Geschöpfe Schlüsse für seine Tierpsychologie oder die Seelenkunde allgemein zu ziehen, oder er spazierte eben zum Konzert- und Kaffeegarten »Bonorand« bzw. »Schweizerhaus«, wo er in Angedenken an seinen Freund und Lehrer im April 1897 das von dem Dresdner Bildhauer Gustav Kietz (1824-1908) erschaffene Fechner-Denkmal errichten ließ. An der Leine führte er, kauzig und zum Stubengelehrten gealtert, einen großen schwarzen Pudel oder einen Foxterrier, von denen er als Tierfreund und Studienobjekt stets einen hielt.[173] Entweder so beim Luftschöpfen oder im Café, beim täglichen Redaktionsrapport für »Schmidt's Jahrbücher« mit Hugo Dippe, trafen ihn gelegentlich Kollegen.[174] Als junger Mann hatte er solcherart Streifzüge noch begleitet von

---

169. Schiller 1982, S. 97–98. Über Hans Möbius siehe Duke University Lilly Library, Dictionary of Art Historians, homepage.
170. Oppenheim 1907, S. 241.
171. Gesamter Absatz u. a. basierend auf Windscheid 1907, S. 225–227; Weygandt 1907, S. 479; Strümpell 1907, S. 489; Meyer 1908, S. 424.
172. Jentsch 1907c, S. 24.
173. Jentsch 1908, S. 180; Strümpell 1925, S. 141.
174. Windscheid 1907, S. 227; Möbius, M. 1907, S. IV.

Freunden angetreten – etwa eskortiert von Emil Kraepelin – und oft mündete dieser Rundgang in einer »*Orgie … in Form einer Tasse Kaffee*« oder in ähnlicher Weise als »*Hexensabbat*«, wenn nicht in der Restauration im Rosental, dann auch schon mal im berühmten »Café Français« (auch bekannt als »Café Felsche«) am Augustusplatz, dem so genannten ersten Haus am Platze.[175]

Um Möbius' Gesundheit stand es nie zum allerbesten. Er litt viel an Migräne, die er ja selbst beschrieb.[176] So ist noch heute die Bezeichnung »Möbius'sche Krankheit« für die Migraine ophthalmoplégique geläufig, eine Form, in deren Verlauf Augenmuskellähmungen und daraus sich einstellende Doppelbilder auftreten. Der Forschung zur Migräne widmete Möbius stets besondere Aufmerksamkeit, so trug er für »Schmidt's Jahrbücher« die neu erschienene Literatur dazu zusammen und besprach sie. Auch an Gallenschmerzen litt er zeitweise.[177] Obgleich seine Arbeitsfähigkeit nie lange eingeschränkt blieb, ermüdete er nach eigener Einschätzung sehr leicht und musste »*vorsichtig*« leben.[178]

Ab etwa 1892 brachten Leberbeschwerden erste umfassende Einschränkungen, die den Prozess der Vereinsamung forcierten. So berichtet Jentsch, dass wegen der Schmerzhaftigkeit beim Gehen Möbius ab 1898/99 immer seltener das Haus verließ, »*fast einsiedlerisch*« lebe.[179] Der Betroffene beschrieb den Schmerz auch selbst, der anfänglich Stunden, dann Tage, schließlich über eine Woche anhalte und eben besonders akut während des Gehens und allem voran beim Besteigen auch kleinerer Berge auftrete. Letzthin kam es so weit, dass er jeden längeren Weg unangenehm empfand, höchstens eine halbe Stunde unterwegs sein durfte. Ein Kuraufenthalt in Karlsbad und entsprechende Kuren zu Hause schlugen nicht an. Nachdem er zunächst vor allem mit Salizylsäure entsprechenden Anfällen vorbeugte, verfiel er auf eine besondere Methode der Atmung, während der sich die Leber verschiebe und die er in der »Münchener Medicinischen Wochenschrift« als »Lebermassage« beschreibt. Als Ursache seiner Leiden nahm der Autor Gallensteine an.[180]

Ein Brief, wiederum an Kraepelin, vom 13. Januar 1895 gibt über Möbius' physisches und psychisches Befinden Mitte der 1890er Jahre beredte Auskunft. Hier eröffnet er »*mein corpus ist etwas defect geworden und ich möchte bald, wie die Brahmanen es für den Rest des Lebens thun, mich von den weltlichen Dingen abwenden. Vieles wird einem mit der Zeit gleichgiltig und vieles lernt man verachten. Schließlich steckt man doch in einer sehr engen Kammer.*«[181] Oswald Bumke (1877–1950) und Willy Hellpach lasen Möbius' gesundheitlichen Verfall auch an seinen Schriften der letzten Jahre ab, »*sein Schwert*« sei »*stumpf*« geworden. So läsen sich selbst seine Rezensionen »*matt*«, »*unnatürlich milde*« und seine Polemiken liefen auf Kompromisse hinaus. Auch die Besprechungen präsentierten sich »*fremd und manchmal störend wie ein schlecht sitzendes Kleid*«. Möbius habe nur noch der bittere Gedanke getrieben, möglichst Vieles zu beenden.[182] Der Autor begänne wie früher »*aber der Flug erlahmt bald. Die Begründung wird eilfertig, lückenhaft,*

175. Zumindest berichtet Kraepelin 1983, S. 24 von Spaziergängen mit Möbius und – allerdings nicht unter ausdrücklicher Nennung von Möbius' Namen – von Orgien und Hexensabbat (Zitate ebenda, S. 28).
176. Möbius 1894a. Die Bemerkungen über die eigenen Migräneanfälle sind verstreut in verschiedenen Arbeiten zum Thema, so naturgemäß auch in Möbius 1894a, S. 34, 92.
177. Windscheid 1907, S. 226; Kraepelin 1924, S. 274.
178. So Windscheid 1907, S. 226 (auch Zitat).
179. Jentsch 1907b, S. 7.
180. Möbius 1899.
181. MPIP-HA: K 33/12 Möbius, P.J. Brief Möbius' an Kraepelin vom 13.01.1895.
182. Bumke 1907, S. 723.

schwächlich; und plötzlich endet der Gedankengang. Das Ganze ein Fragment. Ermüdung liegt über den Blättern. Nur noch fertig werden!«[183] Nun, vielleicht ist dem wirklich so, vielleicht aber senkte sich auf Möbius' Feder doch der Friede des gelassenen, Abstand gewinnenden Älteren.

Die schließlich zum Tode führende Krebserkrankung trat im Herbst 1903 mit einem Karzinom am Unterkiefer[184] erstmals offen zu Tage. Auch Kraepelin berichtet der Leidende über die Krankheit und die operative Entfernung. Die Postkarte vom 27. November 1903 an ihn präsentiert schon wieder vollständig einen seinen Geschäften als Redakteur hingegebenen Absender, der nur ganz nebenbei mitteilt, dass er sich in einer »*Krankenstube*« befinde, da er eine »*Unterkieferinfection durchgemacht*« habe.[185] Drei Tage später schildert er etwas ausführlicher

> *Es hatte sich ein Knoten am Kiefer gebildet, ich aber behandelte ihn mit Verachtung. Endlich nach dem Vortrage am 15.10. entschloß ich mich zur Consultation. Mikrosk. Untersuchung. Carzinom. Am 4.11. Operation durch Arnold Schmidt*[186]*. Nach den Präparationen* [durch Lochung unsichere Lesart] *Kockels*[187] *ist im Gesunden operirt worden. Habe Nachbehandlung. Widerwärtige Protzedur* [sic!].[188]

Die sich nach der Operation offenbar recht schnell wieder eingestellte Aktivität sollte nicht lange andauern und auch nicht nachhaltig sein. Denn es wurden weitere Eingriffe notwendig, am 29. September 1905 berichtet er davon:

> *Mit meinem Zustande muß ich zufrieden, d. h. seit dem Februar (der 2. Recidivoperation) hat sich nichts gezeigt. Die Drüsen scheinen frei zu sein. Beide Male handelte es sich um Schleimhautknoten in loco. Es ist wahrlich eine besondere Art von Leben, das man so führt. Aber es hilft eben nichts. Sie sehen, was ich geschrieben habe, wohl als vertrauliche Mittheilung an. Psychologisch ist curios, daß, man mag wollen oder nicht, nach einer bestimmten Zeit, jedes Mal die durchschnittliche Stimmung zurück kehrt. Man bekommt wieder mehr Interesse für das Zeitliche, kann wieder etwas arbeiten, u. s. f. Recht vieles allerdings ist mir dauernd Schnuppe geworden.*[189]

Windscheid, offenbar recht gut unterrichtet, gibt dahingehend Auskunft, dass bei der zweiten Operation – vergleicht man mit Möbius' Aussage, sollte es sich also um die erste Rezidivoperation handeln –, »*bis zur Schädelbasis gegangen werden musste*«[190].

---

183. Hellpach 1907, S. 379.
184. Möbius' eigener Aussage entgegen schreibt Windscheid 1907, S. 226 die Geschwulst habe sich am rechten Oberkiefer gebildet.
185. MPIP-HA: K 33/12 Möbius, P.J. Postkarte Möbius' an Kraepelin vom 27.11.1903.
186. Leipziger Adressbuch 1903: Spezialarzt für Chirurgie, Privatklinik Rudolphstraße 7. Windscheid 1907, S. 226 gibt an, Möbius sei »*von Freundeshand meisterhaft operirt*« worden.
187. Richard Kockel (1865–1934) wurde 35-jährig Leiter des 1900 begründeten Instituts für gerichtliche Medizin der Universität Leipzig. Er war Schüler von Heinrich Curschmann (1846–1910) und Birch-Hirschfeld und hatte ein breites Spektrum von Untersuchungsverfahren an seinem Institut etabliert. Sein großes Verdienst lag in der Einführung von Methoden der Histologie und der wissenschaftlichen Fotografie in die Praxis des Gerichtsmediziners, zudem erlangte er Berühmtheit als Sachverständiger und Gutachter in vielen Gerichtsprozessen.
188. MPIP-HA: K 33/12 Möbius, P.J. Brief Möbius' an Kraepelin vom 30.11.1903.
189. MPIP-HA: K 33/12 Möbius, P.J. Brief Möbius' an Kraepelin vom 29.09.1905.
190. Windscheid 1907, S. 226. Kraepelin 1907, S. 200 spricht ebenfalls von mehreren Nachschüben, die entfernt werden mussten. Kron 1907, S. 351 gibt zwei Operationen eines Oberkieferkarzinoms an.

Einer wiederum nur vorübergehenden und daher scheinbaren Besserung folgt das schnelle Ende: Es setzen Herzbeschwerden ein, die sich zum Frühherbst 1906 erheblich verstärken und zu starken Ödemen führen.[191] Einige Nachrufe berichten weiterhin, gegen Ausgang des Jahres habe die Krankheit noch die Nieren angegriffen.[192] Kurz vor dem Tode besuchte Kraepelin ihn ein letztes Mal in der Leipziger Rosentalgasse. Er berichtet, Möbius *»machte damals, abgesehen von Behinderungen beim Sprechen und Essen, einen durchaus rüstigen Eindruck, lebte aber ganz zurückgezogen und schien sich mit seinem Schicksal abgefunden zu haben.«*[193]

Am 1. Dezember 1906 verließ der Kranke zum letzten Male die Wohnung und stellte in diesen Tagen seine Sprechstunde ein. Einige Tage arbeitete er noch im Arbeitszimmer, wie er Jentsch gegenüber äußerte mit *»merkwürdig gesteigerter Frische«*, doch konnte er ab dem 4. Januar 1907 das Bett nicht mehr verlassen. Die allerletzten Tage überstand er mit Morphium und starb am Dienstagmorgen des 8. Januar bewusstlos im Schlaf.[194]

4.2 Möbius' Einteilung der Nervenkrankheiten in Anlehnung an die Entartung

Möbius wirkte auf die Klassifikation der Nervenkrankheiten wie über Umwege auch der psychiatrischen Krankheiten wesentlich ein. Dies ist ein Fakt, der gelegentlich Erwähnung fand, der sich aber im Grunde nicht zum Allgemeingut neurologie- oder psychiatriehistorischen Wissens manifestierte. Der Leipziger Nervenarzt stellte in den ersten Jahren des 1890er Jahrzehnts eine Nosologie auf, die auf der ätiologischen Betrachtung der Nervenkrankheiten basierte, es ist die Einteilung nach endogenen und exogenen Ursachen.

Es mag in der Geschichte der Nerven- und Seelenheilkunde bereits vor ihm dahingehende Gedanken und Bemühungen gegeben haben, dies an konkreten Beispielen zu exemplifizieren ist aber kaum möglich. So berücksichtige aber der lange Zeit von der Forschung kaum beachtete Görlitzer Anstaltspsychiater Karl Ludwig Kahlbaum (1828–1899) in seiner 1863 vorgelegten »Gruppirung der psychischen Krankheiten und die Eintheilung der Seelenstörungen« neben den Kriterien der Symptomatologie, der pathologischen Anatomie und des Krankheitsverlaufs, ein Umstand, den er als erster vehement als Parameter einführte, auch die Ätiologie.[195] Auch teilt er in Krankheiten mit und ohne körperliche Veränderungen ein. Aber eben ähnlich wie bei Kahlbaum handelt es sich auch bei anderen Klassifikationen dieser Zeit gleich um ein ganzes Bündel von Faktoren.

---

191. Windscheid 1907, S. 226. Die zunehmende Herzinsuffiziens sieht Waldeck-Semadeni 1980, S. 14 unter Umständen im Zusammenhang mit einer Metastasenbildung.
192. Bresler 1906/07, S. 395; Weygandt 1907, S. 476; Redaktionsnotiz 1907a; Redaktionsnotiz 1907b.
193. Kraepelin 1983, S. 133. Hier erwähnt Kraepelin auch, dass er aus dem Nachlass Möbius' ein Bild Fechners und einen kleinen japanischen Dolch, mit dem der Verstorbene Bücher aufschnitt, erhalten habe. Möbius versah den Asienreisenden Kraepelin brieflich mit kleinen praktischen Fingerzeigen, worauf Kraepelin den mit dem Buddhismus sympathisierenden Möbius Blätter des heiligen Bodhibaumes in Amuradhapurra (Ceylon) sandte (siehe ebenda und MPIP-HA: K 33/12 Möbius, P.J. Brief Möbius' an Kraepelin vom 30.11.1903).
194. Zu den Fakten des Absatzes siehe u. a. Jentsch 1907b, S. 7 (auch Zitat); Kraepelin 1907, S. 201; Windscheid 1907, S. 226; Weygandt 1907, S. 476. Dumstrey 1907, S. 872 gibt ein falsches Sterbedatum an.
195. Kahlbaum 1863. Ferner Steinberg 1999, dort auch zur Literatur über Kahlbaums Klassifikation S. 371–372 sowie noch Boor de 1954, S. 2-9.

Möbius kommt nun das Verdienst zu, konsequent nur einen dieser Faktoren, nämlich den der Ursache der Krankheit, zur Grundlage einer Nosologie genommen zu haben und diese Einteilung dann auch unverwischt der ärztlichen Öffentlichkeit zur Diskussion gestellt zu haben.[196] Des Weiteren belegte er die entstandenen zwei großen Gruppen mit den Begriffen, die sich durchsetzen sollten als endogene Erkrankungen, für diejenigen, deren »*Hauptbedingungen im Individuum liegen, in einer mitgebrachten Anlage*«, und als exogene Erkrankungen. Für diese »*lässt sich eine Hauptbedingung nachweisen oder vermuthen, die von aussen in das Individuum hinein kommen muss, damit die Krankheit entstehe*«.[197] Damit kann also weder nur die bloße Benennung der von Kahlbaum angeregten Einteilung zwischen Erkrankungen mit und ohne körperliche Veränderungen gemeint sein[198] noch eine sich verbreitende Unterscheidung in organische und funktionelle Leiden[199]. Dies legte Möbius in seinem nosologisch bedeutsamsten Werk, dem »Abriss der Lehre von den Nervenkrankheiten« von 1893, doch schon in seinen allgemeinen, einführenden Bemerkungen eindrücklich dar:

> *Man unterscheidet gewöhnlich organische und functionelle Nervenkrankheiten in dem Sinne, dass bei jenen nach dem Tode Veränderungen des betroffenen Nervengewebes sichtbar sind, bei diesen nicht. Diese Unterscheidung ist unbrauchbar, weil es vielfach nur von den Methoden der Untersuchung abhängt, ob etwas zu sehen ist oder nicht, wie denn durch die Fortschritte der Histologie die Befunde immer vermehrt werden, und weil die Function durch organische Einwirkungen aufgehoben werden kann, ohne dass sichtbare Veränderungen entstünden. Das Letztere ist der Fall, wenn der Tod so rasch erfolgt, dass die anatomischen Veränderungen nicht Zeit haben, sich zu entwickeln, z. B. bei manchen Vergiftungen, bei Absperrung des Blutzuflusses.*[200]

Vielmehr sollte diskutiert werden, ob Möbius' eindimensionale Betrachtung nicht eigentlich einen Rückschritt bedeutet, zum Beispiel gegenüber der vieldimensionalen und empirischen Betrachtung Kahlbaums. Und wenn denn diese Verabsolutierung eines Kriteriums einen Nachteil bedeutet, wird dieser dann dadurch aufgewogen, dass Kraepelin, der in klassifikatorischer Hinsicht gegen Ende der 1890er Jahre den Durchbruch schafft, wesentlich von Möbius' Arbeiten mitgeleitet worden war, wie noch anzusprechen sein wird? Des Weiteren hat auf seine Art auch Beer recht, wenn er meint, Möbius habe versucht, die Einteilung Geistesstörungen – aber vielmehr doch noch die Nervenkrankheiten! – »*to simplify*« in degenerierte und nicht degenerier-

---

196. Spoerri 1953, S. 693; Waldeck-Semadeni 1980, S. 12, 121; Beer 1996, S. 7. Auch Bodenheimer 1963, S. 115 würdigt Möbius' nosologische Methodik, nur einen Parameter zur Richtschnur zu machen, als »*von großem Einfluß und klärender Kraft …* [als] *damals ebenso wie … heute absolut wahr, weil logisch elementar richtig*«.
197. Möbius 1893a, S. 7. Lewis 1971, S. 191 legte klar, dass die Termini »endogen« und »exogen« bereits 1813 in die Botanik eingeführt wurden und anschließend in viele Wissenschaften übernommen worden waren, in die Psychiatrie durch Möbius. Beer 1996, S. 7: Möbius »*heralded the introduction to psychiatry of one of the profession's most bewildering terms: endogenous*«.
198. So wie es Baer 1985, S. 24 sieht.
199. S. Kuchta 1988, S. 21–22, die hier v. a. Wilhelm Erb erwähnt. Siehe auch Möbius 1886b, S. 1 zu einer solchen Einteilung und zum Begriff der »funktionellen« Störung.
200. Möbius 1893a, S. 1.

te.[201] Denn tatsächlich sollte sich der Umstand der Vererbung, der »Entartung«, als der eigentliche dieser Einteilung erweisen.

Wie kam Möbius darauf, eine neue, eine Krankheitsklassifikation auf ätiologischer Grundlage zu erarbeiten? Generell muss die zweite Hälfte des 19. Jahrhunderts als das Zeitalter der Nosologen gelten. Nahezu der Autor jedes nerven- und seelenheilkundlichen Lehrbuches folgte darin der eigenen Richtschnur. Man stand eigenen Initiativen, der Propagierung eigener Modelle in dieser Epoche der Bewegungen und Entdeckungen der Medizin viel offener, viel selbstverständlicher gegenüber, als es jemals davor und danach der Fall sein sollte. Einesteils existierte nichts Hilfreiches, alle Erscheinungen auch nur im Ansatz Abdeckendes und andererseits hatten Autoritäten ohnedies an Verbindlichkeit verloren. Wenn man will, beginnt mit der »Pathologie und Therapie der psychischen Krankheiten«[202] des noch nicht einmal 30-jährigen Wilhelm Griesinger (1817–1868) 1845 dieses Zeitalter und endet mit der 6. Auflage des Kraepelin'schen »Psychiatrie«-Lehrbuches von 1899[203], in der die großen endogenen Psychosen, das manisch-depressive Irresein und die Dementia praecox (annähernd deckungsgleich mit den Schizophrenien), ihren bis heute endgültigen Platz erhielten. Doch für Möbius verschärften zwei Umstände besonders die Unzufriedenheit mit den vorhandenen Systemen: Er interessierte sich vor allem für diejenige Gruppe von Erkrankungen, die er als endogene bezeichnen sollte und in die dann schlussendlich auch die psychogenen Eingang finden sollten. Denn Patienten mit diesen Leiden suchten ihn vielfach in seiner Privatpraxis auf. Aber eben genau diese Gruppe fand in den auf organischen Grundbegriffen fußenden Einteilungen keinerlei adäquate Berücksichtigung und wo sollte er diejenigen Krankheitsbilder verorten, die er von den somatischen ablöste und als psychologische definierte – allem voran die Hysterie? Kuchta sprach es unumwunden aus: Genau diese – sie sagt funktionellen – Erkrankungen waren in den 1880er Jahren *»zu einem medizinischen und sozialpolitischen Problem geworden, das einer Untersuchung und Klärung bedurfte«*![204] Recht hat sie: Nicht zuletzt Möbius warf dieses Problem auf, so fallen seine Arbeiten zur Hysterie in dieses Dezennium. Der zweite Umstand ist der, dass Möbius von der pathologischen Anatomie wenig hielt und wenig erwartete, sie auch nicht betrieb, aber genau deren Verfechter die kursierenden Klassifikationen entwarfen. Weiterhin muss er diese Entwürfe abgelehnt haben, da sie ihn als Praktiker an entscheidenden Stellen im Stich ließen. Bauten sie darauf, dass eine unmittelbare Beziehung zwischen affiziertem Gewebe und der Störung bestand, die demgemäß eigentlich auch sichtbar gemacht werden könnte – natürlich nicht selten aber erst nachdem der Patient verstorben war! –, erwiesen sich hier diese Systeme für Diagnose wie Therapie gleichermaßen als nutzlos. Dass ihn neben dem ärztlich-praktischen Bedürfnis auch ein theoretisches Interesse an ätiologische Fragen band, klang bei der Abhandlung des Tabes-Syphilis-Streites, der Migräne und des Morbus Basedow bereits an und wird noch besonders bei den Erör-

201. Beer 1996, S. 7-9 (Zitat S. 7). Obgleich Beer eindeutig zuzustimmen ist, dass Möbius in Vielem und im Besonderen hinsichtlich der Degenerationslehre von Magnan beeinflusst ist, kann man doch in dessen Ansicht, Möbius hätte auch seine Klassifikation von dem Franzosen übernommen, so pauschal nicht einwilligen. Es ist bekannt, dass Möbius Magnan ins Deutsche übersetzte, so liegen sechs Hefte der bei Thieme in Leipzig erschienenen Hefte der »Psychiatrischen Vorlesungen« vor. Diese erschienen allesamt zwischen 1891 und 1893 (Möbius 1891–1893). Auf welchen Text des Jahres 1886 sich Beer bezieht, bleibt unklar, dass er auf Möbius 1886b rekurriert, kann doch wohl als unwahrscheinlich gelten, denn hier sind im Grunde keinerlei klassifikatorische Ausführungen zu finden.

202. Griesinger 1845.

203. Kraepelin 1899.

204. Kuchta 1988, S. 22.

terungen über die Hysterie ins Zentrum rücken. Mitunter trieb ihn sogar erst die Ursachensuche dazu an, sich Problematiken oder Krankheitsbildern forscherisch näher zuzuwenden.

Wie gleich ausgeführt werden soll, maß Möbius dem Umstand der Vererbung eine exzeptionelle Bedeutung bei. In ihr sah er die verbreitetste und wichtigste Ursache von Nerven- und vor allem Seelenleiden. Zu dieser Überzeugung gelangte er durch die eifrige Rezeption der französischen Lehrer der Degenerationslehre und der italienischen Kriminalanthropologen. Die Vererbung verquickte er dermaßen eng mit seinen Vorstellungen von der Krankheitsursache, dass er einer ätiologischen Klassifikation geradezu eine Schlüsselrolle zuschrieb. Davon war er bereits in den 1880er Jahren überzeugt, also noch bevor er sich eigentlich aktiv nosologischen Problemen selbst zuwandte. 1887 kritisierte er eine den Krankheitsverlauf betonende Arbeit in Verkennung der Relevanz dieser Betrachtungsdimension und skizzierte das Problem aus seiner Sicht:

> *Die Schwierigkeiten, welche bisher einer Eintheilung der Seelenstörungen im Wege stehen, werden nur dann beseitigt werden, wenn unser Wissen über die Ursachen der Seelenstörungen ein vollkommenes geworden sein wird. Hier wie anderwärts wird allein das ätiologische Principium divisionis Klarheit schaffen. Morel hat dies zuerst ausgesprochen.*[205]

So lässt sich die Vererbung, noch genauer die »hereditäre Entartung«, als das eigentliche Axiom der gesamten Möbius'schen Klassifikation herausschälen. Die von den Vorgenerationen überkommene Anlage stellt denn auch die eigentliche Scheide zwischen den beiden aufgestellten großen Gruppen, der der exogenen und der der endogenen Erkrankungen, dar. Prononciert und etwas anders als gewöhnlich ausgedrückt steckt in dieser Einteilung die Vorüberlegung: Ist bei einem nervlich (und in der Konsequenz auch: psychisch) Leidenden keine äußere Einwirkung ursächlich primär wirksam, so muss die Erkrankung ganz wesentlich durch genetische Degeneration prädisponiert sein.

So revolutionär die konsequent verfolgte Einteilung in »innerlich« und »äußerlich« verursachte Krankheiten auch tatsächlich war, die ja wegen ihrer Sinnfälligkeit sofort aufgenommen wurde, bedeutete doch die Gleichsetzung der endogenen Bilder mit pathologischem Erbmaterial, wie von Möbius intendiert, auch ihre Schwäche und ihren Makel. So weiß man schon geraume Zeit, es kann doch die gleiche Erkrankung sowohl vererbt als auch vom Kranken erworben sein. Dies ist auch der Grund, warum Möbius' Grundidee der Trennung nach Endogenem und Exogenem zwar übernommen wurde und in vielem bis heute – wenngleich fragwürdig, so sehe man die »endogenen Psychosen« – geblieben ist, aber der Umstand der Vererbung nur noch als ein möglicher Faktor betrachtet wird.

Eine notwendige Einfügung: Möbius' Begriff der Entartung und deren Verhütung

Zunächst muss allerdings geklärt werden, was Möbius unter »Entartung« verstand. Dies ergibt sich bereits aus der Tatsache, dass sie sich als der Schlüsselbegriff seiner Klassifikation offenbart. Die Notwendigkeit ist aber noch um so dringlicher, als der Begriff im Deutschen nach dem Missbrauch durch Rassenhygiene und Erbforschung sowie nach der politischen Instrumentalisierung zur Rechtfertigung der nationalsozialistischen Verbrechen gegen die Menschheit eigentlich unmöglich noch wertfrei, nur in Anführungszeichen (die fürderhin, sich der Belastung des Begriffes bewusst, hier in Wegfall kommen sollen) benutzt werden kann. Gleichzeitig muss endlich zielgerichtet und eng mit seinen Texten verknüpft untersucht werden, ob

205. Möbius 1887.

Möbius, weil er über Entartung schrieb, als ein ideologischer Wegbereiter der Ereignisse zwischen 1933 und 1945 angesehen werden muss.

Richtig ist, dass Möbius ein überzeugter Anhänger, ja sogar Propagandist der Degenerationstheorie war, dass er entsprechend des Zeitgeistes und der Begriffe der nationalen wie internationalen Nerven- und Seelenheilkunde, Medizin, ja Wissenschaft der Jahrzehnte um 1900 eine von der Mitwelt als *»ganz hervorragend«*[206] gepriesene Schrift über Entartung[207] vorlegte. Und beileibe ja auch nicht nur die eine. In so vielen nervenheilkundlichen, psychiatrischen, anthropologischen und weiteren Texten des Leipziger Publizisten und Arztes lassen sich aberhunderte Passagen finden, die vor der Entartung warnen, beschreiben, wie man ihr vorbeugen könne oder ihre Phänomene und Folgen darlegen. Kraepelin sah sogar den *»für die Psychiatrie wichtigsten Teil des Möbiusschen Lebenswerkes«* in dessen Entartungslehre.[208] Um den tatsächlichen Inhalt des Möbius'schen Begriffs »Entartung« zu erfassen, wäre es wünschenswert, sich vollkommen in seine Lebensepoche zurückzuversetzen, ohne das Wissen um die während der NS-Zeit hinzukommende belastende Konnotation.

In eben jener Schrift »Ueber Entartung« ringt sich Möbius schließlich zu der Definition durch, *»dass die Entartung in Abweichungen vom Typus besteht, die Abweichungen vom Typus beim Erzeugten bewirken können, oder überhaupt die Nachkommenschaft schädigen können«*[209]. Mit dem gegebenen, auch volkstümlich gebrauchten Wortmaterial geht der Autor sehr sensibel um, er wendet es mehrmals hin und her, um mit deutschen Ausdrücken die größte Genauigkeit zu finden. Natürlich legt er sich auch die Begriffe »krank«, »gesund«, »normal«, »abnormal« vor. Dabei resümiert er:

> *Auf jeden Fall ist es nicht richtig, gesund und normal für gleichbedeutend zu erklären. Normal ist das, was der Norm, der Vorschrift, dem Urbilde entspricht, die kleinste Abweichung von der Norm macht abnorm … Das Gebiet der Abnormität ist sehr gross, denn streng genommen gehören wir alle ohne Ausnahme hinein und man wird überhaupt unter den Menschen die ideale Normalität vergeblich suchen … Zunächst bedeutet Entartung Abweichung von der Art, und zwar nach der schlechten Seite hin. Im gewöhnlichen Leben hat entartet oft eine superlativische Bedeutung … und auch bei einem entarteten Menschen wird man gewöhnlich an etwas recht Abscheuliches denken. Diese Nebenbedeutung muss beseitigt werden, für uns ist Entartung Abweichung vom Typus im ungünstigen Sinne.*[210]

1903 setzt Möbius sein gedankliches Modell nochmals auseinander:

> *Für die ärztliche Auffassung giebt es nur die Norm einerseits, das Abnorme andererseits. Weicht ein Mensch von der Norm, der Regel, dem Gewöhnlichen ab, und erreicht die Abweichung eine gewisse Grösse, die die je nach der Anschauung verschieden grosse 'Breite der Gesundheit' überschreitet, so ist er abnorm oder, was im Grunde dasselbe ist, krankhaft … Gleichbedeutend mit Abnormität ist eigentlich der Ausdruck Entartet, ja dieser ist die Uebersetzung jenes, da er bedeutet: von der Art, der Regel abgewichen.*[211]

---

206. Gaupp 1910, S. 381.
207. Möbius 1900b.
208. Kraepelin 1924, S. 277.
209. Möbius 1900b, S. 96.
210. Möbius 1900b, S. 95. Siehe auch Möbius 1903e, wo er die in der Allgemeinheit verbreitete Konnotation »Minderwertigkeit« des Begriffes »Entartung« nahezu verflucht und davon spricht, es sei ein anthropologisch-medizinisch neutraler Ausdruck und es sei damit *»doch nicht gesagt, dass der Entartete überhaupt werthlos sei«*.
211. Möbius 1909, I, S. 6–7.

Es wird deutlich, dass Möbius von einem gedachten »normalen« Durchschnitt ausgeht, der aber faktisch nicht erreichbar ist. Entartung stellte die deutliche und vererbbare Abweichung von diesem gedachten Durchschnitt dar. Dies gelte sowohl für den physischen als auch für den psychischen Bereich. Rubriziert man diese Aussagen in die Jetztzeit und auf die Psychiatrie, tun sich keine Widersprüche auf: Das Denkmodell hat sich keineswegs verändert. So nehme man die heute vollkommen akzeptierten und angewandten Kraepelin'schen Oligophrenien mit ihren sich einem »gesunden« Durchschnitt annähernden Abstufungen in Idiotie, Imbezillität und Debilität für den zum Großteil angeborenen intellektuellen oder für den Grad der charakterologischen Störung den von Kurt Schneider (1887–1967) eingeführten Begriff der Psychopathie. Diesen definiert Uwe Henrik Peters in seinem zum Standardwerk avancierenden Lexikon psychiatrischer Fachbegriffe mit

> *angeborene bzw. auf der Grundlage einer abnormen Anlage lebensgeschichtlich entstandene Abnormität der Persönlichkeit ... Die Abnormität beruht nicht auf einem Krankheitsvorgang, sondern bezieht sich auf 'Abweichungen von einer uns vorschwebenden Durchschnittsbreite von Persönlichkeiten' (K. Schneider).*[212]

Ersetzte man nun die Begriffe »Oligophrenie« und »Psychopathie« durch geistige bzw. charakterologische Entartung hätte man ein aufgrund der deutschen Vergangenheit keineswegs akzeptiertes Formativ, der Inhalt des Wortes aber bliebe doch derselbe: eine (nur bei den Oligophrenien nicht stets) vererbte Abweichung von einem gedachten Durchschnitt! Gaupp resümierte 1899, auch die Auffassung von der Entartung habe sich *»grossentheils unter dem Einfluss von Möbius«* in den vorhergehenden 15–20 Jahren gewandelt[213]; bleibt zu fragen, welche Einwirkung hatte die Möbius'sche Definition auf die heutigen begrifflichen Instrumente?

Nachdem deutlich ist, welchen Personenkreis Möbius als entartet definierte, muss selbstverständlich danach gefragt werden, wie gedachte er nun der vermeintlichen, die menschliche Art bedrohenden degenerativen Gefahr entgegenzutreten? Bislang legten sich nur Waldeck-Semadeni und Bodenheimer sowie ferner Mildenberger im Zuge seiner Forschungen über die Homosexualität in der Geschichte der Psychiatrie und Forensik bruchstückhaft diese Frage vor. Es wird sich zeigen, dass sich Erstere beide leicht und treuherzig täuschen ließen von Möbius' Werbung und anerkennenswertem Engagement für die Arbeitstherapie und die Errichtung von Nervenheilstätten. Es genügte ihnen, die *»gewissen Bedenken«*[214] seitens Albert Eulenburgs (1840–1917), des ehemaligen ordentlichen Professors für Arzneimittellehre an der Universität Greifswald, nunmehr außerordentlicher Professor der Nervenheilkunde in Berlin und Schriftleiter der »Deutschen medizinischen Wochenschrift«, zur Kenntnis zu nehmen, über dessen Äußerungen Waldeck-Semadeni sagt, man könne sie als *»Vorboten einer späteren braunen Nacht über Deutschland«*[215] bezeichnen. Möbius' Entgegnung auf Eulenburgs Ansichten, der von *»der übergroßen Sympathie«* für die *»lästige Ueberzahl der lebenden, aber zum Leben nutzlosen 'Minderwerthigen' und 'nervösen Schwächlinge'«*, von *»dem Ueberwuchern dieser unsere Volkskraft auf die Dauer mit schwerem Siechthum bedrohenden Zustände«* sprach und von dem *»zu weit getriebenen überängstlichen Bemühen, sie Alle auf Staats- und Gesellschaftskosten heilen oder doch in Anstalten nach ihrer Art möglichst glücklich machen zu*

212. Peters 1999, S. 501. Auch Waldeck-Semadeni 1980, S. 124 versucht sich offenbar dem Begriff der Entartung zu nähern ohne ihn mit der Konnotation, die ihn seit den nationalsozialistischen Verbrechen umgibt, festzumachen. Sie meint, der Begriffsinhalt umfasse zu Möbius' Zeiten *»etwa unglückliche Erbanlage«*.
213. Gaupp 1899, S. 32.
214. Eulenburg 1898, S. 29. An gleicher Stelle betont Eulenburg, dass er kein Gegner des Gedankens der Nervenheilstätten für Unbemittelte sei, vielmehr zu dessen frühesten Befürwortern gezählt habe.
215. Waldeck-Semadeni 1980, S. 119.

wollen«[216], würdigte Bodenheimer folgendermaßen: »*Man ist, hört man solche Töne, versucht, in Möbius einen mutigen, aber ohnmächtigen Kämpfer gegen das Unheil namhaft zu machen, das sich 40 Jahre später über die unglücklichen Geisteskranken in Deutschland ergossen hat.*« Möbius habe nun durch sein menschliches und therapeutisches Bemühen sogar eine »*bedeutende psychohygienische Pioniertat*«[217] vollbracht.

Nun könnte man allein auf der Grundlage dieser Entgegnung, aber auch unter Zuhilfenahme vieler anderer Textpassagen eine zu dem Greifswalder und Berliner Professor vollkommen antonymische menschliche Moral und ärztliche Berufsethik mutmaßen. Denn natürlich, so als wolle er es nochmals klarstellen, wisse er, Möbius, »*die Hauptursache der Nervenkrankheiten ist die vererbte Entartung*« und die »*Sache liegt so, daß eine wirklich erfolgreiche Verhütung der Nervenkrankheiten unmöglich ist.*« Es scheinen die folgenden Passagen so, als ob er auf das Problem der vermeintlichen Bedrohung des Volkskörpers durch die Degeneration oder auf die Kostenfrage ganz andere Antworten fände und der Euthanasie zuarbeitende Gedanken außerhalb seines Vorstellungsvermögens lägen:

> *Das, was möglich ist, Belehren, Warnen, Streben nach gesünderen Lebensverhältnissen, Das wollen wir Alle, aber es ist nicht einzusehen, warum es nicht mit der Sorge für die Kranken vereinbar sein oder diese Sorge überflüssig machen sollte. Gewiß ist Verhüten besser als Heilen; aber warum soll nicht Beides versucht werden, so weit es möglich ist?*[218]

Ja, er verfügt über genügend Praxis und formuliert es absichtlich drastisch: »*Kranke sind außerordentlich störend, am Meisten die Geisteskranken. Um sie los zu werden, hat man die Irrenhäuser erbaut (nicht etwa aus Liebe).*« Wird bereits hier eine Reizschwelle überschritten, die auf ihn ein bezeichnendes Licht wirft? Vielleicht doch nicht, denn angeblich von einfachen, naiven menschlichen Gefühlen geleitet, steht für ihn fest: »*Der Hilfe bedürfen Alle, die ohne Hilfe zu Grunde gehen würden, wie viele akut Kranke, viele Geisteskranke u. s. w., aber auch Alle, die durch ihre Krankheit zum Erwerb unfähig geworden sind.*« Vielen, letzten Endes sogar fast allen würde die Chance der gesundheitlichen Wiederherstellung auch von Anfang an genommen. Denn in den vorhandenen Anstalten sei die Heilbarkeit

> *bisher am Wenigsten berücksichtigt worden. Betrachten wir die außer den Irren wichtigsten drei Gruppen chronisch Kranker, die venerisch Kranken, die Tuberkulösen und die Nervenkranken. Wir sehen dabei gleich, daß unsere Einrichtungen nicht recht rationell sind ... Vollkommene Genesung ist auch bei Nervenkranken oft nicht zu erreichen, aber in der Mehrzahl der Fälle wird es durch eine zweckmäßige Behandlung gelingen, die Arbeitsfähigkeit ganz oder theilweise wieder herzustellen.*

Ja, angesichts der folgenden Ausführungen möchte man meinen, Möbius wäre desgleichen nicht vorzuwerfen, er nehme die Unheilbaren von seinen Worten und seinem Engagement aus, die ja auch das eigentliche Angriffsziel der nationalsozialistischen Politik, der Eugeniker und dem Anschein nach, wenngleich noch rein rhetorisch, wohl auch Eulenburgs waren:

---

216. Eulenburg 1898, S. 31. Eulenburg (ebenda) favorisiert eindeutig die Vorbeugung von Nervenleiden: »*Nicht, zu 'heilen', sondern, zu verhüten, ist auch hier die größere und an Fruchthoffnung reichere sozialhygienische Aufgabe der Zukunft, an deren Lösung mitwirken zu dürfen, für jeden im Sinn und Geist seiner Wissenschaft thätigen Arzt wohl den erfreulichsten und erhebendsten Theil seines Berufes bildet.*« Wie er sich diese Prophylaxe vorstellt, bleibt unkonkret. Statt den Anstaltskranken »*wenden wir lieber der Zukunft unseren Blick zu und suchen wir durch kräftige, wenn auch vielfach unwillkommene und unpopuläre Mittel und Maßregeln ...* [der] *Entwickelung vorausschauend zu begegnen.*«
217. Beide Zitate Bodenheimer 1963, S. 116.
218. Möbius 1898c, S. 171.

Fast immer aber wird es möglich sein, durch richtige Gestaltung der Lebensverhältnisse den Nervenkranken, die nun einmal alt werden, ein erträgliches Leben zu schaffen und damit ihren Familien auch … Weil es so ist, müssen Nervenheilstätten gegründet werden, d. h. Orte, wo die Kranken Frieden vor der Welt und Anleitung zu rechter Thätigkeit finden, wo sie leben können. Und weil es den meisten Kranken an Geld fehlt, müssen die Leute, die Geld haben, seien es die einzelnen Reichen, seien es Genossenschaften, Kirche, Gemeinde, Staat, Geld hergeben zur Gründung von Nervenheilstätten. Das muß werden, denn es kann nicht so bleiben, wie es ist.

Wie selbstverständlich Möbius diese sozialpolitische, im Grunde doch nahe liegende Konsequenz zieht! Wie selbstverständlich anders scheint er zu denken als Eulenburg und Konsorten – möchte man hoffen! Und nur in einer einzigen dieser Zeilen spricht der Autor nochmals vom Geld. Hier, so will man es sich zurechtlegen, ergreift freilich seine erste Profession, der Neurologe, das Wort, die ihn ein wenig neidisch auf die verhältnismäßig weit gediehene Institutionalisierung der Irrenheilkunde blicken lasse:

Hat er [der Nervenkranke] *Glück, so wird er geisteskrank, denn dann ist für ihn gesorgt, dann kommt er in eine schöne Anstalt, die mit dem Aufwande von Millionen gebaut ist. Gehört er aber zu den Nervenkranken, die geistig krank, aber nicht geisteskrank sind, so kann er sehen, wo er bleibt … Sehr viele von ihnen* [den Nervenkranken allgemein und insbesondere den Unfall-Nervenkranken – H.S.] *sind unter allen Bedingungen gänzlich unheilbar.*

Denn fälschlicherweise hänge man der Auffassung an,

aus ihnen allein eine Anstalt zu bilden, wäre ein hoffnungsloses Unternehmen. Sie dürften nur vereinzelt zwischen andere Patienten verpflanzt werden. Die Nervenkranken sollen einander ungünstig beeinflussen. Das mag zum Theil für die jetzigen Anstalten gelten, wo die Kranken den größten Theil des Tages faullenzen und einander ihre Erfahrungen und Einbildungen erzählen. In der Hauptsache aber ist es nicht richtig. Man macht sich oft recht falsche Vorstellungen von den Nervenkranken … die Meisten … sind … für ein gemeinsames Leben ganz geeignet.

Am allerwichtigsten freilich sei die sinnvolle und individuell entsprechende Beschäftigung![219]

Zum zweiten von Eulenburg geäußerten Vorbehalt gegen, ja man muss schon sagen: gegen die Nerven- und allgemein chronisch Kranken und gegen die von Möbius hier vorgebrachte Position, hört sich des Kontrahenten Resümee über die Gefahr der Degeneration angesichts der von Eulenburg gezeichneten Untergangsstimmung lapidar an: »*Dann aber können diese* [Nervenkranken] *auf ihre Nachkommen nur den ihnen angeborenen Grad von Nervenschwäche übertragen; ihr persönlicher Gehirnzustand ist ganz – oder fast ganz – ohne Einfluß.*«[220] Überraschend lapidar! Dieser Ton muss vor allem eben dem Ziel einer Entgegnung entsprechend als zurückhaltend betrachtet werden, denn Möbius beschrieb ansonsten die Folgen der hereditären Erkrankungen drastischer und befürchtete grundlegende Folgen; auch bei Krankheiten des Nervensystems, die er so zum Beispiel als prädisponierend für Geisteskrankheiten beschrieb. Weil er diesen Umstand hier abmildert, fast sogar übergeht, kann man sich des Eindrucks kaum erwehren, Möbius trieb der Instinkt, die Kranken vor Angriffen schützen zu wollen.

Dieses von einem menschlichen, berufsethischen und sozialen Empfinden herrührende Auftreten scheinen – wie gesagt – andere seiner Schriften zu bestätigen. So mag man nach der Lektüre »Ueber die Wirkungen der Castration« sehr bestimmt den Eindruck gewinnen, Möbius könne wohl kaum in Anbe-

---

219. Möbius 1898c, S. 172–174.

220. Möbius 1898c, S. 173.

tracht der hier ausführlich beschriebenen seelischen und körperlichen Übel für die betroffene Person massenhaft derartige Eingriffe zur Verhütung der Entartung erwägen.[221]

Auch wäre es unter Umständen noch möglich, die folgende, aus dem Jahre 1898 stammende Bemerkung über die Tötung Tuberkulöser als bewusst überspitzte rhetorische Stilfigur auszulegen, zumal der Autor wiederum mit einer sozialpolitisch-kritischen Folgerung schließt:

> *Nun fragt es sich, kann man überhaupt etwas thun, um die Tuberculose zu verhüten. Die ultima ratio wäre Tödtung aller Tuberculösen; das ist natürlich undenkbar; man kann sie nicht einmal an der Fortpflanzung hindern! Wirklichen Erfolg verspricht nur die indirecte Bekämpfung: Besserung der Lebensverhältnisse überhaupt.*[222]

Doch kann und darf der Aufsatz »Ueber die Veredelung des menschlichen Geschlechtes« endgültig keine Zweifel lassen! Unerklärlich: In diesen Text nahm die gesamte vorliegende Möbius-Forschung in keiner Weise Einsicht, obwohl er doch dreimal erschien[223]. Doch erst wenn man sich mit seinem Inhalt abgefunden hat, kann über die Frage gesprochen werden, wie sich Möbius die Verhütung der Entartung dachte. Ja, erst unter Einbeziehung dieser Bekundungen, wenngleich innerhalb seines Werkes in dieser Extremform (nach nunmehrigem Erkenntnisstand) einzig dastehend, ergibt sich von dem Menschen, Forscher und Arzt Paul Julius Möbius ein Bild, dessen Rahmen sich vollkommen von dem bislang überlieferten verschiebt und wenigstens die oben von Bodenheimer verfasste schöne Huldigung auf das Vollständigste ad absurdum führt. Diese Verschiebung des Rahmens droht außerdem Möbius' gesamtes wissenschaftliches Werk außen vor zu lassen. Kann man seine Verdienste noch rühmen, ohne im Hinterkopf mitzudenken, dass man ihn in der Tat als geistigen Brandstifter, als Wegbereiter der größten, abscheulichsten Verbrechen, die Ärzte je an kranken Menschen begangen haben, bezeichnen muss? Darf man ihn noch bewerben? Darf man seine große menschliche Hingabe für seine Patienten, die aus einer Vielzahl anderer Aufsätze plastisch vor Augen tritt, noch öffentlich hervorheben? Wohl kaum, es gehört von jetzt ab stets ein Hinweis auf seine andere, aus vielerlei Sicht unerklärbare Seite dazu. Das fordern die Ehrlichkeit, die Vollständigkeit und die Geschichte! Was bleibt ist Verwirrung, Unfassbarkeit, sowohl ob dieser folgend aus-

221. Von der Tendenz und dem Eindruck einmal abgesehen, lassen sich in Möbius 1903c auch Sätze finden, die sogar eine gewisse Vermutung aussprechen, die Kastration ihrerseits wirke als Auslöser psychischer Störungen: »*Krankhafte Geistesbeschaffenheit ist nicht selten Ursache der Castration, dagegen ist es zweifelhaft, ob diese Ursache jener sein könne*« (S. 84). Bei Männern solle die Amputation der Hoden oder des Penis Geistesstörungen hervorrufen, »*es ist viel Uebertreibung dabei, aber etwas Wahres ist schon daran … Man kann sagen, dass an dem ursächlichen Zusammenhang zwischen Castration und der folgenden Geistesstörung nicht zu zweifeln sei, dass aber die Art des Zusammenhangs näherer Prüfung bedürfe*« (S. 85). Für Frauen gelte Ähnliches. Allgemein sei aber anzunehmen, dass bereits vor der Kastration ein psychisch labiles Gleichgewicht geherrscht habe (S. 88). Mildenberger 2002, S. 89 gewann offenbar einzig aufgrund dieser einen Arbeit die Annahme, Möbius hielte Eingriffe an den Geschlechtsorganen nicht für ein probates Mittel zur Verhinderung von degenerativer Vererbung. Wie sehr er sich täuscht! Gleichzeitig bleibt unklar, ob Mildenberger Sterilisation und Kastration gleichsetzt.

222. Möbius 1898d, S. 139.

223. Der Ersterscheinungsort des Aufsatzes konnte auch durch den Autor nicht ermittelt werden. Doch kann diese allgemeine Ignoranz keinesfalls damit erklärt werden, dass der Text womöglich an einem weniger populären Ort erschien, denn immerhin ging er sowohl in das V. Heft der »Neurologischen Beiträge« (Möbius 1898a, S. 130–157) ein wie in den sechsten Band der »Ausgewählten Werke«, der den Titel »Im Grenzlande« trägt (Möbius 1905a, S. 101–140). Dass der Aufsatz erstmals außerhalb dieser Reihen publiziert wurde, muss als wahrscheinlich gelten, da das V. Heft der »Neurologischen Beiträge« – wie gewöhnlich alle Hefte – ansonsten nur bereits andernorts erschienene Abhandlungen vereinigt. Sehr wahrscheinlich erschien er erstmals, genau wie das V. Heft, auch 1898 – dies weist das Inhaltsverzeichnis des »Grenzlandes« aus.

zugsweise zu zitierenden Gedanken, als auch ob der ganz offen zu Tage tretenden Diskrepanz zu anderen seiner Schriften.

Möbius schreibt 1898, im gleichen Jahr, in dem er andererseits vehement forderte, dass *»alle der Hilfe bedürfen, die ohne Hilfe zu Grunde gehen würden, wie viele Geisteskranke und alle, die durch ihre Krankheit zum Erwerb unfähig geworden sind«*, im gleichen Jahr, da er das gesellschaftliche und christliche Gewissen wachrüttelt und appelliert *»weil es den meisten Kranken an Geld fehlt, müssen die Leute, die Geld haben, seien es die einzelnen Reichen, seien es Genossenschaften, Kirche, Gemeinde, Staat, Geld hergeben zur Gründung von Nervenheilstätten«*, im gleichen Jahr als er beschwörend ruft: *»Das muß werden, denn es kann nicht so bleiben, wie es ist«*:

> *Man sagt oft, Ehen aus Vernunft seien glücklicher als Ehen aus Leidenschaft. Aber es kommt gar nicht auf das 'Glück' der Ehe an, auf die Qualität der Kinder kommt es an. Die Beschaffenheit eines Menschen hängt in erster Linie ab von der Beschaffenheit seiner Eltern, sodann von den Bedingungen der ersten Lebenszeit. Erst an dritter Stelle und in beträchtlichem Abstande folgt die Erziehung im gewöhnlichen Sinne. Thöricht sind Staat und Gesellschaft, dass sie sich so wenig um die richtige Erzeugung der Kinder kümmern … Wenn nun von der Allgemeinheit die Veredelung der Rasse bewusst erstrebt würde, was könnte geschehen? Das erste Ziel wäre die Ausmerzung der Kranken und der Bösen. Dazu aber wäre das Wichtigste, die Kranken und die Bösen an der Fortpflanzung zu verhindern. Bis jetzt geschieht in dieser Richtung so gut wie nichts … Die Verhinderung der Fortpflanzung gehört bis jetzt überhaupt nicht zu den Zwecken des Rechtes … Käme es dahin, dass wirklich salus publica suprema lex wäre, so müsste unsere Gesetzgebung sehr wesentlich verändert werden. Dann müsste der Gesetzgeber das Wohl der kommenden Generation zu seinen wichtigsten Aufgaben rechnen und müsste die Hand dazu bieten, die, deren Nachkommen nach wissenschaftlicher Kenntnis untauglich sein werden, an der Fortpflanzung zu hindern. Das sicherste und billigste Mittel wäre die Tödtung. Da kommt zweierlei in Betracht, entweder nur die Aufrechterhaltung der Todesstrafe nach den geltenden Bestimmungen* [und damit die Ausschaltung der Schwerverbrecher von der Erzeugung – H.S.]*, oder die Tödtung auch in anderen Fällen. Man kann wohl sagen, dass nichts verkehrter sei als die sentimentalen Declamationen gegen die Todesstrafe. Vernünftigerweise kann man nur Vermeidung jeder Grausamkeit fordern, einen raschen leichten Tod (der Zweckmässigste wäre Vergiftung, etwa Chloroformirung; das Köpfen ist eine greuliche Rohheit). Alles übrige gilt nicht. Man habe nicht das Recht, einen Menschen zu tödten. Ja warum denn nicht? Da, wo die Noth drängt, fragt man überhaupt nicht lange. …* [So zum Beispiel im Krieg und bei Spionage – H.S.] *… In Wahrheit sind wir immer im Kriege und soll immer die Zweckmässigkeit das Maass des Handelns sein. Es ist eine infame Heuchelei, wenn man den Satz bestreitet, dass der Zweck die Mittel heiligt. Es müssen nur die rechten Zwecke sein. Also gegen die sanfte Tödtung ist nichts einzuwenden und sie ist da anzuwenden, wo es sich herausgestellt hat, dass die Fortdauer des Individuum mit dem Wohle der Gesellschaft unverträglich ist. Die Verurtheilung zu lebenslänglicher Gefangenschaft ist eigentlich eine Grausamkeit, von den unnützen Kosten gar nicht zu reden. Abgesehen von der Tödtung der Verbrecher könnte man auch an die Tödtung von Kranken denken. Man hat schon mehrmals den Vorschlag gemacht, unheilbare und schwer leidende Leute, wenn sie es selbst wünschen (im Falle der Vernunftlosigkeit, wenn die Familie es wünscht) und wenn eine Commission von Sachverständigen es billigt, zu tödten. Da jedoch bei solchen Kranken die Fortpflanzung kaum mehr in Betracht kommt, so können wir hier von dieser Frage absehen. Die langen Gefängnisstrafen haben den Vortheil, dass die Verbrecher vom Zeugungsgeschäfte abgehalten werden. Aber die Regel sind doch verhältnissmässig kurze Strafen, auch die Gewohnheitsverbrecher haben gewöhnlich lange zu thun, bis sie dauernd eingesperrt werden, und nach der Entlassung ist es jedem Verbrecher gestattet, seine Art zu verewigen … Schopenhauer sagt, man solle alle Schurken castriren und alle dummen Gänse ins Kloster sperren. Ich wüsste nicht, was man vernünftigerweise dagegen einwenden könnte, aber es ist doch nicht zu erwarten, dass die Gesetzgeber sich entschliessen, die Castration als Nebenstrafe anzuordnen. Wichtiger als die Verhinderung der Verbrecher-Fortpflanzung wäre die der Kranken-Fortpflanzung. Es ist*

geradezu ein Scandal und ein Jammer, dass heute jeder Kranke Kinder zeugen kann, wenn nur sein Genosse vom andern Geschlechte damit einverstanden ist. Das Gesetz thut nichts dagegen, ja es fördert die Vererbung der Krankheiten geradezu. Die Ehe ist heilig, der Zweck der Ehe ist das Fortpflanzungsgeschäft, folglich muss die eheliche Pflicht geleistet werden quand même. Ob die Ehegenossen trunksüchtig, geisteskrank, schwindsüchtig sind, das ist ganz gleich ... Mit Mühe und Not ist erreicht worden, dass das deutsche bürgerliche Gesetzbuch die Scheidung wegen Geisteskrankheit ungefähr unter den Bedingungen gestattet, die das sächsische Recht aufgestellt hat. Es ist schwer ruhig zu bleiben, wenn man die Gegner der Scheidung wegen Geisteskrankheit von der Heiligkeit der Ehe predigen hört ... Das Recht der Ungeborenen sollte euch heilig sein. Ein krankes Kind in die Welt zu setzen, das ist das wahre Verbrechen gegen das keimende Leben ... Das Gesetz sollte sowohl die dolose als die fahrlässige Erzeugung kranker Kinder zu verhüten suchen. Zunächst also wäre, soweit es möglich ist, zu verhindern, dass kranke Personen, von denen kranke Kinder zu erwarten sind, die Ehe eingehen ... Ferner sind die Geisteskranken ins Auge zu fassen. Die Bestimmung, dass Vernunftberaubte (es sollte heissen Geisteskranke) nicht heirathen können, ist ungenügend, denn sie trifft nur den actuellen Zustand. Zu den praktisch wichtigsten Formen des Irreseins aber gehört die periodische Geistesstörung, bei der die einzelnen Erkrankungen durch lange Zeiten relativen Gesundseins getrennt sein können. Die Kranken gelten in der Zwischenzeit für geheilt, aber solche 'Geheilte' sollten nicht ehefähig sein. Ferner müsste die Ehe anfechtbar sein, wenn die Gefahr des Irrewerdens besteht, die belastenden Thatsachen aber (Irrsinn in der Familie, gewisse 'nervöse' Symptome) verschwiegen worden sind. Die dritte wichtige Gruppe bilden die Schwindsüchtigen ... Man könnte meinen, wichtiger als die Verhinderung der Fortpflanzung sei die Behandlung der Kranken, mache man diese gesund, so erledigen sich die Bedenken. Das wäre wohl richtig, wenn nicht die Krankheiten, um die es sich hier handelt, in der Hauptsache unheilbar wären ... Viele untaugliche, kranke oder kränkliche Menschen würden überhaupt nicht zum Heirathen und Kinderzeugen kommen, wenn ihnen das Leben ausserhalb der Familie erleichtert würde. Hätten wir Einrichtungen zum gemeinsamen Leben, weltliche Klöster, so würde das zur Reinhaltung der Rasse beitragen ... Im Grunde ist das Verhüten des Erkrankens gleichbedeutend mit Verbesserung der Lebensbedingungen und es ist ersichtlich, dass man von der Hygiene das Gebiet der socialen Verbesserungen: Steigerung des Einkommens, Regelung der Arbeitszeit u.s.w. nicht abtrennen kann ... Man möge ... in der Kürze dieser Bemerkungen keine Unterschätzung der auf sociale Verbesserungen ausgehenden Bestrebungen erblicken. Nur auf das Eine möchte ich hinweisen, dass die Gesellschaft die Kinder nicht als reine Privatangelegenheit ansehen sollte.[224]

Deutlich wird, Möbius fordert rigoros die zwangsweise, gesetzlich geregelte Unfruchtbarmachung all derjenigen, die der Auffassung der Zeit folgend im Verdacht stehen, degenerative Anlagen auf die Nachkommen zu übertragen, also der Entarteten. Dieser Personenkreis erstreckt sich auf »erbschädigende« Kriminelle, auf psychisch sowie physisch Kranke wie zum Beispiel Schwindsüchtige oder »bedenklich Nervöse«. Doch damit noch nicht genug: Mehr als zwischen den Zeilen wird augenscheinlich, für die angemessenste Prophylaxe, da am sichersten und billigsten, hielte er eigentlich die Tötung Entarteter. Da ist es egal, ob sich für ihn diese Frage nicht akut stellt, da ist es egal, ob er nicht logisch in diese Tötungsvorstellung auch die nicht schwer leidenden, aber trotzdem Degenerierten mit einbeziehen muss, da ist es zuletzt schließlich auch vollkommen egal, ob er sich nicht nur genau in die Diskussion um aktive ärztliche Sterbehilfe einschaltet, die bis heute in Deutschland geführt wird, aber deren Durchführung (noch) verboten ist, aber bereits genauso wie von ihm ausgedacht in anderen Ländern legal praktiziert wird.

Erklärend und entlastend soll genau genommen auch nicht angeführt werden, dass Möbius, dessen Wesen außergewöhnlich stark von der Neoromantik berührt war, die alles als im Verfall begriff und die

224. Möbius 1898a, S. 137–144.

besonders in seiner unmittelbaren Leipziger Lebensumwelt ausdrücklich in der Form des Jugendstils hervorstach, mit dieser Auffassung in seiner Zeit des Sozialdarwinismus und der allenthalben offenbaren Degenerationslehre nicht allein stand, dass auch dieser Aufsatz als *»vortrefflich«* geschätzt wurde und all *»denen, die ein warmes Herz für ihre leidenden Mitmenschen haben, aufs Angelegentlichste zur Lectüre empfohlen«*[225] worden war. So soll auch nur noch Robert Gaupp, hochdotierter Kollege Möbius', Direktor der Tübinger Universitätsnervenklinik und späterer Rektor seiner Hochschule, angeführt werden, da er genau das der Schrift wünschte, was heute und fortan nicht nur Möbius' Ansehen als Mensch und Arzt reduziert, sondern vielmehr noch ihn in den Augen der Allgemeinheit zum geistigen Vorbereiter der nationalsozialistischen Verbrechen machen dürfte: *»Es ist zu hoffen, dass* [die Aufsätze, in deren Reihe »Ueber die Veredelung des menschlichen Geschlechts« steht – H.S.] ... *viele Verbreitung finden werden und es ist mit Sicherheit zu erwarten, dass sie da, wo man sie liest, nachdrücklich wirken werden.«* Dass sich in nur denkbar bösartigster Sinnumkehr diese Prophezeiung sogar praktisch erfüllen sollte und Gaupp Zeitzeuge dieser Ereignisse werden sollte, konnte der 1936 in den Ruhestand und 1953 Verstorbene wahrlich nicht ahnen. 1899 jedenfalls hatte er den Aufsatz als *»wichtig und geistvoll«* gefeiert, Möbius habe seine wichtigen *»Gedanken, die alle in geistvoller Weise eine genaue Erläuterung und Motivirung erfahren«* dargelegt. Nur zu schade, dass der abschließende Satz wenig klar bleibt, worauf sich Gaupps Vorbehalte beziehen mögen: *»Es giebt viel zu denken und interessirt auch da, wo es zum Widerspruch herausfordert.«*[226]

Wenn denn Schillers schon zitierter Ausspruch, Möbius *»even providing fuel ... decades later, for fascism«*[227] irgendwo angebracht werden sollte, dann erschiene er mit Blick auf diese Äußerungen doch hier am passendsten. Obwohl wir aufgrund hunderttausender Umstände nicht wissen können, wie sich Möbius konkret in späteren Zeiträumen geäußert oder gar verhalten hätte und von daher eine epocheübergreifende Verurteilung nicht nur unangebracht, sondern ahistorisch ist. Auch wenn es hier emotional verständlicherweise schwer fällt, ist jedes Individuum, jedes Ereignis innerhalb seiner Periode zu bewerten. So ist es nur zulässig zu sagen: Möbius trug zur Entwicklung von Ideen, eines Weltbildes bei, umgesetzt aber hat er nichts. Er wurde nicht zum tätlichen Verbrecher. Sogar innerhalb seiner Lebenswelt kann er nicht einmal zum geistigen Übeltäter abgestempelt werden. Darüber mögen wir heute begreiflicherweise moralisch entrüstet sein. Doch damals galten diese Gedanken nicht als besonders anrüchig, amoralisch. Die Frage, ob er sich als anerkannter Fachwissenschaftler zum Anstifter, zum Hehler machte und Morde und andere Verbrechen autorisierte, muss dem Gesagten zufolge ebenfalls zum Ahistorismus erklärt werden, emotional und moralisch mag und soll jeder eine eigene Antwort finden.

Möbius' Klassifikation stellt im Grunde eine Dichotomie dar. Die Ursache derjenigen Krankheiten also, die er in seiner Klassifikation als die endogenen auffasste, sei die Entartung. Von außen auf das Nervensystem erkrankend einwirkende Faktoren bezeichnet er als exogene. Ferner bildeten sich Kombinationen, so auch aus endogenen und exogenen Erkrankungen und man müsse quasi einen dritten Bereich sehen. So zum Beispiel sei es möglich, dass ein Paranoiker zum Morphinisten werde. Was diese dritte Gruppe im Besonderen und die grobe Vorüberlegung im Allgemeinen betrifft, hält sich Möbius an die von Evariste Jean Bruno Marandon de Montyel (1851–1908) 1889 in der Pariser Société Médico-psychologique vorgestellte Einteilung der Geisteskrankheiten, deren Wiedergabe in den Annalen der Gesellschaft[228] er im folgenden Jahre für »Schmidt's Jahrbücher« bespricht. Ja, tatsächlich scheint es diese Kritik zu sein, in der erstmals die Begriffe »endogen« und »exogen« im Gebiet der Nerven- und Seelenheilkunde Verwendung fanden und

225. Lhn 1899. Zitat rekurriert auf die Aufsätze in Möbius 1898a, zu denen also auch »Ueber die Veredelung des menschlichen Geschlechtes« gehört.

226. Gaupp 1899, alle vorherigen Zitate S. 34–35.

227. Schiller 1982, S. 102.

dies womöglich entgegen der Erwartung, da Möbius sich viel eher als Neurologe definierte, eben für psychische Krankheiten. Wie Möbius schon des Öfteren, brachte auch Marandon de Montyel zunächst seine Auffassung zum Ausdruck, dass keine symptomatische, keine anatomische und auch keine gemischte Einteilung, sondern nur eine konsequent ätiologische Fortschritte zeitigen könne. Grundsätzlich kann diese Idee natürlich nicht ohne Bénédict-Augustin Morels (1809–1873) Wirkung auf die französische und (eben auch über Möbius) schließlich auf die internationale Psychiatrie gesehen werden. Er brachte die Degenerationslehre in sie hinein. Dies machte Marandon de Montyel auch in seinem Referat in der Pariser Sociéte Médico-psychologique deutlich. In der Tat finden sich hier, in diesem Marandon de Montyel-Morel'schen Gemisch, zu dem Magnan noch zutrug, ganz wesentliche Konstituenten der Möbius'schen, für Deutschland weit reichende Folgen nach sich ziehenden Einteilung, schon vorgebildet. So übersetzt und referiert er das Original:

> *Um geisteskrank zu werden, bedarf man gewisser Vorbedingungen … Thatsächlich wird in den meisten Fällen die Prädisposition durch Vererbung erworben … Die einfache Seelenstörung*[229] *deckt sich im Wesentlichen mit dem erblichen Irresein Morel's. Ihre Grade entsprechen dem Grade der Prädisposition.*

Einige Skepsis kann der Kritiker nicht zurückhalten, als er wiedergeben muss, dass der Kollege aus Neuilly-sur-Marne sich dazu bekenne, dass es ohne Prädisposition kein Irresein gäbe und gibt zu bedenken: »*Nun lehrt die Erfahrung, dass z. B. der andauernde Missbrauch des Alkohol Irresein bewirkt.*« Möbius sagt der Punkt der Darstellung wieder zu, an dem Marandon de Montyel meint, bei allen anderen, also unter Mittun einer äußeren Einwirkung sich bildenden Erkrankungen, greife »*im Gegensatz zur einfachen Seelenstörung … hier die (eigentliche) Ursache ihrer Qualität nach*« an. So käme es, dass den Qualitäten, also vornehmlich den verschiedenen Giften, jeweilige Krankheitsbilder entsprächen. Als Möbius sich dann von dem zu besprechenden Text löst und ei-

228. Marandon de Montyel 1889. Im deutschsprachigen Schrifttum scheint Marandon de Montyel selbst unauffindbar und auch ansonsten nie abgehandelt worden zu sein. Um so herzlicher dankt der Autor Herrn Luigi Grosso (Paris) für die Überlassung französischsprachiger Informationen. Es zeigt sich nämlich darin dass Marandon de Montyel ein beachtliches publizistisches Werk von über 200 Artikeln hinterlassen hat. Bezüglich seiner klinischen Ansichten lässt er sich vollständig in der Hauptströmung der französischen Schule seiner Zeit verorten, so vetrat er vehement die Degenerationstheorie Morels. Nach Brian 1986, S. 3 und 233 soll keiner seiner Artikel ohne Verweis auf Morel geblieben sein und er habe die französische Nosologie psychischer Erkrankungen, die auf dessen Erblichkeitslehre zu fußen habe, zum Erfolg geführt. Marandon de Montyel hatte 1876 in Montpellier promoviert (Étude médicolégale sur un cas de folie épileptique) und war u. a. als Assistent in Montauban, Toulouse, Marseille, Dijon und ab 1888 im Ville-Evrard in Neuilly-sur-Marne tätig. Dieser Anstalt stand er ab 1892 als Arzt vor. Quellen: Brian 1986 (Deren Bibliografie S. I–XI die von Möbius rezensierte Abhandlung nicht einmal aufführt!); Morel 1996, S. 166.

229. Der Begriff der »einfachen Seelenstörung« ist ein im 19. Jahrhundert außerordentlich verbreiteter. In ihm ist auch das Resultat des Bemühens zu sehen, psychische Krankheiten voneinander abzugrenzen, so umfasst er im Prinzip in der Tat die Gruppe der Möbius'schen endogenen Psychosen, also vor allem die größten Formenkreise, die manisch-depressive Erkrankung und die Schizophrenien, die Depression, die Manie, die funktionellen Erkrankungen (also die Freud'schen Neurosen) sowie die ererbten Oligophrenien. So siehe auch die Analyse der Aufnahmediagnosen des Zeitraums Sommer 1884 bis April 1885 in Leubus mit Hilfe des im Schlesischen Hauptstaatsarchiv Breslau überlieferten Haupt-Kranken-Journals der Anstalt in Steinberg 2002, S. 540. In einem gewissen Widerspruch dazu stehen die 1883 vom »Preussischen Statistischen Bureau« oder dem »Reichsgesundheitsamt« erlassenen Diagnoserichtlinien (vgl. Schiffers 1994, S. 93).

Tabelle 4.2. Möbius' von Marandon de Montyel abgeleitete ätiologische Klassifikation der psychiatrischen Krankheiten von 1890

Endogenes Irresein		Exogenes Irresein			Kombinierte Formen
a) Melancholie, Manie, Paranoia	b) Formen des degenerativen Irreseins, einschließlich Pubertätsirresein, neurotische Formen	a) durch Gift		b–x) durch Trauma etc.	
		α) Infektionskrankheiten – akute: z. B. puerperales Irresein – chronische: z. B. progressive Paralyse	β) Intoxikationen i. e. S., z. B. Alkoholismus		

nige eigene Reflexionen anschließen lässt, fallen die für die Klassifikationsgeschichte wesentlichen zwei Sätze. Der letzte in nicht geringer Diskrepanz zum nordfranzösischen Assistenzarzt:

> *Vielleicht könnte man die einfache Seelenstörung treffender als endogene bezeichnen, da ihr das Wesentliche ist, dass sie sich von innen heraus entwickelt. Ihr würde dann die exogene Seelenstörung gegenüberstehen, d. h. diejenige, bei welcher eine bestimmte äussere Ursache conditio sine qua non ist.*

Er bringt dann das in **Tabelle 4.2** dargestellte, hier nur optisch abgewandelte Schema, wobei als nur eine Problematik auf die Anordnung der »neurotischen Formen« und der »Traumen« hingewiesen sein soll[230].

Noch das eben von dem Rezensenten wiedergegebene Grundkonstrukt Marandon de Montyels im Kopfe, wonach bei den ererbten »einfachen« Seelenstörungen der »Grad der Prädisposition« das einzig unterordnende Kriterium sei, wohingegen bei den auf äußere Umstände zurückgehenden Erkrankungen die »Qualität«, also die Art des Einwirkenden, das genaue Krankheitsbild bestimme, sehe man nun am Beispiel seines zwei Jahre darauf abgedruckten wichtigen Aufsatzes »Ueber die Eintheilung der Krankheiten«, wie eng Möbius sich an die französischen Vorgaben hielt:

> *Alle Krankheitsbedingungen sind für das Individuum entweder äussere oder innere. Danach zerfallen die erkannten Krankheiten in 2 Klassen, je nachdem ihre conditio sine qua non eine äus-*

230. Zitate und Tabelle: Möbius 1890c.

sere (z. B. Vergiftung, Trauma), oder eine innere (z. B. angeborene Widerstandsunfähigkeit) ist. Bei den exogenen Krankheiten sind die Ursachen qualitativ verschieden (Alkohol, Blei, Toxine u. s. w.), bei den endogenen giebt es überhaupt nur Eine, die vorhandene Anlage, hier aber erwächst die Verschiedenheit aus der Quantität, aus der Stärke der individuellen Schwäche.

In seiner Konsequenz muss ergo zunächst aber doch festgehalten werden: Das Verdienst der Möbius'schen Bemühungen auf dem Gebiete der Klassifikation liegt einerseits in einer wesentlichen Abweichung vom französischen Vorbild, nämlich in der Festlegung darauf, dass auch rein äußerlich verursachte Erkrankungen existierten, und andererseits in dem wesentlich Neuen, in der Benennung der beiden Hauptgruppen mit den Termini »endogen« und »exogen«.

Möbius fügt, mögliche Zweifel voraussehend, an diese Grundüberlegung sofort an, *»dass es z. Z. nicht in allen Fällen möglich ist, nach diesen Grundsätzen eine Entscheidung zu treffen.«*[231] Dass Möbius' Dichotomie nutzbringend wirkte, allgemein akzeptiert wurde, aber doch nur den Charakter eines Modells haben konnte, welches in der Praxis Probleme aufwarf, lag nicht vorwiegend an den mangelhaften Bedingungen der Zeit, sondern war der Einteilung systemimmanent. Auch die »combinierten Formen« halfen dem praktisch nicht ab. Als ein Problem sei nur benannt, dass die endogenen Erkrankungen als im Grunde unheilbar galten, nach der Degenerationslehre gelten mussten, wurden sie doch als anlagebedingt betrachtet und konstituierten das Individuum. Trotz düsterer Prognosen[232] konnte nur für die zukünftigen Generationen eine Verbesserung erhofft werden, indem frisches, gesundes Erbmaterial entartetem entgegengestellt würde. Eben desto dringlicher also musste Möbius die Prophylaxe, die Verhütung der Entartung erscheinen. Nicht nur, dass die gesamte Degenerationslehre in ihren Annahmen überwunden worden ist, zeigte es sich auch, dass Entartete sehr wohl gesunden. Des Weiteren barg insbesondere der Möbius'sche Begriff des »Endogenen« Schwierigkeiten, da er unmittelbar an die Vererbung gekoppelt war, das Bild von den »inneren« Krankheitsursachen sich aber wesentlich erweiterte. So erfuhr er später Erweiterungen, bei einzelnen Modellen neue Inhalte und blieb bis heute in der Diskussion.[233] Mit dem Einzug der bildgebenden Verfahren erweist sich der Begriff der »endogenen Psychosen« auch gegenwärtig wieder als problematisch, erstreckte sich doch sein Inhalt für viele etwas vage auf das Gebiet derjenigen Krankheiten, für die kein organisches Substrat aufzufinden sei.

Bereits bevor Möbius sich krankheitseinteilenden Fragestellungen zuwandte, vor allem also zwischen 1890 und 1893, hatte er nicht zuletzt durch seine neurologischen Einzelstudien klassifikatorisch gewirkt. So beschrieb er einige Krankheitsbilder, definierte ihr Wesen und grenzte sie zuweilen als eigenständige ab. Stets galten seine Überlegungen dabei zunächst der Ursache. Als besonders wichtig sind seine Beiträge zur Hysterie, zur Tabes und progressiven Paralyse, zur periodischen Okulomotoriuslähmung oder zum Morbus Basedow zu nennen. Waldeck-Semadeni ging zum ersten Male auf ein Thema ein, mit dem sich Möbius sehr früh beschäftigte, die Muske-

231. Beide Zitate Möbius 1892c, S. 294.

232. Möbius 1903b, S. 37: *»Dass die Abweichungen häufiger werden, ist zwar nicht streng zu beweisen, weil genügende Zahlen nicht zu beschaffen sind, aber es ist in höchstem Grade wahrscheinlich. Die Entartung ist um so häufiger, je älter ein Volk ist; sie wächst folglich in einem gegebenen Volke mit der Zeit.«* Neben einer allumfassenden Zunahme der Krankheiten, Abnormitäten und der Hässlichkeit der Menschen, führe die Entartung schließlich gemeinhin zur Zeugungsunfähigkeit und Dummheit.

233. Zur Geschichte des Endogenen in der Psychiatrie siehe Lewis 1971; Degkwitz 1985 und Beer 1996. Zu den ersten Kritikern der Möbius'schen ätiologischen Einteilung gehörte Willy Hellpach (Hellpach 1907, S. 378).

lerkrankungen. Es zeigt sich bereits hier, um 1879, dass die Untersuchung der Erkrankungsursache das eigentliche Interesse des Forschers geweckt hatte. Schließlich umreißt er zwei »hereditäre Nervenkrankheiten«, die degenerative Ataxie und die degenerative Muskelatrophie, als *»eine Art von Neuropathien ... welche ausschliesslich bei erblich belasteten Individuen vorkommen«*.[234] Weiterhin schreibt sie dem Leipziger Nervenarzt zu, die »primären chronischen Erkrankungen des willkürlichen Bewegungsapparates« *»in heute noch ähnlich geltender Weise«* geordnet zu haben.[235] Aber auch die Studien zur Akinesia algera, ebenfalls in den frühen 1890er Jahren, zur Neuritis und zur Migräne, mit denen er sich sein Leben lang befasste, tragen nosologischen Charakter.

Es ist interessant festzustellen, dass der Antimaterialist und Metaphysiker Möbius doch der Denkweise der exakten Naturwissenschaft verfällt, indem er sagt,

> *die Meinung, dieselbe Ursache könnte verschiedene Wirkungen haben, ist unsinnig ... Wir dürfen mit Bestimmtheit annehmen, wenn zwei Krankheitsbilder nach den Symptomen u n d der Art des Vorkommens u n d dem Verlaufe sich wirklich gleichen, dass sie dann auch Eine Ursache haben*[236].

Damit ist er sich doch nicht nur mit dem naturwissenschaftlich denkenden und arbeitenden Kraepelin einig, der von in der Natur vorgegebenen, »natürlichen«, Krankheitsentitäten ausgeht[237], sondern er verrät hier, dass er sehr wohl materialistischen, mechanistischen Betrachtungsweisen ein Stück weit verhaftet ist!

In Möbius' »Abriss der Lehre von den Nervenkrankheiten« findet sich nun erstmals in der Geschichte der Nerven- und Seelenheilkunde die konsequente und breit dargestellte Einteilung von Erkrankungen nach dem ätiologischen Prinzip in endogene und exogene, und zwar – wie schon der Titel sagt – für das Gebiet der Nervenkrankheiten. Obgleich das Buch damit in der Historie der Klassifikation wesentliche Bedeutung besitzt, müssen doch der ein Jahr zuvor erschienene Essay »Ueber die Eintheilung der Krankheiten«, wenn nicht sogar die Rezension des Aufsatzes von Montyel in »Schmidt's Jahrbüchern« von 1890 als eigentliche Initialzündung gesehen werden.

Doch mögen beide einem breiten Publikum verborgen geblieben sein und es erscheint durchaus nicht unangemessen, dass Möbius in dem kurzen, nichtsdestotrotz manifestartigen Vorwort des Jean Marie Charcot, *»dem grössten Neurologen ... in aufrichtiger Verehrung«* gewidmeten Buches das Revolutionäre des hier Vorgelegten sofort vor Augen führt:

> *Es ist hier zum ersten Male diejenige Eintheilung der Krankheiten durchgeführt worden, die dem logischen und dem practischen Bedürfnisse zu genügen allein vermag, die nach den Ursachen. Damit ist die ganze Anordnung des Stoffes, die Form der Darstellung eine andere geworden als bisher.*

Indes befindet sich der Autor weit davon entfernt, seine nunmehr hier vorgelegte Zuordnung der einzelnen Krankheitsbilder als apodiktisch unveränderlich verstanden wissen zu wollen. Viel-

---

234. Möbius 1879a, S. 1505.
235. Zu diesem Komplex siehe Waldeck-Semadeni 1980, S. 16–20 (Zitat S. 121).
236. Möbius 1892c, S. 290.
237. Mayer-Gross 1926, S. 331; Hoff 1994, S. 190–192; Steinberg 2001, S. 241–242.

mehr solle sie der interessierten Nervenärzteschaft als erste Diskussionsgrundlage dienen. Nicht rütteln lassen will er allerdings an der Grundidee, der Anordnung nach den Ursachen. So stellt er seinem Buch eben auch die Sätze voran:

Es war auch nicht zu vermeiden, dass Auffassungen, die jetzt noch von manchen Seiten bestritten sind, als endgültige hingestellt werden. Es ist das Beste, wenn Jeder seine Ueberzeugungen vertritt, des Verfassers feste Ueberzeugung aber ist, dass seine Darstellung zwar der Verbesserung fähig, aber sachlich gut begründet und nützlich sei.[238]

Das bereits 1890 und 1892 dargelegte Grundkonzept der »inneren« Ursache, die die endogene Erkrankung nach dem Grad der Quantität, also der Entartung, bestimmt, und der »äußeren« Ursachen, die aufgrund ihrer Qualität, also aufgrund der jeweiligen Eigenschaften der Klasse, auf das Nervensystem einwirken, bleibt beibehalten. Das Neue ist vielmehr der Platz, den Möbius den einzelnen Krankheitsbildern zuweist. Um sich grob zu orientieren, nehme man am besten selbst Einblick in den zweiten Teil des Inhaltsverzeichnisses: »Die besonderen Nervenkrankheiten« (**◘ Abb. 4.6**). Dass er später, entsprechend dem Erkenntnisfortschritt Umgestaltungen vorgenommen hätte, wäre so zum Beispiel eine zweite Auflage erschienen, ist selbstverständlich.

Auf die Rezeptionsgeschichte des ätiologischen Prinzips oder die Akzeptanz der Bezeichnungen »endogen« und »exogen« einzugehen, erübrigt sich eigentlich. Bis in unsere Tage sind die damit verknüpften Grundgedanken jedem Neurologen und Psychiater so tief eingepflanzt, dass sie ihm wesenseigen sind, wenngleich die bereits angesprochene Problematik sie bis heute auch nicht zur (alleinigen) Richtschnur aufsteigen ließen. Dennoch wurde von Fachgenossen der Wert dieser Möbius'schen Beiträge anerkannt und auf deren fruchtbaren Ideengehalt hingewiesen, eben nicht zuletzt für die Psychiatrie.[239]

Hier verbreiteten sich die Möbius'schen Leitsätze postwendend und nachhaltig. Schon innerhalb weniger Jahre war so das Begriffspaar »endogen« vs. »exogen« in die Alltagssprache der deutschen Irrenärzte eingegangen.[240] Vielleicht als Erste griffen sie für das Gebiet der Psychiatrie der Würzburger Privatdozent und ab 1895 in Gießen zunächst als Extraordinarius, dann als Ordinarius und Direktor der dortigen psychiatrisch-neurologischen Universitätsklinik wirkende Robert Sommer (1864–1937) und Möbius' Gefährte, der eigentlich als Internist und Neurologe tätige Adolf Strümpell auf.[241] Aber als am gewichtigsten erwies es sich, dass noch ein anderer Gefährte, der Möbius' Beiträgen stets kameradschaftlich aufgeschlossen gegenüberstand, sie als *»sehr befruchtend … auch für die psychiatrischen Anschauungen«*[242] erkannte: Emil Kraepelin. Im Gegensatz zu anderen wies der große Nosologe der psychiatrischen Wissenschaft auf Möbius als Schöpfer dieser Grundlagen hin.[243] Nun brachte er dies zwar nur in den Möbius-Würdigun-

238. Zitate Möbius 1893a, Widmung, S. V–VI.
239. So siehe z. B. Bresler 1906/07, S. 396; Jentsch 1907c, S. 10; Kollarits 1907, S. 103; Kraepelin 1907, S. 201; Kraepelin 1924, S. 275, 277. Von den späteren Möbius-Forschern betonten die Immanenz seiner klassifikatorischen Arbeit vor allem Waldeck-Semadeni 1980, S. 121–122, 126–127, ferner noch Bodenheimer 1963, S. 115.
240. So auch Lewis 1971, S. 191. Zur Bestätigung sollte aber ein fast nur flüchtiger Blick in die Fachpublikationen der Zeit hinreichen.
241. So siehe Degkwitz 1985, S. 6.
242. Kraepelin 1924, S. 277.
243. So Lewis 1971, S. 191.

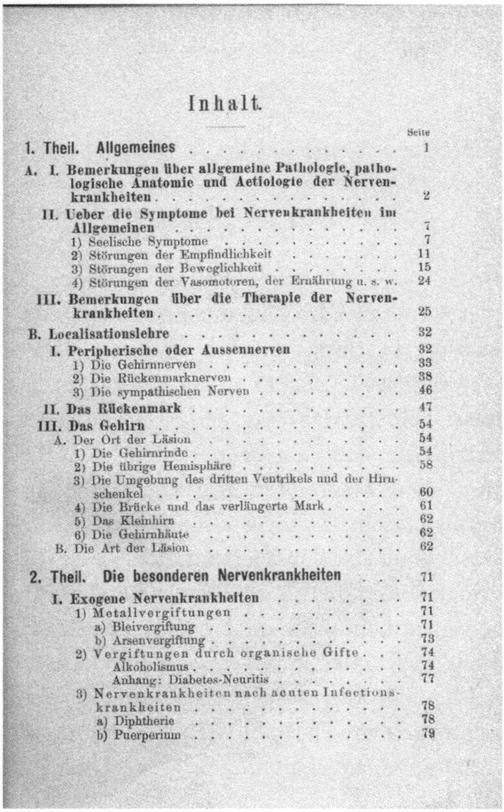

Inhalt.

Abb. 4.6. Die erste konsequente Einteilung der Nervenkrankheiten nach dem ätiologischen Prinzip in »exogene« und »endogene«. (Möbius PJ. Abriss der Lehre von den Nervenkrankheiten. Leipzig: Abel (Meiner): 1893: VII, VIII)

gen oder an entsprechender Stelle seit der 5. Auflage seines »Psychiatrie«-Lehrbuches an, in zwei Zeilen, aus denen eigentlich nicht recht klar wird, ob Kraepelin nur das Kreieren der Termini oder auch der ideellen Grundlagen Möbius zuweist[244], aber er übergeht ihn wenigstens nicht vollkommen. Eine weiter ausholende, öffentlichere Berücksichtigung mag manchem wohl tatsächlich angezeigter erschienen sein. Denn immerhin werden die Möbius-Würdigungen wohl keine so exorbitante Verbreitung gefunden haben, und ein einziger Satz vor dem Plenum mag bescheiden anmuten, über den Waldeck-Semadeni im Übrigen nicht ganz zu Unrecht sagt, *»Kraepelin erwähnt die Leistung Möbius' eher beiläufig, wie wenn er selbst nicht viel damit zu tun hätte«*.

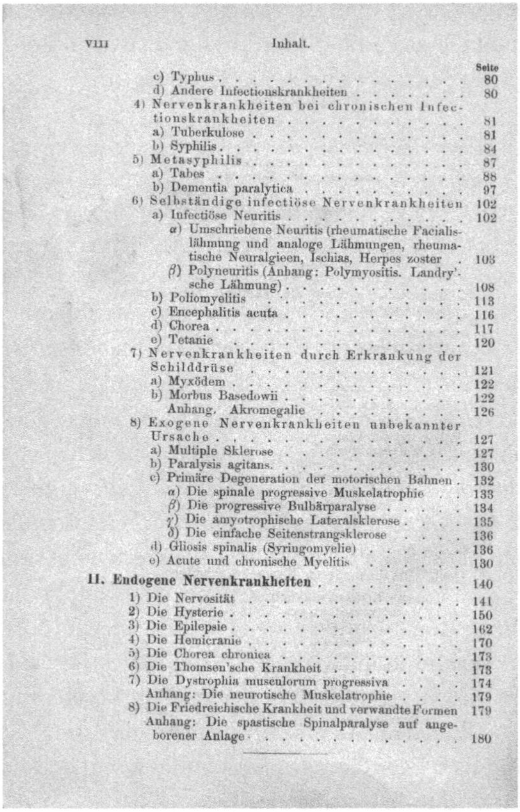

Sie bewertet insbesondere den Aufsatz von 1892 als *»wegweisend«* für Kraepelin und bezeichnet in ihrem wohlmeinenden Bestreben, ihrem »Schützling« Beachtung zukommen lassen, den großen, schließlich um 1900 dastehenden nosologischen Wurf, wie er in Kraepelins Lehrbuch her-

---

244. Kraepelin 1896, S. 15 (5. Aufl.): *»Dennoch beginnt sich schon jetzt allmählich die Auffassung Bahn zu brechen, dass dem Ueberwiegen der äusseren oder der inneren Ursachen im Allgemeinen zwei grosse Gruppen von Geistesstörungen entsprechen, die von Möbius als exogene und endogene Erkrankungen auseinandergehalten worden sind.«* Genauso auch in Kraepelin 1899, I, S. 13–14 (6. Aufl.); Kraepelin 1903, S. 14 (7. Aufl.); Kraepelin 1909, S. 17 (8. Aufl.). Die Möbius-Würdigungen: Kraepelin 1907, S. 201; Kraepelin 1924, S. 275, 277.

vortritt, sogar als »*die Moebius-Kraepelin-Einteilung*«.[245] Durchsetzen wird sich ihr Terminus nicht. Fraglos schießt sie letztendlich auch über ihr Ziel hinaus, aber ihre Absicht in Ehren, denn immerhin wirkte Möbius mit seinem ätiologischen Grundentwurf initiierend und mit seinen Kritiken der Kraepelin'schen Kompendien vielleicht sogar ein wenig regelnd. Denn wir wissen, beide standen im Austausch, »bestellten« gegenseitige Rezensionen[246] und immerhin ging Möbius eben darin wiederholt seinem Weggenossen um Besserungsvorschläge an! Es kann leider nicht geklärt werden, ob Möbius' immerhin öffentlich in den anerkannten »Schmidt's Jahrbüchern« vorgebrachte Ratschläge die ausschlaggebende Wirkung besaßen, fest aber steht, Kraepelin nahm dementsprechende Umarbeitungen tatsächlich vor!

So muss Möbius zur 2. Auflage bekennen:

Unter anderem hat es Ref. befremdet, die Unfallpsychosen unter den organischen Hirnkrankheiten zu finden. Auch wäre es vielleicht zweckmässiger, die conträre Sexualempfindung statt dem Schwachsinn der Verrücktheit anzuschliessen. Dergleichen Bemerkungen liessen sich mehrere machen, ohne dass dieselben den Werth des Buches beeinträchtigen würden.[247]

Und siehe da, in der Besprechung der 3. Auflage kann er vermelden: »*Die 'Unfallpsychosen' sind glücklicherweise aus dem Schwachsinn bei organischen Hirnerkrankungen als 'traumatische Neurose' zum neurasthenischen Irresein versetzt worden.*« Aber »*die Degenerescenzerscheinungen sind noch immer an verschiedenen Orten untergebracht.*« Trotz aller positiven Aufgeschlossenheit übt Möbius die fundamentale Kritik,

jede Eintheilung der Seelenstörungen, welche auf verschiedenen Eintheilungsgründen beruht, muss unbefriedigend sein und Kr. verhehlt sich nicht, dass die seinige es ist. Aetiologische Formen wechseln ab mit symptomatologischen. Dem Missbehagen, welches solche Verwirrung erregt, kann durch kleine Veränderungen nicht abgeholfen werden. Die Logik erfordert unerbittlich Ein Fundamentum divisionis und dieses kann im Falle der Psychiatrie nur das ätiologische sein … Dem ätiologischen Princip allein gehört die Zukunft und wenn Kr. es angenommen haben wird, dann werden die späteren Auflagen seines Buches wesentlich verbesserte sein.[248]

Wie als wollte Kraepelin Möbius' in der Kritik zur 3. Auflage geäußertem Bedauern über die Abhandlung der »Degenerescenzerscheinungen« abhelfen, vermeldet eben der in der Rezension zur nächsten, der 4. Edition: »*Die Haupterneuerung der neuen Auflage ist das 8. Hauptstück. In ihm werden die 'psychischen Entartungsprocesse' besprochen.*« Diese charakterisiere die rasche Entwicklung eines dauernden psychischen Schwächezustandes. Deren

häufigste Gestaltung ist die Dementia praecox, deren leichte Formen vielfach ganz übersehen oder doch falsch gedeutet werden, deren schwere Formen in der Hauptsache der Hebephrenie entsprechen. Neben der Dementia praecox steht die Katatonie. K. definiert sie als das akute oder subakute Auftreten eigenthümlicher, in Stupor und späteren Schwachsinn übergehender Erre-

---

245. Zitate Waldeck-Semadeni 1980, S. 122, 12, 127.
246. So zumindest noch brieflich überliefert: MPIP-HA: K 33/12 Möbius, P.J. Briefe Möbius' an Kraepelin vom September 1889 und 21.11.1903.
247. Möbius 1888b.
248. Zitate Möbius 1890a.

gungszustände mit verworrenen Wahnideen, einzelnen Sinnestäuschungen und den Erscheinungen der Stereotypie und Suggestibilität in Ausdrucksbewegungen und Handlungen. Es wird sozusagen aus Kahlbaum's Lehre der haltbare Kern herausgeschält.

Liest man aus diesen wiedergebenden Zeilen Zustimmung heraus, findet Möbius doch Angriffspunkte: »*Die Darstellung der Epilepsie scheint dem Ref. eine Glanzleistung zu sein, nur möchte er dagegen protestiren, dass K. als 'Hysteroepilepsie' ein Zwischengebiet zwischen Hysterie und Epilepsie annimmt.*«[249] Man sehe, bereits elf Jahre zuvor hatte Möbius die so genannte Hysteroepilepsie als die höchste Stufe der Hysterie erklärt und dargelegt, dass Epilepsie und Hysterie genuin überhaupt nicht zusammenhingen.[250] Eine Schlussfolgerung, die bald zum Allgemeingut wurde, aber bis dato von Kraepelin noch nicht akzeptiert werden konnte oder einfach noch nicht bis zu ihm durchgedrungen war. Und von der Dementia paralytica, so will es der Kritiker kaum fassen, glaube der Verfasser des Lehrbuches doch tatsächlich »*immer noch … dass sie nicht immer Wirkung der Syphilis sei*«. Wieder »*den Schluss macht wie früher die conträre Sexualempfindung als Schwester des Schwachsinns*«[251], was er – wie oben gesehen – ja schon anno 1888 als Fehler angekreidet hatte.

Nebenbei bemerkt führte Möbius mit Kraepelin obendrein einen sehr eingehenden und anregenden mündlichen Meinungsaustausch über seine ätiologisch-dichotomische Einteilung der Geisteskrankheiten. Noch 1906 erinnert er sich an diese Agitation, die während seines Besuches in Heidelberg im Frühjahr 1892 stattfand.[252] Es wird sich ganz sicher um jene zweitägige Stippvisite während der ersten Aprilhälfte 1892 handeln, für die sich der nach Leipzig Heimgekehrte bedankt und an die er wegen seiner Übereifrigkeit mit etwas schlechtem Gewissen denkt: »*Wenn es vorbei ist, mache ich mir gewöhnlich Vorwürfe über mein böses Maul. Sollte ich in dieser Beziehung in H. des Guten zu viel gethan haben, so bitte ich um Absolution.*«[253] Sollte Möbius dabei arg intensiv auf seinen Gastgeber eingeredet haben, als er ihm seine Ideen zur Krankheitsklassifikation darlegte und sogar vorschlug sie zu übernehmen? Mag er mit seiner Urheberschaft der psychiatrisch-nervenärztlichen Termini »endogen« und »exogen« zuweilen auch etwas renommieren, wird er sich doch wehmütig dieses persönlichen Austausches als eine jener wenigen Sternstunden intensiven persönlichen Austausches mit einem Kollegenfreund erinnert haben.

Die Besprechung der 5. Auflage – und mit ihr soll der kleine Streifzug des Möbius-Kraepelinschen Diskurses beendet werden, da die angedeutete Handreichung des Leipziger Kollegenfreundes deutlich geworden sein dürfte – geht selbstredend ohne Zögern auf die bereits vor acht Jahren von Möbius geforderte und ihm jetzt als die vollkommen neue Qualität des Buches erscheinende Grundlegung ein:

Die Angel, um die sich Alles dreht, ist die Eintheilung der Geisteskrankheiten. Diesmal hat der Ref. K.'s neue Eintheilung mit Stolz und Befriedigung begrüsst, denn es ist seine eigene, die in exogene und endogene Krankheiten. K. spricht nicht, wie der Ref., von einer ätiologischen Eintheilung, sondern von einer klinischen, aber der Unterschied trifft die Sache nicht, denn eine wirk-

249. Alle vorherigen Zitate Möbius 1894c, S. 106–107.
250. Möbius 1883, S. 194, 204.
251. Möbius 1894c, S. 107.
252. 1906 verfasst wurde Möbius 1907c, S. 33.
253. MPIP-HA: K 33/12 Möbius, P.J. Brief Möbius' an Kraepelin vom 16.04.1892.

liche klinische Einheit kann nur eine ätiologische sein. In unserer Erkenntniss freilich gelangen wir zuweilen eher zur klinischen als zur ätiologischen Einheit, wie die progressive Paralyse uns schon damals als Eine Krankheit erschien, als wir die Ursache noch nicht kannten. Bei den endogenen Seelenstörungen giebt es so wie so keinen Unterschied zwischen klinischer und ätiologischer Einheit.

Im Einzelnen werde und müsse der Autor in späteren Editionen noch Umänderungen vornehmen, für die Möbius im Übrigen sofort einige Vorschläge unterbreitet, »*aber das Princip wird er nicht wieder verlassen und das wird dereinst ihm ein Ehrentitel sein, dass er zuerst es angewendet hat*«.[254] Nun mag hier etwas der Brustton mitschwingen, den Siegeszug des ätiologischen Klassifikationsgrundsatzes ja immer schon vorausgesagt zu haben, doch ganz unberechtigt weist Möbius hier fraglos nicht auf seine eigenen diesbezüglichen Ideen hin! Denn Kraepelin teilt die Geistesstörungen nun, 1896, tatsächlich auf in »erworbene« und »aus krankhafter Veranlagung« hervorgehende. Doch nicht nur das, der schon bezeichnete und ausgewertete Satz[255] spricht einigermaßen sicher Möbius das Verdienst zu, die Triebfeder dazu gewesen zu sein. Also doch die »Möbius-Kraepelin-Einteilung«? Nun ja, vielleicht träfe ein solcher Terminus für 1896 zu. Vielleicht sollte er generell auch nur das erste große Kriterium der Klassifikation bezeichnen: die Ursache. Denn wir wissen, das ätiologische Kriterium war nur eines, das zum symptomatologischen hinzukam und das die klinisch-empirische, die sogenannte Kraepelin'sche Psychiatrie konstituiert, die im Laufe der unmittelbar folgenden Jahre immer mehr zum Fundament der Kraepelin'schen Nosologie heranwachsen sollte. Doch werden diesem Fundament schließlich neben ätiologischen und symptomatologischen noch weitere Kriterien wie Pathogenese, pathologische Anatomie, Verlauf und Ausgang der Krankheit oder statistische Empirie beigemischt, sodass es zuletzt im Grunde wiederum Möbius' eindimensionalem Ansatz widerspricht. Was aber doch bleibt, ist, dass Möbius Kraepelin auf die Relevanz der Ätiologie, vielleicht sogar auf das Erfordernis einer multifaktoriellen Klassifikation hinwies bzw. ihn darin bestärkte. Als Beleg dafür sehen wir diese 5. Auflage des Lehrbuches, das als eine ganz wichtige Geburtswehe des Kraepelin'schen psychiatrischen Konzeptes und seiner Nosologie angesehen werden muss. Was außerdem ganz gewiss bleibt: Kraepelin führte mit Berufung auf Möbius die Begriffe »endogen« und »exogen« in die Psychiatrie ein.

Zuletzt sei nicht unterschlagen, Möbius unterbreitete noch Verbesserungsvorschläge für die Klassifikation der nächstfolgenden, der 6. Auflage und er konnte für die vorliegende 5. nun endlich befriedigt konstatieren, jetzt habe auch die »conträre Sexualempfindung« ihren adäquaten Platz zugewiesen erhalten, nämlich den unter den »Geistesstörungen aus krankhafter Veranlagung« innerhalb der Gruppe der psychopathischen Zustände bzw. des Entartungsirreseins.[256]

1898 nimmt Möbius den Aufsatz »Ueber die Eintheilung der Krankheiten« nochmals auf und lässt ihn als ersten leicht überarbeitet in das V. Heft seiner »Neurologischen Beiträge« aufnehmen.[257] Hieran stellt er einen »Nachtrag«, worin er abermals seiner ätiologischen Grundidee fol-

---

254. Möbius 1896a, S. 213.

255. Kraepelin 1896, S. 15 (5. Aufl.): *»Dennoch beginnt sich schon jetzt allmählich die Auffassung Bahn zu brechen, dass dem Ueberwiegen der äusseren oder der inneren Ursachen im Allgemeinen zwei grosse Gruppen von Geistesstörungen entsprechen, die von Möbius als exogene und endogene Erkrankungen auseinandergehalten worden sind.«*

256. Möbius 1896a, S. 213.

257. Möbius 1898a, S. 1–16.

gend eigene Anregungen für Abgrenzungen gibt und die 1893 in seinem »Abriss der Lehre von den Nervenkrankheiten« vorgelegte Nosologie kritisch überprüft. Möbius äußerte die Auffassung »*im Gebiete der endogenen Krankheiten wirkt die ätiologische Auffassung vielleicht am segensreichsten, hier stellt sie ... geradezu eine Erlösung dar*«. Besonders hervorgehoben sei also auch deswegen sein grober Entwurf zur dreistufigen Einteilung der endogenen Psychosen:

I. Ueber die Entartung,
- *1) Idiotie,*
- *2) Imbecillität,*
- *3) Instabilität,*

II. Ueber die Zufälle der Entarteten,
- *1) Zwangs-Denken und -Handeln,*
- *2) Sexuelle Abnormitäten,*
- *3) Hypochondrische Zustände und andere paranoide Elemente, etc.*

III. Ueber die entwickelten Psychosen,
- *1) Hysterie,*
- *2) Epileptisches Irresein,*
- *3) Periodisches Irresein,*
- *4) Paranoia,*
- *5) Alterspsychosen (Melancholie etc.)*

Jedoch habe man das Befreiende seiner Überlegung »*vielfach ... noch nicht begriffen, aber Einen Triumph hat in den letzten Jahren das ätiologische Princip doch gefeiert, nämlich beim Erscheinen von Kraepelin's fünfter Auflage.*«[258] Denn dieses Lehrbuch sei nun einmal sowohl das beste und als auch das wichtigste, das »*jetzt weit über allen steht*«[259], da das von ihm verfochtene Prinzip hier nun Raum greife.

4.3 Die Arbeiten über die Hysterie

Es müsste doch eigentlich höchst verwundern, dass bis heute von den Möbius'schen Arbeiten nun ausgerechnet diejenigen am unbekanntesten geblieben sind, die endogene Krankheitsbilder erörtern, allen voran auch seine Hysterie-Aufsätze. Immerhin existieren seit Möbius' Zeiten mehrere seelenheilkundliche Schulen nebeneinander, mal die eine, mal die andere dominierend. Hat etwa die »funktionelle, psychogene Richtung« sich niemals auf ihre Vorväter gestützt und berufen? Liegt hier ein grundsätzliches Versäumnis in der Geschichtsaufarbeitung jener Teildisziplin vor? Oder hob man womöglich einen der Pioniere zu hoch, bis denn dessen Schatten auf die anderen fiel und diese, kaum mehr auszumachen, in der Geschichte zurückblieben, untergingen; höchstens noch wegen irgendwelcher Schrullen als kuriose Petitessen hervorzukramen und zu belächeln sind? Doch die Verwunderung ist sogar noch zu steigern, wenn man sich nämlich vor Augen hält, dass Möbius mit seinen Arbeiten zur Psychogenie tatsächlich einen gewissen, durchaus nicht vollkommen zu negierenden Einfluss auf das Auf und Ab der zwei – einfältigerweise – rivalisie-

258. Möbius 1898a, Nachtrag S. 17–23. Zitate S. 21, Übersicht S. 22.
259. Möbius 1896a, S. 214.

renden ideengeschichtlichen Systeme der Psychiatrie nahm.[260] Denn er war es, der sich als einer der ersten in der international führenden deutschsprachigen Psychiatrie von der Unbedingtheit organischer Substrate für psychische Krankheitsbilder zu lösen vermochte. Er setzte den Hirnpsychiatern ein Krankheitsbild entgegen, das durch Vorstellungen verursacht und zu behandeln sei! Durch Zuspruch und Beifall, freilich erst zögernd, doch dann immer vernehmbarer, durch Rückenstärkung seitens den arrivierten Herren Hirnpsychiatern gleichrangiger Ordinarien und schließlich sogar offene Frontwechsel nicht mehr zu übersehen erstand das von den Organikern verfluchte psychische Moment, welches sie in Mittelalter und Romantik verwiesen zu haben glaubten, erneut. Ja, mit weiteren, anderen Denk- und Forschungsrichtungen im Kampfverband konnte das Monopol der über die Mikroskope gebeugten Irrenarztanatomen gebrochen werden. Das Fach war reif geworden, mehrere Meinungen zu ertragen.

Dass Möbius mit seinen »Vorstellungskrankheiten« wesentliche Wegsteine für die Psychotherapie sowie die Psychoanalyse und »Neurosen-Psychiatrie«[261] legte und auch auf die Trennung der Neurologie von der Psychiatrie einwirkte, bedarf einer weiter ausholenden separaten Darstellung. Es sei nur angedeutet, dass es so kam, dass die Neurologen, sich doch traditionell eher als Internisten begreifend, die funktionellen Erkrankungen der Seelenheilkunde überließen.

In der Tat liegt keine Abhandlung vor, die die wechselvolle Auffassung der deutschen Medizin vom Wesen der Hysterie während des 19. Jahrhunderts befriedigend darlegt. So kann in dieser Hinsicht der Beitrag Möbius' gar nicht entsprechend gewürdigt worden sein. Indessen lassen auch die bereits publizierten Bruchstücke zu wünschen übrig, konzentrieren sie sich doch zumeist auf die Findungsphase der Psychoanalyse, auf Josef Breuer (1842–1925) und Sigmund Freud (1856–1939). Will man wissen, was und wer vorher war, muss man schon genauer hinsehen.

Dass in Möbius-Nachrufen und -Würdigungen sein diesbezüglicher Beitrag selten fehlt, sogar besungen und ausgezeichnet wird, verwundert natürlich nicht. Doch wer kennt und liest diese Textchen schon noch? Derjenige, der sich dieser Arbeit unterwirft, weiß ohnedies und braucht nicht informiert zu werden, dass es der Betreiber einer kleinen Nervenarztpraxis war, der durch Lektüre der Franzosen und eigene Anschauung die Deutschen auf den neuesten Stand brachte. Aber das ist zu wenig! Hat doch gerade Möbius in dieser Hinsicht jede Fürsprache bitter nötig, um ihm das pauschale Stigma abwaschen zu können, er wäre ein gealterter, unerträglicher, im Umgang mit Frauen gestörter und sie deswegen hassender und verunglimpfender Flegel gewesen. Seinem »Physiologischen Schwachsinn des Weibes« müssen seine Hysterie-Arbeiten und das, was sie bewirkten, entgegen- oder wenigstens gegenübergestellt werden. Denn daraus erfährt man sehr gut und unmittelbar, dass Möbius seine Patientinnen, die ihn verzweifelt um Hilfe und Rat suchenden Migränikerinnen, Neurasthenikerinnen und Hysterikerinnen, in ihren Leiden ernst genommen hat, es ihn umgetrieben hat, wie er sie herausziehen könne aus ihrem Elend und ihrer Pein. Man weiß doch zum eben gegebenen Kurzabriss der Hysterie korrelierend sehr gut, dass das 19. Jahrhundert als »das nervöse Zeitalter« gilt. Bestimmte Krankheiten lagen einfach im Trend, gehörten für Damen der gehobenen Stände zum zu erledigenden Pensum eines Tages. Dabei waren indifferente, funktionelle – wie man sie nun nannte – Nervenkrankheiten wie Neurasthenie

260. So siehe, dass auch Shorter 1992, S. 242–244 in seinem ideengeschichtlichen Abriss der maßgeblich in Leipzig ansässigen psychologisch orientierten Schule die Schlüsselbedeutung bei der Überwindung der biologischen Phase am Ende des 19. Jahrhunderts beimisst. Möbius führt er hierin in ganz besonders prominenter Stellung an.

261. Begriff frei nach Ellenberger 1996, S. 344.

und Hysterie doch augenscheinlich erste Wahl. Die Ärzte sollten diese Frauen und Fräuleins also nun behandeln: Ein wenig Elixier hier, ein bisschen Strom da, nicht zu schweres Essen und vielleicht zusätzlich etwas Wasser und frische Luft gefällig? Aber der richtige Mann wird endgültig Abhilfe schaffen … Und alle waren zufrieden, einschließlich des Arztes, der so gut und bequem verdiente. Doch was war mit den Hysterikerinnen, denn die Hysterie stellte traditionell als Erkrankung der Gebärmutter eine aufgepasste Domäne der Frauen dar, denen damit nicht geholfen war, die sich mit Quacksalbereien nicht zufrieden geben konnten, die an »großen hysterischen Anfällen«, an Lähmungen und Krämpfen, an schweren Sensibilitäts-, Kreislauf- und Ernährungsstörungen, Anurie, Erbrechen und dergleichen litten, denen ihr allgemeines Befinden das Leben nicht mehr erträglich machte? Sie hatten eben Pech, wenn sie an einen Nervenarzt, Psychiater, Internisten oder Gynäkologen gerieten, der ihnen zwar verständnisvoll das Händchen tätschelte und meinte, es würde sich schon alles wieder geben, aber weiter nichts tat, weil er es eben nicht besser wusste, weil er hinter vermeintlichen Lappalien nicht die psychische Not erkannte oder – und das war wohl vielerorts die Regel – der sie schlichtweg als Simulantinnen verlachte. Sie hatten ausgesprochenes Pech, wenn sie sich einem Arzt anvertrauten, der ihnen das Kranke – immer noch die weiblichen Geschlechtsorgane – herausschnitt, verätzte oder anderweitig verkrüppelte. Aber sie konnten auch Glück haben, wenn sie eben zum Beispiel Möbius aufsuchten. Der musste zwar auch erst das Wesen der Sache erfassen und konnte auch später viel zu selten wirklich heilen, aber er war ein Arzt, der sich redlich Mühe gab, der Verständnis hatte, der den inneren Trieb und den Ehrgeiz hatte, den Dingen wirklich auf den Grund zu gehen, auch wenn er diesen nicht unmittelbar und sofort sehen, hören oder ertasten konnte.

Also doch ein wenigstens kurzer Blick auf diese Nachrufe und Würdigungen. Denn damit erfährt der geneigte Leser einerseits, dass die Behauptung, Möbius habe als erster deutschsprachiger Autor die Psychogenie der Hysterie erkannt und propagiert, keine neue, etwa hier nun zum ersten Male geäußerte Erfindung ist, und andererseits, dass diese Leistung Möbius' von Zeitgenossen und denjenigen, die sich näher mit Möbius' Werk beschäftigt haben, durchaus gesehen wurde. Bumke betont zum Beispiel, es würde durch die Möbius für Deutschland zu verdankende Erkenntnis vom Wesen der Hysterie, der *»ein selten feines Verständnis und ein ungewöhnlich sicheres Fühlen besaß für das, was bei der Hysterie möglich ist, … jetzt die Möglichkeit ihrer wirksamen Bekämpfung gewährt«.*[262] Spoerri hebt heraus, Möbius habe den Symbolcharakter hysterischer Anzeichen erkannt.[263] Zehn Jahre später, also Anfang der 1960er Jahre, hielt Bodenheimer es angesichts der Tiefe, in die Möbius in den *»Symptom- und Sinngehalt der Hysterie«* eingedrungen sei, sogar für angebracht, die zu seiner eigenen Zeit herrschenden anthropologischen und daseinsanalytischen Einsichten *»bescheiden daran zu relativieren«*. Außerdem fand er es bemerkenswert, dass Möbius schrieb, man müsse bei jedem Menschen, also auch dem Gesunden, von hysterischen Erscheinungen ausgehen und man solle damit von der Hysterie schlechthin nicht sprechen.[264] Trotz einiger Bedenken ob der darin postulierten Absolutheit wird nach Windscheid Möbius' Arbeit über den Begriff der Hysterie *»immer eine Etappe in der Entwicklung der Lehre von*

262. Bumke 1907, S. 721. Zum Werden der Möbius'schen Hysterielehre sowie zu ihrer Stellung innerhalb der zeitgenössischen Forschung bisher am tiefgreifendsten wieder einmal Waldeck-Semadeni, hier S. 80–110. Sie stellt in ihrer Möbius-Monografie das Kapitel Hysterie unter die Überschrift *»Moebius als Vorläufer einer psychogenetischen Theorie ihrer Entstehung«* (Zitat S. 80).

263. Spoerri 1953, S. 693.

264. Bodenheimer 1963, S. 115.

der Hysterie bedeuten, an der der Forscher nicht vorbeigehen darf«.[265] Dass in den 1890er Jahren weit über die Erkenntnisse Charcots hinaus gegangen werden konnte, dass hinsichtlich der Ursache endlich »*the hereditarian mumbo-jumbo of the Salpêtrière school*« hinter sich gelassen wurde, habe, so Shorter, mit Möbius begonnen.[266] Nach Schiller war es Möbius' Terminus von den »Vorstellungen«, den er als eine »*monistic, psychosomatic formulation*« wertet, der Klärung in all dem Durcheinander des zur Hysterie Gesagten brachte.[267] Weitere Autoren rechnen die Hysteriearbeiten zu dem Wichtigsten, das Möbius verfasst hat.[268] Gaupp ließ dies noch zu Lebzeiten seines Leipziger Kollegen einfließen, eindringlich bezeichnete er sie 1910 gar als »*Markstein in der Geschichte der Neurologie; sie sind für das Verständnis dieser merkwürdigen Krankheitssymptome wichtiger als manches dicke Buch über den gleichen Gegenstand*«.[269]

Adolf von Strümpell merkt man sogar ein klein wenig Neid an, dass Möbius das Verdienst um die Hysterie angerechnet wird, aber im Grunde missgönnt er seinem Freund und Kollegen aus den alten Tagen der Universitätspoliklinik diesen Lorbeer nicht:

> *Viel Beachtung und Anerkennung haben bekanntlich seine zahlreichen Veröffentlichungen über die Hysterie gefunden. Ich bin, aufrichtig gesagt, in dieser Hinsicht nicht ganz frei von einer kleinen Eifersucht auf ihn; denn über Hysterie hatten wir von Anfang unseres Zusammenarbeitens an viel miteinander verhandelt und gesprochen, und ich glaube, daß seine Auffassung der Psychoneurosen nicht ohne meinen Einfluß entstanden ist. Freilich hat er das, was ich nur kurz und mehr gelegentlich aussprach, in viel ausführlicherer Darstellung und in der ihm eigenen prägnanten und anregenden Schreibweise veröffentlicht.*[270]

Interessanterweise war es Strümpell, der bereits 1884 im Zusammenhang mit der Ätiologie psychogener Erscheinungen den Begriff vom »*psychischen Trauma*«[271] prägte.

Auch Kraepelin benötigte einen längeren Prozess, um die Bedeutung der Möbius'schen Hysterie-Lehre zu erkennen. Dies lässt sich an den Auflagen seines »Psychiatrie«-Lehrbuches ablesen. So boten noch die 2. und 3. Auflage Konventionelles, eben auch die Überzeugung, dass »*mit Sicherheit … die eigentliche Ursache der Hysterie in einer krankhaften* [in der 3. Auflage fügte Kraepelin ein: degenerativen – H.S.] *Constitution des gesammten cerebrospinalen Nervensystems zu suchen ist*«, aber immerhin erstmals in der Zweitauflage innerhalb der Ausführungen über die Therapie den so

---

265. Windscheid 1907, S. 229.
266. Shorter 1992, S. 239.
267. Schiller 1982, S. 32. Im Übrigen weist Schiller 1982, S. 33 auf John Russell Reynolds (1828–1896) hin, der mit der gleichen Aussage allerdings nicht durchgedrungen sei. In der Tat spricht Reynolds 1869 von »*ideas*« als Ursache hysterischer Symptome, welche auch durch ein Entfernen der »Ideen« therapierbar seien.
268. So siehe u. a. Bresler 1906/07, S. 396; Kron 1907, S. 351; Oppenheim 1907, S. 241; Raimann 1907; Weygandt 1907, S. 477; Weyhardt 1907; Ziehen 1907, S. 479; Meyer 1908, S. 425. Hellpach war angeraten worden, seine »Grundlinien einer Psychologie der Hysterie« (Leipzig: Engelmann, 1904) Möbius zuzueignen, dieser folgte dieser Idee jedoch nicht, da ihm dieser »*als Kritiker meines Buches eine zu wichtige Potenz bedeutete*« (Hellpach 1907, S. 375).
269. Gaupp 1899, S. 32; Gaupp 1910, S. 380 (Zitat). Shorter 1992, S. 240 ließ sich bei seinen Reflexionen über Möbius von Gaupp inspirieren, folgerichtig bezeichnete er so u. a. Möbius' Hysteriearbeiten als »*landmark*«.
270. Strümpell 1925, S. 140. So siehe z. B., dass Shorter 1992, S. 242 schreibt: »*Next after Möbius in promoting the new psychological doctrine of hysteria came Adolf Strümpell … It was Strümpell who hammered home at professional meetings in the 1890 s the point that the imagination (Vorstellung) can cause and cure illness.*«
271. Strümpell 1884, II, 1. Teil, S. 418: »*In zahlreichen Fällen schliessen sich die hysterischen Affectionen an eine heftige psychische Erregung, an ein, wenn man sich so ausdrücken darf, psychisches Trauma unmittelbar an.*«

in seiner Klarheit nicht in allen Kompendien der Zeit zu lesenden grundsätzlichen Satz: »*Den bei weitem wichtigsten Teil der Behandlung Hysterischer bildet indessen die psychische Einwirkung.*«[272] Wesentliches ereignete sich im Wechsel von der 3. zur 4. Auflage, also zwischen 1889 und 1893. So eröffnet das Kapitel zum »*hysterischen Irresein*« der 4. Lehrbuch-Edition fast mit Möbius: Schon dem ersten Satz über die Definition dieses Krankheitsbildes fügte der eben nach Heidelberg berufene Kraepelin eine Fußnote bei, die von einem Hinweis auf Möbius' Arbeit »Ueber Hysterie« angeführt wird.[273] Und ganz zuletzt? Nachdem Kraepelin im Nachruf von 1907 noch relativ undifferenziert feststellte, die Arbeiten seines Leipziger Gefährten hätten von den Franzosen ausgehend »*viel dazu beigetragen, den Deutschen Nervenärzten die psychogene Natur der hysterischen Erscheinungen klarzulegen*«, meint er zwei Jahre vor seinem Tode, dass die Begriffsbestimmung, Hysterisch sei, was durch Vorstellungen erzeugt würde, zwar »*bahnbrechend*« gewirkt habe, da die seelische Entstehung damit festgelegt war und Möbius den richtigen Weg zu weiterer Klärung gewiesen habe, doch wüsste man nunmehr, dass diese Definition so »*nicht richtig ist, sondern daß die hysterischen Erscheinungen Ausdrucksformen von Gemütsbewegungen darstellen*«.[274]

Als Vertreter einer psychogenen Ätiologie der Hysterie befinden sich im Verbunde mit Möbius, Strümpell, Kraepelin, wie bereits weiter oben gezeigt selbst Erb u. a. noch von Anfang an der Tübinger Ordinarius für Innere Medizin Carl Liebermeister (1833–1901) sowie wenigstens ab 1902 der eben auf den Freiburger Lehrstuhl berufene Alfred Hoche (1865–1943).[275] Auch Freud machte 1893 zusammen mit Josef Breuer darauf aufmerksam, dass er hinsichtlich der psychischen Mechanismen der Hysterie mit Möbius und Strümpell »*ähnliche*« Ansichten vertrete.[276] Auch Hermann Oppenheim schloss sich dieser Richtung an, wenngleich er von der Bezeichnung Hysterie nichts wissen wolle und den Strümpell'schen Begriff der »traumatischen Neurose« aufnahm und die nach Möbius'scher Lesart hysterischen Zustände als Unfallnervenkrankheiten auffasste. In aller Ruhe winkte Möbius freundlich ab:

> *Ob man den oder jenen Namen braucht, das ist eine Sache von minderer Bedeutung. Die Natur kehrt sich sowieso nicht an unsere Namen: ohne scharfe Grenze gehen die Formen der seelischen Entartung (und damit auch die Hysterie, die Hypochondrie, das Irresein im engeren Sinne) ineinander über … Es ist jedoch zu erwidern, daß die Hartnäckigkeit und die düstere Färbung eben Züge der männlichen Hysterie sind; der Beweis ist damit geliefert worden, daß genau die gleichen Bilder, wie man sie bei den Unfallnervenkranken findet, bei hysterischen Männern, die nicht durch Unfall erkrankt waren, nachgewiesen worden sind.*

Also bleibt er dabei, die große Mehrzahl der Unfallnervenkrankheiten rechnet er zur Hysterie. Am wichtigsten: »*Das Centrum, von dem das Licht in theoretischer und ebenso in praktischer Hinsicht ausgeht, ist die Einsicht in die psychische Natur auch der scheinbar körperlichen Störungen der Unfallnervenkranken*« und die Einsicht, dass die Simulation – die viele Ärzte den psychogen Leidenden von vornherein unterstellen – »*in Wirklichkeit gar keine große Rolle spielt*«.[277]

---

272. Kraepelin 1887, S. 399, 404; Kraepelin 1889, S. 437.
273. Kraepelin 1893, S. 491 über Möbius 1888a.
274. Kraepelin 1907, S. 202; Kraepelin 1924, S. 277.
275. Liebermeister 1883; Hoche 1902.
276. Breuer/Freud 1893, S. 8.
277. Möbius 1892b, Spalte 1468.

Bereits zwei Jahre zuvor, 1890, hatte sich Möbius gegen die von Oppenheim angestrebte Trennung der »traumatischen Neurose« von der Hysterie ausgesprochen, er betrachtete vielmehr Erstere als eine Art besondere Gruppe innerhalb der Letzteren.[278] So könne doch lediglich eine graduelle Differenz, aber keine vom Wesen der Erscheinung her angeführt werden. In dem sich einige Jahre hinziehenden öffentlichen Streitgespräch zwischen Möbius und Oppenheim ging der Leipziger Kombattant nun in seinen »Schmidt'schen Jahrbüchern« auf einen in der »Berliner Klinischen Wochenschrift« von Oppenheim gebrachten Aufsatz ein. Insbesondere bemängelt er die Tauglichkeit des Begriffes »Reflex«, mit dessen gestörter bzw. verhinderter Leitung im Körper oder mit dem reflektorischen Aufeinandereinwirken der Organe die naturwissenschaftlich-somatisch argumentierenden Ärzte die hysterischen Symptome erklärten. Hier, in dieser Besprechung erkennt der Leser nicht nur die prinzipielle Ablehnung der Reflextheorie als kursierendem Erklärungsmuster für die Hysterie, sondern wiederum klar den in Fechner'schen Dimensionen Denkenden: Den Ablauf eines körperinneren Reflexes – man könnte heute wohl auch Nerventätigkeit dazu sagen – nehme der Mensch gewöhnlich nicht wahr, er erfolge außerhalb des Bewusstseins. Nun sei es aber bei der Hysterie gerade so, dass es nicht diese Art außerhalb des Bewusstseins liegender Reflexe seien, die bei der Entstehung dieser Krankheit, bei der Ausbildung von Traumen ursächlich wirkten. Dies seien, wenn man einmal die sichtbare, materialistische Seite betonen wolle, gerade die von außen auf den Körper einwirkenden, sichtbaren, schmerzhaften Reflexe, die eben zunächst einmal besonders stark das Bewusstsein angriffen. Verwendeten nun die Materialisten den Begriff »Reflex« im Zusammenhang mit der Pathogenese der Hysterie, müssen sie den unterschiedlichen Begriffsinhalt des Wortes herausstellen und sagen, sie meinten Ersteren, den, der die unbewussten körperlichen Vorgänge umfasst. Allerdings muss dies nach Möbius' Auffassung tatsächlich recht eigentümlich anmuten, denn nicht nur, dass er in eben diesen unbewussten Reflexen nicht die ursächlich wirkenden sieht, spielt sich doch der krankhafte Prozess des Hysterischen für ihn im psychisch gemeinten Unterbewussten ab. Das Hysterische, der sozusagen von außen einwirkende Reflex bliebe auf einer *»dem oberen Bewusstsein nicht zugänglichen Bewusstseinssphäre«* erhalten. Quasi wie der unbewusste Reflex der Materialisten.[279]

In einem zwei Jahre nach dieser Oppenheim-Rezension verfassten Brief vom 22. September 1892 an den Frankfurter Nervenarzt Ludwig Edinger (1855–1918) finden sich entsprechende Überlegungen. Möbius denkt hierin über die Lokalisation der Schmerzempfindung nach und legt auseinander:

> *Aus Erfahrung freilich können wir nur vom Großhirnbewußtsein reden, setzen daher in der Regel bei uns und bei den höheren Tieren nur ein solches voraus. Da aber doch thatsächlich untergeordnete Centren da sind, deren Selbstständigkeit wir an ihren Erfolgen merken, so muß auch neben dem vom Großhirnbewußtsein empfundenen Schmerze es Schmerzen geben, die nur in dem Unterbewußtsein der Untercentren vorhanden sind.*[280]

---

278. Waldeck-Semadeni 1980, S. 91 bewertet Möbius sogar als »*Vorkämpfer für die Anerkennung der traumatischen Neurose als Sonderform der Hysterie in Deutschland*«, was aber wiederum ein eigenes Kapitel wäre.

279. Möbius 1890b, v. a. S. 142 (Zitat)–143. Zu Schillers (1982, S. 36–37) Interpretation des Möbius'schen Verständnisses von der Rolle der Reflexe und des Unbewussten treten zu der hier dargestellten wohl keine grundlegenden Differenzen auf, wenngleich einige Termini in der englischen Wiedergabe problematisch bzw. nicht eindeutig erscheinen.

280. Universität Frankfurt am Main, Universitätsklinikum, Edinger-Institut (Neurologisches Institut), Archivaliensammlung, lose Mappen. Für den Hinweis auf diesen Brief und für die Übersendung der Transkription danke ich sehr Herrn Professor Jürgen Peiffer (Tübingen).

Wie sich Möbius nun allerdings die Verbindung zwischen dem äußeren Reflex und dem Unbewussten vorstellte, bleibt eigentlich unklar, so zum Beispiel auch wie der Reflex in die »Unterzentren« des Unterbewusstseins eindringte, seine krankmachende und/oder schmerzende Wirkung entfalte und sich in Form von Symptomen somatisiere. Dieser Lücke war sich Möbius gegenwärtig und sie hängt damit zusammen, dass sich ihm über das Unbewusste kein klares Bild einstellte.[281]

4.3.1 Die Therapie der Hysterie

Die freilich nur schemenhaft angerissene Diskussion um die Trennungsunschärfe der funktionellen Nervenkrankheiten, hier speziell der Hysterie, der traumatischen Neurose oder der Unfallneurose, das gegenseitige Überlappen und Ineinandergreifen der einzelnen Bilder, verkomplizierte die Theorie. Es sei allein auf die Neurastheniediskussion hingewiesen. Doch scheint zu jener Zeit in der Praxis, das heißt natürlich vor allen Dingen in der Behandlung, kein so wesentlicher Unterschied bestanden zu haben. Im Prinzip verordnete der Nervenarzt der 1880er Jahre Elektrotherapie als Mittel der ersten Wahl. Des Weiteren verschiedenste Wasser- und Bäderkuren, oft in Verbindung mit diätetischen Verordnungen. Auch See-, Land- oder Höhenaufenthalte, Magneto- oder Metallotherapien wurden je nach Fall als nützlich angesehen. Behandlungen an Gliedmaßen, Bewegungsübungen, Massagen und dergleichen dienten der Linderung lokaler Beschwerden und Symptome. Medikamente wurden vornehmlich zur Ruhigstellung und Schlafförderung verabreicht, natürlich so genannte Antihysterika wie Baldrian, Antispasmodika, Narkotika, allem voran Brompräparate, Opium, Morphium, Chloroform etc., oder eben anregende Substanzen.[282] In dem Zuge, wie sich die Überzeugung von der psychogenen Ätiologie – oder wenigstens wesentlich psychischen Mitbedingtheit – der funktionellen Erkrankungen durchsetzte, gewannen immer mehr psychotherapeutische Ansätze an Verbreitung. Zu nennen wäre hier an erster Stelle eigentlich die Arbeitstherapie, die als altes Konzept ungeahnt wieder aufzuleben begann. Als Psychagogik verstanden konzentrierte sie sich darauf, dem Erkrankten wieder eine gesunde Willenskraft anzuerziehen. Dies geschah mit Hilfe eines festen Tages- und Tätigkeitsrhythmus, des Erlebens von Erfolg und persönlicher Nützlichkeit.[283] Möbius erkannte den großen Nutzen der Arbeitstherapie und forderte vehement Nervenheilstätten für Unbemittelte, in denen die Beschäftigung der Patienten die erste therapeutische Option darstellten sollte.[284] Er sagte anlässlich eines öffentlich ge-

281. So auch schon Schiller 1982, S. 40. Kenneth Levin, Bostoner Psychiater und Psychotherapeut, fasst Möbius' Position in Übereinstimmung mit dem eben Dargestellten und vor dem Hintergrund der frühen Freud'schen Neurosenlehre nüchtern folgendermaßen zusammen: Die meisten hysterischen Symptome seien das Resultat von Vorstellungen (»*suggestion*«), die durch eine pathogenetische Idee hervorgerufen würden und deshalb nur mithilfe einer psychologischen Analyse zugänglich seien. Selbst wenn einige Symptome nicht vollständig psychologisch erklärt werden könnten, böten physiologische Spekulationen keine befriedigende Erklärung, da das bescheidene Wissen über die Neurodynamik des Hirns keine sichere Grundlage gäbe. Abschließend urteilt Levin, Freuds Hauptargumentationslinie der Schriften der Jahre 1886–1894 läge viel enger an Möbius' Position als an der Oppenheims (Levin 1978, S. 67). Breuers und Freuds oft gewürdigter erster Aufsatz (Breuer/Freud 1893) entwarf zwar erste psychoanalytische Modelle, so die Konversionslehre, indes blieb doch vieles theoretisch und hypothetisch.
282. Siehe das Wesentliche zusammengetragen bei Hirschmüller 1978, S. 125.
283. Schröder 1994, v. a. S. 107–117.
284. Möbius 1896c.

führten Wortwechsels mit dem Würzburger Ordinarius für Psychiatrie Konrad Rieger (1855–1939),

> *dass ich für die 'Nervenkranken' nicht eine n u r seelische Behandlung fordere, vielmehr neben dieser als Hauptbehandlung die Behandlung durch Arznei, Bäder u. s. w. als Nebenbehandlung gelten lasse, und dass ich bei der Anleitung zur Arbeit, als dem Kerne der seelischen Behandlung, den Begriff der Arbeit weiter fasse, als es gewöhnlich geschieht. Ich verstehe unter richtiger Arbeit nicht nur die positiven Leistungen, sondern auch die Unterdrückung schädlicher Thätigkeiten und will, da Leben und Thun dasselbe ist, in der Anleitung zur Arbeit die Regelung des Lebens überhaupt begriffen wissen, derart, dass nicht nur das Rechte gethan und das Schlechte nicht gethan, sondern auch das Rechte recht und zur rechten Zeit gethan wird.*[285]

Doch denkt man an die Psychotherapie der funktionellen Nervenkrankheiten – und hier vor allem ja der Hysterie – assoziiert man fast unweigerlich Suggestion und Hypnose damit, deren Siegeszug Möbius voraussah[286]. In der Tat fanden solcherart Behandlungen ab Mitte/Ende der 1880er Jahre enorme Verbreitung, wenngleich trefflich zu streiten wäre, ob Beschäftigungs- oder Suggestionstherapie die praktisch bedeutungsvollere in der Geschichte der Psychiatrie und Nervenheilkunde wurde. Zumindest rückte durch die Entstehung der Psychoanalyse, die eben mit der hypnotischen Suggestion Hysterischer untrennbar verbunden ist, zum Beispiel die Arbeitstherapie rezeptionsgeschichtlich in den Hintergrund. Doch merkwürdig genug, stimmt diese automatische Verknüpfung wiederum nur für einen Teil der Seelen- und Nervenheilkunde, nämlich für die privat praktizierenden Ärzte. Sie nämlich waren es, die vor allen Dingen hypnotisierten, während die Anstaltsärzte ihre Kranken zu landwirtschaftlicher oder handwerklicher Betätigung anzuhalten versuchten. Ausnahmen bestätigen aber bekanntlich die Regel. So ist vor allem von Richard von Krafft-Ebing (1840–1902) und Auguste Forel (1848–1931), um nur zwei besonders prominente Vertreter des Berufsstandes zu nennen, sehr wohl bekannt, dass sie hypnotisierten. Und gerade das Forel- und Nach-Forel'sche Züricher Burghölzli wuchs sich hier zum Nabel, zur in ihrer Art bedeutendsten psychiatrischen Schule aus. Unter Forel, seinem Nachfolger Eugen Bleuler (1857–1939) und dessen Oberarzt Carl Gustav Jung (1875–1961) entstand zum klassisch analytischen Wien kein Gegenpol, aber doch eine andere, die Psychosen einbeziehende Forschungsrichtung. Und just aus dieser Schule ist die Therapie einer inzwischen berühmten Hysterischen, der 19-jährigen Sabina Spielrein (1885–1942), überliefert. Gerade weil diese eine psychologische Behandlung unter untypischen, privilegierten Bedingungen stattfand, kann an ihr einiges abgelesen werden, was die Zeitgenossen sich unter einer psychotherapeutischen, psychologischen Behandlung der Hysterie um 1900 vorstellten.[287] Weitgehend hielten sich Bleuler und Jung, für die vieles an dem nach einem Jahr zur Genesung führenden Heilverfahren der gut zahlenden Privatpatientin ein Testfall war, an die von Breuer und Freud entwickelte Methode, die »Redekur«, die dann später als »kathartische Methode« bezeichnet wurde.

---

285. Möbius 1896d, S. 1044.
286. Möbius 1882d, S. 182/183.
287. Außerdem ist der »Fall Spielrein« wegen seiner privaten Verstrickungen so gut überliefert wie kaum ein anderer. Siehe zuletzt Graf-Nold 2001, über die Behandlung v. a. S. 90–98. Siehe auch Höfer 2000.

Zu Beginn der 1890er Jahre war die psychologische Einflussnahme wenigstens fest in das Repertoire derjenigen Nerven- und Seelenärzte integriert, die psychischen Momenten eine Rolle bei der Entstehung von Krankheiten zubilligten. Schließlich aber entfaltete sich die Hypnosebehandlung zu einer Mode[288], zu deren Popularität dieses Mal sogar Möbius wesentlich beigetragen hatte. Seine therapeutischen Grundpostulate zur Hysterie formulierte er 1888.[289] Letztlich meint Möbius damit eine vom Arzt ausgehende Suggestivtherapie. Auch später ging er im Wesentlichen von einer solchen nicht mehr ab, denn offenbar sammelte er mit ihr noch die besten Erfahrungen bei seinen eigenen hysterischen Patienten und Patientinnen. Jentsch und Kraepelin bezeugen, dass er zur Beobachtung und Behandlung der »Psychoneurosen« in der Praxis viel Gelegenheit besaß.[290] Es wurde bereits deutlich und Windscheid sprach es pointiert aus: Die funktionellen Nervenerkrankungen waren Möbius' »*Liebhaberei*«.[291] Diese mag sich endgültig ausgebildet und befestigt haben, da er in diesen Erscheinungen etwas Besonderes entdeckte: die Psychogenie. Diese Ansicht übertrug er, den immer zunächst und besonders Betrachtungen über die Ätiologie einer Erkrankung anregten und Zugang zu dieser finden ließen, von der Hysterie auf weitere Entitäten und erschuf so seine Lehre von den psychogenen, den funktionellen Krankheiten. Von dieser Ausgang nehmend gelangte er zu Beginn der 1890er Jahre zu seiner Klassifikation der gesamten Nervenkrankheiten nach rein ätiologischen Gesichtspunkten in endogen oder exogen verursachte. Und diese nosologische Grundidee, die Möbius sche, setzte sich dann sowohl für die Neurologie als auch für die Psychiatrie durch.

Alles in allem schätzte Möbius die Heilungschancen Hysterischer als sehr schlecht ein. Es sei wohl am ehesten ratsam, die gerade akuten Symptome durch Suggestion zu beseitigen zu versuchen. Arbeitstherapie sei im Übrigen hier nicht leicht einsetzbar, oft auch einfach unzweckmäßig. Mit der Heilbarkeit hysterischer Symptome

> *ist es ... so eine Sache. Man denkt da immer an die schönen Erfolge bei Kindern und jungen Weibern. Bei Männern ist die Hysterie eine trostlose Krankheit. Böte mir Jemand an, ich sollte stets nur hysterische Unfallkranke behandeln, so würde ich sagen: nein, alles andere eher, denn die Erfolglosigkeit dieser Arbeit brächte mich zur Verzweiflung. Bei diesen Kranken zeigt es sich, dass sich doch auch zwischen Hysterie und Paranoia Fäden spannen, denn bei ihnen gewinnen die Auto-Suggestionen (nicht etwa Begehrungsvorstellungen! [Ein wichtiger, vielleicht der wichtigste Unterschied zur Freud-Breuer'schen Hysterie-Lehre! – H.S.]) die unheimliche Gewalt der Wahnideen. Aber auch abgesehen von der düsteren Unfallhysterie ist die Hysterie eigentlich nicht heilbar, denn das Suggerirte kann wohl beseitigt werden, die eigentliche Krankheit aber, die Suggestibilität nicht.*[292]

Dem »*therapeutischen Optimismus mancher vielbeschäftigten Neurologen*«, wie Robert Gaupp mit einem Seitenblick auf einige seiner Kollegen beziehungsreich anspielt, stand Möbius skeptisch gegenüber. Vielmehr ginge dieser – und da es tatsächlich des Öfteren konstatiert wird, muss es für

---

288. Fischer-Homberger 1988, S. 101–103 schätzt ein, dass am Ende des 19. Jahrhunderts die Lehre von der Hypnose mit der von der Hysterie assoziiert wurde.
289. Möbius 1888a.
290. Jentsch 1907a, S. 113; Kraepelin 1924, S. 276.
291. Windscheid 1907, S. 229.
292. Möbius 1896d, S. 1045.

die Zeit ungewöhnlich sein – psychologisch vor, sei ihm daran gelegen gewesen, »»»*die Seele des Nervenkranken zu verstehen und sie derart zu beeinflussen, daß von dem Krankhaften das, was heilbar ist, wieder verschwindet*«. Möbius habe denn, so der Direktor der Tübinger psychiatrischen Universitätsklinik weiter, vom Neurologen ein tiefes Verständnis der ganzen Persönlichkeit und Lebensgeschichte verlangt, denn darin schienen dem Leipziger Kollegen die Wurzeln des Leidens zu sitzen.[293] Es liegt auf der Hand, dass für das Begreifen und die Behandlung gerade psychogener Erkrankungen ein psychologisches Gespür – und über ein solches verfügte Möbius in ausgeprägter Form – nicht nur günstig, sondern geradezu unabdingbar ist.

Leopold Loewenfeld (1847–1924), niedergelassener Nervenarzt und Königlich Bayerischer Hofrat in München sowie Mitherausgeber der Reihe »Grenzfragen des Nerven- und Seelenlebens«, in der ja auch Möbius publizierte, beschrieb in seinem »Lehrbuch der gesammten Psychotherapie« mit der Behandlung *»krankhafter Zustände durch Vorstellungen«* ziemlich genau den auch von Möbius intendierten psychologischen heiltherapeutischen Grundgedanken. Man beachte vor allem die von ihm entlehnte Begrifflichkeit. Der Möbius'sche Skeptizismus wird in Loewenfelds bedeutsamen Kompendium freilich wenig offenbar, er schreibt:

> *Ist eine Krankheitserscheinung von einer Vorstellung abhängig, so lässt sich dieselbe dadurch beseitigen, dass wir eine Gegenvorstellung bei dem Kranken hervorrufen, welche die pathogene Vorstellung verdrängt; hiermit schwindet auch deren Wirkung. Die Art der heilenden Vorstellung muss sich natürlich nach der Art der vorhandenen pathogenen Vorstellung oder deren Wirkung richten. Eine durch Vorstellung bedingte Lähmung heben wir, indem wir bei dem Kranken die Vorstellung des Nichtgelähmtseins, des Bewegenkönnens erwecken, der durch Vorstellung verursachte Schmerz wird durch die Vorstellung, dass der Schmerz schwinden wird, das von einer Vorstellung abhängige Erbrechen durch die Vorstellung, dass der Magen die Speisen behalten wird oder gesund ist, beseitigt.*[294]

Der psychotherapeutische Arzt suggeriert dem Patienten Gesundheit, wo möglich, überzeugt er ihn auch durch Vernunftgründe. Die krank machende Assoziationskette wird durch eine gesundheitsfördernde ersetzt.

Trotz der Verdienste um das Erkennen und die Gewichtung der Psychogenie sowie um deren Propagierung und Durchsetzung unter der Ärzteschaft kann man Möbius nicht vorwerfen, er habe nun im Übereifer sich der Sache verschreibend einseitig über Gebühr oder gar alles psychologisch interpretiert. Gleichwohl ihm ein Hang zum letzten Wort, ja sogar zum pointiert-modellhaften Vereinfachen nicht abgesprochen werden soll, standen ihm persönliche Belange in Fällen, in denen der wissenschaftlichen Wahrheit eine Schneise zu schlagen war, fern. So sprach er sich selbst bei der Migräne oder der Epilepsie, also in Bereichen, in denen es durchaus noch strittig war, ob es sich hier nicht auch um funktionelle Erkrankungen handeln könne, konsequent für hirnorganische Läsionen aus.[295] Richtig ist vielmehr, dass er stets auch bei offenkundig somatischen Leiden auf psychische Begleitumstände hinwies, eben so wie das oben schon beim Morbus Basedow angeführt wurde, der oft mit nervösen Störungen, allen voran hysterischen Bildern, einherginge.[296]

293. Gaupp 1910, S. 379 (auch beide Zitate).

294. Loewenfeld 1897, S. 44.

295. Möbius 1888a, S. 69; Möbius 1894a, S. 11, ferner S. 12–21.

296. Möbius 1896b, S. 12, 52–53.

In Möbius' philosophischer Schulung und Passion liegt mit Sicherheit eine Ursache für seinen stets, mitunter sogar dominierend vorhandenen ätiologischen Zugang zu den einzelnen Krankheitsbildern. Es war seinem Denken immanent, einem beobachteten Phänomen auf den Grund zu gehen und es in einen größeren Lebenszusammenhang zu stellen. Dass eine Neigung zum Psychologischen als Ergebnis seiner an Fechner geformten Weltanschauung, seiner ein wenig an Schopenhauer erinnernden Geisteshaltung und seines Amaterialismus nicht ausbleiben konnte, ist folgerichtig. Speziell sein psycho-philosophischer Entwurf von Leib und Seele und ihren Beziehungen mag ihn prädisponiert haben, sich den funktionellen Erkrankungen zuzuwenden, eben allen voran der Hysterie. Von der allgemeinen Richtigkeit seiner persönlichen Sichtweise und Überzeugung ausgehend, forderte er von der gesamten Naturwissenschaft und im Besonderen von der Medizin, sich seelischen, transzendenten, ideellen Einflüssen zu öffnen. Denn es gäbe mehr in der Welt, als man objektiv ausweisen könne. Möbius sprach ganz bewusst vom »Metaphysischen«:

Will man aus der Unklarheit herauskommen, die gewöhnlich allen medicinischen Erörterungen über Psychisches zu Grunde liegt, so muss man ... auch den Muth haben, über die Grenzlinien, die die 'exakte Wissenschaft' gezogen hat und polizeilich bewachen lässt, hinauszugehen, d.h. sich zu einer metaphysischen Ansicht zu bekennen. In der That wird die bisherige Beschränkung der Medicin nicht bleiben. Schon ist die Erkenntniss allgemein geworden, dass der Arzt ohne Psychologie nicht auskomme. Das ist ein großer Fortschritt, wenn auch vorläufig die platte Associationspsychologie noch den meisten Anklang findet. Das Weitere wird folgen.[297]

Obgleich dieses Postulat eigentlich keiner weiteren Erklärung bedarf, soll doch noch das eindrückliche Wort Jentschs angeführt werden, Möbius hätte die Welt noch mit anderen als mit ärztlichen Augen gesehen.

Es scheint, als wenn ein besonders starker Antrieb hierzu vornehmlich von seinen Untersuchungen über das Wesen der Hysterie ausgegangen ist. Es gibt wohl keine Frage in der Nervenheilkunde, die so sehr zu einer über den klinischen Gesichtspunkt hinausgehenden Betrachtungsweise aufforderte, als das Kapitel vom hysterischen Willen und Gegenwillen. Um in dieses Dunkel Licht zu werfen, zog Möbius zunächst den Begriff des 'psychophysischen Parallelismus' [von Fechner] heran ... Hiernach sind Psychisches und Materielles die Äußerungen zweier durchaus eigenartiger Erscheinungsreihen, die in ihrem ursprünglichen Wesen voneinander gänzlich verschieden sind.

Die psychische Erscheinung sei eben nicht Funktion oder Begleitphänomen des Materiellen, sondern beide Seiten verhielten sich wie zwei Ziffernblätter derselben Uhr. Eine ganz wesentliche Anregung zu dieser Anschauungsweise hätte der von ihm freundschaftlich Verehrte von Schopenhauers »Die Welt als Wille« erhalten. Jentsch schließt mit der Vorstellung, genau so hätte sich der philosophische Arzt Möbius den Beitrag der Philosophie zur Medizin vorgestellt.

Der Gewinn dieser Erkenntnis selbst kann füglich als ein bedeutsamer Moment in der Geschichte der Medizin bezeichnet werden: zum ersten Male seit den Tagen des Aristoteles und des Hippokrates sah der Naturforscher wieder eine Intention durch Welt und Natur ziehen.[298]

---

297. Möbius 1894b, Grundansichten S. 182.
298. Jentsch 1907c, S. 12–13 (auch Zitate). Die Passage findet sich auch in Jentsch 1907a, S. 6–8.

Vielleicht kam die Hysterie, die eben doch eine gewisse Aura des Mystischen, des Esoterischen umgab, jedenfalls nicht unmittelbar aus dem Lebenskreis der Kranken zu schließen war wie etwa die Neurasthenie, wenn man sie denn als Erschöpfung oder Aktualneurose erklären will, auch einer gewissen Möbius'schen Neugier nach dem Unerklärbaren, Mystischen entgegen. Bespricht man gerade Möbius' Vorstellungen vom Leib-Seele-Verhältnis, sollte man nicht versäumen darauf hinzuweisen, dass er den Körper stets auch als Spiegel der Psyche, der Seelentätigkeit betrachtete. Wiederum ist es Jentsch, der dies in ähnlichen Worten schon betont hat, wenngleich mit Hinweis auf Möbius' Degenerationslehre, die sein verstorbener Freund mit Hilfe seiner Präparate-, Masken-, Bilder- und Schädelsammlung konkret an der menschlichen Gestalt zu beweisen suchte.[299] Aber diese Metapher kann sicherlich gleichfalls auf Möbius' Theorie von der Hysterie angewendet werden, die eben eine psychische und eine physische Seite besitzt.

Allgemein wird Freud[300] zugeschrieben, eine befriedigende ätiologische Erklärung für die Hysterie und die »Neurosen« überhaupt beigebracht zu haben. Eine Ansicht, der sich Möbius nicht angeschlossen hätte. Denn einerseits wollte der Wiener Neurologe für alle »Neurosen« – die Gruppe der Erkrankungen, die Möbius als funktionelle bezeichnete – ein sexuelles Trauma als Ursache unterstellen, was dem Leipziger Fachgenossen und Kritiker in dieser Absolutheit unhaltbar erschien, und andererseits gab Freud nie vollkommen die Auffassung preis, dass für alle psychischen Erkrankungen letzten Endes in irgendeiner Art neurologische Prozesse verantwortlich seien, eine Ansicht, von der sich Möbius 1888 ein für alle mal lösen sollte[301].

Man darf annehmen, dass bei der frühen Entstehung der Breuer-Freud'schen Neurosenlehre, die von der Hysterie ihren Ausgang nahm, Möbius als ein ganz wesentlicher ideeller Steigbügelhalter fungierte. Vielleicht in einem größeren Umfang als sich die beiden, zu dieser Zeit noch als enge Freunde zu bezeichnenden Wiener Kollegen selbst einzugestehen vermochten.[302]

---

299. Jentsch 1908, S. 177. Das Bild, dass sich Physis und Psyche nach Möbius' Auffassung wie zwei Ziffernblätter derselben Uhr verhielten, könnte verdeutlichen, dass Schillers Interpretation von der Möbius'schen Leib-Seele-Auffassung, die auf das »Möbius-Band« als Symbol rekurriert, fehlgeht. Denn Schiller 1982, S. 2 (ähnlich auch S. 11) setzt in Möbius' Theorie Äußeres gleich Innerem und Inneres gleich dem Äußeren.

300. Die folgenden Aussagen über Freud aus Fischer-Homberger 1970, S. 112–120.

301. So sieht es auch Waldeck-Semadeni, u. a. S. 80. Auch sie ist im Übrigen der Auffassung, dass Möbius auf die Begründung der Psychoanalyse *»einen wahrscheinlich entscheidenden Einfluss ausgeübt«* habe (S. 80).

302. 1893, in der als »Vorläufige Mittheilung« bezeichneten Abhandlung »Ueber den psychischen Mechanismus hysterischer Phänomene«, entdeckt man den Namen »Möbius« lediglich in einer Fußnote mit der Bemerkung, den Autoren wäre es nicht möglich, zu *»sondern, was am Inhalte derselben neu ist, und was sich bei anderen Autoren wie Moebius und Strümpell findet, die ähnliche Anschauungen für die Hysterie vertreten haben.«* (Breuer/Freud 1893, S. 8). Merkwürdiges wissenschaftliches Arbeiten! 1909 würdigte Freud in einem Interview für die »Boston Transcript« (3. Teil, 11.09.1909, S. 3) als Pionier der modernen Psychotherapie namentlich auch Möbius, der leider zu früh verstorben wäre, doch immerhin nicht, bevor seine Studien über Suggestion viele Früchte getragen hätten (in Freud/Albrecht 1968, S. 335). Levin 1978, S. 187–188 gewann den Eindruck, Freud habe Möbius' Arbeiten über die Hysterie sehr geschätzt. Wenn Schiller 1982, S. 5 mit seiner Bemerkung, Freud und Möbius haben wenig Notiz voneinander genommen, sagen will, beide haben zwar die einschlägigen Publikationen des anderen gekannt, sich aber, da in einigen wesentlichen Punkten uneins, nie näher verständigt, kann man zustimmen. Offenkundig falsch ist aber die Einschätzung (S. 46), Möbius habe von Freud nur die frühen Schriften gekannt. So sehe man, dass Möbius noch kurz vor seinem Tode Freuds »Sammlung kleiner Schriften zur Neurosenlehre aus den Jahren 1893–1906« rezensiert (Möbius 1906b).

4.3.2 Zur Genese der Möbius'schen Ansichten zur Hysterie

Möbius selbst kam etwa nach zehn Jahren praktischer nervenärztlicher Tätigkeit zu seiner endgültigen Auffassung von der Hysterie. Erstmals äußerte er sich zur Ätiologie der Hysterie in einer definierenden Charakter tragenden Einführung eines Vortrages über hereditäre Nervenkrankheiten vor der »Medicinischen Gesellschaft zu Leipzig« im Dezember 1878. In der schriftlichen Ausarbeitung, die unter anderem in »Volkmanns Sammlung klinischer Vorträge« erschien, meinte er, die Hysterie zähle zu den Nervenkrankheiten, die vererbt werden können, aber nicht müssen.[303]

Zwei Jahre später führt er dann in dem dünnen Bändchen »Das Nervensystem des Menschen« schon etwas genauer aus, »*die wechselvollste und seltsamste aller Nervenkrankheiten ist die Hysterie, in Wahrheit eine Krankheit des gesammten Nervensystems, in welcher nahezu sämmtliche Störungen der nervösen Thätigkeit ... vorkommen.*« Bei aller Verschiedenartigkeit sei doch allen Fällen

> *gemeinsam, daß sie alle eine eigenthümliche Verstimmung des Gemüthes zur Grundlage haben, daß allen Erscheinungen der Charakter des Launenhaften anhängt, denn das Kommen und Gehen der krankhaften Erscheinungen gleicht dem Treiben eines Taubenschlages und dient zum Beweise, daß keine zerstörenden Processe im Gehirn und Rückenmark vorliegen. Die Hysterie ist zwar vorwiegend eine Krankheit des weiblichen Geschlechtes, hängt aber keineswegs immer mit Störungen der Geschlechtsorgane zusammen.*

Im Teil über die Ursachen zählt er die Hysterie mit unter jene Bilder, die vor allem durch Vererbung einer »*Reizung zu Nervenkrankheiten*« bedingt sei. Im Weiteren wird deutlich, Möbius tritt von Anbeginn dafür ein, die hysterischen Patienten und vor allem Patientinnen sehr ernst zu nehmen und nicht etwa ihr Leiden zu bagatellisieren, denn »*In Wirklichkeit aber ist auch die gewöhnliche hysterische Verstimmung eine Art von Irresein, daher sind die Hysterischen als wirkliche Kranke zu betrachten und zu bemitleiden.*« Es gilt festzuhalten, schon in dieser frühen populärwissenschaftlichen Schrift betont Möbius, dass es sich um eine Störung des Gemüts handele, also um eine Erkrankung der seelisch-emotionalen Dimension und nicht des Verstandes. Einen progressiv voranschreitenden organischen Befund im Zentralnervensystem schließt er vollkommen aus, einen in den weiblichen Genitalien auffindbaren hält er keinesfalls für gesetzmäßig. Es liegt also auf der Hand, dass er bei seinen Ausführungen über die »*seelische Behandlung*« nicht zuletzt an »seine« Hysterikerinnen gedacht haben mag. Von ihnen seien alle »*geistigen Schädlichkeiten*« fernzuhalten, passende Beschäftigung könne gut wirken, der Kranke sei allgemein »*durch wohlwollenden Zuspruch zu beruhigen ... Der Tact des Arztes und der Umgebung des Kranken muß im Einzelfalle das Richtige treffen, allgemeine Anweisungen lassen sich nicht geben.*« Aber – und dies mag Möbius von so manchem Kollegen unterscheiden – »*Sofern man unter seelischer Behandlung im Wesentlichen die Aufforderung an den Kranken versteht, er möge nur wollen, er möge sich zusammennehmen und seine krankhaften Gefühle bekämpfen, insofern ist diese Behandlung schlechter als keine.*«[304]

Die in dem Buch »Die Nervosität« und somit vorwiegend ebenfalls an Laien adressierten speziellen Betrachtungen zur Hysterie unterscheiden sich kaum von den zwei Jahre zuvor gebrachten im »Nervensystem des Menschen«. Ja, einiges wiederholt sich sogar wortwörtlich. Jedoch betont

303. Möbius 1879a, S. 1505.

304. Zitate Möbius 1880i, S. 67, 68, 73, 89.

der Autor hier mehr die Vermischung verschiedener neurotischer Erscheinungen und vor allem das Ineinandergreifen hysterischer und nervöser Züge, die es schwer machten, zu entscheiden, *»soll man noch von Nervenschwäche oder schon von Hysterie sprechen«*[305]. Das Verschwinden hysterischer Erscheinungen mit Besserung der Erschöpfung zeige eine enge Beziehung zur Nervosität. Quasi als (vorerst) unbestimmt geringfügig körperlich mitbegründete Nervosität mit Krankheitswert betrachtet er die Neurose bzw. funktionelle Nervenkrankheit. Er definiert:

> *Die Aerzte bezeichnen als Neurosen oder funktionelle Nervenkrankheiten solche Störungen des Nervensystems, welche ohne Aenderung der Form und Zusammensetzung der Organe, ohne anatomische Störungen verlaufen, oder richtiger, bei welchen die Abweichungen von der normalen Form und Zusammensetzung so gering sind, dass wir sie nicht wahrnehmen können.*[306]

Den Neurosen sei wesenseigen, dass verschiedene Störungen, so der Empfindlichkeit, der Beweglichkeit, der Intelligenz oder des Charakters vereinigt seien. Betrachte man nun die Neurosen oder funktionellen Nervenkrankheiten *»als einen Baum, so ist der Stamm die Nervosität, aus ihr entwickeln sich, wenn die Störung eine tiefergehende ist, den Zweigen des Baumes gleich die als Hysterie, Hypochondrie, Melancholie u. s. w. bekannten Neurosen«*[307]. Als weitaus wichtigste Ursache betrachtet Möbius die Erblichkeit der *»vorbereitenden Umstände«*[308] . Er geht davon aus, dass die nervöse Anlage bei über der Hälfte der einschlägig Erkrankten von den Eltern und den vorherigen Generationen überkommen sei. *»Hauptursache«*[309], so sagt der Autor zwar wörtlich, sei die Zivilisation, denn es dränge sich die Erkenntnis auf, *»daß die Häufigkeit der Nervosität direkt proportional ist der Höhe der Civilisation«*[310], doch biete diese nur auslösende, also Gelegenheitsursachen. Auskunft über Möbius' ärztliches Ethos gibt bereits die Einleitung. Hier bescheinigt er dem Umfeld, also wohl auch den Ärzten, der an der nervösen Krankheit Leidenden, dass einige

> *ihre Existenz gar nicht gelten lassen wollen. Diese betrachten die Nervosität als eine Erfindung von Schwächlingen und überspannten Weibern, deren Untüchtigkeit einen Deckmantel braucht und deren Langeweile Grillen zeugt. Jene wenden sich ab von dem proteusartigen, unfaßbaren Etwas und wenden sich handgreiflicheren Dingen zu. So kommt es, daß sowohl für die Laien als für die Aerzte die Nervosität ein ziemlich unbekanntes Gebiet geblieben ist, daß, soviel man im gewöhnlichen Leben von der Nervosität reden hört, die Bedeutung derselben doch sehr selten erkannt wird.*[311]

Der Aufsatz »Ueber Hysterie« stellt eine typische, kommentierte Literaturübersicht dar, wie sie Möbius in »Schmidt's Jahrbüchern« immer wieder mit großem Fleiß erstellen sollte. Aus solcherlei thematischen Arbeiten über zuletzt Erschienenes kann sehr gut die allgemeine Diskussion, aber aus den dazwischen geworfenen Bemerkungen und weit ausholenden Schlussfolgerungen des Autors zudem sehr gut auch die Entwicklung der persönlichen Auffassung nachvollzogen

---

305. Möbius 1882d, S. 8.
306. Möbius 1882d, S. 3.
307. Möbius 1882d, S. 4.
308. Möbius 1882d, S. 24.
309. Möbius 1882d, S. 22.
310. Möbius 1882d, S. 22.
311. Möbius 1882d, S. 3.

werden. Bemerkenswert erscheint seine Formulierung, dass unter den »*Gelegenheitsursachen*« der Hysterie neben Erschütterungen des Gemüts »*geschlechtliche Abnormitäten die erste Rolle*« spielten. Bei diesen handele es sich vor allem um »*psychische Läsionen*«. So argwöhnt er, die Psyche könne durch nicht zur Vollendung gebrachten oder mit einem Kondom ausgeführten Koitus geschädigt werden. Allerdings weist er unter Hinzuziehung eines Falles einer Hysterischen ohne Uterus wiederum darauf hin, dass Geschlechtsorgane zur Hysterie »*nicht nothwendig*« seien. So stellt er befriedigt fest: »*Die etwas rohe Ansicht, dass jede Hysterische geil oder sexuell krank sei, schwindet mehr und mehr.*« Jedoch vermag Möbius noch nicht generell davon Abschied zu nehmen von der Vorstellung, dass durchaus ein Zusammenhang zwischen Geschlecht und Hysterie bestünde, wenngleich manche Symptome, wie Ovaralgie und Menstruationsstörungen, in der Regel Folge und nicht Ursache der Hysterie seien.[312] Eindrücklich beschreibt der Kritiker den Verlauf eines »großen hysterischen Anfalls« nach Charcot, mit dessen Hysteriearbeiten der Jahre 1878–1883 Möbius hier die deutsche Ärzteschaft bekannt macht. Während der dritten Periode und des Anfalls, der als der der »plastischen Stellungen oder ausdrucksvollen Geberden« bezeichnet wird, könne es vorkommen, dass eine Kranke »immer wieder das Unglück, als Kind gemissbraucht zu werden« erlebe. Daran schlösse sich regelmäßig eine Liebesszene des späteren Lebens an.[313] Den späteren Leser dieser Zeilen drängt sich der Gedanke an Freuds sexuell-traumatische Erklärung der Hysterie auf.

Man gewinnt beim Lesen dieser Arbeit den Eindruck, Möbius sah während der Reflexion über Charcots »grande hystérie« – also noch bevor Bernheim und die Schule von Nancy sie als Kunstprodukt abqualifizieren werden – endgültig klar, zwischen dem großen Anfall einerseits, den der von den Deutschen »Napoleon der Neurosen« genannte Direktor der Salpêtrière über Gebühr herausstellte und instrumentalisierte, und der andererseits nahezu alltäglich vom Nervenarzt zu beobachtenden gemeinen Hysterie, gebe es keine deutliche Abgrenzung. Die leichteren Formen unterschieden sich in nichts, sie trügen ebenfalls alle Züge des von Charcot in seinen berühmten Vorlesungen Präsentierten. Möbius schlussfolgert: »*Es ist demnach rationell, in der gemeinen Hysterie nur einen niedern Grad derselben Krankheit zu sehen, welche in ihrer Entwicklung die grosse Hysterie oder Hystero-Epilepsie darstellt.*« Weiterhin der Beachtung wert mutet die sich unmittelbar anschließende klare Feststellung gerade in der Hinsicht an, dass die Forschung über Zusammenhänge zwischen der Hysterie und der Epilepsie unterschiedlichste Theorien verfocht: »*Die Hystero-Epilepsie ist nur der höchste Grad der Hysterie, nicht etwa eine Complikation der Hysterie mit einer anderen Neurose, sie hat mit der Verrücktheit so wenig nähere Beziehung wie mit der Epilepsie.*« Bestehe neben der Hysterie tatsächlich Epilepsie, dann handele es sich auch um zwei separate Krankheiten.[314]

Auch in dieser Arbeit steht er seinen Patientinnen wieder bei und will sie vor dem pauschalen Vorwurf der Simulation schützen. So etwa in der Passage, in der er die wahrhaft verblüffenden und tatsächlich zu einigen ärztlichen Bedenken Anlass gebenden Schilderungen der Wirkungen der Metallotherapie wiedergibt:

312. Möbius 1883, S. 192.

313. Möbius 1883, S. 192–197 (Zitat S. 193).

314. Möbius 1883, S. 194 (auch Zitate), 204. Jüngst wurde von Janzarik 2003, S. 6 Möbius das Verdienst zuerkannt, »*schon*« 1888 auf die grundsätzliche Trennung von Hysterie und Epilepsie hingewiesen zu haben.

Natürlich wurden die Phänomene vielfach skeptisch aufgenommen. Manchen schien es bequem, die ganze Sache für Betrug zu erklären, da es sich um Hysterische handelte. Die Hysterie ist ja in manchen Köpfen nichts als eine Anlage gewisser Weiber, sich und andere zu betrügen.[315]

Dabei könne ein Arzt doch schnell und problemlos unterscheiden. Es sei nun tatsächlich so, »*diagnostisch kommt neben der Hysterie häufig Simulation in Frage, doch wird ein umsichtiger Beobachter kaum je in Zweifel bleiben.*« So widerstünden sich Verstellende wohl kaum wiederholten schmerzlichen und noch dazu unerwarteten Eingriffen wie eben Hysterische mit Anästhesie. Auch wären bei den Wirkungen ästhesiogener Mittel durch Komplexität und Konstanz der Phänomene Vortäuschungen vollkommen zuverlässig auszuschließen. Andere kleine Kunstgriffe, Möbius spricht von variierbaren wiederholten Versuchen mit Vexation, ließen Klarheit gewinnen. So könnten nichtmagnetische Eisenstücke in Anwendung kommen oder man unterbräche ganz einfach einen induzierten Strom. Er hielte es des Weiteren für unmöglich, bei Lethargie die Übererregbarkeit der motorischen Nerven, die lange Dauer kataleptischer Stellungen oder das Verhalten der Sehnenreflexe bei Lähmungen nachzuahmen. »*Kurz fast in jedem Falle giebt es für den Arzt Mittel, sich gegen Simulation, welche ja an sich seltener ist, als Viele glauben, zu sichern.*« Gerade über Möbius' ärztliche Moral und Auffassung von Verantwortung, über sein Einvernehmen mit seinen Patienten und hier insbesondere Patientinnen, über seine psychologische Umsicht begreift man einiges, wenn man liest: »*Wird aber Simulation nachgewiesen, so ist dieselbe oft als ein Krankheitssymptom eigener Art zu betrachten.*«[316] Innerhalb des abschließenden Komplexes über Diagnose und Therapie, Letztere solle ohne Medikamente, vor allem während des Anfalls in elektrischen Anwendungen und Kompression der Ovarialgegend bestehen, vergisst der Autor nicht auf die psychische Therapie hinzuweisen. Hier lobt er Liebermeister. Dieser schildere »*in trefflicher Weise die psychische Therapie bei Hysterie, welche er als eine hauptsächlich die untern Geistesfunktionen, Gefühl, Stimmung, Trieb störende Geisteskrankheit definirt.*« Jedoch sei eine psychische Therapie, flankiert von Isolation, Bettruhe und physikalischen und diätetischen Maßnahmen nur in einer Anstalt möglich.

Erfolge chirurgischer Eingriffe seien schwer zu bewerten, sie könnten »*sehr wohl Wirkungen des psychischen Shock*« sein.

Ist es auch richtig, dass im Allgemeinen operative Eingriffe bei Hysterie sehr oft nichts nützen, oft schaden, so ist doch nicht zu leugnen, dass krankhafte Zustände der Geschlechtsorgane die Hysterie sowohl verursachen, als steigern können und dass ihre Beseitigung die Hysterie heilen kann. Auf sorgfältige Analyse des einzelnen Falles wird es ankommen.

Und da ist es interessant einen solchen durch Möbius besprochen zu finden und aus dem er in Anlehnung an Ernst Julius Remak einen Ovarialschmerz als Folge und nicht als Ursache der Hysterie deutet. Die Ovarie sei hier vielmehr eine »*functionelle Hyperästhesie mit gelegentlicher Irradiation auf grössere Nervenbezirke auf Grund einer centralen Neurose*«.[317]

Neueren viel versprechenden Berichten über Heilungen nach Kastration bzw. Kauterisation will er offenbar erst rechten Glauben schenken, sobald diese Methoden weiter geprüft worden sei-

315. Möbius 1883, S. 201.
316. Möbius 1883, Zitate S. 203, 204.
317. Möbius 1883, S. 198.

— 66 —

I. Originalien.

Ueber den Begriff der Hysterie.

Von P. J. MÖBIUS.

Jeder Erörterung sollte eine Begriffsbestimmung des Gegenstandes vorausgehen. Das klingt altväterisch, ist aber richtig. Bei wenig Gegenständen hat der Mangel an einer ausreichenden Begriffsbestimmung so viel Unklarheiten, Widersprüche, Missverständnisse bewirkt wie bei der Hysterie.

Dass die Wortbedeutung (etwa = Gebärmuttersucht) nicht dem Begriffe entspricht, sah man allerdings verhältnissmässig frühzeitig ein. Man kann fragen, ob es zweckmässig sei, das unpassende Wort überhaupt beizubehalten. Die Frage ist wohl zu bejahen, wenn wirklich alle hysterischen Erscheinungen ein gemeinsames Kennzeichen haben. Alte Gebräuche lassen sich nicht ohne weiteres beseitigen und in Wirklichkeit denkt doch jetzt Niemand mehr an den Uterus, wenn er von Hysterie srpricht. Dieses Wort ist eben mit der Zeit zum blosen Zeichen geworden und schliesslich müsste das Wort, welches an seine Stelle treten sollte, anch erst seiner eigentlichen Bedeutung beraubt werden, da man neue Worte nicht schaffen kann. Mit der Melancholie, der Hypochondrie und dgl. geht es ja ähnlich, die schwarze Galle und der Bauch führen Niemand mehr irre.

Es würde nicht rathsam sein, alle die Definitionsversuche, welche im Laufe der Zeit gemacht worden sind, aufzuzählen. Ein wichtiger Fortschritt in der Entwickelung ist darin zu sehen, dass mehr und mehr die Erkenntniss sich herausarbeitet, die Hysterie sei eine Psychose, d. h. die wesentliche, die primäre Veränderung sei ein krankhafter Zustand der Seele. Da nun aber anerkanntermaassen Fälle von Hysterie vorkommen (besonders bei Männern), in welchen nachweisbare Störungen der seelischen Thätigkeiten im engeren Sinne nicht vorhanden sind, kann das wesentliche Kennzeichen nicht in der Art der psychischen, sondern in der der somatischen Symptome gesucht werden. Die seelischen Eigenthümlichkeiten, an welche wir gewöhnlich bei der Hysterie denken, die Launenhaftigkeit, die Sucht, aufzufallen und Aehnliches, können da sein oder fehlen. Wo dagegen körperliche Symptome bestimmter Art vorhanden sind, da diagnosticiren wir Hysterie, ohne nach etwas Weiterem zu fragen. Wie müssen nun diese körperlichen Störungen beschaffen sein? Ich glaube, man kann antworten: *Hysterisch sind alle diejenigen krankhaften Veränderungen des Körpers, welche durch Vorstellungen verursacht sind.**) Dass Vorstellungen, welche mit lebhaften Lust- oder Unlustgefühlen verknüpft sind, allerhand

*) Am nächsten steht dieser Begriffsbestimmung folgende Charakterisirung Kraepelin's (Psychiatrie. p. 390)): „Als wirklich einigermassen charakteristisch für alle hysterischen Geistesstörungen dürfen wir vielleicht die ausserordentliche Leichtigkeit und Schnelligkeit ansehen, mit welcher sich psychische Zustände in mannigfaltigen körperlichen Reactionen wirksam zeigen . . . .

Abb. 4.7. 1888 prägte Möbius das bekannte Zitat: »Hysterisch sind alle diejenigen krankhaften Veränderungen des Körpers, welche durch Vorstellungen verursacht sind.« (Möbius PJ. Ueber den Begriff der Hysterie. Cbl Nervenheilkd Psychiatr 1888; 11: 66-71, hier S. 66)

en. Aber eben im Zusammenhang der Überlegungen, ob die Hysterie ihre Ursache in Krankheiten der Sexualorgane habe, erweise es sich als problematisch, ob man dann die Hysterie als Neurose bezeichnen könne. »*Gerade an diesem Punkte macht sich der Mangel an einer ausreichenden Definition der Hysterie unangenehm bemerklich und erklärt manche der vorgekommenen Missverständnisse.*«[318] Diese Definition sollte Möbius fünf Jahre darauf in der Arbeit, die schon überschrieben ist mit »Ueber den Begriff der Hysterie«, selbst vorlegen. Und der fortan viel zitierte Satz »*Hysterisch sind alle diejenigen krankhaften Veränderungen des Körpers, welche durch Vorstellungen verursacht sind*« weist absolut die Berechtigung auf, zumindest für das Krankheitsbild Hysterie und für die Ideengeschichte der »Neurosen« als epochemachend gelten zu dürfen (**Abb. 4.7**). Denn mit ihm erfolgt nicht etwa, wie man nun vom bloßen Wortmaterial her annehmen könnte, eine Wiederkehr der alten Hysterielehre von den krankmachenden Gedankenbildern vornehmlich sexuellen Inhalts, sondern beginnt nicht weniger als das Zeitalter der wissenschaftlichen Analyse der funktionellen Erkrankungen im deutschsprachigen Raum. So konstatiert der Autor des tatsächlich nur 5 1/2-seitigen Aufsatzes: »*In Wirklichkeit denkt doch jetzt Niemand mehr an den Uterus, wenn er von Hysterie spricht … Mit der Melancholie, der Hypochon-*

318. Möbius 1883, S. 205 (auch Zitate).

drie und dgl. geht es ja ähnlich, die schwarze Galle und der Bauch führen Niemand mehr irre.« Es sei wichtig, dass man nun einsehe,

> *die Hysterie sei eine Psychose, d. h. die wesentliche, die primäre Veränderung sei ein krankhafter Zustand der Seele. Da nun aber anerkanntermaassen Fälle von Hysterie vorkommen … in welchen nachweisbare Störungen der seelischen Thätigkeiten im engeren Sinne nicht vorhanden sind, kann das wesentliche Kennzeichen nicht in der Art der psychischen, sondern in der der somatischen Symptome gesucht werden.*[319]

Ein besonderes Kennzeichen des Hysterischen sei es, dass eben diese körperlichen Zeichen ungewöhnlich leicht und ungewöhnlich heftig durch Vorstellungen hervorgerufen würden, so des Öfteren Hemianästhesien. Eine regelhafte Umformung der krankhaften Vorstellung in eine entsprechend erscheinende körperliche Störung trete nicht auf, dennoch sei es so, dass sich bestimmte Zusammenhänge ausmachen ließen. Schon Kritik ahnend weist Möbius darauf hin, dass er seinen Satz von den Vorstellungen nicht beweisen könne, es handele sich *»eben vor der Hand um einen Analogieschluss«*, der auf Erfahrung und den bekannten, populär gewordenen Demonstrationen beruhe. In Hinsicht auf die wenige Jahre später betonte Wirkung des Unterbewusstseins beim Hysterischen muss es aufschlussreich sein, dass Möbius bereits in diesem Aufsatz von 1888 ein solches Erklärungsmuster beibringt, wenngleich nur fragmentarisch, nämlich als er auf den Unterschied zu körperlichen Symptomen zu sprechen kommt, die einige Formen des Irreseins begleiten. Es sei dort so, dass die Vorstellung als Motiv wirke und nicht als Ursache. Der Katatone zum Beispiel bleibe in einer bestimmten Stellung, da er glaube, dies tun zu müssen oder weil eine Stimme ihm dies befehle. *»Bei der Hysterie dagegen ist von Motivirung gar keine Rede, der Vorgang, durch welchen die Vorstellung die Lähmung oder was sonst bewirkt, liegt ausserhalb des Bewusstseins, d. h. der Kranke weiss nicht, wie er zu seiner Lähmung kommt.«*[320] Also ganz klar: Die Ursache der Hysterie liegt im Unterbewusstsein (nur dass eben Möbius den Begriff nicht selbst verwendete)!

Dass die Hysterische nicht *»sexuell krank«* sei, hatte Möbius bereits 1883 geschrieben. Diese Formulierung, gerade im Kontext mit dem Wort *»geil«*[321] gebraucht, intendiert bereits deutlich einen psychologischen Begriffsinhalt, schließt freilich dennoch einen somatischen, im Sinne einer Geschlechtskrankheit, nicht völlig aus. Vielleicht also irrte Freud, dass der Leipziger Kollege, den er als Neurologen sehr schätze, *»zum Glück der Sexualität nicht auf der Spur«*[322] sei, will er denn damit sich selbst den Triumph, die vermeintlich bestimmende Rolle der Sexualität erkannt zu haben, zurechnen. Vielmehr verhält sich die Sache wohl anders: Möbius sagt in der Rezension über Freuds »Sammlung kleiner Schriften zur Neurosenlehre« ganz klar, dass er dessen Ansicht einer ausschließlich sexuell motivierten Ätiologie nicht teile.[323] Demnach ist es doch vielmehr so, dass Möbius mehr Einflüsse das Unbewusste bestimmen sah als nur die Sexualität. Folglich kann die Hysterie durch das Wirken sexuell entstandener Traumen im Unterbewussten entstanden sein,

---

319. Möbius 1888a, S. 66.
320. Möbius 1888a, S. 67–68 (Zitate S. 67, 68).
321. Möbius 1883, S. 192.
322. Freud 1986.
323. Möbius 1906b. Das Gleiche gilt im Übrigen für Freuds Theorie von der »Traumarbeit«, also über die Funktion des Traums: Möbius 1901.

aber genauso können andere Einflüsse, andere Triebe, andere Schocks – man denke an die oben angesprochenen »Unfallneurosen«! – dasselbe Krankheitsbild hervorrufen. Möbius wollte also seinen Begriff der »Vorstellungen« gar nicht auf die Sexualität begrenzen, er lehnte dies sogar dezidiert ab! So sprach er 1898 – weil ihm der Wiener Zug, stets die geschlechtlichen Verhältnisse in den Vordergrund zu stellen, den Nerv tötete – sogar davon, dass ihm die Theorie der sexuellen Ätiologie der Neurosen als ein »*bedauerlicher Rückfall in den Volksaberglauben*« erscheine und die sexuelle Dimension nicht Ursache, sondern vielmehr Symptom der funktionellen, also auf Entartung basierenden Erkrankung sei![324] Er war also nicht auf »der Spur der Sexualität«, weil er nicht eingleisig fuhr! Aber vielleicht wollte der Wiener Analytiker ja auch nur das sagen?

Ein Aspekt, den Möbius möglicherweise tatsächlich unterbetonte, der aber in seinem Begriff der Vorstellungen und besonders auch der nichtsexuell ursächlichen Wirkungen auf das Unbewusste intendiert ist, auf den aber Freud und Breuer sowie bereits Oppenheim mit ihrem Begriff des »Traumas« große Aufmerksamkeit legten, war der des Affektes. Man kann nicht generell sagen, dass Möbius die emotionale, die auf das Gemüt bezogene Seite übersah oder gar negierte, aber schon der unterschwellig lasche und unwillige Tonfall, in dem er 1902 seinen Terminus der »Vorstellungen« verteidigen will, aber eigentlich doch eher um eine affektive Konnotation erweitert, deutet eine diese Dimension relativierende und untergeordnete Gewichtung an. Und in nicht mehr als in einer Fußnote führt er aus, als er dartut, das Wesen der Hysterie bestehe in Veränderungen, welche durch geistige Vorgänge hervorgerufen und wieder beseitigt werden könnten,

> *früher* [also 1888] *habe ich gesagt, 'durch Vorstellungen'. Ich bin vielfach missverstanden worden und gebrauche daher hier den Ausdruck 'geistige Vorgänge'. Aber richtig war meine Definition doch. Man hat gesagt: Die Vorstellungen machen es nicht, sondern die Gefühle. Natürlich sind fast immer starke Gefühle dabei, aber einerseits sind die Gefühle erst durch Vorstellungen hervorgerufen und es geben die die Gefühle begleitenden Vorstellungen den Symptomen gewöhnlich ihren Charakter, andererseits ist ein Gefühl doch auch nichts als eine mit Lust oder Unlust verbundene, aber nicht zur Klarheit gelangte Vorstellung, ein 'unbewusstes Urtheil'. Will man etwas überflüssiges [sic!] hinzufügen, so könnte man sagen 'durch starke Vorstellungen', d. h. durch Vorstellungen, die vermöge ihres Inhaltes starke Gefühle erwecken können. Die Stärke einer Vorstellung hängt von ihren Verbindungen ab, ist deshalb individuell verschieden.*[325]

4.3.3 Der Begriff des »Unbewussten« bzw. des »Unterbewussten«

Vielleicht gewänne man mehr Klarheit, auch über seine Ansicht zur Psychogenese der Hysterie, wüßte man, was genau Möbius unter dem Unbewussten verstand. Doch so weit zu sehen hat er in den 1880er Jahren seine Anschauungen darüber an keiner Stelle detaillierter dargelegt. Waldeck-Semadeni formulierte einen möglichen Grund recht sympathisch aus: »*Wir vermuten bei unserem Autor eine gewisse Scheu, über 'unerforschliche Dinge' standfeste Hypothesen zu kreieren.*«[326] In diesem Zusammenhang weist sie auf einen Satz von Möbius, der sich in einer Buchbesprechung aus dem Jahre 1893 findet, hin, dass nämlich »*da, wo der Weg in das für uns absolut Unbewusste*

324. Möbius 1898b.
325. Möbius 1903a, S. 15–16.
326. Waldeck-Semadeni 1980, S. 109.

führt, da hört auch die psychologische Analyse auf«[327]. Vielleicht legt dieser Satz offen, dass gerade für Betrachtungen über die menschliche Existenz, in die auch das Unbewusste hineinspielt, Möbius sich tatsächlich ein Reservoir vorbehielt, für das er die naturwissenschaftliche Psychologie von Wilhelm Wundt (1832–1920) nicht nur wie gewöhnlich als relativ nutzlos und hoffnungslos, sondern hier sogar für schlechtweg als unfähig und unzulässig empfand. Hier könnte eine vom religiösen Glauben und von der wissenschaftlichen Überzeugung und Ethik gespeiste Identifikation mit der idealistischen Psychologie, wie sie in Leipzig von Möbius' Schwiegervater Drobisch vertreten wurde, greifbar werden. Sie vertrat die Ansicht, die menschliche Psyche, die für sie eng an den theologischen Begriff der Seele angelehnt ist, sei bis zum Letzten wissenschaftlich – und schon gar naturwissenschaftlich! – nicht beforschbar, da sie etwas von Gott Gegebenes sei. Man meint, Möbius könne genau dies gesagt haben wollen. Doch es gibt wie schon kurz angesprochen wohl noch einen zweiten, genauso zutreffenden Grund dafür, dass Möbius wenig über seine Vorstellung über das Unbewusste mitteilte: Er stand diesem Phänomen, an das er an sich aber fest glaubte, bis zum Schluss selbst recht ratlos gegenüber. Und eben weil er selbst keine klar umrissene Vorstellung hatte, wollte er nichts Unfertiges, Täppisches öffentlich machen und öffentlich vertreten. Erst in seiner »Hoffnungslosigkeit aller Psychologie« von 1907 reflektiert er auf einigen Seiten über das »Unbewusste«. Und obschon hier viel Interessantes, so vom *»absolut Unbewussten«* und *»relativ Unbewussten«*, ausgesagt werden wird, erwartet der Möbius-Kenner, der weiß, dass metaphysische und psychologische Überlegungen dem »philosophischen Arzt« ein Wohlbehagen waren, doch irgendwie mehr als den einsilbig lapidaren Einwurf, der wertgeschätzte Kollege Bleuler habe zwar geschrieben *»unbewusste Vorgänge seien deshalb nicht bewusst, weil ihnen die 'Association mit dem Ichkomplex' fehle«*, doch komme es ja vielmehr auf die Frage an *»warum gewisse Vorgänge mit dem Ich nicht verknüpft sind, oder sogar nicht verknüpft werden können«*. Worauf Möbius überraschend materialistisch antwortet, es sei eben *»die Rücksicht auf die Zweckmässigkeit«*. Was wohl bedeuten soll, der Sinn eines unbewussten psychischen Eigenlebens für das Dasein des Menschen (und der Tiere) sei, ihm Zeit und Mühe zu ersparen, sich mit allem quasi selbst, eben bewusst, beschäftigen zu müssen.[328] Ganz mit dieser irgendwie ernüchternden Feststellung entlässt Möbius seinen Leser denn auch nicht. Er schließt nämlich eine kurze Erörterung an, wie denn diese »zweckmäßig« unbewussten Vorgänge überhaupt möglich seien, wenngleich diese Betrachtungen den Charakter von unfertigen Gedankensplittern nicht verbergen und nachgerade das krasse Gegenteil einer materialistischen Erklärung bieten. Um diesen Ausführungen folgen zu können, die mehr auf das »geistige« als auf das vielleicht zunächst eher »körperlich Unbewusste« gerichtet scheinen, bedarf es doch schon etwas Vorstellungskraft. Denn spätestens hier greift der Fechner-Schüler zurück auf die Metaphysik, auf seinen geistigen Entwurf vom Sinn und der Bedeutung des Lebens. Er entwirft ein Bild vom

> *geistigen Leben als ein weites wogendes Meer, und das Bewusstsein der Einzelwesen mag man einem schwimmenden Lichtpünktchen vergleichen. Soweit wie seine Leuchtkraft reicht, reicht sein Gesichtskreis, d. h. das, was der Einzelne seine Seele nennt, aber auch das, was ihm dunkel vorkommt, ist mit ihm gleicher Art und nicht von ihm abgeschieden. Die uns unbewussten seelischen*

327. Möbius 1893b, S. 27.
328. Möbius 1907b. Über das Unbewusste v. a. S. 51–67 (Zitate S. 55). Auch Schiller 1982, S. 37 kam zu der Ansicht, Möbius wusste letzthin auch nicht, was im Unbewussten vorgehe, dennoch sei ihm klar gewesen, dass hysterische Prozesse nicht in den Bereich des Bewusstseins fielen.

> *Vorgänge sind somit als solche zu bezeichnen, die über den Lichtkreis unseres Bewusstseins hinausgreifen, oder von vornherein ausserhalb von ihm ablaufen und etwa nur in ihren Folgen in ihn hereingreifen. Das aber ist nur möglich, weil unser Seelisches von anderem Seelischen umschlossen ist, einen Ausschnitt aus einer grösseren Einheit darstellt.*

Letztere definiert Möbius als »*eine höhere geistige Macht*«, die in und durch das Einzelwesen wirkt. Der Begriff »höhere Macht«

> *deutet gleich an, dass zwischen der höchsten Instanz und dem irdischen Einzelwesen ein System von Zwischengliedern gedacht werden muss. Deutet das Triebleben auf eine nächsthöhere Einheit, so darf man bei dem, was der Wahrnehmung vorausgeht und dem Willen zur Bewegung folgt, an untergeordnete Seelenthätigkeiten denken, sozusagen Unterbehörden.*

Dies trifft einerseits so zu, dass »*unserer Seele Unterseelen dienen*«, andererseits dass unsere Seele einem Höheren dient, für das, wolle man »*den naiven Anthropomorphismus zurückweisen, von Ueberbewusstsein*« die Rede sein könne. Kein geringer Teil der Leserschaft wird vor diesen Ausführungen etwas rat- und hilflos stehen, sich an den obigen Hinweis auf die idealistische Psychologie erinnert fühlen. Möbius selbst, der dieses Gedankensystem an anderer Stelle ungleich gründlicher und genauer nahe zu bringen versuchte, schien sich des Fragmentarischen im Klaren. Ein wenig ratlos entschuldigt er sich: »*Ob Andere unter dem an sich Unbewussten etwas zu denken vermögen, das weiss ich nicht. Ich habe mich ein Menschenalter durch darum bemüht, komme aber nicht vorwärts.*«[329]

Über die in aller Zeit diskutierte Abgrenzung psychischen Krankseins gegenüber der psychischen Gesundheit findet sich in Möbius' kurzer aber inhaltlich eindrucksvoll dichter Schrift »Ueber den Begriff der Hysterie« ebenfalls ein bemerkenswertes Postulat: Eine solche Grenze sei eigentlich »*weder nöthig, noch möglich. Die Hysterie ist eben nur die krankhafte Steigerung einer Anlage, welche in Allen vorhanden ist. Ein wenig hysterisch ist sozusagen ein Jeder.*« Schließlich noch formuliert der Autor endgültig sein aus der Ätiologie konsequent geschlussfolgertes therapeutisches Resümee:

> *In practischer Hinsicht ist die Hauptsache die, dass alle Erscheinungen der Hysterie, weil sie durch Vorstellungen entstanden sind, nur durch Vorstellungen aufgehoben werden können, soweit sie es überhaupt können. In gewöhnlicher Weise ausgedrückt heisst dies, es giebt keine andere Therapie der Hysterie als die psychische … Da die hysterischen Erscheinungen vom Kranken nicht absichtlich hervorgerufen werden, kann sie Absicht auch nicht beseitigen … Die psychische Therapie darf daher nicht darin bestehen, dass man sich ermahnend oder erklärend an die Einsicht des Kranken wendet, sondern sie muss ihr Ziel auf Umwegen erreichen.*

Nach Möbius' Erfahrung könne es nützen, die Aufmerksamkeit des Patienten von seinem Leiden weg- und das Interesse an seiner Krankheit abzulenken. Doch unbedingt gehöre die Suggestion in der Form dazu, dass der Patient die feste Zuversicht gewinne zu gesunden. Das Vertrauen zum Arzt spiele hierbei eine Schlüsselrolle, dafür sei Hypnose gar nicht notwendig. »*Das Heil liegt im Glauben … Nicht der Inhalt, sondern die Festigkeit des Glaubens ist das Wesentliche.*« Das her-

329. Möbius 1907b, Zitate S. 65–67.

kömmliche Methodenarsenal des Arztes sei kausaltheoretisch vollkommen unwichtig, zur Fiktion wohl leider doch unerlässlich:

> *Aber der wissenschaftliche Arzt muss wissen, dass, welches Mittel er auch gebrauche, er damit eine symbolische Handlung vollzieht, dass nicht der Chemismus, noch der Magnetismus, noch der Galvanismus, noch sonst etwas Materielles, sondern einzig und allein die Vorstellung wirkt.*[330]

Das wesentlich Neue der abschließend zu betrachtenden Arbeit »Ueber die gegenwärtige Auffassung der Hysterie« von 1895 liegt vielleicht darin, dass Möbius hier die Beziehung der Suggestibilität zur Hysterie zu klären versucht. Über einen solchen Zusammenhang, vielmehr über die besonders leichte Suggestibilität Hysterischer wurde allenthalben geschrieben. Nachdem Möbius feststellte, alle Erscheinungen der Hysterie seien Wirkungen der Suggestion – also des Vorstellens –, kommt er doch einigermaßen überraschend zu dem Resultat:

> *Also der Form nach sind alle hysterischen Symptome den* [in Hypnose] *suggerirten gleich, aber Hysterie ist nicht gleichbedeutend mit gesteigerter Suggestibilität. Dieser Begriff ist der weitere, die Hysterie ist nur eine besondere Art krankhaft gesteigerter Suggestibilität. Beim Gesunden ist der Grad der Suggestibilität sehr verschieden … Immer aber verwirklicht der Gesunde nur die ihm gegebene Suggestion. Der Hysterische dagegen reagiert in krankhafter Weise, d. h. bei ihm rufen erschreckende oder ängstigende oder sonstwie affectvolle Vorstellungen Symptome hervor, die dem Inhalte nach nicht suggerirt sind. Kein Gesunder wird jemals eine Hemianästhesie bekommen, wenn er sie sich nicht mehr oder weniger deutlich vorgestellt hat. Der Hysterische braucht nicht die mindeste Ahnung davon zu haben, dass es eine Hemianästhesie giebt, was sie ist, und doch bekommt er sie, wenn er etwa erschrickt. Dem Inhalte nach muss man daher die hysterischen Symptome trennen, einerseits in solche, die inhaltlich suggeriert sind, andererseits in solche, die eine krankhafte Reaction auf Gemütsbewegungen sind und deren Gestalt von uns unbekannten Gesetzen bestimmt wird.*

Resümierend ist also festzustellen, Möbius gelangte zu der Ansicht, nicht eine besondere Anlage zur Suggestibilität per se sei für die Hysterischen charakteristisch, sondern vielmehr unterliege ihre Suggestibilität einer krankhaften, nicht vorbestimmten Entäußerung, *»einer abnormen Reactionsweise auf Vorstellungen«.*

Auch 1895 sagt sich Möbius nicht von einer hereditären Belastung Hysterischer los. Im Gegenteil: Stilistisch macht diese Arbeit sogar eher den Eindruck, Möbius lege jetzt ausdrückliches Gewicht darauf und betone geradezu, seine Gedanken zur Psychogenie haben nur dem marginalen Problem der »Gelegenheitsursachen« gegolten! Explizit hatte er zwar auch vorher nie das Gegenteil behauptet, doch legte er hier die Akzente ganz anders. Soll man diese Arbeit also so werten, dass ihr Autor seine Überlegungen in Hinsicht auf die Gewichtung psychischer Faktoren seit 1888 nicht weiter verfolgt hat bzw. vervollkommnete, ja oder sogar wieder etwas zurücknehmen wollte? Liegt womöglich die Ursache darin, dass er diesen Aufsatz für eine gynäkologisch-geburtshilfliche Zeitschrift abfasste, hier erbliche Faktoren seiner Auffassung nach vordergründig abgehandelt

---

330. Möbius 1888a, S. 69–70 (auch alle Zitate). Schiller 1982, S. 38 meint, 1888 glaubte Möbius nicht unbedingt an die therapeutische Wirkung der Suggestion, habe aber späterhin die hypnotische Suggestion unterstützt.

und herausgestellt werden sollten? Doch immerhin muss man klarstellen, dass mit der Diskussion über eine besondere Suggestibilität Hysterischer ein eben psychisches Moment erörtert wird. Weiterhin darf man nicht aus den Augen verlieren, dass die Entartung die Hysterie keinesfalls zu einer organisch verursachten Erkrankung werden lässt, sondern nach Möbius'scher Diktion zu einer endogenen, die ihrerseits durch psychologische Umstände, die »Gelegenheitsursachen«, zum Ausbruch gelangt. Zuletzt aber zwingt die Rückführung der Hysterie auf ein prädisponierendes erbliches Moment dazu, sich zu vergegenwärtigen, dass der Anhänger Morels und Übersetzer Magnans[331] Anhänger und Verfechter der Entartungs- bzw. Degenerationslehre war und deren Boden trotz Befruchtung durch andere Konzepten auch niemals verließ. Folgte Möbius also mit dieser Akzentumgewichtung einem sich Mitte der 1890er Jahre verschärfenden Zeittrend? Wie dem auch sei, sollte man diese Umstände bedenken, wenn man liest, dass *»in der grossen Mehrzahl der Fälle die Hysterischen von Geburt an abnorme Menschen sind, dass sie zu den erblich Entarteten gehören ... Hysterische Töchter haben hysterische Mütter.«* Oft sei allerdings nur irgendeine Form der Entartung gegeben, doch gerade bei einer familiär ererbten Vermischung mit einer ausgeprägten Geisteskrankheit entstünden Kombinationen, die man leichthin als *»hysterische Geistesbeschaffenheit«* auslege. Dabei müsse man doch aber genau sehen, ob nicht die *»sittlichen Mängel«* wie *»Lügenhaftigkeit, Neigung zum Diebstahl, Hartherzigkeit, geschlechtliche Immoralität u. s. w.«* nicht eher aus diesen mitempfangenen Geisteskrankheiten, denn aus der Hysterie selbst zu verstehen seien.[332]

Eine *»erworbene«*, also ohne erbliche Belastung entstandene Hysterie sei ungleich seltener. Bei diesen handele es sich um

> *die sogenannte traumatische Hysterie (in Deutschland auch als traumatische Neurose bezeichnet), d. h. um Fälle, in denen die mit einem Unfalle verbundene Gemütserschütterung die Gelegenheitsursache gewesen ist. Ich sage absichtlich Gelegenheitsursache, denn ich glaube nicht, dass hier oder sonstwo irgend eine Einwirkung als causa sufficiens bezeichnet werden könne. Die Hysterie ist immer eine endogene Krankheit, d. h. ihre Hauptbedingung ist ein gewisser Grad der Entartung. Ist diese nicht angeboren, so muss sie im vorausgegangenen Leben erworben sein.*

Etwa durch Infektionen, Alkoholmissbrauch, Überreizung. *»Es ist nicht anzunehmen, dass bei einem vollständig gesunden Menschen ein Unfall Hysterie bewirke.«* Auch die Krankheiten der weiblichen Geschlechtsorgane wären stets nur »Gelegenheitsursachen«. Hysterische Erscheinungen folgten also *»anderen Gesetzen ... als die übrigen Krankheiten, nämlich psychologischen.«* Des Gleichen sei *»die Beschränkung der Hysterie auf das weibliche Geschlecht sinnlos«*.[333]

Das Dilemma, seinen 1888 aufgestellten Satz von den Vorstellungen nicht beweisen zu können und es nach wie vor bei »Analogieschlüssen« belassen zu müssen, wie genau die Psychogenese des Hysterischen vor sich geht, wird Möbius im Grunde nicht überwinden. 1905, in einer Rezension des Hellpach'schen Hysterie-Buches, nennt er es *»das Stück zwischen dem Gedanken und dem hysterischen Zufalle«*, wobei er hier zu dem vorher Gesagten unter »Gedanken« die »Vorstellungen« und unter »Zufall« den »Anfall« versteht. Indes, wie gesagt, ist sein Dilemma nicht größer als Freuds. Der nämlich legt im materialistischen, naturwissenschaftlichen Sinne auch keine »Bewei-

---

331. Möbius 1891–1893.
332. Möbius 1895, S. 16–17 (auch Zitate).
333. Möbius 1895, S. 18–19 (auch Zitate).

se« vor. Möbius entwirft hier aber präzise sein gedankliches Modell, das dem Freuds doch nicht allzu fern steht? Die Psychogenese der Hysterie »*ist auf verschiedene Weise ausgedrückt worden. Der Ref. hat gesagt, der Weg führt durch das Unbewusste, oder, im Kopfe des Hysterischen ist eine spanische Wand, die ihm einen Theil seiner Gedanken verbirgt, oder, es ist ein Theil der Person abgespalten.*« Sich einen Seitenhieb auf Hellpach und vielleicht auch seinen Freund Kraepelin nicht versagend, erläutert er:

> *Gegen das Unbewusste sind Wundt's Schüler, wie es scheint, sehr reizbar; es ist aber doch nur ein bequemer Ausdruck dafür, dass wir in bestimmten Fällen seelische Vorgänge voraussetzen, ohne ihrer bewusst zu werden ... Unter der Annahme, dass in diesem bescheidenen Sinne das Wort erlaubt sei, kann man sagen, das Unbewusste ist der verborgene Kern der Hysterie, und wir haben kein Instrument, ihn aufzuknacken.*[334]

Deutlich äußert er sich auch noch einmal zur bereits zehn Jahre zuvor erstmals angeschnittenen Frage der Suggestibilität Hysterischer. Hellpach nämlich schien nach Meinung des Rezensenten durchaus eine »*Lenksamkeit*«, also Leichtgläubigkeit bzw. Suggestibilität festzustellen. Der Leser dieser Besprechung sieht förmlich den schon unheilbar an Krebs Erkrankten zweifelnd den Kopf schütteln: »*Hat wirklich die Leichtgläubigkeit innige Beziehungen zur Hysterie? ... Es ist die alte Frage, ob man den Satz: hysterische Erscheinungen sind psychogen, umkehren dürfe, ob vermehrte Suggestibilität dasselbe sei wie Hysterie.*« Nein, alle, die sorgfältig die Suggestibilität studiert haben, verneinen dies, denn »*Hysterie setzt Entartung voraus, hysterische Suggestibilität ist krankhafte Suggestibilität*«.[335]

Literatur

Schriften von Paul Julius Möbius

1877a Preisfragen. Militärärztliche Journalistik und Bücherkunde. Jber über Leistungen u Fortschr Militair-Sanitätswesen 1877; 4: 15–16

1877b Ueber die Niere beim Ikterus. Arch Heilk 1877; 18: 83–100

1877c (zus. mit Roth W, Helbig KE) Nachträge. In: Roth W, Lex R. Handbuch der Militär-Gesundheitspflege. 3. Bd. Berlin: Hirschwald, 1877

1878a Ueber den pathologischen Befund beim Ikterus des Neugeborenen. Arch Heilkd 1878; 19: 527–536

1878b Grundriss des deutschen Militär-Sanitätswesens. Ein Leitfaden für die in das Heer eintretenden Aerzte. Leipzig: Vogel, 1878

1878c Ein Fall von congenitaler Motilitätsneurose. Arch Heilkd 1878: 19: 187–192

1878d Einige Bemerkungen über das Zittern. Arch Heilkd 1878; 19: 340–357

1879a Ueber die hereditären Nervenkrankheiten. In: Volkmann R (Hg). Sammlung klinischer Vorträge in Verbindung mit deutschen Klinikern. Bd. Innere Medizin. Leipzig: Breitkopf & Härtel, 1879: 1505–1531

1879b Ueber hereditäre Nervenkrankheiten. Vortrag ... Berl klin Wschrft 1879; 16: 204–205

1879c Chorea magna? Cbl Nervenheilkd Psychiatr 1879; 2: 97–100

1879d Ueber Neurasthenia cerebralis. Memorabilien 1879; 24: 23–31

---

334. Möbius 1905b, S. 103.

335. Möbius 1905b, Zitate S. 103, 104.

1879e Ueber die Behandlung der Spermatorrhoe. Memorabilien 1879; 24: 545–549; als Vortrag, Med Ges Leipzig auch in Berl klin Wschrft 1880; 17: 304

1880a Neuere Beobachtungen über die Tabes (Teil 1). Beiträge zur Lehre von den Nervenkrankheiten. Schmidts Jb ges Med 1880; 187: 284–298

1880b Neuere Beobachtungen über die Bedeutung verschiedener Reflexe. Beiträge zur Lehre von den Nervenkrankheiten. Schmidts Jb ges Med 1880; 185: 199–212

1880c Ueber die schmerzstillende Wirkung der Electricität. Berl klin Wschrft 1880; 17: 501–504

1880d Ueber die allgemeine Faradisation. (Vortrag, Med Ges Leipzig, 27. Januar 1880). Berl klin Wschrft 1880; 17: 677–678

1880e Ueber den »Siemens-Electro-Therapeut«. Cbl Nervenheilkd Psychiatr 1880; 3: 164–165

1880f Ueber die Anwendung der Electricität in der Geburtshilfe und Gynäkologie. Dtsch med Wschrft 1880; 6: 346–347

1880 g Ueber hereditäre Nervenkrankheiten: hereditäre Ataxie und Pseudohypertrophia musculorum. Beiträge zur Lehre von den Nervenkrankheiten. Schmidts Jb ges Med 1880; 185: 185–199

1880 h Zur Berger'schen Parästhesie. Cbl Nervenheilkd Psychiatr 1880; 3: 17–19

1880i Das Nervensystem des Menschen und seine Erkrankungen. Leipzig: Reclam, 1880

1881a Neuere Beobachtungen über die Tabes (Teil 2). Beiträge zur Lehre von den Nervenkrankheiten. Schmidts Jb ges Med 1881; 190: 265–292

1881b Ueber den Hypnotismus. Schmidts Jb ges Med 1881; 190: 73–93

1881c Neuropathologische Notizen 4: Die Erblichkeit der Nervosität. Memorabilien 1881; 26: 459–462

1881d Neuropathologische Notizen 1: Progressive Muskelatrophie mit ungewöhnlichem Beginne. Memorabilien 1881; 26: 212–216

1881e Neuropathologische Notizen 2. Ueber elektrosensitive Personen. Memorabilien 1881; 26: 270–278

1881f Neuropathologische Notizen 3: Ueber Morbus Basedowii. Memorabilien 1881; 26: 449–459

1881 g (zus. mit Tillmanns H.) Dehnung beider N. ischiadici bei Tabes; geringe Besserung. Cbl Nervenheilkd Psychiatr 1881; 4: 529–538

1882a Neuere Beobachtungen über die Tabes (Teil 3.1). Beiträge zur Lehre von den Nervenkrankheiten. Schmidts Jb ges Med 1882; 196: 65–94

1882b Neuere Beobachtungen über die Tabes (Teil 3.2). Beiträge zur Lehre von den Nervenkrankheiten. Schmidts Jb ges Med 1882; 196: 185–204

1882c Ueber neuere elektrotherapeutische Arbeiten. Teil 1 - Schmidts Jb ges Med 1882; 195: 177–208

1882d Die Nervosität. Leipzig: Weber, 1882

1882e Ueber die primären chronischen Erkrankungen des willkürlichen Bewegungsapparates. Cbl Nervenheilkd Psychiatr 1882; 5: 1–11

1882f Ueber einen Fall von nuclearer Augenmuskellähmung. Cbl Nervenheilkd Psychiatr 1882; 5: 465–472

1882 g Neuropathologische Notizen 5: Eisenbahn-Krankheit. Memorabilien 1882; 27: 71–78

1882 h Neuropathologische Notizen 6: Carcinoma vertebr. cervicalium (Ueber einen Fall von Karzinom der Halswirbel). Memorabilien 1882; 26: 78–83

1883 Ueber Hysterie. Schmidt's Jb ges Med 1883; 199: 185–206

1886a (zus. mit Strümpell A.) Ueber Steigerung der Sehnenreflexe bei Erkrankung peripherer Nerven. Münch Med Wschrft 1886; 33: 601–603

1886b Allgemeine Diagnostik der Nervenkrankheiten. Leipzig: Vogel, 1886

1887 [Rezension zu] Der Verlauf der Psychosen; von Prof. Rud. Arndt und Dr. Aug. Dohm. Wien und Leipzig 1887. Schmidts Jb ges Med 1887; 214: 211

1888a Ueber den Begriff der Hysterie. Cbl Nervenheilkd Psychiatr 1888; 11: 66-71

1888b [Rezension zu] Psychiatrie … von Kraepelin. 2. Aufl. Schmidts Jb ges Med 1888; 217: 216

1890a [Rezension zu] Psychiatrie … von Kraepelin. 3. Aufl. Schmidts Jb ges Med 1890; 226: 213

1890b [Rezension zu] Oppenheim. Thatsächliches und Hypothetisches über das Wesen der Hysterie. Schmidts Jb ges Med 1890; 227: 141–143

1890c [Rezension zu] De la classification des maladies mentales; par Marandon de Montyel … Schmidts Jb ges Med 1890; 226: 172–173

1891–93 Psychiatrische Vorlesungen von V. Magnan. Deutsch von P.J. Möbius. Sechs Hefte. Leipzig: Thieme 1891–1893

1892a Weitere Bemerkungen über Akinesia algera. Dtsch Zschrft Nervenheilkd 1892; 2: 436–454

1892b [Rezension zu] Oppenheim … Die traumatischen Neurosen und Wichmann … Der Werth der Symptome der sogen. traumatischen Neurose. Lit Cbl 1892; 43: 1467–1468

1892c Ueber die Eintheilung der Krankheiten. Neurologische Betrachtungen. Cbl Nervenheilkd Psychiatr 1892; 15: 289–301

1893–95 [Einzelne Stichworterläuterungen.] In: Bum A (Hg). Diagnostisches Lexikon für praktische Ärzte. 4 Bde. Wien u. a.: Urban & Schwarzenberg, 1893–95

1893a Abriss der Lehre von den Nervenkrankheiten. Leipzig: Abel (Meiner), 1893

1893b [Rezension zu] Laurent. De l'état mental des hystériques d'après les théories psychologiques actuelles. Schmidts Jb ges Med 1893; 237: 26–27

1894a Die Migräne. Wien: Hölder, 1894. auch In: Nothnagel H (Hg). Specielle Pathologie und Therapie. Bd. XII., II. Hälfte. Wien: Hölder, 1899 (= 1899c)

1894b Neurologische Beiträge. I. Heft. (Hysterie/Psychologisches). Leipzig: Abel (Meiner), 1894

1894c Möbius PJ. [Rezension zu] Psychiatrie … von Kraepelin. 4. Aufl. Schmidts Jb ges Med 1894; 241: 106–107

1895 Ueber die gegenwärtige Auffassung der Hysterie. Mschrft Geburtshilfe Gynäkol 1895; 11: 12–21

1896a [Rezension zu] Psychiatrie … von Kraepelin. 5. Aufl. Schmidts Jb ges Med 1896; 251: 213–214

1896b Die Basedow'sche Krankheit. Wien: Hölder, 1896. auch In: Nothnagel H (Hg). Specielle Pathologie und Therapie. Bd. XXII. Wien: Hölder, 1896

1896c Ueber die Behandlung von Nervenkranken und die Errichtung von Nervenheilstätten. Berlin: Karger, 1896

1896d Ueber die Behandlung Nervenkranker. Münch Med Wschrft 1896; 43: 1044–1046

1898a Neurologische Beiträge. V. Heft (Vermischte Aufsätze). Leipzig: Barth, 1898

1898b [Rezension zu] Ueber die sexuellen Ursachen der Neurasthenie und Angstneurose; von Dr. F. Gattel … Berlin, Hirschwald 1898. Schmidt Jb ges Med 1898; 259: 214

1898c Nervenheilstätten. Die Zukunft 1898; 6: 171–174

1898d Ueber einzelne Aufgaben der Gesundheitspflege. Das Leben. Vierteljahresschrift für Gesellschaftswissenschaften und sociale Cultur 1898; 2: 24–30, 138–142

1899 Ueber Lebermassage. Münch med Wschrft 1899; 46: 313–315

1900a Ueber den physiologischen Schwachsinn des Weibes. Halle: Marhold, 1900

1900b Ueber Entartung. In: Grenzfragen des Nerven- und Seelenlebens. Einzeldarstellungen für Gebildete aller Stände. Heft 3. Wiesbaden: Bergmann, 1900: 93–123

1901 [Rezension zu] Freud S. Ueber den Traum. Schmidts Jb ges Med 1901; 269: 271

1903a Geschlecht und Krankheit. (Beiträge zur Lehre von den Geschlechtsunterschieden. Heft 1.) Halle: Marhold, 1903

1903b Geschlecht und Entartung. (Beiträge zur Lehre von den Geschlechtsunterschieden. Heft 2.) Halle: Marhold, 1903

1903c Ueber die Wirkungen der Castration. (Beiträge zur Lehre von den Geschlechtsunterschieden. Heft 3/4.) Halle: Marhold, 1903

1903d J. J. Rousseau. [Ausgewählte Werke. Bd. I]. Leipzig: Barth, 1903

1903e [Rezension zu] Der urnische Mensch; von Dr. Magnus Hirschfeld … Schmidts Jb ges Med 1903; 279: 104

1905a Im Grenzlande. Aufsätze über Sachen des Glaubens. Leipzig: Barth, 1905

1905b [Rezension zu] Hellpach W. Grundlinien einer Psychologie der Hysterie. Schmidts Jb ges Med 1905; 285: 103–104

1906a Gedanken über die Schule. Von einem alten groben Manne. Leipzig: Hirzel, 1906 (Von P.J. Möbius herausgegeben und mit aller höchster Wahrscheinlichkeit auch von ihm verfasst)

1906b [Rezension zu] Freud S. Sammlung kleiner Schriften zur Neurosenlehre aus den Jahren 1893–1906. Schmidts Jb ges Med 1906; 292: 270

1907a Ueber die Anlage zur Mathematik. [Ausgewählte Werke. Bd. VIII] 2. vermehrte u veränderte Aufl. Leipzig: Barth, 1907 (1. Aufl. ebenda, 1900)

1907b Die Hoffnungslosigkeit aller Psychologie. Halle: Marhold, 1907

1907c Ueber Scheffels Krankheit. Mit einem Anhang: Kritische Bemerkungen über Pathographie. Halle: Marhold, 1907

1909 Goethe. [Ausgewählte Werke, Bde. II und III] 2. unveränd. Aufl. Leipzig: Barth (1. Aufl. ebenda, 1903)

Weitere Literatur und Archivalien

Ackerknecht EH. Ein Brief Emil Kraepelins an Auguste Forel. Schweiz Arch Neurol Psychiatr 1963; 91: 11–13

Ackermann B. 1868–1918. Bericht zur Fünfzigjahrfeier des Albert-Zweigvereins Leipzig. Leipzig: Bär & Hermann, 1918

Baer R. Endogene Psychosen im 19. Jahrhundert: Von den Vesaniae Cullens zum Schizophreniebegriff Bleulers. In: Nissen G, Keil G (Hg). Psychiatrie auf dem Wege zur Wissenschaft. Stuttgart/New York: Thieme, 1985: 19–27

Beer D. The endogenous psychoses: a conceptual history. Hist Psychiatry 1996; 7: 1–29

Berbig M. Möbius: Dr. Paul Hnr. Aug. M. In: Allgemeine Deutsche Biographie. 52. Bd. Leipzig: Duncker & Humblot, 1906: 429–430

Biographisches Jahrbuch und Deutscher Nekrolog. Totenliste 1902. VII. Bd. Berlin: Reimer, 1905: 1*–132*

Bodenheimer AR. Paul Julius Möbius (1853–1907). In: Kolle K (Hg). Grosse Nervenärzte. Bd. 3. Stuttgart: Thieme, 1963: 109–120

Boor W de. Psychiatrische Systematik. Berlin/Göttingen/Heidelberg: Springer, 1954

Bresler J. Paul Julius Möbius †. Psychiatr Neurol Wschrft 1906/07; 8: 395–397

Breuer J, Freud S. Ueber den psychischen Mechanismus hysterischer Phänomene (Vorläufige Mittheilung). Neurol Cbl 1893; 12: 4–10, 43–47

Brian M. Marandon den Montyel, 1851–1908. Critique de l'asile. Sa vie, son oeuvre. med. Diss. Universität Paris-Sud, 1986

Bumke O. Nekrolog P.J. Moebius. Allg Zschrft Psychiatr 1907; 64: 717–724

Clasen M (Hg). Das neue Luther-Nachkommenbuch 1525–1960. 4. Ausg. Limburg: Starke, 1960

Degkwitz R. Entwicklung und Verfälschung des Begriffes »endogen« in der Psychiatrie. In: Nissen G, Keil G (Hg). Psychiatrie auf dem Wege zur Wissenschaft. Stuttgart/New York: Thieme, 1985: 6–11

Duke University Lilly Library, Dictionary of Art Historians, homepage. http://www.lib.duke.edu/lilly/artlibry/dah/mobiush.htm

Dumstrey o.V. Ein vielfach Verkannter. Dtsch Kultur 1907; ohne Bandzählung: 872–876

Ellenberger HF. Die Entdeckung des Unbewußten. 2. Aufl. Zürich: Diogenes, 1996

Erb W. Über den neurologischen Unterricht an unseren Hochschulen. Wien Med Wschrft 1909; 59: 2115–2124

Eulenburg A. Nervenheilstätten. Die Zukunft 1898; 6: 27–31

Fischer I. Moebius, Paul Julius. In: ders (Hg). Biographisches Lexikon der hervorragenden Ärzte der letzten fünfzig Jahre. 2. Bd. München: Urban & Schwarzenberg, 1933: 1053–1054

Fischer-Homberger E. Hypochondrie. Melancholie bis Neurose – Krankheiten und Zustandsbilder. Bern u. a.: Huber, 1970

Fischer-Homberger E. Krankheit Frau. Zur Geschichte der Einbildungen. (2. Aufl.) Darmstadt: Luchterhand, 1988

Freud S. Brief an Wilhelm Fliess vom 29.08.1894. In: Masson JM (Hg). dtsch. Bearbeitung v. Schröter M. Freud S. Briefe an Wilhelm Fliess 1887–1904. Frankfurt am Main: Fischer, 1986: 91

Freud S, Albrecht A. American Interview (1909). Psychoanal Rev 1968; 55: 333–339

Gaupp R. [Rezension zu] P.J. Möbius: Vermischte Aufsätze. V. Heft der neurologischen Beiträge. CBl. Nervenheilkd Psychiatr 1899; 22: 31–35

Gaupp R. Möbius, Paul Julius. Biograph Jb dtsch Nekrolog 1910; 13: 377–384

Graf-Nold A. The Zürich School of Psychiatry in theory and practice. Sabina Spielreins's treatment at the Burghölzli Clinic in Zürich. J Anal Psychol 2001; 46: 73–104

Griesinger W. Die Pathologie und Therapie der psychischen Krankheiten. Stuttgart: Krabbe, 1845

Grimm L. Paul Julius Möbius. Leipziger Ztg Wiss Beilage 1907a; Nr. 2 (12.01.1907, abends): 5–6

Hassler R. Cécile und Oskar Vogt. In: Kolle K (Hg). Grosse Nervenärzte. Bd. 2. 2. Aufl. Stuttgart: Thieme, 1970: 45–64

Heinemann K. [Rezension zu] P.J. Möbius, Goethe, 2 Theile ... Leipzig, J. A. Barth 1903. Neue Jb klass Altertum Gesch dtsch Lit 1903; 6 Bd. XI H. 6: 678–680

Hellpach W. Moebius. Die Zukunft 1907; 15: 375–380

Hirschmüller A. Physiologie und Psychoanalyse in Leben und Werk Josef Breuers. Bern: Huber, 1978

Hirschmüller A. Freuds Begegnung mit der Psychiatrie: von der Hirnmythologie zur Neurosenlehre. Tübingen: edition diskord, 1991

Hoche AE. Die Differentialdiagnose zwischen Epilepsie und Hysterie. Arch Psychiatr Nervenkrankh 1902; 36: 315–319

Höfer R. Die Psychoanalytikerin Sabina Spielrein. Rüsselsheim: Göttert, 2000

Hoff P. Psychiatrische Diagnostik: Emil Kraepelin und die ICD-10. Psychiatr Prax 1994; 21: 190–195

Janzarik W. Der Psychose-Begriff und die Qualität des Psychotischen. Nervenarzt 2003; 74: 3–11

Jentsch E. Zum Andenken an Paul Julius Möbius. Halle: Marhold, 1907a.

Jentsch E. Zur Erinnerung an Dr. P.J. Möbius. In: Möbius PJ. Beiträge zur Lehre von den Geschlechts-Unterschieden. Halle: Marhold, 1907b: 5–7

Jentsch E. Einführung. In: Möbius PJ. Beiträge zur Lehre von den Geschlechts-Unterschieden. Halle: Marhold, 1907c: 8–31

Jentsch E. Die Möbiussche degenerationsmorphologische Sammlung in Leipzig. Zbl Nervenheilkd Psychiatr 1908; 31: 177–183

Jorek R. Aufschrei. In: Bodeit F (Hg). Ich muß mich hingeben können: Frauen in Leipzig. Leipzig: Verlag für die Frau, 1990: 175–190

Jorek R. Elsa Asenijeff – eine Leipziger Expressionistin. In: Stadt Leipzig (Hg). Leipziger Kalender 2002. Leipzig: Leipziger Universitätsverlag, 2002: 257–272

Kahlbaum KL. Die Gruppirung der psychischen Krankheiten und die Eintheilung der Seelenstörungen. Danzig: Kafemann, 1863

Kästner I. Von 1871 bis 1917. In: dies, Thom A (Hg). 575 Jahre Medizinische Fakultät der Universität Leipzig. Leipzig: Barth, 1990: 51–117

Kn. (Signum) Dr. P.J. Möbius †. Leipzig Neueste Nachr 10.01.1907: 8

Kollarits J. Die Philosophie von P.J. Möbius. Heilkunde 1907: 103–106

Kraepelin E. Psychiatrie. Ein kurzes Lehrbuch für Studirende und Aerzte. 2. Aufl. Leipzig: Abel, 1887

Kraepelin E. Psychiatrie. Ein kurzes Lehrbuch für Studirende und Aerzte. 3. Aufl. Leipzig: Abel, 1889

Kraepelin E. Psychiatrie. Ein kurzes Lehrbuch für Studirende und Aerzte. 4. Aufl. Leipzig: Abel (Meiner), 1893

Kraepelin E. Psychiatrie. Ein Lehrbuch für Studirende und Aerzte. 5. Aufl. Leipzig: Barth, 1896

Kraepelin E. Psychiatrie. Ein Lehrbuch für Studirende und Aerzte. 2 Bde. 6. Aufl. Leipzig: Barth, 1899

Kraepelin E. Psychiatrie. Ein Lehrbuch für Studierende und Ärzte. Bd. I. Allgemeine Psychiatrie. 7. Aufl. Leipzig: Barth, 1903

Kraepelin E. Paul Julius Möbius. Cbl Nervenheilkd Psychiatr 1907; 30: 200–208

Kraepelin E. Psychiatrie. Ein Lehrbuch für Studierende und Ärzte. Bd I. Allgemeine Psychiatrie. 8. Aufl. Leipzig: Barth, 1909

Kraepelin E. Paul Julius Möbius 1853–1907. In: Kirchhoff T (Hg). Deutsche Irrenärzte. 2. Bd. Berlin: Springer, 1924: 274–279

Kraepelin E. Lebenserinnerungen. hrg. v. Hippius H, Peters G, Ploog D. Berlin u.a.: Springer, 1983

Kreuter A. Deutschsprachige Neurologen und Psychiater. Ein biographisch-bibliographisches Lexikon ... 3 Bde. München u .a.: Saur, 1996

Kron H. P.J. Moebius †. Dtsch Med Wschrft 1907; 33: 351–352

Kuchta G. Beiträge namhafter Kliniker der deutschen Medizin zur Beförderung der psychologischen Ausbildung der Ärzte zwischen 1860 und 1945. med. Diss. Universität Leipzig, 1988

Lehmann G. Brief an Emil Kraepelin vom 12.06.1892. In: Burgmair W, Engstrom EJ, Hirschmüller A, Weber MM (Hg). Emil Kraepelin in Dorpat 1886–1891. München: belleville, 2003: 289–290

Leipziger Adressbuch. Leipziger Adreßbuch unter Nutzung amtlicher Quellen. [variierende Titel und Ausgaben]. Leipzig: Scherl, entspr. Jahre

Levin K. Freud's early psychology of the neuroses. A historical perspective. Hassocks: Harvester Press, 1978

Lewis A. »Endogenous« and »exogenous«: a useful dichotomy? Psychol Med 1971; 1: 191–196

Lhn. (Signum) [Rezension zu] Möbius. P.J. Vermischte Aufsätze. V. Heft der Neurologischen Beiträge ... Lit Cbl 1899; 50: Spalte 588

Liebermeister C. Ueber Hysterie und deren Behandlung. [Volkmanns Sammlung klinischer Vorträge Nr. 236] Leipzig: Breitkopf & Härtel, 1883

Loewenfeld L. Lehrbuch der gesammten Psychotherapie – mit einer einleitenden Darstellung der Hauptthatsachen der medicinischen Psychologie. Wiesbaden: Bergmann, 1897

Loh A. August Ferdinand Moebius (1790–1868) – Leben und Werk. rer. nat. Diss. Universität Leipzig, 1995

Marandon de Montyel EJB. De la classification des maladies mentales. Ann méd-psych 1889; 7: 112–130

Mayer-Gross W. Emil Kraepelin zum 70. Geburtstag. Dtsch med Wschrft 1926; 52: 330–331

Meisel S. Einrichtungen zur Aufnahme und Behandlung psychisch Kranker in Dresden vom frühen 19. Jahrhundert bis zur Gegenwart. med. Diss. Med. Akademie Dresden, 1985

Meyer E. Nekrolog. Paul Möbius. Arch Psychiatr Nervenkrankh 1908; 43: 424–425

Mildenberger F. ... in der Richtung der Homosexualität verdorben. Psychiater, Kriminalpsychologen und Gerichtsmediziner über männliche Homosexualität 1850–1970. Hamburg: MännerschwarmSkript, 2002

Möbius M. Zum Titelbild. In: Möbius PJ. Ausgewählte Werke. Bd. VIII. Ueber die Anlage zur Mathematik. 2. vermehrte u. veränderte Aufl. Leipzig: Barth, 1907: I-IV

Möbius PJ, Tillmanns H. Dehnung beider N. ischiadici bei Tabes; geringe Besserung. Cbl Nervenheilkd Psychiatr 1881; 4: 529–538

Morel P. Dictionnaire biographique de la psychiatrie. Paris: Les Empêcheurs de penser en rond, 1996: 166

MPIP-HA (Max-Planck-Institut für Psychiatrie – Historisches Archiv): K 33/12 Möbius

Müller C. Zum Wirken Oskar Vogts (1870–1959) unter besonderer Berücksichtigung seiner Tätigkeit in Leipzig bei Paul Flechsig. Dipl.-Arbeit Universität Leipzig, 1986

Oppenheim H. P.J. Möbius †. J Psychol Neurol 1907; 8: 241–243

Peters UH. Lexikon Psychiatrie, Psychotherapie und Medizinische Psychologie. (5. Aufl.) München/Jena: Urban & Fischer 1999

Pitzing R. Das Leben und das Werk von Paul Julius Möbius (1853–1907). Dipl.-Arbeit Universität Leipzig, 1986

PV. (Personalverzeichnisse). Personalverzeichnisse der Universität Leipzig. Leipzig: Edelmann, entspr. Jahre

Raimann E. Paul Julius Möbius. Wiener Klin Wschrft 1907; 20: 87

Redaktionsnotiz. Möbius †. Med Woche Beilage Therap Rundschau 1907a; 8: 28

Redaktionsnotiz. Aerztl Rundschau 1907b; 17: 47

Redaktionsnotiz. Leipzig Illustr Ztg 1907c; 128: 93

Roth W, Lex R. Handbuch der Militär-Gesundheitspflege. 3. Bd. Berlin: Hirschwald, 1877

SächsHStA (Sächsisches Hauptstaatsarchiv Dresden): Bestand: Ministerium für Volksbildung, Universität Leipzig: 10028/22; 10151/7; 10206/2; 10281/133; 10281/292

Schiffers J. Das psychiatrische Versorgungssystem Schlesiens. Entwicklungsgeschichte des schlesischen psychiatrischen Anstaltswesens mit besonderer Berücksichtigung der Zeit als preußischer Provinz (1815–1920). med. Diss. Universität Würzburg, 1994

Schiller F. A Möbius Strip. Fin-de-Siècle Neuropsychiatry and Paul Möbius. Berkeley/Los Angeles/London: University of California Press, 1982

Schröder C. Zur Rolle der ärztlichen Psychotherapie in der deutschsprachigen Psychiatrie der Jahrhundertwende. In: Reimer F (Hg). Psychiatrie um die Jahrhundertwende. Heilbronn: Weissenhof Kunow, 1994: 97–135

Schröder C., Schröder H. Gustav Theodor Fechner (1801–1887) in seiner Lebenskrise – Versuch der pathopsychologischen Rekonstruktion eines komplexen Krankheitsgeschehens. Psychol Gesch 1991; 3: 9–23

Seifert S. Königin Carola von Sachsen lebte die Liebe. Tag des Herrn – Kath. Wochenzeitung für die Bistümer Dresden-Meißen, Erfurt, Görlitz und Magdeburg 1999; 49: Nr. 29 (auch über Internet-homepage: http://kathweb2.de/tdh/1999/tdhs9929a.htm)

Shorter E. From Paralysis to Fatigue. New York: Free Press/Macmillan, 1992

Spoerri T. J. P. Moebius und seine Bedeutung für die Psychiatrie. Mschrft Psychiatr Neurol 1953; 125: 690–698

Stadt Leipzig, Grünflächenamt, Abteilung Friedhöfe/Friedhofkanzlei. Schriftliche Auskunft vom 12.05.2003

Stadtarchiv Leipzig. Lexikon Leipziger Straßennamen. Leipzig: Verlag im Wissenschaftszentrum, 1995

StaL (Stadtarchiv Leipzig): Polizeimelderegister (Genealogische Dokumente)

Statut für die Universität Leipzig. Revidirtes Statut für die Universität Leipzig. Leipzig: Edelmann, 1892

Steinberg H. Karl Ludwig Kahlbaum – Leben und Werk bis zur Zeit seines Bekanntwerdens. Ein Beitrag aus Anlass der 100.Wiederkehr seines Todestages am 15. April 1999. Fortschr Neurol Psychiatr 1999; 67: 367–372

Steinberg H. Kraepelin in Leipzig. Eine Begegnung von Psychiatrie und Psychologie. Bonn: Psychiatrie-Verlag, Ed. Das Narrenschiff, 2001

Steinberg H. Die schlesische Provinzial-Irrenanstalt Leubus im 19. Jahrhundert unter besonderer Berücksichtigung des Wirkens von Emil Kraepelin. Wurzb Medhist Mitt 2002; 21: 533–553

Strümpell A. Lehrbuch der Speciellen Pathologie und Therapie der inneren Krankheiten. Für Studirende und Aerzte. 2. Bd. Krankheiten des Nervensystems. Leipzig: Vogel, 1884

Strümpell A. Paul Julius Möbius. Dtsch Zschrft Nervenheilkd 1907; 32: 486–492

Strümpell A. Aus dem Leben eines deutschen Klinikers. Leipzig: Vogel, 1925

Strümpell A, Möbius PJ. Ueber Steigerung der Sehnenreflexe bei Erkrankung peripherer Nerven. Münch Med Wschrft 1886; 33: 601–603

Teichmann o.V. Marezoll: Gustav Ludwig Theodor M. In: Allgemeine Deutsche Biographie. 22. Bd. Leipzig: Duncker & Humblot, 1884: 315–316

Theopold W. Paul Julius Möbius (1853–1907). Medizinhist J 1983; 18: 100–117

UAL (Universitätsarchiv Leipzig): Bestände: Med. Fak. (Medizinische Fakultät), A I 81, Bd. 4; Med. Fak., B III 10, Bd. 2; Med. Fak., B IV 4, Bd. 1; Med. Fak., RA (Medizinische Fakultät, Rentamt) 1323–1328; Phil. Fak. (Philosophische Fakultät) Prom. 9129; PA (Personalakte) 1410; PA 1506; PA 1645

UBL-AS (Universitätsbibliothek Leipzig – Abteilung Sondersammlungen): Bestände: Nachlass Möbius, Paul Julius; Sammlung Taut Gelehrte

Universität Frankfurt am Main, Universitätsklinikum, Edinger-Institut (Neurologisches Institut), Archivalien-Sammlung, Lose Mappen. Briefe P.J. Möbius' an L. Edinger vom 22.09.1892 und 19.12.1894.

Universitätsarchiv Gießen. Schriftliche Auskunft vom 03. und 04.11.2003

VV (Vorlesungsverzeichnisse). Verzeichnis der im Sommer- (bzw. Winter-) Halbjahre auf der Universität Leipzig zu haltenden Vorlesungen. Leipzig: Edelmann, entspr. Jahre

Waldeck-Semadeni EK. Paul Julius Möbius 1853–1907. Leben und Werk. med. Diss. Bern, 1980

Weygandt W. Paul Julius Möbius. Münch Med Wschrft 1907; 54: 476–480, 594

Weyhardt o.V. Möbius. Arch phys diätet Therap 1907; 9: 146

Windscheid F. Paul Julius Möbius. Schmidts Jb ges Med 1907; 293: 225–231

Ziehen T. Nekrolog. Mschrft Psychiatr Neurol 1907; 21: 479

Die Psychiatrische Klinik der Universität Leipzig von 1920 bis 1995

H. Steinberg

5.1 Die Nachflechsig'sche Zeit – erweiterte Sichtweisen

Mit der Berufung des Breslauer Ordinarius Oswald Bumke (1877–1950), der sein Amt als Lehrstuhlinhaber für Psychiatrie und Neurologie zum 1. April 1921[1] antrat, wurde ein markanter Richtungswechsel in der Leipziger Universitätspsychiatrie eingeleitet. Bumke war Vertreter einer zwar immer noch vorwiegend somatisch orientierten Psychiatrie, jedoch bezog er psychologische und soziogenetische Überlegungen sehr weitgehend mit ein – dies stellt einen Bruch mit der vereinseitigenden Sichtweise der Hirnpsychiatrie dar, deren letzter maßgeblicher Repräsentant Paul Flechsig (1847–1929) in Leipzig bis 1920 war[2]. Gerade auch Anfang der 1920er Jahre beschäftigte sich Bumke intensiv mit der Bedeutung der Psychologie für die ärztliche Praxis und mit dem Verhältnis der Psychologie zur Psychiatrie. Sänger meinte, er habe anstelle der Laboratoriumspsychologie – worunter er wohl die Wundt-Kraepelin'sche Experimentalpsychologie versteht – die philosophische Psychologie wieder in die Psychiatrie eingeführt.[3] Tatsache ist, Bumke beeinflusste wie nur wenige Psychiater die deutsche Tiefenpsychologie des 20. Jahrhunderts. So arbeitete er zum Unterbewusstsein und dessen Rolle für psychisches Geschehen. In seiner Leipziger Antrittsvorlesung am 20. Juli 1921 »Das Unterbewusstsein. Eine Kritik.« legt er seine Auffassungen in Beziehung zur Ideengeschichte dieser seelischen Kategorie dar, äußert sich auch zu zeitgenössischen Auffassungen und kritisiert unter Anführung der Kriegshysterie wie der Kriegsneurosen überhaupt Sigmund Freuds (1856–1939) Überzeugung, dass Neurosen durch Verdrängung erotischer Wünsche erzeugt würden.[4] Wird es tatsächlich auch Bumke gewesen sein, der dazu beitrug, *»daß der Einfluß Freuds auf die Psychiatrie weiter verringert wurde«*[5], so mag dies aber einschränkend vornehmlich auf die deutsche Psychiatrie zutreffen und dies eher aufgrund der Autorität des wichtigen Münchener Lehrstuhls, den Bumke vom 1. April 1924 bis 1946/47 einnahm, bewirkt worden sein als durch diese Rede und deren Drucklegung. Und nicht zuletzt findet man dort seine generelle Kritik an der mangelhaften Nachweisbarkeit der Freud'schen Theorien und der Vorstellung von der Eigendynamik des Unbewussten nur marginal.

In die Diskussion über die Frage der fortgesetzten Vererbung psychischer Krankheiten und eine daraus abzuleitende »Entartung« ganzer Völker schaltete sich Bumke während seiner Leipziger Zeit nachhaltig ein, vor allem durch seine Schrift »Kultur und Entartung«. Der im pommerischen Stolp geborene und u. a. in Leipzig studierte[6] Bumke wandte sich gegen die sich verfestigende Überzeugung, ein Volk würde quasi naturgesetzlich entarten, verfallen. *»Diese Anschauung ist niemals bewiesen worden, und man kann heute ruhig aussprechen, daß sie falsch ist.«* Um eine wirkliche konstitutionelle Abwärtsentwicklung eines Volkes, ja der gesamten Menschheit einschätzen zu können, bedürfe es umfangreicher, datengestützter und sehr langfristiger Untersuchungen, die aber nicht vorlägen. Und sollte es sich denn wider Erwarten zeigen, dass die Entartung einer Rasse oder eines Volkes durch die Weitergabe und Potenzierung »verderblicher« Erbmasse schicksalhaft kommen werde, *»so wird uns auf die Dauer keine Rassenhygiene und keine Änderung des Eherechts retten«*.[7] Vielmehr vermutete Bumke, die natürlichen Erbgesetze und de-

---

1. UAL PA 1287, Bl. 2.
2. Siehe Kapitel »Paul Flechsig (1847–1929) – Ein Hirnforscher als Psychiater« in diesem Buch.
3. Sänger 1963, S. 108.
4. Bumke 1922a, S. 45.
5. Jacoby 1982/83, S. 40.
6. Nach UAL PA 1287, Bl. 1 bestand Bumke in Leipzig 1898 das Physikum mit der Note 1.

ren auffrischende Mechanismen würden eine totale Degeneration verhindern, was aber in keiner Weise ausließe, dass bei bestimmten Geisteskrankheiten sehr wohl eine Weitergabe von pathologischen Anlagen von Generation zu Generation erfolge.[8] An dem 1924 erschienenen »Lehrbuch der Geisteskrankheiten«[9], einem seiner bedeutendsten und am nachhaltigsten wirksamen Werke, arbeitete er seit 1921, wie überhaupt eingeschätzt werden kann, dass die Leipziger Phase den Beginn seiner zweiten Hauptschaffensphase einläutete und hinsichtlich der Niederschrift theoretisch-psychiatrischer, psychologischer und anthropologisch-philosophischer Abhandlungen eine sehr rege Zeitspanne war. Die wenigen Jahre auf diesem Lehrstuhl entsprachen insofern also seiner wissenschaftlich-schriftstellerischen Neigung zum Abfassen und Herausgeben weit ausholender Lehr- und Handbücher.[10]

Dennoch bleibt festzuhalten, Bumke betrachtete seine Tätigkeit in Leipzig schon bald nur noch als Übergangsstadium, denn schon kurz nach dem Eintreffen begannen die Verhandlungen mit der Münchener Universität[11]. Dieses Hin- und Hergerissensein hielt dann weiterhin an, denn in einem Brief an den Dekan der Leipziger Medizinischen Fakultät vom 25. Juli 1922 gibt er über seinen Seelenzustand unmittelbar vor einer Reise in die bayerische Hauptstadt dahingehend Bericht, dass er

> *zur Zeit durchaus nicht ... übersehe ... wie meine Entscheidung ausfallen wird. Ich treffe sie ja nicht für mich allein und leide schwer unter der Verantwortung, mit der sie mich meiner Familie und auch ein wenig meinem Fach gegenüber belastet. Heute weiss ich nur eines: daß, wenn ich in Leipzig bleiben kann, das Wohlwollen und die Unterstützung, die ich bei der Fakultät stets gefunden habe, den wichtigsten Grund für diesen Entschluss bilden werden.*[12]

Klingt der letzte Satz nicht wie eine Rückversicherung bei Vorgesetzten, um sich deren Wohlwollen zu erhalten, auf das er bei einem Verbleib in Leipzig angewiesen wäre, wenn nämlich eine Einigung mit der Münchener Medizinischen Fakultät nicht erzielt werden würde?

Weiterhin muss konstatiert werden, in der kurzen Leipziger Zeitspanne verbrachte Bumke viel Zeit andernorts: So gehörte er neben Adolf von Strümpell (1853–1925) einer Kommission an, die 1923 nach Moskau zum sterbenden Lenin gerufen wurde (◘ **Abb. 5.1**).[13]

Wenngleich Bumkes Beiträge zur Nosologie, Ätiologie oder Therapie psychischer Erkrankungen weniger evident sind, so setzte er sich vehement für eine Humanisierung im Umgang mit den Patienten ein.[14] Hierfür kann sein Wirken in Leipzig als besonders beredtes Beispiel angeführt werden: Er ging daran, das von Flechsig in der Klinik hinterlassene Erbe, restriktive Behandlungs- und Unterbringungseinrichtungen wie ein Verließ, Zellen, Gitter, Zwangsjacken, Hängematten

---

7. Zitate Bumke 1922b, S. 75, 108.
8. Bumke 1922b. Siehe auch Jacoby 1982/83, S. 15–19, 37, 40.
9. München: Bergmann, 1924 (= 2. Aufl. von: Die Diagnose der Geisteskrankheiten. Wiesbaden: Bergmann, 1919. Bis 1948 erschienen sieben Auflagen).
10. Dies war auch der gegenüber dem Autor mehrfach geäußerte persönliche Eindruck Gustav-Ernst Störrings (1903–2000), der Bumke persönlich kannte. Ähnlich auch Sänger 1963, S. 108.
11. Bumke 1952, S. 90.
12. UAL PA 1287, Bl. 9/10.
13. Schwann 1974.
14. Jacoby 1982/83, S. 39.

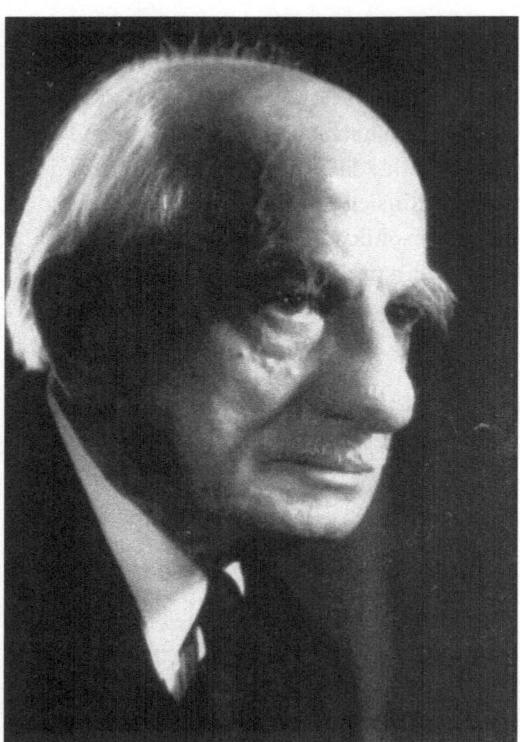

Abb. 5.1. Oswald Bumke. (Archiv für Leipziger Psychiatriegeschichte)

und dergleichen, abzubauen. In den Abteilungen für die Unruhigen ließ er statt dessen Dickglasscheiben und therapeutische Dauerbäder installieren. Viele, kleine Zellen abtrennende Wände ließ er einreißen und so entstanden große, helle Säle. Nach den Umbauten verfügte der psychiatrische Bereich über acht Abteilungen, je nach Geschlechtern getrennt: Aufnahme, für Unruhige (Erdgeschoss), für Ruhige (1. Stock) sowie in Baracken separiert Patienten mit ansteckenden Krankheiten. In den 20 Krankensälen und 38 Einzelzimmern fanden nunmehr 214 Betten Platz. Weiterhin standen nun mehrere Aufenthaltsräume, so zum Beispiel ein Billard[15]- und ein Musikzimmer, zur Verfügung. Auf Zwangsmittel sollte so weit als möglich verzichtet werden. Als besonders schwierig hatte es sich aber erwiesen, die immer noch vorhandene Angst des Pflegepersonals vor den Kranken abzubauen. Auch neurologische Patienten sämtlicher Krankheitsbilder fanden Aufnahme, jedoch scheint die zu jener Zeit im 1. Stock gelegene Nervenabteilung ungleich kleiner als das psychiatrische Areal gewesen zu sein. Die Neurologie jener Zeit kämpfte sowohl gegenüber der Inneren Medizin, zu der sie in Leipzig formal gehörte, als auch gegenüber der Psychiatrie um ihre Selbstständigkeit. Einer ihrer Wortführer war Strümpell, der seit 1910 als Ordinarius für Innere Medizin und Direktor der Medizinischen Klinik wieder in Leipzig wirkte. Doch entwickelte sich zwischen Bumke und Strümpell ein tiefes menschliches Einverständnis und somit auch von Anfang an eine Anerkennung der gegenseitigen Interessen. Die Folge war, dass Bumke darauf verzichtete, neurologische Lehrveranstaltungen abzuhalten und den Studenten Nervenkranke seiner Klinik zu zeigen, während gemeinsame Visiten wiederholt unternommen wurden.[16] Insgesamt

15. Flechsig 1888, S. 65 vermerkt bereits ein solches.
16. Alles Bumke 1922c und 1952, S. 90.

nahm die Psychiatrische und Nervenklinik im Jahre 1921 1105 Patienten auf, die Ambulanz, die erst am 1. April desselben Jahres uneingeschränkt zu arbeiten begann, versorgte 629 Zugänge.[17] In erster Linie aber nahm sich die Bumke'sche Klinik – wie unter Flechsig schon – frisch erkrankter, forscherisch interessanter und therapeutisch aussichtsreicher Krankheitsfälle an. Alle anderen, insbesondere Patienten mit der Aufnahmediagnose »einfache Seelenstörung«, was eben vor allem die unbefriedigend zu behandelnden Schizophrenien und affektiven Psychosen einschloss, wurden gemäß vertraglicher Regelung hauptsächlich in die 1901 als städtische Heil- und Pflegeeinrichtung eröffnete Anstalt Leipzig-Dösen verlegt, die 1913 in sächsische Landeshoheit überging. Die Verbringung fast ausschließlich chronisch Kranker nach Dösen führte immer wieder zu Zwistigkeiten mit der Psychiatrischen und Nervenklinik der Universität, da man sich von dieser zu einer Verwahrpsychiatrie degradiert empfand und eigene wissenschaftliche und therapeutische Ambitionen erschwert wurden.[18]

Unter Bumke leitete Boguslaw Klarfeld (um 1875–1930) das Histopathologische Laboratorium der Klinik. Nicht zuletzt während dieser Jahre verfasste er einige seiner anerkanntesten Arbeiten. Klarfeld war mit Bumke aus Breslau gekommen und sollte mit dessen Wechsel die Leipziger Klinik ebenfalls verlassen. Schon unter Paul Flechsig hatte Friedrich Quensel (1873–1957) seit 1896 als Assistent und dann Oberarzt gearbeitet. Es mag sein, dass er auch unter Bumke die Position des Stellvertreters des Direktors innehatte, hatte er doch bereits wiederholt während der Krankheiten Flechsigs die Klinik geführt, dann auch dessen Lehrveranstaltungen übernommen und das kommissarische Direktorat während der Vakanz der Direktorenstelle übernommen. Der 1915 zum außeretatmäßigen außerordentlichen Professor ernannte Quensel arbeitete vor allem zu neurologischen Fragestellungen, zu Intoxikationspsychosen, zur Aphasie, sowie hirnanatomisch.[19] Auf den beiden letztgenannten Gebieten, aber auch neurologisch, wie zu kriegsbedingten und Bewegungsstörungen, sowie psychiatrisch, wie über die Wahnentstehung, Neurosen, Halluzinationen und Therapie, war Erwin Gustav Niessl von Mayendorf (1873–1943) tätig. Er wirkte mit Unterbrechung ebenfalls seit langem unter Flechsig in der Klinik und bekam von diesem nach der Rückkehr aus dem Ersten Weltkrieg sogar die Leitung des Hirnforschungsinstitutes übertragen. Unter Bumke, 1923, wird Niessl zum außerordentlichen Professor für Psychiatrie und Neurologie berufen.[20]

---

17. Bumke 1922c; Uhle/Trenckmann 1982, S. 98–101.
18. Roick 1997, S. 9/10.
19. Bibliografie bis 1913 in SächsHStA 10206/2, Bl. 128/129; UAL PA 4140, Bl. 31/32; Psychiatr Neurol Wschrft 1915/16; 17: 93; Magdeburg Ztg 24.06.1915, S. 9.
20. Steinberg 1998; UAL PA 1522.

5.2 Die Zeit während des Dritten Reiches – ein Desiderat der Forschung

Die umfangreichen Veränderungen im Alltag der Klinik mit Leben zu erfüllen überließ Bumke seinem Nachfolger Paul Schröder (1873–1941), der zum 1. April 1925[21] nach Ablauf seines Jahres als Rektor der Universität Greifswald nach Sachsen kam.[22] Geprägt von einer erstaunlichen Lehrzeit bei Carl Wernicke (1848–1905) in Breslau, Emil Kraepelin (1856–1926) in Heidelberg, Karl Bonhoeffer in Königsberg und Breslau sowie Franz Nissl (1860–1919) in Heidelberg, wurde er – was dann vielleicht nicht unbedingt zu erwarten war – Anhänger einer psychiatrischen Schule, die eine allseitige, also auch biografisch-soziale Annäherung an den Kranken suchte. Doch entsprechend der Zeit griff er in der Behandlungspraxis vor allem auf somatisch-pharmakologische Therapieverfahren zurück: Bei der progressiven Paralyse die Malariafieberbehandlung sowie ab der zweiten Hälfte der 1930er Jahre die Cardiazolmedikation bei endogenen Psychosen (**◘ Abb. 5.2**).

In Leipzig widmete sich Schröder besonders der Kinder- und Jugendpsychiatrie. Hier baute er auf die 1923 von Richard Arwed Pfeifer (1877–1957) eingerichtete kinderpsychologische Beratungsstelle auf, die bereits im ersten Jahr 70 und 1924 102 Kinder aufgenommen hatte[23]. Diese bildete der neue Direktor nun zu einer »Abteilung für jugendliche Psychopathen« um und setzte so den maßgeblichen Anfangspunkt der institutionellen Geschichte der Leipziger Kinderpsychiatrie. Ihren Ausgang hatte die Abteilung 1926 mit 20 Betten für Jungen genommen, bald darauf mit einer gleich großen Station für Mädchen. In Forschung und Lehre wurde dieser Bereich besonders mit einbezogen, eine Reihe von Publikationen über Kindercharakterologie, Kinderpsychologie, Psychopathologie im Kleinkindesalter oder über Erziehungsberatung und Sonderpädagogik basieren auf ihm. Schröder suchte bewusst die Zusammenarbeit mit Psychologen, Pädiatern, Pädagogen, Jugendfürsorgern und Jugendrechtspflegern, um ein vielseitiges, »multiprofessionelles« Herangehen zu sichern.

Eine befriedigende Geschichte der deutschen Kinder- und Jugendpsychiatrie, besonders auch der 1920er und nationalsozialistischen Jahre, ist bisher nicht im Ansatz verfasst. Deshalb erweist es sich als schwierig, Schröders Positionen oder die Leipziger Entwicklungen in einen größeren Zusammenhang zu bringen. Wenig differenzierte Darstellungen preisen Schröder, da Gründer einer universitätspsychiatrischen Kinderabteilung und Ordinarius für Psychiatrie in Leipzig, als *»einen unermüdlichen Vorkämpfer für kinderpsychiatrische Lehrstühle und Übervater«*.[24] Natürlich muss Schröder tatsächlich eine führende Stellung in der kinder- und jugendpsychiatrischen

---

21. UAL PA 1601, Bl. 65. Verhandlungen der Fakultät mit dem zunächst favorisierten Frankfurter Ordinarius Karl Kleist (1879–1960) scheiterten nach fast einem Jahr (Steinberg 2001, S. 281/282). Kleist empfahl schließlich Schröder. Diesen Vorschlag akzeptierte die Fakultät aufgrund positiver Gutachten von Karl Bonhoeffer (1868–1948) und Paul Flechsig und angesichts der Tatsache, dass wegen des Todes von Adolf von Strümpell durch die Psychiatrische und Nervenklinik erheblich mehr neurologische Patienten mit zu versorgen seien und Schröder auch über neurologische Qualifikationen verfügte (Trenckmann 1982, S. 122).
22. Zu Schröder am detailliertesten Schwarz 1956; Thüsing 1999; Steinberg 1999, woraus folgend einige Informationen entnommen wurden.
23. Uhle/Trenckmann 1982, S. 100.
24. Müller-Küppers 2001, S. 12. Siehe u. a Kittler 1965, S. 152.

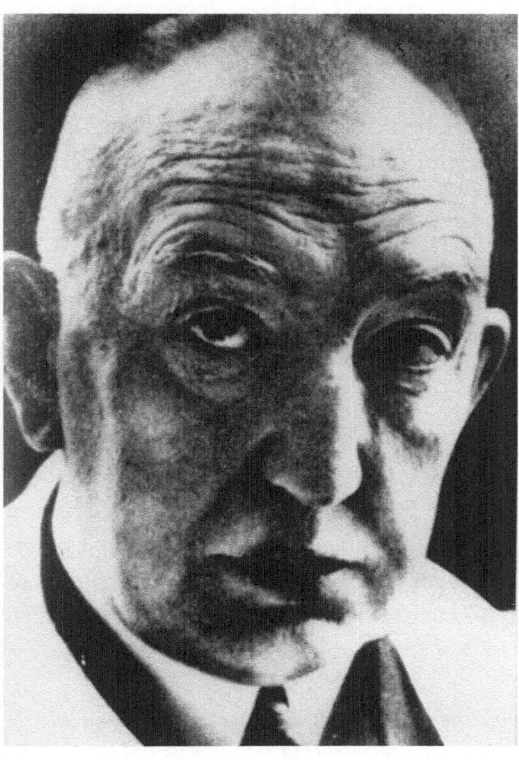

Abb. 5.2. Paul Schröder. (Archiv für Leipziger Psychiatriegeschichte)

Bewegung Deutschlands und Europas zuerkannt werden[25], denn auf deren ersten internationalen Kongress in Paris 1937, auf dem die »Internationale Gesellschaft für Kinderpsychiatrie« gegründet wurde, wählte man ihn – einen der wenigen deutschen Vertreter – zum Präsidenten. Zu einem zweiten Kongress wurde nach Leipzig eingeladen, der wegen der folgenden Kriegsereignisse dann allerdings nicht mehr zustande kam. Weiterhin war es wesentlich der Leipziger Kreis, der 1940 in Wien die Gründung der »Deutschen Gesellschaft für Kinderpsychiatrie und Heilpädagogik« initiierte.[26] Zu diesem Kreis gehörte auch Hans Heinze (1895–1983), der für Schröders Buch über »Kindliche Charaktere und ihre Abartigkeiten«[27] praktische Fallbeispiele verfasst hatte. In dieser Schrift wird nach Müller-Küppers die erbliche Bedingtheit psychischer Störungen herausgestellt[28], wobei Schröder allerdings bei der Ausprägung von Charakter und Persönlichkeit dem sozialen Milieu und der Erziehung eine der biologischen Anlage vollkommen gleichwertige Bedeutung beimesse[29]. Heinze, Oberarzt und seit Bestehen 1926 bis 1934 Leiter der »Abteilung für jugendliche Psychopathen«, richtete 1938 in Brandenburg-Görden eine »Kinderfachabteilung« ein, die zum Prototyp für ca. 25 andere Kindertötungsanstalten im Rahmen der »Euthanasie«-Verbrechen der nationalsozialistischen Psychiatrie wurde. Wichtige Jahre stand Heinze unter dem Einfluss Schröders, auch dies muss bei aller Würdigung der Verdienste des Leipziger Ordinarius kri-

25. So u. a. auch Schorsch 1941/42, S. 442; Thüsing 1999, u.a. S. 113/114.
26. Müller-Küppers 2001, S. 12, 21.
27. Breslau: Hirt, 1931.
28. Müller-Küppers 2001, S. 21.
29. So auch Thüsing 1999, S. 115–117.

tisch vermerkt werden. Zumal Heinze selbst darauf hinwies, dass die Leipziger Zeit ihn nicht nur auf die Kinder- und Jugendpsychiatrie als Berufsfeld orientierte, sondern auch mit dem Gedankengut der Euthanasie vertraut machte.[30]

Von den weiteren Schülern Schröders erlangten vor allem Fritz Eugen Flügel (1897–1971), Hans Krisch (1888-ca. 1950), Gerhard Johannes Julius Schorsch (1900–1992), Johannes Suckow (1896–1994) und Hans Bürger-Prinz (1897–1976) Beachtung. Letzterer steht nach Klee in Verbindung mit der Verbringung von Patienten aus der Psychiatrischen und Nervenklinik der Universität Hamburg, dessen Direktor er 1936 wurde, in Vernichtungslager.[31]

Einer sorgfältigen Aufarbeitung und somit – wenn denn möglich – definitiven Klärung harrt noch immer die Verwicklung der Institution Psychiatrische und Nervenklinik der Universität Leipzig in die Verbrechen während des Dritten Reiches. Da die Klinik vorwiegend für die Erstaufnahme der Patienten zuständig war und chronisch Kranke in Landes Heil- und Pflegeanstalten weiter verwies[32], war sie nach bisherigem Erkenntnisstand nicht direkt in die Mordaktionen an Patienten involviert. Strittig erscheint die Frage, ob man zwangsläufig und systembedingt davon ausgehen muss, dass ihre Direktoren als Leiter einer großen Klinik in irgendeiner Form in Beziehung zu derartigen Vergehen standen. Dass sie davon wussten, muss man wohl voraussetzen, so waren dem Nachfolger Schröders August Bostroem (1886–1944) zumindest seit Juli 1940 die Maßnahmen zur »Vernichtung lebensunwerten Lebens« bekannt. In einem persönlichen Brief äußerte er,

man brauchte dabei keineswegs einen a limine ablehnenden Standpunkt einzunehmen; denn über eine Euthanasie bei unheilbaren, sich nur quälenden Kranken läßt sich ja reden; aber das kann man nicht nach Fragebogenlektüre bestimmen und überhaupt ist so etwas sehr schwer festzulegen. Im übrigen ist die Wirkung auf Angehörige, Kranke aber auch auf das Pflegepersonal unabsehbar und vor allem erscheint mir hier die Frage des Arzttums auf dem Spiele zu stehen.

Bostroem rät, die Ausfüllung der Bögen abzulehnen. Eine in diesem Sinne – wenngleich fast unbeträchtliche – Bedenken äußernde Front der Nervenärzteschaft aufzubauen, so innerhalb der »Gesellschaft Deutscher Psychiater«, scheitert. Unterstützung hätte er dafür aber unter anderem bei Bumke erfahren können, so schätzte Bostroem ein.[33] Was die Zwangssterilisationen gemäß des »Gesetzes zur Verhütung erbkranken Nachwuchses« vom 14. Juli 1933 anbelangt, so ist bekannt, dass Schröder, wie auch seine Assistenten Hans Bürger-Prinz und Nikolaus Jensch (1913-nach 1949) Mitglieder des Leipziger Erbgesundheitsgerichts waren.[34] Im Sinne einer differenzierten und dem Einzelnen gerecht werdenden Aufarbeitung muss jedoch bei jeder Person hinterfragt werden, wie genau und wie willig der doktrinär vorgegebenen Aufgabe nachgegangen wurde. Angemerkt soll auch werden, dass Schröder trotz Ordinariat und Leitung einer Universitätsklinik nicht Mitglied der NSDAP war und sich – so weit bisher zu sehen – niemals eindeutig im Sinne der nationalsozialistischen Diktatur engagiert oder geäußert hat. Vermutlich richtete er, der bis Ende

30. Nedoschill/Castell 2001a, S. 196. Man sehe hier jedoch, dass Heinze allem Anschein nach die Erstberührung mit dem Euthanasiegedanken mit Binding (siehe unten) assoziiert. Zu Heinze siehe auch Nedoschill/Castell 2001b.
31. Klee 1986, S. 145/146.
32. Roick 1997, S. 9/10; Schmidt 2000, S. 113.
33. Klee 1983, S. 218/219 (Zitat S. 219).
34. Bach 1989, S. 31; UAL PA 1428, 1284.

1924 Mitglied der DNVP war[35], sich innerhalb des vorgegebenen Systems ein, ohne es vorurteilslos zu absorbieren, aber auch ohne dagegen zu opponieren.

Im Leipziger Meiner-Verlag war 1920 unter Mitautorenschaft des 40 Jahre lang an der Leipziger Universität in höchstem Ansehen stehenden Straf- und Staatsrechts-Professors Karl Binding (1841–1920) das Buch »Die Freigabe der Vernichtung lebensunwerten Lebens. Ihr Maß und ihre Form.«[36] erschienen. In Verwicklung mit der Leipziger Universitäts-Kinderklinik wurde am 25. Juli 1939 als Präzedenzfall das erste psychisch (und mehrfach physisch) kranke Kind (bisher so genannter »Fall Knauer«, passender »Fall Kind K.«) mit einer Genehmigung Hitlers ermordet.[37] Hier bestand vermutlich seit 1941 auch eine Kinderfach-Abteilung, in der systematisch Kinder getötet und in der an Kindern medizinische Versuche vorgenommen wurden. Einen Forschungsschwerpunkt auf neurologisch-psychiatrischem Gebiet hatte die Leipziger Kinderklinik nicht.[38] Die Fakten können hier nur angerissen werden, denn die Geschichte der Klinik während der NS-Zeit muss als noch völlig unerforscht gelten. Sowohl das Buch von 1920 als auch der erste Kindermord von 1939 besitzen deutschlandweit für die geistesgeschichtliche Ausformung und für die praktische Durchführung der nationalsozialistischen Verbrechen an Psychiatriepatienten befördernde Wirkung.

Nach Schröders Emeritierung 1938 wurde Bostroem nach Leipzig berufen. Er hatte schon seit 1921 unter Bumke in Leipzig als Oberarzt gearbeitet und hier 1922 über den amyostatischen Symptomenkomplex[39] habilitiert. Anschließend war er, der von Bumke als *»ausgezeichneter Kliniker, ein erfolgreicher Forscher, ein vorzüglicher Arzt und einer der prachtvollsten Menschen«*[40], die ihm je begegnet seien, beschrieben wurde, mit diesem nach München gewechselt. Nach Leipzig war Bostroem als Ordinarius und Direktor der Psychiatrischen und Nervenklinik Königsberg berufen worden. Er hatte sich anfänglich mit hirnmorphologischen und neurologischen Fragen beschäftigt, wandte sich später psychiatrischen Alterserkrankungen und neurotisch-psychopathischen Störungen zu. An therapeutischen Konzepten gewannen bei Psychosen unter ihm die Elektrokrampfbehandlung und die Insulinschocks, die er in Leipzig einführte[41], an Bedeutung. Psychotherapie hat kaum stattgefunden. Das nationalsozialistische Reichsministerium für Wissenschaft, Erziehung und Volksbildung berief Bostroem im Herbst 1942 an die Medizinische Fakultät der Universität Straßburg und beauftragte ihn, im besetzten Elsaß wieder eine deutschsprachige Universitätspsychiatrie einzurichten. Da er bei dieser Aufgabe auch auf Personal aus der Leipziger Klinik zurückgriff, hinterließ er dort einen Personalnotstand, hatte doch die Klinik durch Einberufungen in den Kriegsdienst bereits Einbußen zu kompensieren.[42]

Daraufhin übernahm der seit dem 1. April 1940 als Oberarzt in der Klinik tätige und gerade zum außerordentlichen Professor berufene Werner Wagner (1904–1956) Bostroems Amt und führte die Einrichtung von Oktober 1942 bis März 1946 kommissarisch durch die schwersten Kriegsjahre, die sich auf die institutionelle Basis der Leipziger Universitätspsychiatrie verheerend

35. UAL PA 1601, Bl. 63.
36. Gemeinsam verfasst mit dem Freiburger Ordinarius für Psychiatrie und Neurologie Alfred Erich Hoche (1865–1943).
37. Klee 1985; Benzenhöfer 1998; Nedoschill/Castell 2001a, S. 196.
38. Dahl 2001, S. 181–183.
39. Der amyostatische Symptomenkomplex. Klinische Untersuchungen unter Berücksichtigung allgemeiner pathologischer Fragen. Berlin: Springer, 1922.
40. Bumke 1952, S. 91.
41. Uhle/Trenckmann 1982, S. 101.
42. Schmidt 2000, S. 110/111.

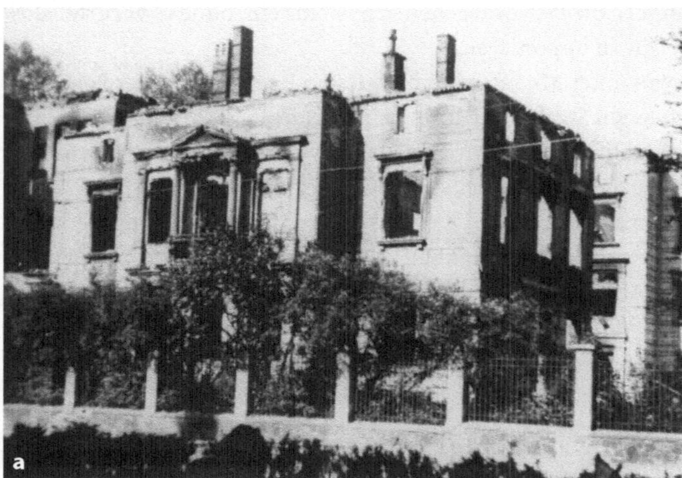

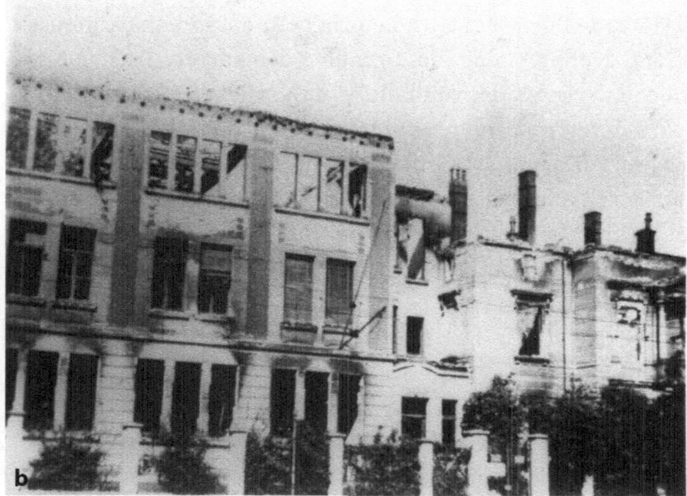

Abb. 5.3a,b. Die in der Nacht zum 4. Dezember 1943 zerstörte Psychiatrische und Nervenklinik der Universität Leipzig. (Karl-Sudhoff-Institut –Bildersammlung, Universität Leipzig)

auswirkten, da in der Nacht zum 4. Dezember 1943 die Psychiatrische und Nervenklinik beim großen Bombenangriff der Alliierten auf Leipzig völlig zerstört wurde (**Abb. 5.3a, b**).[43]

43. Die detaillierteste bisher zu Bostroem und Wagner sowie zur Klinik der 1930er und 40er Jahre vorliegende Arbeit ist Schmidt 2000; ferner Sänger 1963, S. 118–126. Als einziges geringfügiges Erbe der Klinik blieb fragmentarisch der Bestand der Bibliothek erhalten, den Wagner vor den Luftangriffen auf Leipzig aufs Land bringen ließ. Die Bände bilden heute einen Teil des Handapparats des Archivs für Leipziger Psychiatriegeschichte. Sämtliche Kranken- und Verwaltungsakten jedoch wurden vernichtet, was die allseitige und quellenfundierte Aufarbeitung der Geschichte der Klinik nachhaltig beeinträchtigt, da nunmehr in aller Regel nur noch Akten übergeordneter Verwaltungsinstanzen überkommen sind.

5.3 Der institutionelle Wiederaufbau – von der Hirnforschung zur Sozialpsychiatrie

Da keine Mittel für einen Wiederaufbau vorhanden waren, wurde die Klinik im Laufe der folgenden Jahre dezentralisiert und notuntergebracht: In der Heil- und Pflegeanstalt Leipzig-Dösen[44], im Gebäude einer ehemaligen NSDAP-Zentrale in der Riemannstraße 34 sowie in ehemaligen Privatkliniken und Wohnhäusern in der Emilienstraße 30 und 14. An letzterem Ort befanden sich noch bis vor einigen Monaten die Gedächtnissprechstunde und das EEG-Forschungslabor. Aber auch diese Quartiere erwiesen sich als so schwer beschädigt, dass sie zur Heilung Kranker eigentlich völlig ungeeignet waren. Es bedurfte in der Tat eines organisationsgeschickten Menschen wie Richard Arwed Pfeifer[45], um diese Mängel sowie die allgemein herrschende Notlage für die Patienten nach und nach zu beheben[46].

Die Leipziger Tradition der Hirnforschung fortsetzend errang der Flechsig- und Niessl-von-Mayendorf-Schüler und bei Wilhelm Wundt (1832–1920) zum Dr. phil promovierte Pfeifer gerade auf diesem Gebiet Weltruf. Doch zuerst hatte sich der ausgebildete Lehrer angesichts der allgemeinen familiären und gesellschaftlichen Zerrüttung und Verwahrlosung nach dem Ersten Weltkrieg und zu Beginn der 1920er Jahre für psychisch auffällige Kinder und Jugendliche interessiert. Wartete dann aber mit typisch Flechsig'schen faseranatomischen sowie myelogenetischen Forschungen über die zentralen Hör-, Seh- und Tastleitungen auf und erhielt 1927 die erste Berufung einer deutschen Universität als planmäßiger außerordentlicher Professor für Hirnforschung. Pfeifer gilt als Begründer der Angioarchitektonik des Gehirns, weil er wesentliche Beiträge zur Klärung der Gefäßverteilung und -zusammenhänge erbrachte, zum Teil mit Hilfe des von ihm selbst entwickelten Verfahrens zur vollkommenen Gefäßinjektion. Als Ergebnis konzipierte Pfeifer Landkarten des Gehirns. Um so höher darf man seine institutionelle Wiederaufbauarbeit für die Leipziger universitären Neurodisziplinen bewerten. Als kommissarischer Direktor der Neurologisch-Psychiatrischen Klinik wirkte er von 1946 bis 1952 (■ **Abb. 5.4**). 1947 konnten die Polikliniken für Erwachsene und Kinder wieder eröffnen. Zwei kinderneuropsychiatrische Abteilungen mit zusammen 50 Betten nahmen 1949 die ersten Patienten auf. Ebenfalls in diesem Jahr etablierte sich als erste in der sowjetischen Besatzungszone bzw. DDR eine neurochirurgische Abteilung mit 20 Betten. Pfeifer und der Leiter dieses Bereiches Georg Merrem (1908–1971) traten für die Selbstständigkeit der Neurochirurgie ein, die dann 1952 auch erreicht wurde. 1954 zog die Klinik von der Emilienstraße 30 in die Johannisallee 34, wo sie sich bis 2004 befand.[47]

---

44. Die neurologische Bettenstation wurde im Haus A2, die psychiatrische Bettenstation im Haus 1 mit zusammen 90 Betten eingerichtet. Im ersten Stock des Hauses A1 wurde eine geschlossene Frauenstation mit einem Saal für »ruhige« und einem für »unruhige« Patientinnen angeordnet, während im Erdgeschoss eben zwei solche Männerstationen aufgebaut wurden. Weiterhin existierte sowohl ein Frauen- als auch ein Männergarten für den Aufenthalt im Freien (Uhle/Trenckmann 1982, S. 101). Pfeifer entwickelte die Vorstellung vom Aufbau eines psychiatrisch-neurologischen Kombinats, in dem die Anstalt Dösen und die Psychiatrische und Nervenklinik der Universität aufgehen sollten (Uhle/Trenckmann 1982, S. 102).
45. Sänger 1963, S. 127–133; Busch 1965; Kittler 1965, S. 152–154; Schober/Becker/Schlote/Geiler 1997.
46. Siehe Pfeifer vermutl. 1946.
47. Merrem 1964. Ferner Uhle/Trenckmann 1982, S. 102, die von der Verselbstständigung der Neurochirurgischen Klinik zum 01.01.1954 ausgehen.

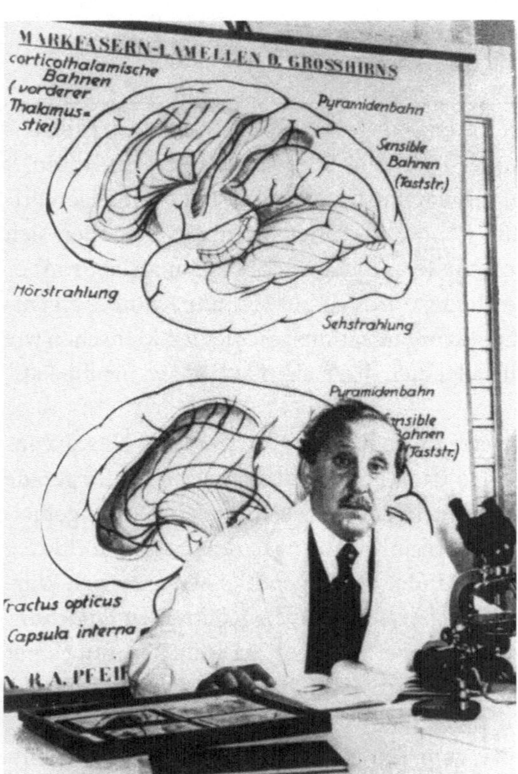

Abb. 5.4. Richard Arwed Pfeifer. (Karl-Sudhoff-Institut – Bildersammlung, Universität Leipzig)

Pfeifer wollte sich zuletzt ausschließlich auf die Hirnforschung konzentrieren und übergab 1952 dem bisherigen Oberarzt Dietfried Müller-Hegemann[48] (1910–1989), der kommissarisch mit dem Direktorat betraut wurde, eine vollkommen arbeitsfähige Neurologisch-Psychiatrische Klinik mit 306 Krankenbetten und 229 Angestellten.[49] Mitte der 1950er Jahre wurde dieser als Direktor bestätigt und erhielt auch den Lehrstuhl für Neurologie und Psychiatrie. Auf Berufungsentscheidungen erhielt er 1954 als Hauptabteilungsleiter Wissenschaft im Ministerium für Gesundheitswesen selbst wesentlichen Einfluss. Diesen nutzte er zum Beispiel nach Lienert[50], um Johannes Suckow 1955 auf den psychiatrisch-neurologischen Lehrstuhl der Dresdener Medizinischen Akademie berufen zu lassen. Suckow, der bereits 1928–1933 unter Schröder das serologische Labor geleitet hatte, war nach dem Kriege in den Dienst der Anstalt Dösen eingetreten und durch die Verbindung mit der Universitätsklinik 1947 mit einem Lehrauftrag ausgestattet und der oberärztlichen Aufsicht über deren Dösener Stationen betraut worden. Sein Fleiß und seine Zuverlässigkeit wurden vor Zeiten von Schröder genauso ausdrücklich herausgestellt[51] wie später dessen dienstliche und persönliche Opferbereitschaft beim Nachkriegswiederaufbau der Klinik von Kittler[52]. Ohne Zweifel muss Suckow Enttäuschung empfunden haben, als nicht ihm, sondern dem

48. Sänger 1963, S. 134–138: Lemmens 1990, S. 229; Bernhardt 2000, v. a. S. 178–203, 425.
49. Uhle/Trenckmann 1982, S. 101.
50. Lienert 2000, S. 15/16.
51. ULA PA 1170, Bl. 80.
52. Kittler 1965, S. 154.

staats- und parteitreuen Müller-Hegemann das Direkorat der Klinik übertragen worden war.[53] Es muss deshalb eine unbeantwortete Frage bleiben, ob die Vermittlung Suckows nach Dresden eine Uneigennützigkeit Müller-Hegemanns war oder ob sie wegen spürbarer Spannungen einer Strafversetzung gleichkam.

Müller-Hegemanns wissenschaftliches Grundkonzept beruhte auf der Beachtung von Umwelteinflüssen und der Beurteilung sozialer Faktoren bei der Entstehung von Störungen, besonders von Neurosen. Dies ist wichtig, weil sich damit für die folgende Generation aus der DDR-Psychiatrie selbst, die sich von westlichen Entwicklungen weitgehend abschottete, sozialpsychiatrische Anknüpfungspunkte ergaben. Nach dieser Vorstellung wandelte sich die ärztliche Perspektive auf den Kranken: Er wurde nun zunehmend über seine Stellung in der Gesellschaft und im therapeutischen Raum betrachtet, was nicht nur innerhalb der Klinik Reformen auslöste, sondern es überhaupt erst ermöglichte, sozialpsychiatrische Fragestellungen einzubringen. Internationales Aufsehen erlangte der vielleicht bekannteste DDR-Psychiater jener Jahre durch das Konzept der »rationalen Psychotherapie«, worunter er die eigene Beteiligung des Patienten an seiner Gesundung verstand sowie eine Unbefangenheit des Therapeuten, die eine unerwünschte, der Gesundung letztendlich hinderliche Bindung des Patienten an ihn vermeiden will. Als Methoden empfahl er das autogene Training, die Hypnotherapie, methodische Aussprachen, die Gruppen-, Milieu- und Arbeitstherapie sowie die Pawlow'sche Schlaftherapie. Niedergelegt hat Müller-Hegemann diese Theorien vor allem in seiner »Psychotherapie – Ein Leitfaden für Studierende und Ärzte«[54]. Es ist unzweifelhaft, dass der Vorsitzende der »Gesellschaft für ärztliche Psychotherapie der DDR« damit für das Gebiet Psychotherapie einen theoretischen Beitrag leistete, indes scheint er sich im Denken und Handeln und somit bei der Umsetzung seiner Ideen in der täglich praktischen Arbeit in Widersprüchen verfangen zu haben[55]. So wird ein persönlicher Bruch gerade auch in der ideologisch bestimmten Abwendung von der Psychoanalyse deutlich. Wesentlich unter der wissenschaftlichen Verantwortung Müller-Hegemanns – der am »Deutschen Institut für psychologische Forschung und Psychotherapie« bei Harald Schultz-Hencke (1892–1953) eine Lehranalyse durchführte – fand im Januar 1953 in Leipzig die bekannte »Pawlow-Tagung« statt, auf der unter anderem auch die Psychotherapie der DDR auf die Lehre Pawlows eingeschworen wurde, *»was die Verdammung der Psychoanalyse einschloß«*. Im Zuge des Kalten Krieges wurde in der Psychotherapie Freud durch Pawlow ersetzt, dessen Lehre von den bedingten Reflexen und dem zweiten Signalsystem dem Sinnbild des Materialismus entsprach.[56] Eine alle Aspekte betrachtende Einordnung der Person wie des Werkes Müller-Hegemanns konnte die DDR-Psychiatriegeschichtsschreibung nicht leisten, was nicht zuletzt mit seiner widersprüchlichen politischen Einstellung zusammenhängt, denn nach einer Musterkarriere im SED-Staat verließ er die Republik 1971 und siedelte sich nach einer Tätigkeit als Visiting Professor an der University of Pennsylvania (Philadelphia/USA) letztendlich in Essen an (**◘ Abb. 5.5**).

53. So auch angedeutet durch Lienert 2000, S. 15, hier auch eine Äußerung von Suckows Sohn.
54. Berlin: Volk und Gesundheit, 1. (1957) bis 3. (1961) Aufl. Trenckmann 1982, S. 128 charakterisiert Müller-Hegemanns »rationale Psychotherapie« als *»überzogen behavioristisch-reflexologische Spielart der Psychotherapie«*, die dieser *»mitgeprägt und im Rahmen der Pawlow-Kommission propagiert«* habe.
55. Trenckmann 1982, S. 128; Uhle/Trenckmann 1982, S. 103–106.
56. Bernhardt 2000, S. 172–174 (Zitat 172).

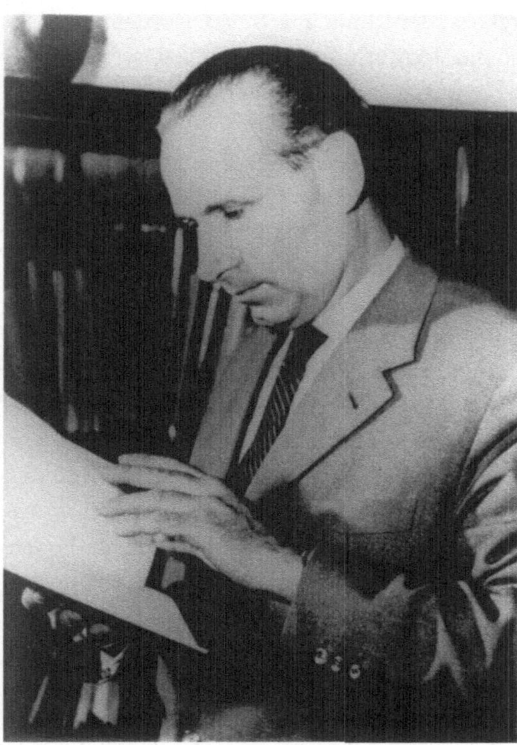

Abb. 5.5. Dietfried Müller-Hegemann. (Archiv für Leipziger Psychiatriegeschichte)

Müller-Hegemann gab schließlich 1964 infolge eines um sich greifenden Skandals alle seine akademischen Ämter auf: 1962 wurden wegen eines Todesfalls und mehrerer intoxikinierter Patienten in der psychotherapeutischen Abteilung, wo die Schlaftherapie unter Einsatz von in ihrer Wirkung problematischer Kalibromat-Kombinationspräparate durchgeführt wurde, staatsanwaltliche Ermittlungen aufgenommen. In einer aufgeheizten Atmosphäre und schließlich eskalierendem Streit, der die Klinik schließlich arbeitsunfähig machte, wurde Müller-Hegemann isoliert. Eigene Profilierungsbestrebungen einzelner Ärzte sowie die wohl chronisch vorhandene und aufgestaute Unzufriedenheit mit Müller-Hegemanns Weigerung bzw. zögerlichem Verhalten dringend notwenige Reformen einzuleiten – die er andererseits theoretisch begrüßte – führten schließlich zu seiner Resignation.[57] Rektor und Fakultät übertrugen Wolfgang Wünscher (1922–1981), seit 1959 Direktor des formal noch zur Einrichtung gehörenden Hirnforschungsinstitutes – seit 1957 mit einem Lehrauftrag, die Leitung der Klinik.[58]

Zum 11. Dezember 1974 wurde das Hirnforschungsinstitut vollkommen von der Psychiatrischen Klinik abgetrennt und erhielt – zusammengeschlossen mit den Abteilungen für Neurochemie und Klinische Neurophysiologie – als eigenes Institut den Namen von Paul Flechsig. Es befindet sich jetzt in der Jahnallee.[59] Jedoch ist dies nur der vorläufige Endpunkt der institutionellen

57. Bernhardt 2000, S. 200/201. Kittler 1965, S. 154 spricht davon, dass Müller-Hegemann *»wunschgemäß«* von seinen Verpflichtungen entbunden wurde.
58. Kittler 1965, S. 154; Lemmens 1990, S. 229. Wünscher hatte 1969 bis 1971 das Ordinariat für Hirnforschung inne.
59. Zur Geschichte der Hirnforschung an der Universität Leipzig siehe die kurze Darstellung von Leibnitz/Werner/Schober/Brauer 1977.

Aufspaltung der Neurodisziplinen. Vorher, 1968, wurde die Neurologisch-Psychiatrische Klinik in drei nunmehr selbstständige Kliniken aufgeteilt, nachdem schon 1965 drei Lehrstühle begründet worden waren: Die Neurologie übernahm Peter Feudell (*1919), die Neuropsychiatrie des Kinder- und Jugendalters führte fortan Heinz Gebelt (1925–1994) und mit Klinik und Lehrstuhl für Psychiatrie wurde Bernhard Schwarz (1918–1991), der unter Müller-Hegemann habilitiert hatte und zugleich dem Bezirkskrankenhaus für Psychiatrie Leipzig-Dösen vorstand, betraut.

Schwarz und vor allem der ab 1973 amtierende Ordinarius Klaus Weise (*1929) fühlten sich besonders verpflichtet, die sozialpsychiatrischen Ideen in der durch sie geführten Psychiatrischen Klinik und in den sie umgebenden universitären sowie extramuralen Facheinrichtungen mit Leben zu erfüllen. Von diesem Ziel wurden auch die eigenen Forschungen zur Evaluation psychiatrischer Versorgungssysteme bestimmt. Weise bemühte sich dabei um internationale Verknüpfungen sowohl in die Sowjetunion als auch nach Westeuropa, so nach Großbritannien und in die Bundesrepublik, wo die Sozialpsychiatrie am weitesten entwickelt war. Hier kam Weise in Berührung mit daseinsanalytisch-anthropologischen Ansätzen der Psychiatrie, die eine Relativierung der somatischen Dimension der Krankheit und ihrer Symptome beinhalteten und diese mehr in ihrer sozialbiografischen und kommunikativen Bedeutung erfassten. Zusammen mit dem Marxisten-Leninisten und Medizinhistoriker Achim Thom (*1936) formulierte Weise nunmehr einen sozialpsychiatrischen Ansatz der DDR-Psychiatrie theoretisch aus, der psychisches Kranksein als Störung des Verhältnisses Individuum–Umwelt wertete. Dabei bestimmen die auf der biologischen, sozialen und psychischen Ebene bestehenden Störungen die Entstehung, den Verlauf und den Ausgang der Krankheit.[60]

Der Beginn der modernen Pharmakopsychiatrie – das Chlorpromazin als Antipsychotikum wurde 1952 entdeckt – führte zunächst nicht zu einer Abtrennung der bereits 1953 unter Müller-Hegemann entstandenen psychotherapeutischen Abteilung von den somatotherapeutischen Bereichen. Erst 1990 wurde eine vollkommen separate Klinik und Poliklinik für Psychotherapie und Psychosomatische Medizin geschaffen, die zwischenzeitlich seit 1974 einen selbstständigen Status als Abteilung für Neurosenforschung und Psychotherapie erhalten hatte. Michael Geyer (*1943) steht dem Bereich seit 1983 vor. Bis dahin jedoch, seit 1962 von Christa Kohler (1928–2004) geführt[61], sprach die in der DDR lange nicht vollkommen gleichberechtigte Anerkennung der Eigenständigkeit sowohl der Psychotherapie wie der Psychosomatik gegen eine Abtrennung von der Psychiatrischen Klinik. Und auch personelle und organisatorische Gründe mögen zunächst noch trotz der Zersplitterung der Klinik über das gesamte südliche und zentrumsnahe Stadtgebiet Leipzigs sowie der faktischen Zuständigkeit der psychotherapeutischen Abteilung für neurotisch Kranke und der psychiatrischen für psychotisch Kranke gegen eine institutionelle Aufteilung gesprochen haben, denn seit Anfang der 1960er Jahre setzte sich zur Behandlung von Psychosen die Komplextherapie durch. Diese umfasste neben der Anwendung von Neuroleptika, der Elektrokrampf-, Insulinkoma- und weiterer Somatotherapien psycho- und soziotherapeutische Programme. Dementsprechend wurden 1961 Gruppentherapien eingeführt, 1963 wurden die ersten Tagespatienten aufgenommen und 1965 die erste Angehörigengruppe gebildet. Bis 1966 setzte sich

60. Trenckmann 1982, S. 129.

61. 1969 wurde für Christa Kohler das Ordinariat für Psychotherapie eingerichtet, das sie formal bis 1981 innehatte, weiterhin amtierte sie 1971 bis 1973 als Dekan der Medizinischen Fakultät (Becker 1990, S. 312, 320). Faktisch schied sie 1974 krankheitsbedingt aus dem Dienst.

die Öffnung aller Türen durch und die letzten Gitter wurden endgültig entfernt. 1967 gab es den ersten therapeutischen Club und 1969 hob man die geschlechtsspezifische Stationsbelegung auf. Zielstrebig versuchte man das »Prinzip der therapeutischen Gemeinschaft« umzusetzen.[62] Voraussetzung für all die Reformen der 1960er Jahre, die die Forderungen der Rodewischer Thesen zu einem Großteil für den eigenen Bereich umsetzten, waren einerseits eine weitreichend räumliche Umgestaltung, die Öffnung zum sozialen Umfeld, multiprofessionelle Teamarbeit und nicht zuletzt andererseits die Aufgabe überkommener Hierarchien sowohl innerhalb des Klinikpersonals wie auch zwischen Personal und Kranken.

1975 erfolgte die Sektorisierung, wobei die Klinik als universitäre Einrichtung für den deutschsprachigen Raum Schrittmacherdienste leistete.[63] Sie übernahm die vollständige psychiatrische Fürsorge für die sozial problematischen zentralen südlichen Stadtteile Leipzigs mit damals ca. 110.000 erwachsenen Einwohnern. Mit der territorialen Auffächerung veränderte sich das Patientenprofil der Universitätsklinik radikal: Einer Halbierung der Zahl Schizophrener und Affektpsychotischer entsprach eine Vervielfachung der Anzahl gerontopsychiatrischer, neurotischer und Suchtpatienten.[64] Wurde so 1970 die erste Gesprächsgruppe für Alkoholkranke ins Leben gerufen, existierten 1980 bereits sechs.[65] Bis heute wird die Versorgung der Stadt im Wesentlichen von den psychiatrischen Abteilungen der Krankenhäuser in Altscherbitz und Leipzig-Dösen sowie der Universitätsklinik erbracht.[66] Der städtische »Verbund gemeindenahe Psychiatrie« sowie die niedergelassenen Nervenärzte komplettieren die ambulanten und tagesklinischen Angebote.

1984, mit der Fertigstellung des Bettenhauses des Universitätsklinikums, erfolgte der Wiedereinzug der stationären und tagesklinischen Bereiche in das Klinische Viertel und es wurde damit endlich ein Stück Nachkriegsprovisorium, das immerhin fast 40 Jahre Bestand hatte, beseitigt.[67] In das Hochhaus in der Liebigstraße zogen in die 5. und 6. Etage zwei psychiatrische Stationen mit zusammen 45 Betten ein (**Abb. 5.6**).

62. Uhle/Trenckmann 1982, S. 105/106; Thom 1990, S. 277/278.
63. Etwa zeitgleich erfolgte eine Aufteilung in Versorgungsgebiete in Hannover unter Beteiligigung der Psychiatrischen Abteilungen der Medizinischen Hochschule Hannover (Weise, persönliche Auskünfte).
64. Auszug aus Tabelle bei Uhle/Trenckmann 1982, S. 112:

Diagnosegruppen	**Stationäre Aufnahmen**	
	1973/74	**1977**
Schizophrenien	116	59
Affektpsychosen	91	54
Suchten/Abusus	16	78
Neurosen	49	67
Gesamt	357	321
Verweildauer	133 Tage	57 Tage

65. Uhle/Trenckmann 1982, S. 109.
66. Uhle/Trenckmann 1982, S. 108–112.
67. Die Ambulanz war seit der Nachkriegszeit in der Emilienstraße 14 untergebracht. Sie zog im Dezember 2000 in das 1996 neu hergerichtete Haus Johannisallee 20.

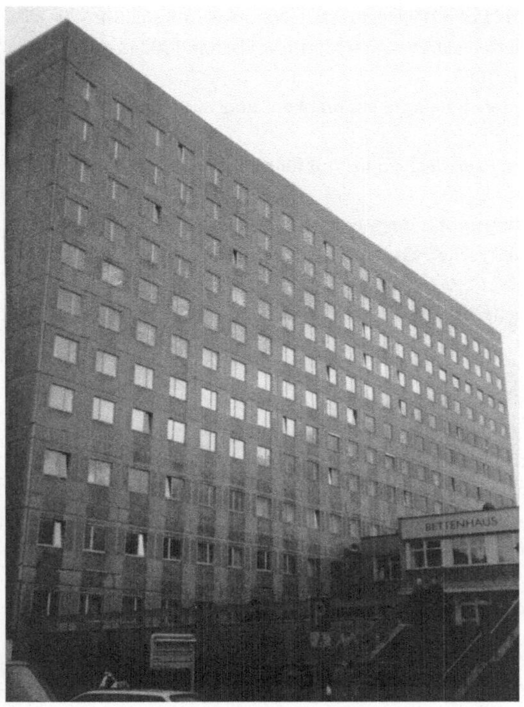

■ **Abb. 5.6.** Das Bettenhaus des Universitätsklinikums Leipzig im Klinischen Viertel in der Liebigstraße. Die psychiatrischen Stationen Psy 1 und Psy 2 befinden sich heute beide in der sechsten Etage. (Archiv für Leipziger Psychiatriegeschichte)

Literatur

Bach C. Die Zwangssterilisierung auf der Grundlage des Gesetzes zur Verhütung erbkranken Nachwuchses im Bereich der Gesundheitsämter Leipzig und Grimma, die Tötung Geisteskranker und die Rolle der erbbiologischen Erfassungs- und Begutachtungspraxis der Psychiatrie zwischen 1933 und 1945. med Diss. Uni Leipzig, 1989

Becker C. Die neu eingerichteten Ordinariate an der Medizinischen Fakultät und die jeweils ersten Lehrstuhlinhaber seit 1415. Die Dekane der Medizinischen Fakultät. In: Kästner I, Thom A (Hg). 575 Jahre Medizinische Fakultät der Universität Leipzig. Leipzig: Barth, 1990. 310–320

Benzenhöfer U. »Kindereuthanasie« im Dritten Reich: Der Fall »Kind Knauer«. Dtsch Ärztebl 1998; 95/Heft 19: A 1187-A1189

Bernhardt H. Mit Sigmund Freud und Iwan Petrowitsch Pawlow im Kalten Krieg. Walter Hollitscher, Alexander Mette und Dietfried Müller-Hegemann in der DDR. In: dieselbe, Lockot R (Hg). Mit ohne Freud: zur Geschichte der Psychoanalyse in Ostdeutschland. Gießen: Psychosozial-Verlag, 2000. 172–203

Bumke O. Das Unterbewusstsein. Eine Kritik. Berlin: Springer, 1922a

Bumke O. Kultur und Entartung. Berlin: Springer, 1922b (2. umgearb. Aufl.; 1. Aufl. 1911)

Bumke O. Die Psychiatrische und Nervenklinik. In: Sächsisches Landesgesundheitsamt (Hg). Einrichtungen auf dem Gebiete der Volksgesundheits- und Volkswohlfahrtspflege im Freistaat Sachsen 1922. Dresden: Dr. Güntzsche Stiftung, 1922c. 32

Bumke O. Erinnerungen und Betrachtungen. München: Pflaum, 1952

Busch K-T. Richard Arwed Pfeifer (1877–1957). In: Bedeutende Gelehrte in Leipzig. 2. Bd. Leipzig: Karl-Marx-Uni, 1965. 193–202

Dahl M. Aussonderung und Vernichtung – Der Umgang mit »lebensunwerten« Kindern während des Dritten Reiches und die Rolle der Kinder- und Jugendpsychiatrie. Prax Kinderpsychol Kinderpsychiatr 2001; 50: 170–191

Flechsig P. Die Irrenklinik der Universität und ihre Wirksamkeit in den Jahren 1882–1886. Leipzig: Veit & Comp., 1888

Jacoby W-R. Das wissenschaftliche Werk des Psychiaters Oswald Bumke und sein Beitrag zur Entwicklung des Fachgebietes als Direktor der Psychiatrischen Universitätsklinik Leipzig. Dipl.-Arbeit Uni Leipzig, o. J. [vermutl. 1982/83]

Kittler WK. Neurologisch-Psychiatrische Klinik. Wiss. Zschrft Karl-Marx-Uni Leipzig. Math-Naturwiss R. 1965; 14: 149–154
Klee E. »Euthanasie« im NS-Staat. Die »Vernichtung lebensunwerten Lebens«. Frankfurt/aM: Fischer, 1983 (3. Aufl.)
Klee E (Hg). Dokumente zur »Euthanasie«. Frankfurt/aM: Fischer, 1985
Klee E. Was sie taten – Was sie wurden. Ärzte, Juristen und andere Beteiligte am Kranken- oder Judenmord. Frankfurt/aM: Fischer, 1986
Leibnitz L, Werner L, Schober W, Brauer K. Von Paul Flechsig zum Paul-Flechsig-Institut für Hirnforschung. Psychiatr Neurol med Psychol 1977; 29: 231–239
Lemmens F. Der Wiederaufbau und die Entwicklung des Leistungsprofils der Medizinischen Fakultät in den Jahren von 1945 bis 1961. In: Kästner I, Thom A (Hg). 575 Jahre Medizinische Fakultät der Universität Leipzig. Leipzig: Barth, 1990. 203–245
Lienert M. Deutsche Psychiatrie im 20. Jahrhundert. Der Lebensweg des Psychiaters Johannes Suckow (1896–1994). Sudhoffs Arch 2000; 84: 1–18
Magdeburg Ztg 24.06.1915: 9
Merrem G. Vorwort. In: Die Neurochirurgische Klinik der Karl-Marx-Universität Leipzig. Leipzig: Barth, 1964
Müller-Küppers M. Die Geschichte der Kinder- und Jugendpsychiatrie unter besonderer Berücksichtigung der Zeit des Nationalsozialismus. Forum Kinder- Jugendpsychiatr Psychotherap 2001/2: 9–33
Nedoschill J, Castell R. »Kindereuthanasie« während der nationalsozialistischen Diktatur: Die »Kinderfachabteilung« Ansbach in Mittelfranken. Prax Kinderpsychol Kinderpsychiatr 2001a; 50; 192–210
Nedoschill J, Castell R. Der Vorsitzende der Deutschen Gesellschaft für Kinderpsychiatrie und Heilpädagogik im Zweiten Weltkrieg. Prax Kinderpsychol Kinderpsychiatr 2001b; 50; 228–237
Pfeifer RA. Denkschrift über die Neugründung und Wiedereinrichtung der Psychiatrischen und Nervenklinik an der Universität Leipzig. unveröffentlichte Maschinenschrift, o.J. [vermutl. 1946] U. a. in: Stadtarchiv Leipzig. No. 8 Bd. 2, Bl. 11–23
Psychiatr Neurol Wschrft 1915/16; 17: 93
Roick C. Heilen, Verwahren, Vernichten. Die Geschichte der sächsischen Landesanstalt Leipzig-Dösen im Dritten Reich. med Diss. Uni Leipzig, 1997
SächsHStA (Sächsisches Hauptstaatsarchiv Dresden): Bestand: Ministerium für Volksbildung, Universität Leipzig 10206/2
Sänger K. Zur Geschichte der Psychiatrie und Neurologie an der Leipziger Universität. med Diss. Uni Leipzig, 1963
Schmidt R. Die Psychiatrische und Nervenklinik der Universität Leipzig in den Jahren von 1932 bis 1949. med Diss. Uni Leipzig, 2000
Schober R, Becker C, Schlote W, Geiler G. Richard Arwed Pfeifer (1877–1957) und sein Beitrag zur Stellung der Neuropathologie in Leipzig. Schrftreihe Dtsch Gesell Gesch Nervenheilkd 1997; 3: 197–204
Schorsch G. Paul Schröder. Arch Psychiatr Nervenkrh 1942; 114: 441–443
Schwann S. Leipziger Professoren 1923 am Krankenbett Lenins. Unizschrft Leipzig 1974; 18: 5–6
Schwarz H. Paul Schröder – Sein Leben und sein Wirken. In: Ernst-Moritz-Arndt-Universität Greifswald (Hg). Festschrift zur 500-Jahrfeier der Universität Greifswald 17.10.1956. 2. Bd. Magdeburg: Volksstimme, 1956
Steinberg H. Hirnforscher schrieb in Leipzig Psychiatriegeschichte. Erwin Gustav Niessl von Mayendorf ist noch heute über Deutschland hinaus bekannt. Leipziger Volkszeitung 09.07.1998: 28
Steinberg H. Rückblick auf Entwicklungen der Kinder- und Jugendpsychiatrie: Paul Schröder. Prax Kinderpsychol Kinderpsychiatr 1999; 48: 202–206
Steinberg H. Kraepelin in Leipzig. Eine Begegnung von Psychiatrie und Psychologie. Bonn: Psychiatrie-Verlag, Edition Das Narrenschiff, 2001
Störring G-E. persönliche Auskünfte
Thom A. Auf dem Wege zum modernen Hochschulbereich Medizin 1961 bis 1990. In: Kästner I, derselbe (Hg). 575 Jahre Medizinische Fakultät der Universität Leipzig. Leipzig: Barth, 1990. 246–291
Thüsing C. Leben und wissenschaftliches Werk des Psychiaters Paul Schröder unter besonderer Berücksichtigung seines Wirkens an der Psychiatrischen und Nervenklinik der Universität Leipzig. med dent Diss. Uni Leipzig, 1999
Trenckmann U. Der Leipziger Beitrag zur Entwicklung theoretischen Denkens in der Psychiatrie. Wiss Zschrft Karl-Marx-Uni Leipzig. Math-Naturwiss R. 1982; 31: 115–130
UAL (Universitätsarchiv Leipzig): PA (Personalakte) 1170, Suckow; PA 1284, Bürger-Prinz; PA 1287, Bumke; PA 1428, Jensch; PA 1522, Niessl von Mayendorf; PA 1601, Schröder; PA 4140, Flechsig
Uhle M, Trenckmann U. Zur Entwicklung der Betreuungspraxis psychisch Kranker durch die Leipziger Universitätspsychiatrie. Wiss Zschrft Karl-Marx-Uni Leipzig. Math-Naturwiss R. 1982; 31: 92–114
Weise K. persönliche Auskünfte

Psychosomatik und Psychotherapie an der Universität Leipzig

M. Geyer

6.1 Historische Wurzeln

Es ist kein Zufall, dass an der Universität Leipzig bereits vor mehr als 50 Jahren die nach Heidelberg früheste Abteilungsgründung stationärer Psychotherapie und Psychosomatik an einer Universität stattfand. Sie fügt sich ein in die Geschichte einer Universität, die von jeher ein Ort psychologischer Innovationen war. Um nur einige zu nennen: Der Leipziger Professor für »Psychische Medizin« und Dekan der Medizinischen Fakultät – Johann A.H. Heinroth (1773–1843) – prägte bereits 1818 den Begriff »Psychosomatik«. Es sei auch daran erinnert, dass Wundt in Leipzig 1879 das erste psychologische Universitätsinstitut der Welt gründete. Die Buchstadt Leipzig, speziell der ehrwürdige Hirzel-Verlag, war seit 1912 der Hauptsitz des Internationalen Psychoanalytischen Verlages, bis ihn 1936 die Gestapo beschlagnahmte.

In der ersten Hälfte des 20. Jahrhundert gehörte Leipzig zu den Städten, in denen sich die seinerzeit nicht unumstrittenen neuen psychoanalytischen Behandlungsmethoden und psychosomatischen Sichtweisen auf körperliche Störungen etablieren konnten. Die in der Nazizeit erzwungene Emigration des größten Teils der diese Entwicklung tragenden jüdischen Ärzte und Psychologen brachte diesen Prozess allerdings zum Erliegen. Während die deutsche Psychoanalyse und Psychosomatik in der Bedeutungslosigkeit versank, blühte sie in den USA auf. Auch fast alle Leipziger Psychoanalytiker bekamen in den USA neue Arbeitsmöglichkeiten und begründeten dort wichtige und einflussreiche Schulen und Richtungen.

Die Nachkriegsentwicklung und insbesondere die Tatsache der Abteilungsgründung auf dem Höhepunkt der zweiten Diktatur des vergangenen Jahrhunderts im Osten Deutschlands ist nur darzustellen vor dem Hintergrund dieses traurigen Kapitels deutscher Wissenschaftsgeschichte und im Kontext der damaligen politischen Verhältnisse. Insofern erscheint es auch notwendig, vor der eigentlichen Gründungsgeschichte einen Blick auf die politischen Verhältnisse und das regionale Umfeld zu werfen.

6.2 Psychosomatik, Psychotherapie und Psychoanalyse in Leipzig und Mitteldeutschland vor der Gründung einer klinischen Psychotherapieabteilung an der Universität Leipzig 1953

6.2.1 Regionale Entwicklungen und ihr Einfluss auf die Leipziger universitäre Psychotherapie

Leipzig

In Leipzig gab es seit 1919 eine psychoanalytisch arbeitende Gruppe, die sich 1927 als »Leipziger Arbeitsgemeinschaft der Deutschen Psychoanalytischen Gesellschaft« (DPG) konstituierte. Zu dieser Gruppe gehörten u. a. Tore Ekman, Hermann Ranft, Otto Vauck, Herbert Weigel, Karl Voitel, Gerhard Scheunert und Ewald Roellenbleck.[1] Gründerin und Leiterin dieser Arbeitsgruppe war Therese Benedek (1892–1977), die 1920 nach dem Zusammenbruch der Räteregierung aus Ungarn gemeinsam mit Franz Alexander, Michael Balint u. a. nach Deutschland emigriert war. Von 1920–1925 war sie Assistenzärztin an der psychiatrischen Universitätsklinik Leipzig und betrieb

1. Siehe auch Baumeyer 1971 und Lockot 1985.

eine private psychoanalytische Praxis. Die Leipziger Gruppe erreicht eine beträchtliche Ausstrahlung in alle gesellschaftlichen Bereiche. Den wenigsten ist bekannt, dass der Mitteldeutsche Leipziger Rundfunk in seiner Pionierzeit in den 20er Jahren die weltweit erste populärwissenschaftliche Sendung über Psychoanalyse und Psychosomatik ausstrahlte, die von Therese Benedek gestaltet worden war. Therese Benedek bildete in Leipzig u. a. Alexander Mette, Ehrig Wartegg und Alexander Beerholdt aus.[2] Als Juden mussten Benedek und ihr Mann Deutschland im April 1936 verlassen. Sie wurde von Alexander nach Chicago eingeladen, wo sie sich als originelle, eigenständige Forscherin im Psychoanalytischen Institut Chicago entfalten konnte. Sie publizierte Arbeiten zur emotionalen Basis der frühen Ich-Entwicklung, zur Gegenübertragung, Lehranalyse, Supervision und weiblichen Sexualität. Die Leipziger Gruppe löste sich 1936 auf; die Buchbestände wurden vernichtet. Trotzdem lassen sich Spuren ihres Wirkens in Form der Aktivitäten Beerholdts und Warteggs weit in die Leipziger Nachkriegszeit verfolgen und in der Arbeit der universitären Psychotherapie auffinden.

Alexander Mette (1897–1985) war nach seinem Medizinstudium in München zunächst in Leipzig und Halle ärztlich tätig. 1926–1927 macht er seine Lehranalyse bei Therese Benedek und wurde u. a. von Karen Horney supervidiert. Im März 1928 wurde er Mitglied der DPG (Deutschen Psychoanalytischen Gesellschaft). Von 1928–1946 war er als Nervenarzt und Psychoanalytiker in Berlin tätig. Nach 1945 übernahm er leitende Positionen in der im Aufbau begriffenden Gesundheitsverwaltung der DDR und betrieb noch bis Juni 1951 eine deutlich ambivalente Kontaktpflege mit der DPG in Westberlin. Nach seiner Etablierung als leitender Mitarbeiter des Gesundheitsministeriums der DDR führten ihn seine politischen und theoretischen Auffassungen deutlich von der Psychoanalyse weg. Er wurde einer der Wegbereiter des Pawlowismus und beförderte insofern die spätere Abteilungsgründung durch Müller-Hegemann in Leipzig insbesondere in ihrer theoretischen Ausrichtung.

Alexander Beerholdt (1883–1976) war zunächst praktischer Arzt und Chirurg, später Nervenarzt und Psychotherapeut in eigener Praxis. Er hatte in den 20er Jahren Kontakt zur Arbeitsgruppe von Therese Benedek und erhielt dort Einblick in die psychoanalytische Arbeitsweise. Von 1935–1936 unterzog er sich einer Lehranalyse bei Felix Boehm. Er absolvierte aber keine vollständige psychoanalytische Ausbildung, so dass er offiziell nicht von der DPG anerkannt wurde. Ab 1945 begann er eine rege Vortragstätigkeit bei der Kulturabteilung der Stadt Leipzig und hielt von 1946–1951 Vorlesungen über Psychoanalyse an der Universität Leipzig. Er versuchte in diesem Zeitraum, einen Lehrbereich für Psychotherapie an der Universität einzurichten und konnte zunächst die Unterstützung der sowjetischen Administration für dieses Vorhaben erreichen. Spätestens nach der Etablierung einer deutlich kommunistisch geprägten Parteileitung an der Universität wurde jedoch dieses Bemühen aussichtslos.

Am 1. Mai 1950 wurde eine psychotherapeutische Behandlungsstelle an der Großpoliklinik Nord in Leipzig eingerichtet, in der Beerholdt seine psychoanalytischen Behandlungen und Lehranalysen bis kurz vor seinem Tod am 3. November 1976 weiterführte. Auch der spätere langjährige Oberarzt der Leipziger universitären Psychotherapieabteilung H.R. Starke (geb. 1929) absolvierten bei ihm die Lehranalyse.

H.R. Böttcher (1926 – 1997) langjähriger Professor an den Psychologischen Universitätsinstituten Leipzig und Jena, schreibt über diese Zeit in einem autobiographischen Buch:

2. Bernhardt und Lockot 2000.

Die Lehranalyse auf der Psycho-Couch in Alexanders Beerholdts Privatpraxis hatte ich nach anderthalb Jahren beendet und war, mit einer zusätzlichen halben Stelle der Poliklinik Nord, Beerholdts Mitarbeiter geworden, was dem Universitätsinstitut als meine zweite Anschauungsquelle und für die Praktika der Studenten nützte. Bis in sein 93. Lebensjahr war Beerholdt für seine Patienten da, müde schließlich, zittrig durch Parkinson im Senium, aber etlichen noch immer ein wichtiger Unterstützer ihrer Klärungsarbeit ... Einmal fragte ich Beerholdt, wie er die Nazi-Zeit hatte überstehen können: in dem von dem Juden Sigmund Freud fundierten Beruf! Auf seiner Couch sei seinen Patienten doch nicht nur Persönliches und Innerfamiliäres eingefallen. 'Das war immer ein großes Risiko!' antwortete er. 'Beinahe jeden Tag hätte es für den Zugriff der Gestapo gereicht. Ich verdanke mein Überdauern dem Vertrauen und der Verschwiegenheit meiner Patienten. In einem totalitären System ist mit der traditionellen Formel, die ärztliche Schweigepflicht' manches Wesentliche wirklich noch nicht erfasst.' Wir wussten, inwiefern wir gleichzeitig über die – in vielerlei Hinsicht sicherlich ganz andere – DDR sprachen.[3]

Ehrig Wartegg (1897–1983) wuchs in Dresden auf. Der zunächst autodidaktische Psychologe hatte schon vor seinem akademischen Studium (Psychologie, Soziologie, Pädagogik) an der Technischen Hochschule in Dresden psychotherapeutisch praktiziert. Bereits 1925 riet ihm Freud zu einer Lehranalyse bei Benedek, 1928 machte er dann seine erste eigene analytische Erfahrung bei Margarete Stegmann in Dresden, folgte dann jedoch Freuds Empfehlung. 1929 wechselte er an das von Wundt begründete Leipziger Psychologische Institut (Leipziger Schule F. Krüger). Hier beschäftigte er sich eingehend mit der Testpsychologie. Von 1939–1945 war er in Erfurt als Ausbildungsleiter des mitteldeutschen Landesarbeitsamtes tätig. Nach 1945 arbeitete er zusammen mit dem Nervenarzt und Psychoanalytiker Scheunert in dessen neurologisch-psychiatrischer Praxis und war Leiter einer Erfurter Zeichenschule. Wartegg erstrebte eine Synthese seiner inzwischen durch den Deutungs- und Erzähltest erweiterten charakterologischen Untersuchungsmethoden (»Wartegg-Zeichen-Test«) und begründete 1948 das »System der Soziogramme«. Bereits in den 20er Jahren hatte er mit therapeutischer Gruppenarbeit mit besonderer Aufmerksamkeit für die Übertragungsverhältnisse begonnen. Nach seinem Eintritt in das Haus der Gesundheit im Jahre 1950 hat er sowohl analytische Lehrtherapien, Gruppenpsychotherapien und vor allem die stufenweise Entwicklung eines Systems der experimentellen Psychodiagnostik durchgeführt, das auch Einfluss auf die Leipziger stationäre Praxis hatte.

Berlin

Psychoanalytisch orientierte psychotherapeutische Arbeitsgruppen bestanden hier seit Anfang des 20. Jahrhunderts. Bis zur Vertreibung seiner wesentlichen Protagonisten durch die Nazis wurde das Berliner Psychoanalytische Institut in den Jahren zwischen 1920 und 1933 die weltweit bedeutendste psychotherapeutische Ausbildungs- und Forschungsstätte. Auch nach der Teilung Berlins bestanden im Ostteil der Stadt sowohl im bereits erwähnten Haus der Gesundheit (Höck, *1920) als auch im Psychiatrischen Krankenhaus Herzberge (Blumenthal, *1913) psychoanalytisch orientierte, versorgungswirksame Arbeitsgruppen. An der Nervenklinik der Charité hatte Dietfried Müller-Hegemann (1910–1989) seit 1937 eine Assistentenstelle an der psychiatrischen und Nervenklinik der Charité Berlin inne. Müller-Hegemann war 1936–1943 einer der ersten Ausbildungskandidaten der Arbeitsgruppe A (Psychoanalyse) am Berliner Psychoanalytischen Institut

3. Böttcher 2001, S. 141.

bei Harald Schultz-Hencke (1892–1953) und beschäftigte sich u. a. mit psychoanalytischer Psychotherapie bei schizophrenen Patienten. Nach dem Krieg zur Pawlow'schen Lehre konvertiert, wurde er 1953 der Gründer der Leipziger Psychotherapieeinrichtung.

Jena

In Jena bestand eine lange Psychotherapietradition. Hier lehrte und arbeitete Otto Binswanger (Kathartische Methode); J.H. Schultz, ein Schüler von Binswanger, entwickelt 1920 das autogene Training.

Auch E. Speer (Begründer der Lindauer Psychotherapietage) und Oskar Vogt (der bekannte Hypnose- und Hirnforscher) gingen aus Jena hervor. H. Kleinsorge und G. Klumbies (Professoren der Medizinischen Universitätsklinik) entwickelten das autogene Training und die Hypnose – speziell die Ablationshypnose – für die Behandlung schwerer Schmerzzustände weiter. Zur Zeit der Gründung der Leipziger Einrichtung bildeten die Jenaer Psychosomatiker ein international bekanntes Zentrum psychotherapeutisch-psychosomatischer Forschung.[4] Die Suggestionsmethoden der Jenaer Schule bildeten eine wesentliche methodische Grundlage der Arbeit der 1953 gegründeten stationären Psychotherapieabteilung in Leipzig.

6.2.2 Politische und fachpolitische Entwicklungen im Vorfeld der Gründung

Die Zeit zwischen 1945 und dem Gründungsjahr der Psychotherapieabteilung in Leipzig 1953 ist zunehmend geprägt von stalinistischer Indoktrination und dem Versuch der Sowjetisierung aller gesellschaftlicher Bereiche. Medizin und Psychotherapie/Psychosomatik wurden davon nicht verschont. Gab es bis zur Gründung der DDR und der BRD 1949 insbesondere in Berlin noch einen lebhaften wissenschaftlichen Austausch zwischen Ost und West, kapselte sich in der folgenden Zeit das DDR-Regime immer konsequenter ab.

Hier sollen nur einige Beispiele für Gemeinsamkeiten auf dem Gebiet der Psychotherapie in den ersten Nachkriegsjahren erwähnt werden. Die im Januar 1946 als Organ der Zentralverwaltung Gesundheitswesen in der sowjetischen Besatzungszone zum ersten Mal erscheinende Zeitschrift »Das Deutsche Gesundheitswesen« enthielt bereits im Mai-Heft einen Beitrag des Leiters des Westberliner DPG-Instiuts Schultz-Hencke (1892–1953) mit dem Titel »Arzt und Psychotherapie«. In dieser Arbeit geht Schultz-Hencke von der Leib-Seele-Beziehung aus, die er als ein Gleichzeitigkeitsverhältnis auffasst, indem sich *»das Körperliche im Seelischen spiegele«*, ohne dass damit das Faktum seelischer Zusammenhänge aufgehoben sei. In diesem Zusammenhang wird auf die Arbeiten Pawlows und seiner Schüler verwiesen mit dem Hinweis, dass unter allen Umständen an die Lehre dieser Schule anzuknüpfen sei.

Anlässlich der 1946 stattfindenden Arbeitsbesprechung der Neurologen und Psychiater der sowjetischen Besatzungszone kommen die Westberliner Schultz-Hencke und Kemper (1899–1975) mit Referaten über die Anwendung der Psychotherapie zu Wort.

Am 20. Februar 1947 erhält Schultz-Hencke aufgrund der Initiative des Psychiaters Hanns Schwarz (Greifswald) einen Ruf auf den Lehrstuhl für Psychotherapie in Greifswald, den er jedoch nicht annimmt.

4. Aus Jena stammt beispielsweise die einzige deutsche wissenschaftliche Untersuchung, die 1948 Eingang in den Kinsey-Report über das sexuelle Verhalten des Mannes fand.

Vom 27.–29. Mai 1948 findet in Berlin die erste wissenschaftliche Tagung der Psychiater und Neurologen in der sowjetischen Besatzungszone mit 350 Teilnehmern statt. Der dritte Tag steht unter dem Leitthema »Psychotherapie und medizinische Psychologie« mit Referaten der seinerzeit führenden westberliner und westdeutschen Psychotherapeuten Schultz-Hencke, Kemper, Schwidder, Derbolowski, Kujath und Kühnel sowie Mette (damals Weimar).

Im Januar 1949 erscheint dann erstmalig die von Alexander Mette herausgegebene neue Fachzeitschrift »Psychiatrie, Neurologie und medizinische Psychologie« unter Mitwirkung von Kemper und Schultz-Hencke.

Im gleichen Jahr bemühten sich Schultz-Hencke und Kemper in entsprechenden Verhandlungen um die Errichtung eines Lehr- und Forschungsinstituts für Psychotherapie an der Charité bzw. im Ostteil Berlins. Aufgrund der damaligen äußerst angespannten ärztlichen Versorgungssituation und der schwierigen ökonomischen Bedingungen scheitern diese Verhandlungen.

Am 20. September 1949 wird Schultz-Hencke zum Professor mit Lehrauftrag für Psychotherapie an der Medizinischen Fakultät der Humboldt-Universität berufen. Am 26. September 1949 untersagt die Deutsche Psychoanalytische Gesellschaft (DPG) aufgrund der veränderten politischen Situation – inzwischen war die BRD und die DDR gegründet und die Teilung Deutschlands durch die Währungsreformen besiegelt worden – die Gleichzeitigkeit von Positionen in Ost und West. Schultz-Hencke tritt die Professur nicht an.

Mit der Gründung der DDR und der BRD und der damit verbundenen politischen, wirtschaftlichen und kulturell-wissenschaftlichen Teilung beginnen eigenständige Entwicklungen der Psychotherapie, die in den folgenden Jahren bis zur Wiedervereinigung am 3. Oktober 1990 zu unterschiedlichen Konzepten und Organisationsformen geführt haben.

Dabei gerät die Psychotherapie – insbesondere die Psychoanalyse – in den 50er Jahren zum ideologischen Spielfeld von Philosophen wie auch Psychiatern, die sich über die Auseinandersetzung mit der Psychoanalyse politisch profilierten. Protagonisten dieses Geschehens waren der österreichische, an die Humboldt-Universität Ostberlin berufene Philosoph und späteres Mitglied des Zentralkomitees der KP Österreichs Walter Hollitscher (1911–1986) sowie die bereits erwähnten Neuropsychiater Alexander Mette und Dietfried Müller-Hegemann. Die Ironie der Geschichte: Alle drei waren vor dem Zweiten Weltkrieg ausgebildete Psychoanalytiker, und übernahmen nach 1945 hohe Partei- und Regierungsämter. Insbesondere Müller-Hegemann hatte das klar formulierte Ziel, die sogenannte Pawlow'sche Lehre zum Hauptinstrument einer ideologischen Begründung nicht nur der Psychotherapie, sondern der gesamten Medizin zu machen und darüber hinaus die Psychoanalyse als bürgerliche Strömung auszumerzen.[5]

6.3 Die Gründung der Universitätsabteilung für Psychotherapie in Leipzig

Abgesehen vom erwähnten ideologischen Feldzug gegen die Psychoanalyse spielte Dietfried Müller-Hegemann (1910–1989), der seit 1950 Einfluss auf die Leipziger Universität gewann, eine besondere Rolle bei der Isolierung der ostdeutschen Psychotherapie von den westlichen Entwicklungen.

Er absolvierte nach seinem Medizinstudium die psychoanalytische Ausbildung (1936–1943) im Berliner Psychotherapeutischen Institut (Zentralinstitut, zuletzt Reichsinstitut für psychologische

5. Eine detailierte Darstellung dieser Entwicklung findet sich bei Bernhardt und Lockot 2000.

Forschung und Psychotherapie) mit Lehranalyse bei Schultz-Hencke, unterbrochen durch truppenärztliche Tätigkeit im Zweiten Weltkrieg. Nach seiner psychiatrischen Ausbildung an der Nervenklinik der Charité (seit 1932 bei K. Bonhoeffer) wird er 1950 Oberarzt und von 1952 bis 1964 Direktor der Universitätsnervenklinik und Professor für Neurologie und Psychiatrie an der Leipziger Universität. 1953 gründete er die Spezialabteilung für Psychotherapie, nach Heidelberg die älteste universitäre stationäre Psychotherapieeinrichtung.

Die Gründungsgeschichte der universitären Psychotherapieabteilung, die wesentlich im Jahre 1952 spielt, ist geprägt von ideologisch verbrämten, rüden Kämpfen um Positionen und Einfluss auf die weitere Berufungspolitik der Medizinischen Fakultät.

Es ist das Jahr der rücksichtslosesten Machtpolitik der SED seit Bestehen der DDR, die schließlich zum 17. Juni-Aufstand 1953 führte. Es ist die Zeit der Umbenennung der Universität Leipzig in »Karl-Marx-Universität« und die Zeit der Vertreibung der Andersdenkenden von der ersten »Roten Universität« der DDR.

Müller-Hegemann, gerade Hochschuldozent an der Leipziger Psychiatrischen und Nervenklinik und späterer Abteilungsleiter im DDR-Gesundheitsministerium, war damals bereits einer der mächtigsten Gesundheitspolitiker der jungen DDR und brauchte einen Lehrstuhl mit entsprechender Reputation an der größten Universität der DDR. Offiziell bekommt er bereits am 17. Dezember 1951 die kommissarische Leitung der Psychiatrischen und Nervenklinik der Universität Leipzig übertragen, wird direkter Nachfolger des sich vehement wehrenden bekannten Hirnforschers Richard Arwed Pfeifer (1877–1957) und besitzt damit den ehrwürdigen Lehrstuhl von Paul Flechsig.

Sehr widerstrebend und bis zuletzt kämpfend verlässt Pfeifer im Sommer 1952 die Klinik. Seine Privatstation in der Emilienstraße 14 wird die erste Heimstatt der Ende des Jahres eingerichteten und am 1. Januar 1953 offiziell eröffneten Psychotherapie-Abteilung. Zunächst besteht eine Frauenstation mit 8 Betten, die wenig später durch eine gleich große Männerstation ergänzt wird.

Zu diesem Zeitpunkt steht Harro Wendt (*1918) gerade am Ende seiner Facharztausbildung für Psychiatrie und Neurologie. Harro Wendt hatte 1939 mit dem Studium begonnen und in Leipzig, Wien und Berlin Medizin studiert. Er interessiert sich früh für psychotherapeutische Probleme und schließt bereits 1945 eine Promotion über die Enuresis nocturna an der Universität Wien ab. Im gleichen Jahr nimmt er Kontakt zum Psychoanalytischen Institut Schultz-Henckes – insbesondere zu Schwidder (1917–1970) – auf. Nach einer Tätigkeit als niedergelassener praktischer Arzt und Geburtshelfer beginnt er 1949 in der Kinderneuropsychiatrie der Universität Leipzig zu arbeiten. Er macht mehrere Jahre vor Eröffnung der Psychotherapie-Abteilung als psychotherapeutisch interessierter Psychiater und Neurologe auf sich aufmerksam.

Auch seine Frau, Margit Wendt, beschäftigt sich von Beginn ihrer ärztlichen Tätigkeit an mit psychopathologischen und psychotherapeutischen Fragen. Auch sie promoviert 1949 mit einem kinderpsychotherapeutischen Thema. Müller-Hegemann überträgt zunächst Harro Wendt die Oberaufsicht und Margit Wendt die Leitung der neu geschaffenen Abteilung. Offiziell ist die Müller-Hegemann'sche »Pawlow-Therapie«, zu der auch immer Schlaftherapie gehörte, das Hauptverfahren. Von Anfang an wenden jedoch sowohl Harro als auch Margit Wendt tiefenpsychologisch orientierte Therapieformen sowohl im Einzel- als auch im Gruppensetting an. Von Kleinsorge in Jena übernehmen sie die Ruhesuggestionen in ihr Therapieprogramm.

Müller-Hegemann lässt den Wendts immerhin einige methodische Freiräume und findet auch selbst zu einem gewissen Pragmatismus. 1957 veröffentlicht er einen Leitfaden der Psychotherapie für Ärzte und Studenten, *der nicht dem Anspruch gerecht wird, eine Psychotherapie der Pawlowschen Lehre zu sein, da es bisher noch an einer systematischen Bearbeitung und zusammenfassenden Abhandlung dieses Gebietes durch maßgebliche Vertreter der Pawlowschen Schule fehlt. Es fiel nicht schwer, in der Lehre Pawlows und deren wichtigsten Bestandteil, der Physiologie der höheren Nerventätigkeit, die gegebene Grundlage für die Theorie und Praxis einer rationalen Psychotherapie zu erkennen und eigene frühere Auffassungen einer Revision zu unterziehen. Bekanntlich hat die Pawlowsche Lehre viele Erfahrungen der alten Suggestions- und Hypnotherapie übernommen. Auch in der Lehre Freuds finden sich eine ganze Reihe von Einzelbeobachtungen, denen man eine bleibende Bedeutung wohl zuerkennen kann.*[6]

Als therapeutische Methoden werden ausführlich beschrieben: das autogene Training in Form des Standardverfahrens, »formelhafte Vorsatzbildungen« und die Oberstufe, die Hypnotherapie, sonstige Suggestivtherapien, methodische Aussprachen, fortgesetzte Aussprachen zur Korrektur von Lebenseinstellungen, Zielen und Lebensführungen, psychagogische Aussprachen, Aussprachen über Träume, die Schlaftherapie, die Gruppen- und Milieutherapie und die psychotherapeutisch betriebene Heilgymnastik.

Eine besondere Rolle wird den Gruppenaussprachen beigemessen, »*wenn es dem Therapeuten gelingt eine therapeutisch wirksame Gruppenbildung zu formieren*«[7].

Der besondere Einfluss Müller-Hegemanns ergab sich vor allem daraus, dass nach der 1950 in Moskau abgehaltenen Pawlow-Konferenz auch in der DDR eine Phase eingehender polemischer Auseinandersetzungen mit den psychosomatischen und psychoanalytischen Konzeptionen begann und Müller-Hegemann als ein führender Gesundheitspolitiker und – neben seiner Hochschullehrerposition – seit 1954 auch als Abteilungsleiter im Gesundheitsministerium, politisch einflussreich war. Besondere Bedeutung erlangten in diesem Prozess die Arbeitstagung der Staatlichen Pawlow-Kommission der DDR in Leipzig im Januar 1954, die Tagung der Neurologen und Psychiater im Oktober 1954 in Dresden sowie die Arbeitstagung über Psychotherapie 1955 in Leipzig. Auf diesen Tagungen hatte Müller-Hegemann den Begriff des Unbewussten ebenso unter Verdikt gestellt, wie er den Begriff Psychosomatik als psychoanalytisch unwissenschaftlich diffamierte und ihn für immerhin 20 Jahre aus dem Wortschatz der DDR-Psychotherapie verbannte.

Der Umzug in die Karl-Tauchnitz-Straße 25

Ende der 50er Jahre war die so genannte »Schlaftherapie« – als Kürzel für die Psychotherapieklinik – ein Begriff in Leipzig geworden. Die Kapazität war angesichts des großen Bedarfs zu gering und die Arbeitsbedingungen nicht mehr akzeptabel. Die Kliniksleitung wandte sich an den Rat der Stadt und bekam die Villa in der Karl-Tauchnitz-Str. 25 zugewiesen, in der sich die Klinik auch heute noch befindet (**◘ Abb. 6.1**).

Alle Umbauten und die Inneneinrichtung wurden mit Lottogeldern finanziert. Die Arbeiten wurden unter Leitung des durch die Ausgestaltung der Leipziger Oper bekannt gewordenen Innenarchitekten Landgraf vorgenommen. Die Ausstattung im Stil der 50er und der für die Medizin ungewohnte Hotelcharakter des Hauses erregten allgemeine Bewunderung. Damals existierten 34 Behandlungsplätze mit vollstationärer Unterbringung. Von da ab bürgerte sich als neues Kür-

6. Müller-Hegemann 1957, S. ▮
7. Müller-Hegemann 1957.

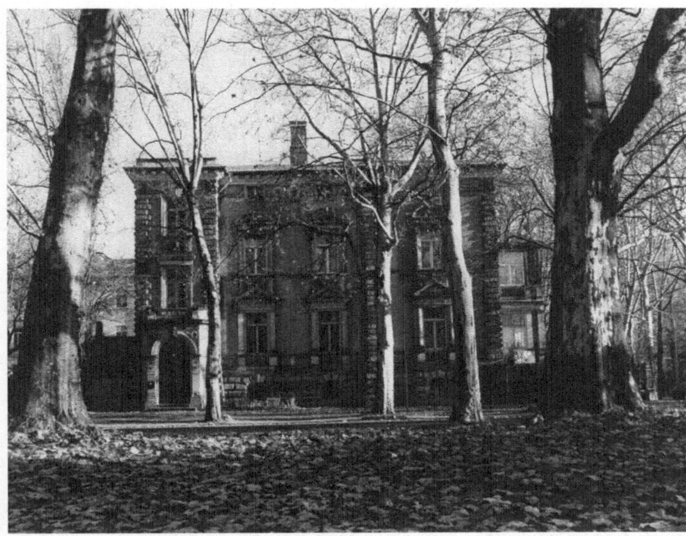

Abb. 6.1. Die Klinik in der Karl-Tauchnitz-Str. 25. (Foto: Gumz)

zel der Klinik »KT« ein. Kurz nach dem Einzug in die »KT« 1959 übernahm Harro Wendt die Leitung. Zusätzlich zu den beschriebenen Verfahren wurden jetzt auch Bewegungstherapie (Frau Joachim), Musiktherapie (Teirich) und Beschäftigungstherapie eingeführt. Zu den damaligen Mitarbeitern gehörten der Psychologe und spätere Psychoanalytiker Infrid Tögel (geb. 1927), Karl Seidel (*1930), späterer Inhaber des Charité-Lehrstuhls für Psychiatrie und Abteilungsleiter für Gesundheitspolitik des Zentralkomitees der SED und Klaus Weise, bedeutender Sozialpsychiater und späterer Direktor der Psychiatrischen Universitätsklinik Leipzig.

In dieser Zeit holte sich Wendt Anregungen bei Kretschmar, Langen und Winkler in Tübingen und dem Daseinsanalytiker Boss in Zürich. Er habilitiert sich 1960 mit der Arbeit »Schlaftherapie als Mittel der Behandlung von Neurosen«.

Nachdem sich die immer bestandenen konzeptionellen Diskrepanzen zwischen Wendt und Müller-Hegemann zuspitzten, entschloss sich Wendt, die Universität Leipzig 1961 zu verlassen. Innerhalb des von ihm übernommenen Psychiatrischen Bezirkskrankenhauses Uchtspringe errichteten er und Tögel eine psychoanalytisch orientierte Psychotherapieabteilung, die Ausstrahlungskraft auf viele psychoanalytisch Interessierte ausübte.

Die Ära Christa Kohler

Christa Kohler (1928–2004) war bereits als Medizinstudentin in Leipzig in die SED eingetreten und gestaltete in den 50er Jahren des 20. Jahrhunderts aktiv den Umbau der Universität Leipzig in die »Rote Universität« mit. Sie war die Tochter eines wegen Wehrkraftzersetzung von den Nazis verfolgten und inhaftierten Pastors, der über eine ausgeprägt antifaschistische Haltung in die Nähe deutscher Kommunisten kam, die später hohe Positionen im Zentralkomitee der SED bekleideten. Sie machte eine steile Universitätskarriere, die ihren Höhepunkt in ihrer Wahl zum Dekan der Medizinischen Fakultät der Karl-Marx-Universität 1971 erreichte. Als Christa Kohler nach dem Weggang von Harro und Margit Wendt die Leitung der Klinik übertragen wurde, übernahm sie von ihnen auch den schwelenden Konflikt mit Müller-Hegemann, der einerseits viele eigenmächtigen therapeutischen Aktivitäten seiner Abteilungsleiter übersah, andererseits jedoch keinerlei offenes Aufbegehren gegen die eigene Konzeption duldete. Kohler, selbst überzeugte Marxistin und in der Parteihierarchie gut etabliert, bekannte sich zunehmend offener zu einer Auffassung von Psychotherapie, die mit den Auffassungen Müller-Hegemanns nichts zu schaffen hatte und die sie »Kommunikative Psychotherapie« nannte.

Sie hatte das Scheitern der Pawlow'schen Schlaftherapie, die sich nicht nur als ineffektiv, sondern wegen der verwendeten starken Schlafmittel auch als lebensgefährlich herausgestellt hatte, unmittelbar in ihrem eigenen Wirkungskreis erlebt und eine Wiederöffnung zur westlichen Psychoanalyse und Psychotherapie vollzogen.

Kohler integrierte einerseits neopsychoanalytische Theorien Schulz-Henckes und andererseits kommunikationstheoretische Ansätze der Palo-Alto-Schule (Beatson, Watzlawick), außerdem logotherapeutische Vorstellungen Victor Frankls, bewegungstherapeutische Konzepte von Gindler, Fuchs und Stolze sowie die im Entstehen begriffenen kunsttherapeutischen Ansätze. Dieses, für die damaligen Verhältnisse außerordentlich moderne und zukunftsweisende Konzept, wurde in wesentlicher Weise ausgearbeitet und mitgetragen von H.F. Böttcher (geb. 1937), der die rechte Hand Kohlers wurde.

H.F. Böttcher, der von 1956 bis 1961 am Psychologischen Institut Leipzig studiert und bis 1964 als wissenschaftlicher Aspirant gearbeitet hatte, war von 1964 bis 1975 an der theoretischen Ausarbeitung und der klinischen Umsetzung des Konzeptes einer modernen, sozialpsychologisch orientierten »Kommunikativen Psychotherapie« maßgeblich beteiligt. Bereits während des Studiums hatte er sich sehr gründlich mit der klinischen Psychologie und Psychodiagnostik psychoanalytischer Orientierung beschäftigt. Zur Ausarbeitung eines modernen Konzeptes der Gruppenpsychotherapie orientierte sich die neue Leipziger Gruppe an den wissenschaftlichen Konzepten der »kleinen Gruppe« (Homans), den Erkenntnissen der T-Gruppenbewegung (Lewin u. a.) und den kommunikationstheoretischen Überlegungen der Palo-Alto-Gruppe (Watzlawick u. a.) sowie den sozialpsychologischen und Einstellungskonzepten von Hiebsch, Vorwerg (Begründer der Jenaer sozialpsychologischen Schule) und Usnadse (gemeinsam mit Galperin Begründer der georgischen Schule der Einstellungspsychologie). Böttcher beschäftigte sich nach seinem Weggang aus der Leipziger Klinik freiberuflich mit der Anwendung des sozialpsychologisch orientierten Leitertrainings und später in der Psychosomatischen Klinik Dresden mit der analytisch orientierten Gruppenpsychotherapie von psychosomatisch Kranken und der analytischen Weiterbildung von Psychologen und Ärzten.

Das Leitungsteam bestand neben diesen beiden aus Anita Kiesel (*1936) und Christoph Schwabe (*1934), die beide ihre Methoden – unterstützt und beschützt durch Kohler – entwickeln und damals viel beachtete Bücher über die kommunikative Bewegungstherapie und Musiktherapie schreiben konnten.

Die moderne Bewegungstherapie in der Gruppe wurde von Kiesel ab 1962 unter Nutzung der Konzepte von Lucy Heyer-Grote und Elsa Gindler in Form der Kommunikativen Bewegungstherapie entwickelt und später (ab 1974) innerhalb der von Kurt Höck entwickelten Konzeption der Intendierten Dynamischen Gruppenpsychotherapie differenziert und für unterschiedliche Settings modifiziert. Diese Methoden wurden sehr rasch von allen Psychotherapieabteilungen der DDR als wichtigstes Zusatzverfahren übernommen. Kiesel konnte bereits 1971 eine staatlich anerkannte Weiterbildung zur Fachphysiotherapeutin für funktionelle Störungen und Neurosen etablieren und bildete mit ihrem Team Hunderte von Physiotherapeutinnen in diesen Methoden aus.[8]

8. Wilda-Kiesel 1987.

Christoph Schwabe wurde von Kohler ermuntert, der Musiktherapie eine theoretische und methodologische Grundlage zu geben. Schwabe begründete in den folgenden Jahren eine modernen Musiktherapie (Leipziger Musiktherapieschule) und entwickelte in den folgenden Jahren die Regulative Musiktherapie, die Aktive Gruppenmusiktherapie und die Sozialmusiktherapie (Schwabe 1969, 1979, 1996, 1998). Nach der Erkrankung Kohlers und Schwabes Ausscheiden aus der Klinik fand er innerhalb der Sektion Musiktherapie und später der Akademie für angewandte Musiktherapie Crossen die Basis für wissenschaftliche Untersuchungen und Ausbildung. Auch diese musiktherapeutischen Methoden gehörten ab Anfang der 70er Jahre zum Standardmethodenarsenal psychotherapeutisch Tätiger in Ostdeutschland.

Die Gesamtkonzeption der Kommunikativen Psychotherapie wurde 1968 im ersten modernen Lehrbuch für Psychotherapie, das in der DDR erschien,[9] vorgestellt.

Bis zur Strafversetzung Müller-Hegemanns ins Griesinger Krankenhaus Berlin 1964 hatte es erbitterte Auseinandersetzungen gegeben. Ein letztendlich niedergeschlagenes staatsanwaltliches Ermittlungsverfahren, in dem Müller-Hegemann seine damalige Oberärztin Kohler beschuldigte, am Tode von Patienten durch Fehldosierung von Medikamenten während der Schlaftherapie schuld zu sein,[10] gab offenbar den Ausschlag zur Entfernung Müller-Hegemanns von der Leipziger Universität. Damit war der Weg frei für die ungestörte Weiterentwicklung der Psychotherapie zu einem eigenen Fachgebiet und ihre Etablierung als »Selbständige Universitätsabteilung für Psychotherapie und Neurosenforschung«, die schließlich 1974 realisiert wurde.

Die Zeit von 1964 bis 1974, dem Jahr des krankheitsbedingten Ausscheidens Christa Kohlers, ist eine wissenschaftlich fruchtbare Periode, in der wichtige Impulse für die Entwicklung der Psychotherapie im Osten Deutschlands ausgingen. In Abständen von jeweils wenigen Jahren verlassen nach 1974 auch Böttcher, Kiesel und Schwabe die Klinik.

Über ihre Mitarbeit in der »Erfurter Gruppe«[11] und gemeinsame Aktivitäten in der Gesellschaft für Ärztliche Psychotherapie und ihren Sektionen blieben Böttcher, Kiesel und Schwabe auch nach ihrem Ausscheiden aus der Klinik aktiv an der Entwicklung einer modernen psychodynamischen Psychotherapie beteiligt.

Nach 1974 beeinflusst die Arbeitsgruppe um Weise die methodische Ausrichtung der Abteilung im Sinne einer stärkeren Orientierung an der Gesprächstherapie (Roger, Tausch) im Einzel- und Gruppensetting.

Bis zur Neubesetzung des Lehrstuhls 1983 vergingen nach dem Ausscheiden von Christa Kohler neun Jahre, in denen Hellmut R. Starke im Auftrag von Weise, der offiziell die kommissarische Leitung in diesem Interim innehatte, die »KT« leitete. Starke, der eine Lehranalyse bei Beerholdt absolviert und seine Ausbildung in der Psychiatrischen Klinik erhalten hatte, orientierte die therapeutische Arbeit sowohl an psychodynamischen als auch gesprächstherapeutischen Verfahren. Er pflegte die Beziehungen zur Psychologie, zu den Schriftstellern des Leipziger J.R. Becher Instituts und zur Theologischen Fakultät.

Die Entwicklung des Autors (*1943) bis zur Berufung auf den lange verwaisten Lehrstuhl Kohlers war geprägt durch jene Auseinandersetzungen um eine psychodynamische Psychothera-

9. Kohler 1968: »Kommunikative Psychotherapie«.
10. Persönliche Mitteilung von Kohler, 1983.
11. Ott, Geyer, Maaz u. a., siehe auch Geyer 2000.

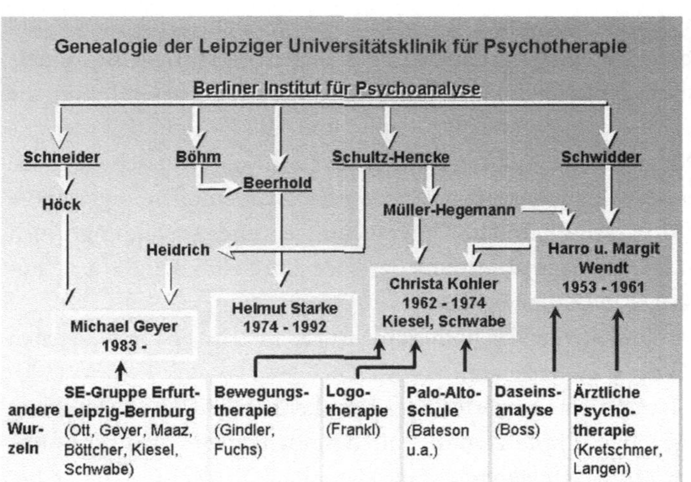

Abb. 6.2. Genealogie der Leipziger Universitätsklinik für Psychotherapie

pie, die die letzen Jahrzehnte der Psychotherapiegeschichte in Ostdeutschland prägten.[12] Nach dem Medizinstudium in Sofia, Leipzig und Erfurt, der Promotion mit einem psychiatrischen Thema 1966 und der Habilitation mit einer psychosomatischen Arbeit an der Medizinischen Akademie Erfurt 1978 gibt es jahrelange Widerstände gegen eine Berufung auf eine Hochschullehrerposition, die in der Stasiakte des Verfassers als Zweifel an dessen Fähigkeit, Studenten im kommunistischen Sinne erziehen zu können, beschrieben werden. Durch Unterstützung Weises, des Lehrstuhlinhabers für Psychiatrie in Leipzig, kommt 1983 schließlich der Ruf nach Leipzig (**Abb. 6.2**).

6.4 Die Jahre bis zur Wende

Der Kohler'sche Lehrstuhl ist seinerzeit der einzige mit dem Direktorat einer Klinik verbundene Lehrstuhl der DDR mit psychotherapeutischer Ausrichtung und hat für den Verfasser, der seit vielen Jahren mit den »Leipzigern« Böttcher, Kiesel und Schwabe sowohl wissenschaftlich als auch fachpolitisch zusammengearbeitet hatte, eine beträchtliche Attraktivität. Leider kommt die Berufung nach Leipzig zu spät, um die drei am Verlassen der KT zu hindern.

Der Ruf eines politisch nicht vertrauenswürdigen Hochschullehrers auf den Leipziger Lehrstuhl bringt es zunächst mit sich, dass der selbstständige Status der Abteilung wieder verloren geht, obwohl eine Einsetzung als ordentlicher Professor (vergleichbar mit einer heutigen C4-Professur) erfolgt – aus heutiger Sicht eher ein glücklicher Umstand, nicht in die universitären Leitungsprozesse involviert worden zu sein. Darüber hinaus ergibt sich für die Arbeit durch diese Wiederanbindung an die Psychiatrische Klinik kaum eine Einschränkung, was dem kollegialen Verhalten Weises zu danken war.

Die psychodynamische Ausrichtung der Arbeit verstärkt sich nach 1983 deutlich.

In Zusammenhang mit der Einführung des Facharztes für Psychotherapie, des Fachpsychologen der Medizin und der Ostversion der Zusatzbezeichnung Psychotherapie kommt auf die Klinik

12. Siehe auch Geyer 2000.

in dieser Zeit ein gewaltiges Pensum an Ausbildungsaufgaben zu. Ursula Feldes, Günter Plöttner, Hellmut Starke, später auch Ute Uhle und Bettina Schmidt, übertragen mit großem Engagement die psychodynamische Orientierung in die Aus- und Weiterbildung und klinische Arbeit. Damit verbunden ist auch eine grundlegende Veränderung des Berufsbildes des Pflegepersonals. Die pflegerischen Versorgungsaufgaben werden ergänzt durch zahlreiche therapeutische Aktivitäten und Aufgaben in der Psycho- und Prozessdiagnostik. Das Schwesternteam bekommt eine besondere Bedeutung für den spezifischen psychotherapeutischen Prozess.

Die Klinik wird in den 80er Jahren zur meist frequentierten Ausbildungsstätte Mitteldeutschlands. Es entstehen Lehrbücher und Lehrmaterialien für die psychosomatische Grundversorgung und die psychodynamische Psychotherapie.[13] Kontakte zu den wesentlichen klinischen Fachgebieten entwickeln sich hauptsächlich über die Medizinische Psychologie.

Die von Starke in den 70ern begonnene epidemiologische Psychotherapie-Bedarfsforschung wird ergänzt durch eine systematische Therapieforschung.[14] Neue prozessbegleitende Verfahren werden erprobt und Prozess- und Ergebnisforschung verbunden. Günter Plöttner und Peter Winiecki sind mit diesen Forschungsergebnissen 1989 die ersten Habilitanden der Klinik seit Kohlers Habilitation 1968.

Der Leiter der Klinik – seit 1982 Vorsitzender der Gesellschaft für Ärztliche Psychotherapie der DDR – wird 1987 zum Generalsekretär der International Federation for Medical Psychotherapy gewählt, was Kongressreisen in den Westen erleichtert und die Klinik wieder an die internationale Entwicklung anschließt. Verhandlungen mit dem Ostbeauftragten der internationalen psychoanalytischen Dachorganisation IPA, Leupold-Löwenthal, Wien, mit dem Ziel einer Anerkennung der psychoanalytischen Arbeit scheitern 1987. Stattdessen werden ab 1984 Beziehungen zur westdeutschen psychoanalytischen Dachgesellschaft, der DGPT, vorwiegend über Carl Nedelmann hergestellt. Die Klinik wird zu einem Organisationszentrum aller wichtigen nationalen und internationalen Psychotherapiekongresse der 80er Jahre. Schließlich werden ab 1986 damals noch illegale Forschungsbeziehungen zu westdeutschen Einrichtungen aufgebaut. Es beginnt mit einer illegalen Kooperation mit Kächele, Psychotherapeutische Universitätsabteilung Ulm. Das bekannte Lehrbuch von Thomä und Kächele wird in größeren Stückzahlen ins Land gebracht und verbreitet. Inoffizielle Forschungskontakte entstehen auch zu Rainer Krause (Psychologisches Institut der Universität Saarbrücken) im Saarland, Senf (Psychosomatische Klinik der Unversität Heidelberg, später Essen) und Brähler in Gießen.[15]

Die Organisation und Durchführung mehrer größerer Ost-West-Veranstaltungen glich für die Mitarbeiter der Klinik einem Drahtseilakt unter den misstrauischen Augen der ministeriellen Obrigkeit mit beträchtlichen Absturzmöglichkeiten.[16] Das erste offizielle Ost-West-Symposium 1984 in Dresden begründete den Kontakt zur DGPT, der die Grundlage für den rasch nach der Wende beginnenden Aufbau der psychoanalytischen Aus- und Weiterbildung in Ostdeutschland bildete. Die Klinik organisierte auch die große »vorgezogene Vereinigungsfeier« der ost- und westdeutschen Psychotherapeuten 1987 in Erfurt, die riesigen Kongresse mit internationaler Beteiligung in

13. Geyer 1985, 1987; Geyer et al. 1989.
14. Geyer et al. 1991, Geyer und Reihs 2000.
15. Die 1984 während des ersten Ost-West-Symposiums in Dresden geknüpften Beziehungen zu Brähler in Gießen führen nach der Wende zur Berufung Brählers auf den ersten Lehrstuhl für Medizinische Psychologie und Medizinische Soziologie der Medizinischen Fakultät Leipzig.
16. Siehe beispielsweise den Stasibericht eines IM über das Leipziger Freud-Symposium 1989 in Süß 1998.

Neubrandenburg und Berlin mit 1500 Teilnehmern und nicht zuletzt das Freud-Symposium in Leipzig, als die DDR schon in den letzten Zügen lag.[17]

An dieser Stelle sei auch die enge und teilweise uns Psychotherapeuten stützende Zusammenarbeit mit der Leipziger Akademischen Psychologie, mit Männern wie Schröder, Petermann und Guttke (Professoren am Leipziger Psychologischen Institut), aber auch mit Achim Thom und Christina Schröder vom Carl-Sudhoff-Institut für Medizin und Naturwissenschaften der Universität Leipzig erwähnt. Während die genannten Psychologen methodisch unterstützten, hat uns Achim Thom viele Male ideologisch den Rücken freigehalten, wenn die Gefahr gröberer politischer Einmischungen in unsere Arbeit drohte.

6.5 Schlussbetrachtung

Möglicherweise ist es immer noch zu früh, eine abschließende Bewertung der im Laufe der Zeiten unterschiedlichen fachlichen und fachpolitischen Aktivitäten und Positionen dieser Klinik von ihrer Gründung 1953 bis zur Wende 1989 vorzunehmen. Ich bin mir bewusst, dass solche Bewertungen einem Teilnehmer dieser Entwicklung mehr oder weniger subjektiv geraten. Sie stellen sich um so komplizierter dar, als die Geschichte der Psychotherapie in Leipzig und der DDR voller Gegensätzlichkeiten ist und Sein und Schein an dieser Universität immer schwer zu unterscheiden waren. Sie war verschrien als die erste rote Universität der DDR. Andererseits aber war sie voller Nischen und Winkel und wer sich nicht zur Mitarbeit anbot, konnte mitunter erstaunlich unbehelligt bleiben. Der Autor selbst jedenfalls hat das als Student, der drei Semester in Leipzig absolvierte, ebenso genossen wie als Hochschullehrer, der nicht gezwungen war, auch nur ein einziges politisches Amt an der Hochschule zu übernehmen.

Von der Psychotherapie erwartete man zwar, dass sie sich irgendwie an einem marxistischem Menschenbild orientierte, aber niemand machte in den Jahren, in denen der Verfasser die Klinik leitete, direkte bedrohliche Versuche einer politischen Einflussnahme auf das therapeutische Handeln vor Ort. So blieb »unsere Psychotherapie« eine westliche Psychotherapie und den Werten des Abendlandes verhaftet.

Selbstverständlich erwartete das Regime, dass die Psychotherapie aus politischen und gesellschaftlichen Problemen medizinische machte. Aber es lag am einzelnen Psychotherapeuten selbst, ob und wie weit er die speziellen Probleme der DDR-Gesellschaft aus seiner Arbeit ausblendete oder nicht. Jeder von uns hatte zu tun mit nicht systemkonformen Lehrern, Opfern von Parteiverfahren und Ausreisewilligen. Systemgeschädigte aller Art flüchteten in die Psychotherapie, und als Psychotherapeuten fühlten wir uns besonders in der Verantwortung, gesellschaftliche Missstände zu benennen und öffentlich zu machen. Alle unsere Kongresse der letzten DDR-Jahre hatten ausdrücklich diesen Gegenstand. So möchte ich die Geschichte dieser Klinik in erster Linie unter dem Gesichtspunkt bewertet wissen, wie jeder Einzelne seine Verantwortung für seine Patienten und Studenten in einer Diktatur wahrgenommen hat und nicht unter dem Aspekt, wie er sie als Mitarbeiter der »Karl Marx-Universität« hätte wahrnehmen sollen.

Die Geschichte dieser Klinik reflektiert die Gefährdungen wie die Chancen des Subjekts in einem langen Prozess der Auseinandersetzung mit der Gesellschaft, charakterisiert durch ständige

17. Siehe auch Schröder C. 2003.

Versuche, scheinbar übermächtigen äußeren Gegebenheiten zu trotzen. Hier wurden (und werden auch heute immer noch) Freiräume für leidende Menschen geschaffen, deren Bedeutung nur für die zu ermessen ist, die sie genießen konnten. Aus ihrer Geschichte haben die ostdeutschen Psychotherapeuten eine Sensibilität für alle Formen offener und verdeckter gesellschaftlicher Gewalt in das vereinigte Deutschland mitgebracht. Es handelt sich um Erfahrungen, die nur unter diesen besonderen repressiven Umständen zu machen waren. Vielleicht sind diese Erfahrungen und das, was wir daraus gelernt haben und noch lernen werden, das Beste, was wir zu bieten haben.

Literatur

Baumeyer, F. Zur Geschichte der Psychoanalyse in Deutschland. 60 Jahre Deutsche Psychoanalytische Gesellschaft. Psychosom Med Psychother 1971; 17: 203–240

Bernhardt H, Lockot R. (Hg). Mit Ohne Freud. Zur Geschichte der Psychoanalyse in Ostdeutschland. Gießen: Psychosozial, 2000

Böttcher HR. Verstrickt ins 20. Jahrhundert. Zeitzeugnis eines Jenaer Psychologen. Bucha: quartus, 2001

Geyer M. Das ärztliche Gespräch. Berlin: Volk und Gesundheit, 1985 (2. Aufl. 1990)

Geyer M. Methodik des psychotherapeutischen Einzelgesprächs. Leitfaden dynamisch-interaktioneller Psychotherapie. Leipzig: Barth, 1987 (2. Aufl. 1990)

Geyer M. Psychoanalytisches Denken in der Psychosomatik der früheren DDR. Das Subjektive in der Medizin. In: Richter HE, Wirsching M (Hg). Neues Denken in der Psychosomatik. Fischer: Frankfurt/M., 1991: 129–138

Geyer M. Kommentar zur Publikation »Bericht über eine Selbsterfahrungsgruppe nach 16 Monaten« von Jürgen Ott und Michael Geyer. In: Bernhardt H, Lockot R (Hg). Mit Ohne Freud. Zur Geschichte der Psychoanalyse in Ostdeutschland. Gießen: Psychosozial 2000: 349–354

Geyer M, König W, Maaz HJ, Scheerer S, Seidler S. Balint-Arbeit in der DDR – Der Prozeß der Konzeptbildung. Die Balint-Gruppe in Klinik und Praxis (4), Berlin, Heidelberg, New York, Tokyo: Springer, 1989: 248–279

Geyer M, Plöttner G, Winiecki P. The Leipzig Psychotherapy Process Research Programm. In: Beutler LE, Crago M (Hg). Psychotherapy Research: An International Review of Programmatic Research. Washington: The American Psychological Association, 1991: 194 – 201

Geyer M, Reihs RG. Zur Wirksamkeit stationärer Psychotherapie – Ergebnisse einer Langzeit-Katamnesestudie. In: Tress W, Wöller W, Horn E (Hg). Psychotherapeutische Medizin im Krankenhaus – State of the Art. Frankfurt am Main: VAS, 2000: 12–29

Höck K. Konzeption der intendierten dynamischen Gruppenpsychotherapie. In: Ott J (Hg). Theoretische Probleme der Gruppenpsychotherapie. Psychotherapie und Grenzgebiete 1, Leipzig: Barth, 1981: 13–33

Kohler C. Kommunikative Psychotherapie. Jena: Fischer, 1968

Lockot R. »Hier geht das Leben auf eine sehr merkwürdige Weise weiter…« Zur Geschichte der Psychoanalyse in Deutschland. Hamburg: Kellner, 1985

Müller-Hegemann D. Psychotherapie. Ein Leitfaden für Ärzte und Studenten. Berlin: Volk und Gesundheit, 1957

Ott J, Geyer M, Böttcher HF. Zu einigen Problemen der psychotherapeutischen Ausbildung für die verschiedenen ärztlichen Zielgruppen unter besonderer Berücksichtigung der Therapeutenpersönlichkeit. In: Hess H, König W, Ott J (Hg). Psychotherapie – Integration und Spezialisierung. Leipzig: Thieme, 1980

Schwabe C. Musiktherapie bei Neurosen und funktionellen Störungen. Jena: Fischer, 1969

Schröder C. Zwischen Hoffnung und Selbstzensur: Das Internationale Freud-Symposium in Leipzig im Sommer 1989. In: Geyer M et al.: Psychotherapeutische Reflexionen gesellschaftlichen Wandels. Stuttgart: VAS, 2003: 85–96

Schwabe C. Regulative Musiktherapie. Jena: Fischer, 1979

Schwabe C, Haase U (Hg). Die Sozialmusiktherapie (SMT). Crossen: Akademie für Angewandte Musiktherapie, 1989.

Schwabe C, Röhrborn H. Regulative Musiktherapie. Jena: Fischer, 1996

Süß S. Politisch missbraucht? Berlin: Links, 1998: 380 ff.

Wilda-Kiesel A. Kommunikative Bewegungstherapie. Leipzig: Barth, 1987

Die Entwicklung der Klinik und Poliklinik für Psychiatrie seit 1995

Matthias C. Angermeyer

7.1 Meine Entscheidung für Leipzig

Meiner Bewerbung auf die C4-Professur in Leipzig stand ich von Beginn an recht ambivalent gegenüber. Dies kommt allein schon darin zum Ausdruck, dass ich die Bewerbungsunterlagen per UPS expedieren musste, damit sie noch rechtzeitig vor Ablaufen der Bewerbungsfrist in Leipzig eintrafen. Am 12. Oktober 1993 fand dann das »Vorsingen« statt. Noch am Abend erfuhr ich, dass ich von der Berufungskommission auf den ersten Platz gesetzt worden war. Diese Entscheidung war sicher auch dem Umstand zu verdanken, dass man unmittelbar zuvor auf die ebenfalls ausgeschriebene C3-Professur für Gerontopsychiatrie einen biologisch orientierten Psychiater berufen hatte. Dieses Arrangement machte es möglich, die C4-Professur mit einem in den Augen so mancher Medizinerkollegen doch wohl eher exotisch anmutenden Vertreter unseres Faches zu besetzen, der sich mit Themen wie der Einstellung der Bevölkerung zu psychisch Kranken beschäftigte.

Und dann vergingen beinahe zwei Jahre bis ich mich endlich dazu durchgerungen hatte, den Ruf anzunehmen. Ein Grund für mein Zögern bestand darin, dass es mich aus Mannheim, wo ich am Zentralinstitut für Seelische Gesundheit tätig war, nicht wegdrängte. Die Wogen in der Auseinandersetzung mit dem früheren Direktor des Instituts hatten sich gelegt, die von mir geleitete Abteilung für Psychiatrische Soziologie prosperierte, die Zukunftsaussichten waren durchaus vielversprechend. Umgekehrt stellte der Gang nach Leipzig ein Abenteuer dar, dessen Ausgang völlig offen schien. Dies aber war genau der entscheidende Punkt. Im Frühjahr 1995 hielt ich mich als Gastprofessor an der Columbia University in New York auf. In einem längeren Telefonat mit meiner Lebensgefährtin ging ich noch einmal alle Argumente für und gegen Leipzig mit ihr durch und fragte, was sie denn empfehlen würde. Wie zu erwarten nahm sie mir die Entscheidung nicht ab, sprach aber dann davon, dass Leipzig eine neue Aufgabe, eine Herausforderung bedeute. Und da war mir klar: Diese galt es anzunehmen! Am nächsten Tag rief ich in Leipzig an und sagte zu. Übrigens eine Entscheidung, die ich bis zum heutigen Tag nicht bereut habe.

7.2 Die Klinik I – Grundlagen und erste Schritte

Am 1. Oktober 1995 trat ich meinen Dienst in Leipzig an. Ein Monat später folgte Herr Professor Hermann-Josef Gertz, der kurz danach stellvertretender Klinikdirektor wurde. In der Stadt herrschte Aufbruchstimmung, ein Wald von Kränen beherrschte das Stadtbild. Ich wohnte das erste halbe Jahr im Parkhotel am Bahnhof und auf dem Weg zur Klinik durchquerte ich die Innenstadt und konnte das Fortschreiten der Bauarbeiten unmittelbar beobachten. Ich fühlte mich an meine Kindheit erinnert, in der ich den Wiederaufbau Nürnbergs nach dem Zweiten Weltkrieg miterlebt hatte. Auch in der Klinik begannen wir sofort mit Baumaßnahmen. Das Gebäude in der Johannisallee 20, ursprünglich für den Verlag Velhagen und Klasing im historistischen Stil errichtet und zu DDR-Zeiten Sitz des VEB Excelsiorwerk Leipzig, wurde vom Besitzer innerhalb eines halben Jahres vollständig rekonstruiert (■ **Abb. 7.1** und **7.2**). Die Innenräume wurden nach unseren Vorstellungen gestaltet (dass die Tagesklinik über eine große zentral gelegene Küche verfügt, geht auf mein Konto!). Bereits im Mai 1996 konnten von uns zwei Etagen bezogen werden. Eine Etage war für die Klinikleitung und die Forschung reserviert, in die andere zog die Tagesklinik um. 1999 nahmen wir auch noch für die Forschung das Dachgeschoss und im Jahr 2000 die dritte Etage für die Ambulanz in »Besitz«.

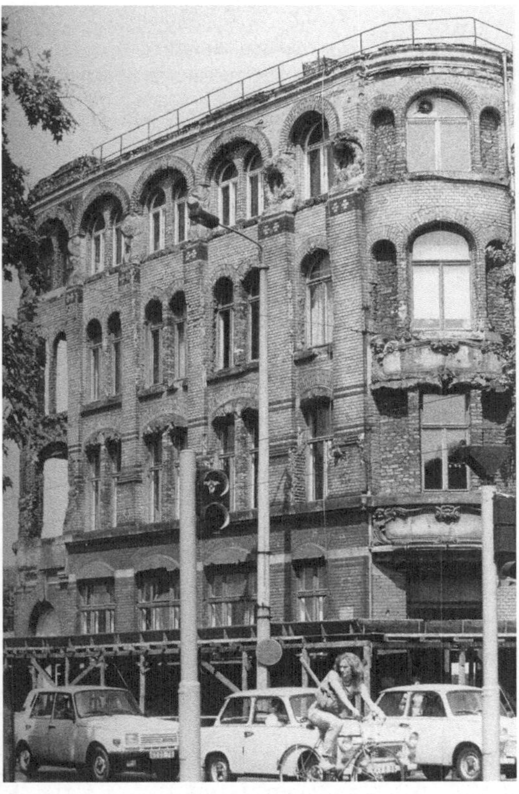

Abb. 7.1. Das Gebäude der Johannisallee 20 im Jahre 1989. [Gormsen N, Kühne A. Leipzig. Den Wandel zeigen. Leipzig: Edition Leipzig, 2002 (5. Aufl.), S. 29]

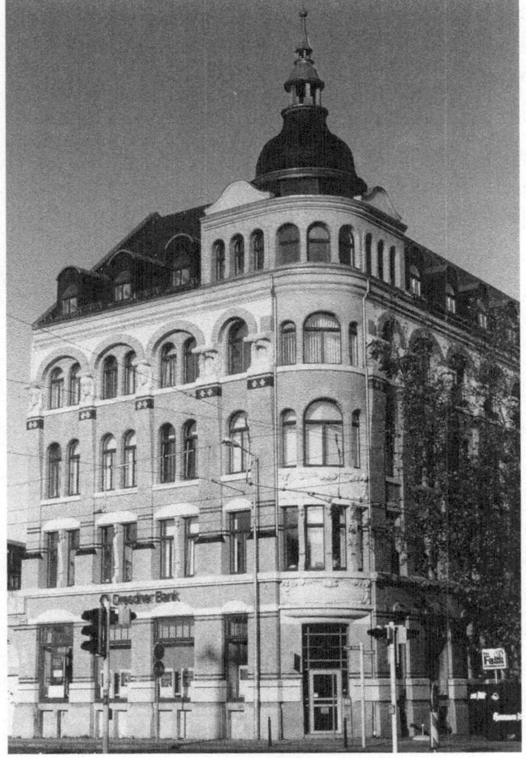

Abb. 7.2. Das Gebäude der Johannisallee 20 nach der Wiederherstellung, die nach der Wende möglich wurde. Heute befinden sich in dem Haus die Tagesklinik, die Ambulanzen und die Forschungsbereiche Public Mental Health und Gesundheitsökonomie. [Gormsen N, Kühne A. Leipzig. Den Wandel zeigen. Leipzig: Edition Leipzig, 2002 (5. Aufl.), S. 29]

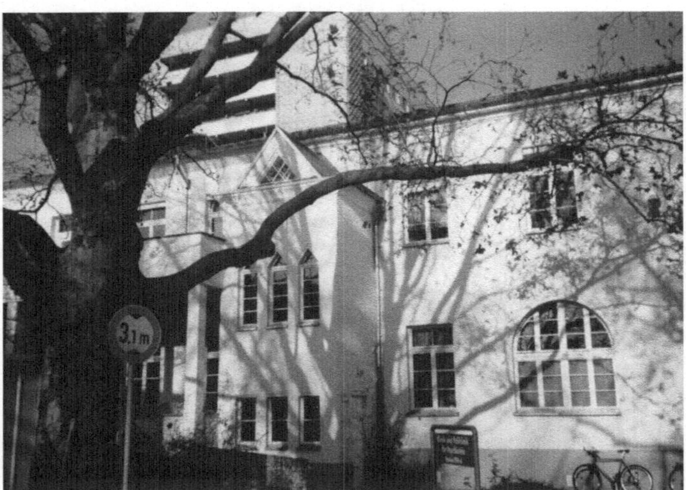

■ **Abb. 7.3.** Die fakultativ offen oder geschlossen geführte akutpsychiatrische Station der Klinik. (Archiv für Leipziger Psychiatriegeschichte)

Bereits 1975 war auf Initiative von Herrn Professor Klaus Weise, meines Vorgängers, die psychiatrische Versorgung der Stadt Leipzig sektorisiert worden. Die Leipziger Klinik war damit nach der Psychiatrie der Medizinischen Hochschule in Hannover die zweite universitäre Einrichtung in Deutschland gewesen, die die Versorgungsverpflichtung für ein definiertes Areal (Stadtbezirk Leipzig-Süd) übernahm. Nach der Wende musste die Sektorversorgung aus administrativen Gründen vorübergehend eingestellt werden. 1999 konnten wir ein Gebäude in unmittelbarer Nachbarschaft zum Bettenhaus des Klinikums beziehen, das unter der Federführung von Herrn Professor Thomas Becker, unseres leitenden Oberarztes, frisch renoviert und entsprechend unseren Wünschen umgebaut worden war. Dort fand eine zusätzliche Station Platz, die wahlweise geschlossen geführt werden kann (■ Abb. 7.3). Damit erfüllte unsere Klinik die formalen Bedingungen, um die Versorgung des Sektors Leipzig-Süd wieder aufnehmen zu können. Parallel dazu erfolgte die Sanierung der beiden offenen Stationen in der sechsten Etage des Bettenhauses. Die räumlichen Verhältnisse hatten sich dort als äußerst beengt erwiesen, die sanitären Verhältnisse als katastrophal. Die Bettenzahl wurde nun von vier auf drei pro Zimmer reduziert und alle Krankenzimmer erhielten Nasszellen und wurden vollständig neu möbliert.

7.3 Die Klinik II – neue Akzente

Unter der Leitung meines Vorgängers hatte sich die Klinik zu einer explizit sozialpsychiatrischen Einrichtung entwickelt, die über die Grenzen der DDR hinaus Bekanntheit erlangt hatte. So war mir die Leipziger Psychiatrie bereits seit meiner Assistentenzeit an der Medizinischen Hochschule Hannover Anfang der 1990er Jahre ein Begriff gewesen. Tatsächlich fand ich eine hoch entwickelte therapeutische Kultur vor, die sich stark an der Idee der Therapeutischen Gemeinschaft orientierte. Die Maxime der Behandlungskontinuität fand ich hier in die Praxis beispielhaft umgesetzt. Im Wesentlichen ging es deshalb darum, bereits gewachsene und unzweifelhaft positive Behandlungsansätze fortzuführen und vielleicht noch den einen oder anderen zusätzlich ergänzenden Akzent zu setzen. Hier sind vor allem die Neuorientierung der Tagesklinik und der Ausbau der Ambulanz zu nennen.

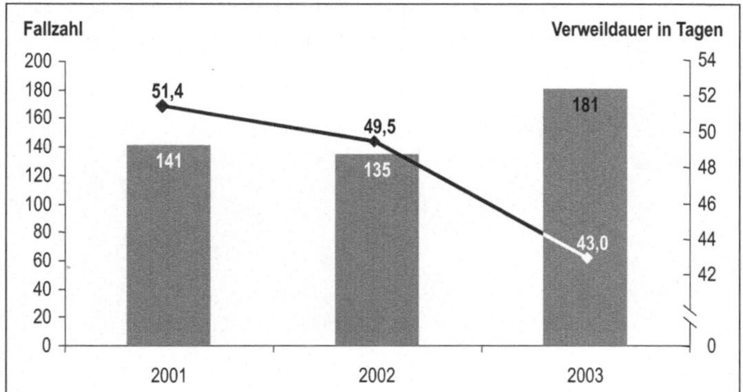

Abb. 7.4. Fallzahlen und mittlere Verweildauer im teilstationären Bereich der Psychiatrischen Universitätsklinik 2000-2003. (Department of Psychiatry, University of Leipzig: Bi-annual Report 2002-2003. Leipzig: Klinik und Poliklinik für Psychiatrie der Universität Leipzig, 2004)

Nach dem Auszug aus dem Bettenhaus wandelte sich der Charakter der Tagesklinik grundlegend. Früher wurden dort in erster Linie Patienten, die zuvor stationär aufgenommen worden waren, durch die gleichen Therapeuten weiterbehandelt. Vorrangig handelte es sich dabei um Psychosekranke. Jetzt wird das Gros von niedergelassenen Ärzten direkt überwiesen und Patienten mit affektiven Störungen und Angststörungen sind am stärksten vertreten. So fungiert die Tagesklinik jetzt als eine Behandlungseinrichtung *anstelle* einer und nicht wie früher *nach* einer stationären Behandlung. Das vom gesamten therapeutischen Team getragene Behandlungskonzept, an dessen Entwicklung Frau Dr. Bettina Wittmund entscheidenden Anteil hat, ist stark psychotherapeutisch ausgerichtet und stellt eine Kombination aus Verhaltenstherapie und systemischer Therapie dar. Die Tagesklinik in ihrer neuen Gestalt wurde von Patienten wie niedergelassenen Kollegen gleichermaßen sehr gut angenommen. Die 25 Plätze sind ständig ausgebucht. Und dies bei immer kürzer werdenden Aufenthaltszeiten! (**Abb. 7.4**).

Der Schwerpunkt der bis Ende 2002 von OA Dr. Matthias Uhle geleiteten Ambulanz lag traditionell auf der Langzeitbetreuung schwer chronisch psychisch Kranker. Als mit den neu geschaffenen gesetzlichen Rahmenbedingungen die Etablierung einer Institutsambulanz möglich wurde, konnten wir direkt darauf aufbauen. Die Mitarbeiterzahl wurde aufgestockt. Ein multiprofessionelles Team, bestehend aus Ärzten, Psychologen, Sozialarbeitern und Krankenpflegekräften, ist für die Betreuung der Kranken zuständig. Bereits 1996 wurde die Gedächtnisambulanz eröffnet. 1997 folgte die Verhaltenstherapeutische Ambulanz mit Spezialsprechstunden für Angsterkrankte und Zwangskranke, die ein differenziertes gruppenpsychotherapeutisches Angebot vorhalten. Schließlich wurde eine Sprechstunde für Patienten mit psychogenen Insomnien eingerichtet.

Im Gegensatz zu den meisten psychiatrischen Universitätskliniken in Deutschland verzichtete ich bewusst darauf unsere Einrichtung in »Klinik für Psychiatrie und Psychotherapie« umzubenennen. Der Grund hierfür bestand gewiss nicht in einer Geringschätzung der Psychotherapie. Im Gegenteil, ich vertrete den Standpunkt dass diese einen genuinen Bestandteil unseres Fachgebiets darstellt und deshalb keiner gesonderten Erwähnung bedarf. Im Übrigen wage ich zu behaupten, dass Psychotherapie bei uns stärker vertreten ist als in so mancher Klinik, die diese im »Firmenschild« führt. So bieten wir beispielsweise hausintern die komplette psychotherapeutische Weiterbildung, die zur Erlangung des Titels eines Facharztes für Psychiatrie und Psychotherapie benötigt wird, inklusive des praktischen Teils an. Einzige Ausnahme bildet – aus guten Gründen – die Selbsterfahrung. Ich entschied mich für die (kognitive) Verhaltenstherapie als Hauptverfahren. Dies mag vor dem Hintergrund meiner psychoanalytischen Ausbildung verwundern, erklärt sich

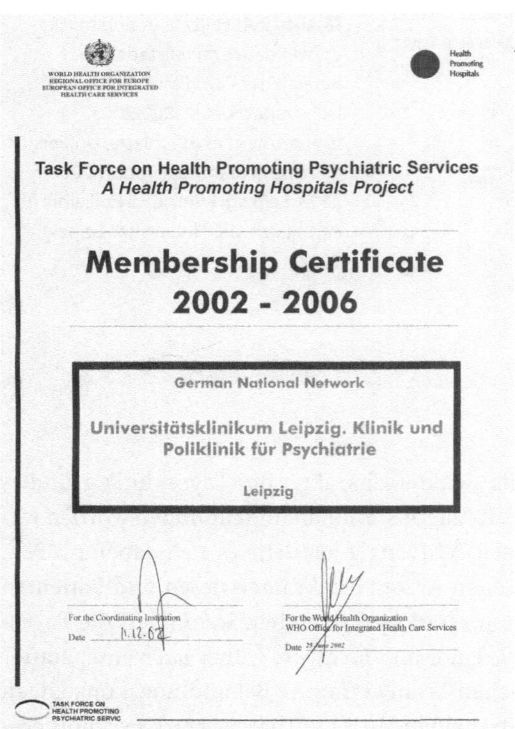
WORLD HEALTH ORGANIZATION
REGIONAL OFFICE FOR EUROPE
EUROPEAN OFFICE FOR INTEGRATED
HEALTH CARE SERVICES

Health Promoting Hospitals

Task Force on Health Promoting Psychiatric Services
A Health Promoting Hospitals Project

Membership Certificate
2002 - 2006

German National Network

Universitätsklinikum Leipzig. Klinik und Poliklinik für Psychiatrie

Leipzig

For the Coordinating Institution
Date

For the World Health Organization
WHO Office for Integrated Health Care Services
Date

TASK FORCE ON HEALTH PROMOTING PSYCHIATRIC SERVIC

◘ Abb. 7.5. Mitgliedszertifikat der Klinik in der WHO Task Force of Health Promoting Mental Health Services

aber ganz einfach daraus, dass ich davon überzeugt bin, dass man mit verhaltenstherapeutischen Methoden einen größeren Teil unserer Patienten erreichen kann. Ergänzt wir unser psychotherapeutisches Angebot durch Gesprächspsychotherapie und systemische Therapie.

Schon frühzeitig bemühten wir uns in unserer Klinik um Qualitätssicherung. Dies kommt u. a. darin zum Ausdruck, dass wir 1998 Mitglied des Deutschen Netzes Gesundheitsfördernder Krankenhäuser wurden. Dieses geht auf eine Initiative des Regionalbüros Europa der WHO zurück und basiert auf Konzepten der Weltgesundheitsorganisation zur Gesundheitsförderung wie der Ottawa-Charta (1986), der Budapest-Deklaration (1991) und der Wiener Empfehlung zu gesundheitsfördernden Krankenhäusern (1997). 2002 wurden wir in die WHO Task Force of Health Promoting Mental Health Services aufgenommen (**◘ Abb. 7.5**). Im Sinne der Qualitätskontrolle führten wir im Jahr 2000 im stationären Bereich die Basisdokumentation nach der Empfehlung der Deutschen Gesellschaft für Psychiatrie, Psychotherapie und Nervenheilkunde (DGPPN) ein. 2001 folgte die Tagesklinik, 2003 die Ambulanz.

7.4 Implementierung der Forschung

Fand ich in der Klinik eine solides Fundament vor, auf dem sich gut aufbauen ließ, so galt dies nicht für die Forschung. Hier traf ich weitgehend auf eine Tabula rasa. Was zunächst als Nachteil imponieren mochte, hatte auch seine Vorteile. Ich musste nicht auf bestehende Strukturen Rücksicht nehmen und konnte mich ungehindert an den Aufbau einer Forschungseinrichtung nach meinen Vorstellungen machen. Und die waren recht konkret: Mein Ziel war ein Zentrum für sozialwissenschaftliche Forschung in der Psychiatrie zu etablieren, in dem Wissenschaftler verschiedenster Disziplinen eng miteinander zusammenarbeiten. Den Schwerpunkt sollte ausdrücklich die Grundlagenforschung und weniger die angewandte Forschung bilden. Dies allein schon deshalb, weil ich es als ein Ärgernis betrachte, dass der Begriff Grundlagenforschung heutzutage in der Psychiatrie praktisch ausschließlich durch die biologische Forschung besetzt ist, so als ob die Sozialwissenschaften nicht auch Bedeutsames zum Fundament unseres Faches beizutragen hätten. Unsere Forschung sollte theoretisch fest in den Sozialwissenschaften verankert sein und auf einem hohen methodischen Sophistikationsniveau erfolgen, wobei neben quantitativen auch qualitative Verfahren der Sozialforschung zum Zuge kommen sollten.

Dass wir in der Forschung einen Blitzstart hinlegen konnten ist dem Umstand zu verdanken, dass kurz zuvor der vom Bundesministerium für Bildung und Forschung (BMBF) finanzierte Forschungsverbund Public Health Sachsen gegründet worden war. Noch bevor ich mich endgültig für Leipzig entschieden hatte, hatten wir bereits von Mannheim aus den ersten Projektantrag eingereicht, der, nachdem ich den Ruf angenommen hatte, auch genehmigt wurde. Kurz nach meinem Eintreffen in Leipzig wurde ich Mitglied des Vorstands. 1997 wurde an unserer Klinik eine Koordinierungsstelle für die Leipziger Projekte eingerichtet. Später konnten wir noch zwei weitere große Forschungsprojekte unter dem Dach des Verbundes durchführen. Ein weiterer glücklicher Umstand war, dass seit kurzem in Leipzig ein vom BMBF gefördertes Interdisziplinäres Zentrum für Klinische Forschung (IZKF) existierte, überhaupt das erste seiner Art in Deutschland. Hier bestand gerade im Schwerpunkt Neurowissenschaften dringender Bedarf an klinischen Projekten. Ich war gerade sechs Wochen im Amt, da verfasste ich in (vorwiegend nächtlicher) Akkordarbeit einen Antrag für eine Langzeitstudie zur Epidemiologie der Demenzen, wobei ich gestehen muss, dass ich mich auf diesem Feld bisher nicht getummelt hatte. Parallel dazu arbeitete Professor Gertz an einem Antrag für ein damit eng verzahntes Projekt zur Neurobiologie der Demenzen. Beide Projekte wurden genehmigt. Im Frühjahr 1997 konnte die Projektarbeit beginnen. Auch mit unseren Fortsetzungsanträgen hatten wir ein solches Glück, so dass jetzt die Projektlaufzeit bis Ende 2006 gesichert ist. Die Wahl der Bezeichnung »Leipziger Langzeitstudie in der Altenbevölkerung« (LEILA 75+) erwies sich somit als gutes Omen!

Im Jahr 1996 folgten mir meine beiden Mitstreiter aus Mannheim, Dr. Reinhold Kilian und Dr. Herbert Matschinger, nach Leipzig. Damit kam die Forschung im Bereich Public Mental Health richtig in Schwung. Die Zahl der Projekte nahm stetig zu. 1999 verfügte die Klinik bereits über 16 drittmittelfinanzierte Stellen. In der Folge wurden wir Mitglied in drei weiteren Forschungsprogrammen des BMBF: 1998 im Rehabilitations-Forschungsverbund Berlin-Brandenburg-Sachsen, 2001 im Kompetenznetz Demenzen und 2003 im Pflegeforschungsverbund Mitte-Süd. In diesem Rahmen konnten wir insgesamt sechs Projekte durchführen. Im Zusammenhang mit drei EU-Projekten entwickelten sich enge Kooperationen mit ausländischen Partnern. Forschungsschwerpunkte bildeten die Epidemiologie, Lebensqualitätsforschung, Einstellungsforschung, Versorgungsforschung und Gesundheitsökonomie. Neben der Public Mental Health Forschung etablierte sich unter der Leitung von Professor Gertz eine neurobiologische Forschungsgruppe. Bereits 1996 war in der Poliklinik in der Emilienstraße ein EEG-Labor installiert worden, das von Herrn Dr. Martin Grunwald betreut wird. Forschungsschwerpunkte bilden leichte kognitive Störungen und Demenzen.

Um Leipzig in der Scientific Community bekannter zu machen und als Standort psychiatrischer Forschung zu platzieren, organisierten wir eine Reihe internationaler Symposien und Kongresse. Den Auftakt bildeten 1998 gleich drei Symposien, nämlich das Internationale Alzheimer

Symposium, das International Symposium on Mental Disorders and Violence (in Kooperation mit der International Association of Psychiatric Epidemiology) sowie die First European Conference on Quality of Life in Mental Disorders (in Kooperation mit der WHO). 2000 folgte die 4th International Conference on Psychiatric Reform and Research in Europe (in Verbindung mit dem European Network for Mental Health Service Evaluation – ENMESH) und 2001 der First International Congress on Reducing Stigma and Discrimination Because of Schizophrenia (wiederum mit der WHO). Seit 1997 organisiert unsere Klinik gemeinsam mit den Universitätskliniken Wien und Basel das jedes Jahr in Palma de Mallorca stattfindende Treffen deutschsprachiger Sozialpsychiater.

Nachdem es gelungen war, die Forschung im Bereich Public Mental Health anzukurbeln, war ich darum bemüht, diesen Forschungsschwerpunkt auch strukturell in unserer Klinik zu verankern. Dafür boten sich drei Gelegenheiten, die ich kurz entschlossen beim Schopfe packte. Bekanntlich ist die Forschungsförderung des BMBF an die Bedingung geknüpft, dass seitens des Zuwendungsempfängers im Sinne der Nachhaltigkeit die Förderphase überdauernde Strukturen geschaffen werden. Um dem genüge zu tun, regte ich an, an unserer Klinik eine C3-Professur für Public Health einzurichten. Dankenswerterweise ging der damalige Dekan, Professor Joachim Mössner, auf meinen Vorschlag ein und eine von mir zur Verfügung gestellte Stelle eines wissenschaftlichen Mitarbeiters wurde in eine C3-Professur umgewandelt. 1998 konnte Professor Becker darauf berufen werden. Nach seinem Wechsel auf eine C4-Professur an der Universität Ulm im November 2002 war das weitere Schicksal der Professur zunächst ungewiss. Dank des Einsatzes des neuen Dekans, Professor Wieland Kiess, wurde sie schließlich erneut ausgeschrieben und konnte, nach beinahe zwei Jahren Vakanz, im September 2004 mit Frau Professor Steffi Riedel-Heller wieder besetzt werden. Die zweite Gelegenheit bot das Förderprogramm des BMBF zur Verbesserung der Leistungsfähigkeit der klinischen Forschung an den Medizinischen Fakultäten der Neuen Bundesländer einschließlich Berlin (Charité). Im Rahmen dieses Programms beantragten wir die Einrichtung einer C3-Stiftungsprofessur für Gesundheitsökonomie. Im Gegensatz zu den Mitantragstellern reüssierten wir bereits im ersten Anlauf. Den Ruf auf die Professur erhielt Professor Hans-Helmut König aus Ulm, der im August 2003 seinen Dienst aufnahm. Schließlich bot mir der Prodekan unserer Fakultät, Professor Elmar Brähler, eine der beiden von ihm beantragten und vom BMBF genehmigten Juniorprofessuren an. Da sagte ich natürlich nicht nein und die Stelle wurde für »Psychosoziale Versorgungsforschung« ausgeschrieben. Sie wurde im Dezember 2004 mit Frau Dr. Birgit Watzke besetzt. Gewissermaßen die Krönung unserer Bemühungen um eine strukturelle Verankerung der Bereiche Public Health und Rehabilitationsforschung stellt das auf unsere Initiative gegründete Zentrum für Prävention und Rehabilitation dar, das unter dem Dach des Zentrums für Höhere Studien der Universität Leipzig angesiedelt ist. Es wurde im Juni 2003 feierlich in Anwesenheit des Präsidenten der Bundesversicherungsanstalt für Angestellte Herrn Dr. Riesche eröffnet. Damit sind ideale Voraussetzungen für eine interdisziplinäre Zusammenarbeit im Bereich der Forschung und Lehre über die Fakultätsgrenzen hinaus geschaffen.

7.5 Psychiatriegeschichte und Antistigma

Schon bald nach meiner Ankunft in Leipzig wurde mir bewusst, auf welch reiche Tradition die hiesige Klinik zurückblicken kann. Hier schlummerte ein Schatz, der bislang weitgehend unerforscht geblieben war. Damit war die Idee zur Gründung eines »Archivs für Leipziger Psychiatriegeschichte« geboren. Mit Unterstützung des Psychiatriekoordinators der Stadt Leipzig, Herrn Dipl.-Psych. Thomas Seyde, gelang es eine Stelle einzurichten, die sich gezielt mit der Aufarbeitung der lokalen Geschichte der Seelenheilkunde befassen sollte. Im ersten Jahr hatte sie Frau Diplom-Museologin Kerstin Schilling inne, ihr folgte 1997 der Historiker und Germanist Dr. Holger Steinberg. Unter seiner Leitung entwickelte sich das Archiv zu einer äußerst produktiven Forschungseinrichtung, die sich inzwischen national wie international großer Reputation erfreut. Nicht zuletzt der hier vorgelegte Band verdankt seine Entstehung ganz wesentlich der Arbeit von Herrn Steinberg.

Seit Ende der 1980er Jahre beschäftige ich mich zusammen mit Herrn Dr. Matschinger mit dem Problem der Stigmatisierung psychisch Kranker. Wir haben dazu bereits mehrere Studien durchgeführt, doch nichts lag näher als es nicht bei der wissenschaftlichen Analyse des Problems zu belassen, sondern aktiv etwas dagegen zu tun. Im Frühjahr 2000 gründeten wir deshalb den Verein »Irrsinnig menschlich e.V.«. Er ist Teil des weltweiten Antistigma-Programms, das von der World Psychiatric Association ins Leben gerufen wurde. »Irrsinnig menschlich e.V.« ist die erste Initiative in Deutschland, die sich für Öffentlichkeitsarbeit in der Psychiatrie engagiert. Zu den Mitgliedern zählen neben Betroffenen, Angehörigen und professionellen Helfern u. a. auch Journalisten, Politiker und Künstler. Geschäftsführerin ist Frau Dr. Manuela Richter-Werling. Eine der wichtigsten Aktivitäten des Vereins ist das Schulprojekt »Verrückt? Na und!«, an dem inzwischen mehr als 1400 Schüler aus 50 Schulen in Sachsen, Thüringen, Sachsen-Anhalt, Bayern, Berlin und Nordrhein-Westfalen teilgenommen haben. Mit einem vom Verein ausgelobten »Mut«-Preis wurden erstmals 2003 zwei Politiker ausgezeichnet, die sich in besonderer Weise für die Verbesserung der Situation psychisch Kranker eingesetzt haben. Zusammen mit Mitgliedern der slowakischen Antistigma-Kampagne organisierte »Irrsinnig Menschlich e.V.« in Michalovce (Slowakei) einen Filmworkshop für schizophren Erkrankte aus beiden Ländern. Aus ihm ging der Film »Der Boss ist der Patient« hervor, der im Rahmen eines Themenabends zur Schizophrenie bei ARTE ausgestrahlt wurde.

7.6 Mein Resümee

Resümierend kann man feststellen, dass es trotz ungünstiger Rahmenbedingungen wie der Verteilung unserer Einrichtung auf vier Standorte gelungen ist, die Klinik zu einer leistungsstarken Versorgungseinrichtung auszubauen. Sie erfreut sich bei Patienten wie niedergelassenen Kollegen großer Akzeptanz. Auch ökonomisch betrachtet ist die Bilanz positiv. Nimmt man die Relation zwischen vollstationären Betten einerseits und Tagesklinikplätzen sowie ambulanten Behandlungsangeboten andererseits, so ist unsere Klinik sicher eine der modernsten Universitätskliniken in Deutschland. Ohne Übertreibung darf man behaupten, dass wir die Entwicklung, die anderen Kliniken noch bevorsteht, nämlich den Abbau von Betten und die Expansion im ambulanten/teilstationären Bereich, bereits vorweggenommen haben. Aus unserer Einrichtung sind inzwischen eine Chefärztin und drei Chefärzte psychiatrischer Kliniken in der Region hervorgegangen: Frau

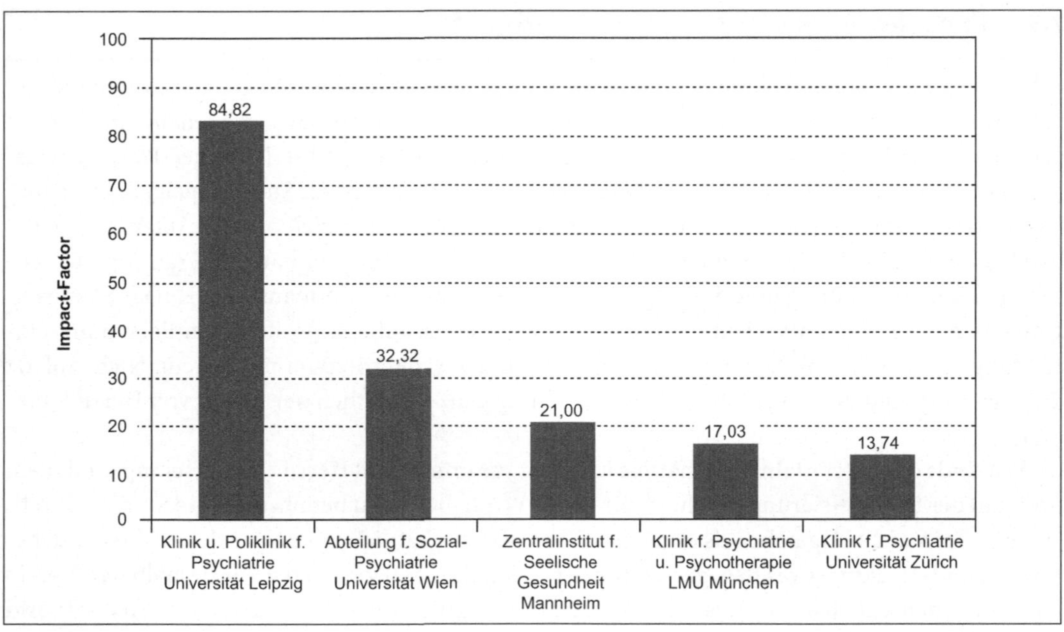

Abb. 7.6. Top Ten der Public-Mental-Health-Forschung im deutschen Sprachraum im Jahr 2004 (Auswertung von 61 Zeitschriften aus Psychiatrie und psychosozialen Nachbardisziplinen)

Dr. Bettina Wittmund (Nordhausen), Herr Dr. Dyrk Zedlick (Glauchau), Herr Dr. Matthias Uhle (Gera) und Herr Dr. Ulf Künstler (Zschadraß).

In den zurückliegenden Jahren entwickelte sich die Klinik für Psychiatrie zu einer national wie international renommierten Forschungseinrichtung. Dies lässt sich auch an Zahlen festmachen. 2002 sowie 2003 rangierte sie im internen Ranking des Universitätsklinikums hinsichtlich der wissenschaftlichen Leistung pro Mitarbeiter auf dem zweiten Platz. Nimmt man den innerhalb eines Jahres erzielten Impactfaktor als Indikator für die wissenschaftliche Produktivität, so nahm unsere Einrichtung im Jahr 2003 innerhalb des deutschen Sprachraumes im Bereich Public Mental Health den ersten Platz ein (**Abb. 7.6**). Ich denke man kann ohne Übertreibung sagen, dass es gelungen ist, ein Zentrum für sozialwissenschaftliche Forschung in der Psychiatrie zu etablieren, das seinesgleichen sucht. Mir ist jedenfalls auf dem Kontinent keine andere psychiatrische Universitätsklinik bekannt, die über Professoren für Public Health, Gesundheitsökonomie und psychosoziale Versorgungsforschung verfügt. Mir ist auch keine andere psychiatrische Universitätsklinik bekannt mit einer Forschergruppe, die neben Psychiatern und Psychologen (in wechselnder Zusammensetzung) Soziologen, Gesundheitswissenschaftler (allein fünf Mediziner mit einem MPH), Kulturwissenschaftler, Medienwissenschaftler, Philologen und Historiker umfasst. Damit sind die besten Voraussetzungen dafür geschaffen, dass die Psychiatrische Klinik der Universität Leipzig auch in Zukunft im internationale Wettbewerb im Bereich der Public Mental Health Forschung erfolgreich bestehen kann. Im Sommer 2006 werde ich emeritiert werden. Ich wünsche der Fakultät bei der Wahl meines Nachfolgers Weisheit und eine glückliche Hand.

Anhang

Personenregister

A

B

C

D

E

F

G

H

I

J

K

L

M

N

O

P

Q

R

S

T

U

V

W

Z